序

台灣目前面臨近視人口愈來愈多，而且發生的年齡層有逐漸下降的趨勢，形成配戴眼鏡的人口逐年增加，因此也為台灣的眼鏡業者帶來了無限商機。在當下因為眼鏡店開業無法條約束，所以無法有效地控制數量，相對之下形成眼鏡業者展店的速度急速增加，使其市佔率也漸趨飽和，一場激烈的競爭是無法避免的，

眼鏡驗光是屬於一門專業的技術，在驗光人員法通過之前在台灣已經有 11 所大專院校設立視光科系，從學校所學的專業科目有驗光學、視光學、視覺光學、隱形眼鏡學、低視力學…等，專門培訓專業人才。後來經過立法院、醫界及眼鏡(驗光)等專業相關團體共同努力下，台灣的「驗光師人員法案」在立法院三讀通過，終於在 105 年 1 月 6 日公布實施，在隔年開始舉行驗光人員高、普考試，成為衛福部第 15 類醫事人員，對於加強驗光配鏡的管理，提升驗光人員職業尊嚴與專業水準，維護國人視力健康與權利，甚具意義

作者在大專院校的視光科系擔任教職 13 年，爲了讓驗光人員能夠順利地通過驗光師、生考試(高、普考試)，特別將歷屆高、普考試題用最簡單的方式與技巧做一個詳細的解題撰寫成書，期望能提供給未來的考生在解題上更上一層樓。

江建男老師　　2023.02.18

高元 驗光一點靈
【109~112 年歷屆試題詳解】
目 錄

高元 驗光一點靈
【109~112 年歷屆試題詳解】

目 錄

109年專技高考【驗光師】
眼球解剖生理學與倫理法規　解析

1.有關眼球的胚胎發育過程，下列何者錯誤？
(A)大約在胚胎形成第 22～25 天，眼睛開始發育
(B)大約在胚胎形成第六週的末期，脈絡裂或是眼裂（choroidal or optic fissure）開始關閉，若關閉不完全會造成缺陷瘤（coloboma），缺陷主要在眼球下部的構造缺損
(C)眼外肌也是源自於外胚層的神經脊（neural crest）
(D)視網膜的中央窩在嬰兒剛出生時，仍存有神經節細胞（ganglion cells）

Ans:(C)
詳解:眼外肌源自中胚層

2.殘遺增殖性原發性玻璃體症（persistent hyperplastic primary vitreous）是胚胎發育過程中眼球內的玻璃體和玻璃體血管（hyaloid vessel system）發育的異常。有關這個疾病，下列敘述何者錯誤？
(A)患側眼的眼球體積通常比較大
(B)正常狀況下，初級玻璃體（primary vitreous）與玻璃體血管大約在胚胎形成第四週時開始消失
(C)可能伴隨有白內障
(D)第二玻璃體（secondary vitreous）大約在胚胎發育第 5～12 週開始發育，並且開始有原始玻璃體細胞（primitive hyalocyte）

Ans:(A)
詳解: 初級玻璃體:胚胎第 4~5 週，在晶狀體泡與原始眼泡之間充滿著初級纖維、外胚層細胞、間質細胞以及退化中的玻璃體動脈系統，共同組成初級玻璃體。次級玻璃體:發育來源是神經視網膜及初級玻璃體的透明細胞，形成次級玻璃體。三級玻璃體:胚胎 3~4 個月間，由次級玻璃體 的膠原纖維濃縮，延伸至水晶體赤道部構成三級 玻璃體，即水晶體懸韌帶。
殘遺增殖性原發性玻璃體症常引起瞳孔、虹彩、玻璃體、視網膜、水晶體、甚至眼球大小和形狀異常

3.下列何組織的胚胎來源不包含神經脊細胞？
(A)角膜
(B)鞏膜
(C)虹膜
(D)視網膜

Ans:(D)

詳解:視網膜源自神經外胚層

4.有關脈絡膜解剖構造的敘述，下列何者正確？

(A)脈絡膜微血管與視網膜間以布魯赫氏膜（Bruch’s membrane）相隔

(B)正常脈絡膜的厚度無論周邊或後極部皆相同

(C)脈絡膜基質（stroma）的胚胎來源是表面外胚層（surface ectoderm）

(D)脈絡膜內沒有自主神經分布

Ans:(A)

詳解: 脈絡膜胚胎來源為中胚層組織發育為脈絡膜毛細血管

5.有關淚液（tear film）的敘述，下列何者錯誤？

(A)修門氏檢查（Schirmer’s test）可以測試淚液分泌量的情形

(B)淚液破裂時間（tear film break-up time）可以檢測淚水蒸發速率

(C)淚液的組成，主要可以分為油脂層（lipid layer）、水層（aqueous layer）以及黏液層（mucin layer）

(D)淚液具有滋潤眼睛表面、促進眼角膜氧氣交換，但不含有抗菌成份

Ans:(D)

詳解: 淚液為弱鹼性(pH 值約 6.5-7.5)的透明液體，水分佔 98%，含有溶菌酶，免疫球蛋白 A 等，所以除濕潤眼球的作用外有清潔殺菌的功能

6.下列何種眼球組織具彈性纖維（elastic fiber）？

①布魯赫氏膜

②鞏膜

③虹膜

④神經視網膜（neural retina）

⑤懸韌帶纖維（zonule fiber）

(A)①②③

(B)①②⑤

(C)②③④

(D)③④⑤

Ans:(B)

詳解:彈性纖維與膠原纖維給予組織韌性和彈性使器官能保持形態與可變性

7.眼角膜是沒有血管的組織，其氧氣供應主要來自於下列何者？
①由房水（aqueous）擴散而來
②由淚液擴散而來
③部分由輪部循環（limbal circulation）供應
④部分由脈絡膜循環（choroidal circulation）供應
(A)①②
(B)③④
(C)①④
(D)②③

Ans:(D)

詳解:角膜的氧氣供應主要來自於淚膜和房水，部分來自於角膜緣血管網和結膜

8.有關人類角膜表皮細胞的敘述，下列何者正確？
(A)無再生能力
(B)呈現六角狀
(C)細胞表面具有微絨毛（microvilli）
(D)相鄰房水

Ans:(C)

詳解: 表層的角膜上皮細胞不會發生角質化，但隨著新陳代謝， 老舊細胞會自然崩解成碎片脫落。具有再生能力，平均壽命 4 至 8 天。(由角膜緣幹細胞分 化)

10.關於三叉神經痛（tic douloureux）的敘述，下列何者錯誤？
(A)三叉神經痛可能原因為岩狀顳骨炎（osteitis of the petrous temporal bone）或血管壓迫神經節
(B)只可能影響單一區域
(C)三叉神經痛最常見影響的區域是上頜神經（maxillary nerve; V2）
(D)較少影響的區域是眼部神經（ophthalmic nerve; V1）

Ans:(B)

詳解: 三叉神經痛是一種在面部三叉神經分佈區內反復陣發性、劇烈性神經痛，持續數秒或數分鐘。中年或老年女性尤多，95% 以單側為主，以右側居多。

疼痛僅限於三叉神經的分佈範圍，以第 2(上牙槽神經支)、第 3(下牙槽神經支)為常見。第 1 分支：前額、臉的上部、眼球及鼻部；第 2 分支：上唇、臉的下部、鼻旁、上牙槽及其牙齦　第 3 分支：下唇、舌、耳前、下牙槽及其牙齦

11.有關房水的敘述，下列何者錯誤？
(A)房水是由睫狀體的平坦部（pars plana）所產生
(B)房水產生的速率約為每分鐘 2 至 2.5 微升（microliters）
(C)房水的組成與血漿相類似，但不盡相同
(D)房水是存在於前房和後房的水樣液

Ans:(A)

詳解: 房水是由睫狀體的睫狀突(ciliary process)產生於後房。睫狀突位於睫狀體前 1/3 較肥厚，稱皺襞部，寬約 2mm，富含血管，內表面有 70～80 個縱行放射狀皺褶

12.調節反射路徑（accommodation reflex）將視覺皮質收到的影像傳導到以下大腦的那一個位置，之後才傳到第三對腦神經核（oculomotor nuclei）？
(A)顳葉皮質
(B)枕葉皮質
(C)頂葉皮質
(D)額葉皮質

Ans:(D)

詳解:傳到額葉皮質

13.有關水晶體之敘述，下列何者正確？
①水晶體前表面之曲率半徑大於後表面
②水晶體次級纖維（secondary lens fiber）數量在人類一生中會持續增加
③水晶體上皮細胞生長並改變型態形成水晶體纖維
④水晶體囊膜（capsule）具管控物質進入水晶體之角色
(A)僅①③
(B)僅①②④
(C)僅②③④
(D)①②③④

Ans:(D)

詳解:以上均正確，詳讀水晶體

14.有關脈絡膜血液流速（blood flow）的敘述，下列何者錯誤？
(A)在動物體內，脈絡膜血液流速比視網膜組織的血液流速要慢
(B)因為脈絡膜血液流速的特性，有利於眼睛溫度的調節
(C)脈絡膜、視網膜之間的養分擴散與廢物代謝與脈絡膜血液流速有關
(D)黃斑部中央窩的養分僅由脈絡膜供應

Ans:(A)

詳解: 在動物體內，脈絡膜血液流速比視網膜組織的血液流速要快，以利於眼睛溫度的調節

15.有關視網膜各分層之血液供應，下列何者不是由中心視網膜動脈（central retinal artery）所供應？
(A)感光細胞層（photoreceptor layer）
(B)神經纖維層（nerve fiber layer）
(C)雙極細胞層（bipolar cell layer）
(D)神經節細胞層（ganglion cell layer）

Ans:(A)

詳解:中心視網膜動脈血液供應視網膜組織，除色素上皮層與感光細胞層外其餘均有供應

16.有關玻璃體的老化，下列何者錯誤？
(A)玻璃體膠狀部分的體積不會隨著眼球增大而增加
(B)約 40 歲起，部分的玻璃體膠質逐漸液化，膠原纖維和透明質酸（hyaluronic acid）分離，水份被釋出
(C)膠原纖維被擠壓成較大的纖維束，形成玻璃體混濁
(D)玻璃體液化的發生率隨年齡和眼軸長度增加

Ans:(A)

詳解: 玻璃體液化是由於年齡增長或某些疾病引起的玻璃體內代謝變化，導致透明質酸大分子降解，膠原細纖維支架塌陷水分析出，凝膠變性而成為液體。最常見於老年和高度近視玻璃體變性，後者年輕時即可出現。無晶狀體眼、炎症、出血、外傷、異物等也與玻璃體液化有關。玻璃體液化的發生率隨年齡和眼軸長度增加。而玻璃體膠狀部分的體積會隨著眼球增大而增加

17.神經視網膜（neural retina）大部分僅依附於眼球內壁，神經視網膜緊密連接眼球內壁之處為何？
①黃斑部中心凹
②鋸齒緣（ora serrata）
③輪部（limbus）
④視神經頭（optic nerve head）邊緣
⑤黃斑部（macula）
(A)①⑤　(B)②④　(C)③④　(D)③⑤

Ans:(B)

詳解: 神經視網膜緊密連接於鋸齒緣和視神經頭邊緣

18.視神經（optic nerve）是中樞神經系統的一部分，成人從視盤起至視交叉前腳全長大約多少？
(A)21～30 mm
(B) 31～40 mm
(C) 41～50 mm
(D) 51～60 mm

Ans:(C)

詳解: 視神經為中樞神經系統。從視盤起至視交叉前腳的這段神經稱為視神經，全長 42～50mm，分為四段，即眼內段、眶內段、管內段、顱內段

19.中心視網膜靜脈（central retinal vein）由視神經路徑進入眼球內，若其發生阻塞可能會出現何種臨床表徵？
①視網膜大範圍的火焰狀出血（flame-shaped hemorrhages）
②視野缺損
③黃斑部櫻桃紅斑（cherry red spot）
④視盤與黃斑部視網膜蒼白
(A)僅①②
(B)①②③
(C)僅②③
(D)僅③④

Ans:(A)

詳解: 中心視網膜靜脈阻塞進行眼底檢查時，會有大範圍的火焰狀及點狀出血，視網膜靜脈擴張、扭曲、黃斑部水腫、視神經盤水腫、視野缺損等情形

20.有關看近物時的視覺調節（accommodation）之機轉，下列何者錯誤？
(A)睫狀肌收縮
(B)水晶體連接韌帶收縮
(C)水晶體曲度增加
(D)此反應是由副交感神經分泌乙醯膽鹼（acetylcholine）所造成

Ans:(B)

詳解:看近物時，睫狀肌收縮;懸韌帶放鬆，使水晶體變凸

21.關於共軛肌（yoke muscles）的配對，下列何者正確？
①向左看：右內直肌與左外直肌
②向左下看：右上斜肌與左下直肌
③向右上看：右上直肌與左上斜肌
(A)僅①
(B)僅①②
(C)僅②③
(D)①②③

Ans:(B)

詳解: 兩眼運動時彼此協調形成共軛肌，共軛肌為分別位在兩眼之成對肌肉，可產生共軛(同方向)眼球運動

22.有關眼窩內的上眼眶裂（superior orbital fissure）位置之敘述，下列何者正確？
(A)位於蝶骨（sphenoid bone）與顎骨（palatine bone）之間
(B)位於顴骨（zygomatic bone）與上頜骨（maxillary bone）之間
(C)位於蝶骨的小翼部（lesser wing）與大翼部（greater wing）之間
(D)位於顎骨與上頜骨之間

Ans:(C)

詳解:眶上裂位於蝶骨小翼與蝶骨大翼之間

23.下列何者情況會有偽內斜視之情形？
(A)明顯的內眥贅皮（epicanthic fold）
(B)瞳孔間距（inter-pupillary distance）過寬
(C)過大的正 kappa 角（angle kappa）
(D)明顯的翼狀贅片（pterygium）

Ans:(A)

詳解:內眥贅皮是人類上眼瞼眼框內側的皮膚皺摺，因此看起來會像偽內斜視

24.何種眼部血管末梢匯入虹膜動脈大環（major arterial circle of iris）？
①後短睫狀動脈（short posterior ciliary arteries）
②後長睫狀動脈（long posterior ciliary arteries）
③前睫狀動脈（anterior ciliary artery）
④睫狀視網膜動脈（ciliary retinal artery）
(A)僅① (B)②③ (C)②④ (D)②③④

Ans:(B)

詳解:虹膜動脈大環由後長睫狀動脈、前睫狀動脈所匯聚

25.眼角動脈（angular artery）來自於下列何者？

①內頸動脈（internal carotid artery）

②外頸動脈 （external carotid artery）

③顏面動脈 （facial artery）

④前睫狀動脈

(A)僅②③

(B)①③④

(C)僅①④

(D)②③④

Ans:(A)

詳解:眼角動脈來自於內頸動脈（internal carotid artery）、外頸動脈 （external carotid artery）

26.視神經盤（optic nerve head）的血液由多個來源供應，包括下列何者？

①中心視網膜動脈（central retinal artery）

②後短睫狀動脈

③後長睫狀動脈

④前睫狀動脈

(A)①③

(B)①②

(C)②③

(D)③④

Ans:(B)

詳解:中央視網膜動脈（central retinal artery）、後短睫狀動脈血液供應視神經盤

27.下列何種眼生理反射反應輸出，其傳導路徑需通過 Edinger-Westphal 核作用？

①直接瞳孔光反射（direct pupillary light reflex）

②交互協調瞳孔光反射（consensual pupillary light reflex）

③眨眼反射（blink reflex）

④光誘導反射流淚（light-induced reflex lacrimation）

(A)僅①

(B)①②

(C)①③

(D)③④

Ans:(B)

詳解:眼生理反射反應經過 Edinger-Westphal(E-W 核)為直接與間接光反射。

看到 E-W 核想到光反射無論直接間接

28.在右側大腦視皮質區域（visual cortex）的傷害，會造成何種視野缺損？

(A)雙眼左側不對稱的同名半盲（left incongruous homonymous hemianopia）

(B)雙眼右側不對稱的同名半盲（right incongruous homonymous hemianopia）

(C)雙眼右側對稱性的同名半盲（right congruous homonymous hemianopia）

(D)雙眼左側對稱性的同名半盲（left congruous homonymous hemianopia）

Ans:(D)

詳解: 右側大腦視皮質區域（visual cortex）的傷害則左側對稱性同名半盲

(上下顛倒左右相反)

29.關於視神經節細胞層，下列何者錯誤？

(A)為一級傳遞神經元

(B)會產生動作電位傳遞訊號的細胞

(C)雙極細胞與視神經節細胞的樹突形成突觸

(D)視神經節細胞的軸突離開鞏膜時形成的小洞稱篩板（lamina cribrosa）

Ans:(A)

詳解: 視網膜上的感覺層是由三個神經元組成，第一級神經元是感光細胞層，第二級神經元是雙極細胞，第三級神經元是視神經節細胞層

30.視網膜電位圖（electroretinography）分成暗適應（scotopic）和明適應（photopic）檢查兩大類，下列何者和其他三者分屬不同類？

(A)桿細胞反應（rod response）

(B)結合桿細胞和錐細胞反應（combined rod and cone response）

(C)震盪電位（oscillatory potentials）

(D)錐細胞閃爍（cone flicker）

Ans:(D)

詳解: 視網膜電圖(ERG)測量的是視網膜內細胞對光刺激的總的電反應。視網膜電圖是臨床上診斷視網膜變性、營養不良、炎症、血管和中毒性疾病的有用工具

31.關於錐細胞的敘述，下列何者錯誤？
(A)主要在陰暗的環境發揮作用
(B)負責中心視力及色覺
(C)對綠、紅、藍三種色彩特別敏感
(D)人類視網膜大約有六百萬個錐細胞

Ans:(A)

詳解:錐細胞主要在亮處發揮作用

32.下列何者不是人類第三對腦神經麻痺之症狀？
(A)眼瞼下垂
(B)瞳孔收縮功能受損
(C)眼球無法向外側看
(D)眼球無法向上下看

Ans:(C)

詳解:第三對動眼神經麻痺症狀有上眼瞼下垂、瞳孔放大、眼位往下、眼位往外

33.下列那一種情形造成的動眼神經麻痺最不會影響到瞳孔縮放？
(A)腦部腫瘤壓迫
(B)動脈瘤壓迫
(C)頭部外傷
(D)糖尿病血管病變

Ans:(D)

詳解:糖尿病血管病變對於眼睛主要影響為血液循環系統，與動眼神經麻痺影響瞳孔縮放無太大關係性

34.角膜反射（corneal reflex）與那兩對腦神經最有關係？
(A)第二對及第五對
(B)第三對及第五
(C)第五對及第七對
(D)第二對及第七對

Ans:(C)

詳解:角膜反射（corneal reflex）為角膜感覺，為第五對三叉神經與第七對顏面神經。五進七出

35.下列何者最不會影響立體感的發育？

(A)兩眼不等視 5.0 D

(B)單眼弱視

(C)單眼內斜視

(D)兩眼近視-5.0 D

Ans:(D)

詳解:影響立體感為雙眼不等視、單眼弱視、高度散光、高度近視、內斜視等

36.有關驗光所的規定，下列何者罰的最重？

(A)非驗光所，使用類似驗光所名稱

(B)驗光人員設立驗光所，未向主管機關申請開業

(C)違反驗光所設置標準

(D)驗光所對執行業務之紀錄未妥為保管

Ans:(A)

詳解:

驗光人員法第 44 條

有下列各款情事之一者，處新臺幣三萬元以上十五萬元以下罰鍰：

一、違反第五條規定，未領有驗光人員證書，使用驗光人員名稱。

二、違反第十五條第五項規定，非驗光所，使用驗光所或類似名稱。

三、違反第二十二條第二項規定，非驗光所，為驗光廣告。

四、違反第二十四條規定，驗光人員或其執業機構之人員無故洩漏因業務知悉或持有之他人秘密。

第 46 條

驗光所有下列各款情事之一者，處新臺幣二萬元以上十萬元以下罰鍰：

一、違反第十五條第一項規定，驗光人員設立驗光所，未向主管機關申請開業。

二、違反第十八條第四項規定，遷移或復業，未辦理開業登記。

第 48 條

驗光所有下列各款情事之一者，處新臺幣一萬元以上五萬元以下罰鍰，並令其限期改善；屆期未改善者，處一個月以上一年以下停業處分：

一、違反第十五條第四項規定，使用或變更驗光所名稱未經所在地直轄市、縣(市)主管機關核准。

二、違反第十五條第六項所定之驗光所設置標準。

第 49 條

有下列各款情事之一者，處新臺幣一萬元以上五萬元以下罰鍰：

一、驗光人員違反第十三條規定，執行業務，未製作紀錄、未依當事人要求提供驗光結果報告、或未依規定於紀錄、驗光結果報告簽名或蓋章，並加註執行年、月、日。

二、驗光所違反第二十條規定，對執行業務之紀錄、醫師開具之照會單或醫囑單，未妥為保管或保存未滿三年。

37.依專門職業及技術人員特種考試驗光人員考試規則之規定，應考人有下列何種情事者，不得應本考試？

(A)公務人員考試法第 19 條之褫奪公權尚未復權

(B)專門職業及技術人員考試法第 22 條之偽造或變造應考證件

(C)曾受驗光人員法所定之廢止驗光人員證書處分

(D)違反驗光人員法之規定為未滿六歲之兒童驗光

Ans:(C)

詳解:

專門職業及技術人員特種考試驗光人員考試規則第 5 條

應考人有公務人員考試法第二十二條第二項、專門職業及技術人員考試法第十九條第二項或驗光人員法第六條情事者，不得應本考試。

驗光人員法 第 6 條

曾受本法所定廢止驗光人員證書處分者，不得充驗光人員。

38.驗光所之設立，下列何者正確？

①驗光師以在法定可驗光機構執行業務二年以上者為限

②驗光生以在法定可驗光機構執行業務六年以上者為限

③驗光人員法公布施行前已執行業務者，其實際服務年資得併予採計

④向衛生福利部申請核准登記

(A)僅①③

(B)①③④

(C)僅②④

(D)①②③

Ans:(A)

詳解:

驗光人員法 第 15 條

驗光所之設立，應以驗光人員為申請人，向所在地直轄市、縣（市）主管機關申請核准登記，發給開業執照，始得為之。

前項申請設立驗光所之驗光師，以在第九條所定之機構執行業務二年以上者為限；申請設立驗光所之驗光生，以在第九條所定之機構執行業務五年以上者為限。

前項執行業務年資之採計，以領有驗光人員證書並依法向直轄市、縣（市）主管機關辦理執業登記者為限。但於本法公布施行前已執行業務者，其實際服務年資得併予採計。

驗光所之名稱使用、變更，應以所在地直轄市、縣（市）主管機關核准者為限。

非驗光所，不得使用驗光所或類似之名稱。

驗光所之名稱使用與變更、申請條件、程序及設置標準，由中央主管機關定之。

經中央主管機關依第九條規定認可之機構，設有驗光業務之單位或部門者，準用前項之規定。

39.有關驗光師執行隱形眼鏡驗光配鏡，下列敘述何者正確？
(A)驗光師可為一般隱形眼鏡驗配所為之驗光，但六歲以下者應於眼科醫師指導下為之
(B)驗光人員對於六歲以上十五歲以下者第一次驗光及配鏡，應於醫師確診為假性近視，始得為之
(C)角膜或眼內術後矯正鏡片、角膜病變及錐狀角膜鏡片得經病患同意後驗配
(D)驗光人員法所稱一般隱形眼鏡，指非用於治療或診斷之隱形眼鏡

Ans:(D)

詳解:

第 12 條

驗光師之業務範圍如下：

一、非侵入性之眼球屈光狀態測量及相關驗光，包含為一般隱形眼鏡配鏡所為之驗光；十五歲以下者應於眼科醫師指導下為之。但未滿六歲兒童之驗光，不得為之。

二、一般隱形眼鏡之配鏡。

三、低視力者輔助器具之教導使用。

四、其他依醫師開具之照會單或醫囑單所為之驗光。

驗光生之業務範圍如下：

一、一般性近視、遠視、散光及老花之驗光，包含為一般隱形眼鏡配鏡所為之驗光；十五歲以下者應於眼科醫師指導下為之。但未滿六歲兒童之驗光，不得為之。

二、一般隱形眼鏡之配鏡。

三、其他依醫師開具之照會單或醫囑單所為之驗光。

驗光人員執行業務，發現視力不能矯正至正常者，應轉介至醫療機構診治。

驗光人員法施行細則 第 7 條

本法第十二條第一項第二款及第二項第二款所稱一般隱形眼鏡，指非用於治療或診斷之隱形眼鏡。

40.醫事人員申請執業登記，下列何者得免檢具繼續教育之證明文件？
①領得醫事人員證書逾五年，首次申請執業登記
②於其執業執照應更新日期屆滿前六個月內辦理執業執照更新
③連續歇業期間逾二年
④歇業後重新申請執業登記之日期，未逾原執業處所執業執照所載應更新日期
⑤具有多重醫事人員或兼具有師級及生（士）級之同一類醫事人員資格者，連續歇業期間分別均逾二年 ⑥領得醫事人員證書五年內申請執業登記
(A)①③④
(B)①②④⑤
(C)②③⑤⑥
(D)④⑥

Ans:(D)

詳解:

醫事人員執業登記及繼續教育辦法 第 5 條

醫事人員申請執業登記，有下列情形之一者，得免檢具前條第六款規定之文件：

一、領得醫事人員證書五年內申請執業登記。

二、物理治療師（生）或職能治療師（生）於中華民國九十七年五月二十 三日前、護理師及護士於九十七年六月二十日前，已取得該類醫事人員證書，且於該日期起算五年內申請首次執業登記。

三、醫事人員歇業後重新申請執業登記之日期，未逾原執業處所執業執照所載應更新日期。

第 11 條

具有多重醫事人員資格者，得依其多重身分同時辦理執業登記

41.驗光師特種考試於民國 105 年 01 月 08 日起，以下敘述何者正確？
(A)十年內舉辦十次為限
(B)十年內舉辦五次為限
(C)五年內舉辦十次為限
(D)五年內舉辦五次為限

Ans:(D)

詳解:

驗光人員法 第 56 條

本法公布施行前曾在醫療機構或眼鏡行從事驗光業務滿三年，並具專科以上學校畢業資格，經中央主管機關審查合格者，得應驗光師特種考試。

具下列資格之一，經中央主管機關審查合格者，得應驗光生特種考試：

一、本法公布施行前，曾在醫療機構或眼鏡行從事驗光業務滿三年，並具高中、

高職以上學校畢業資格。

二、本法公布施行前，曾在醫療機構或眼鏡行從事驗光業務滿六年以上，

並參加經中央主管機關指定相關團體辦理之繼續教育達一百六十小時以上。

前二項特種考試，以本法公布施行後五年內舉辦五次為限。

42.驗光所的事務，由所在地主管機關規定的事項有那些？

①規定驗光室之設施

②發給驗光人員證書

③核定驗光收費標準

④核准變更驗光所登記事項

(A)①②

(B)③④

(C)①④

(D)②③

Ans:(B)

詳解: 驗光人員法 第 21 條

驗光所收取驗光費用之標準，由直轄市、縣（市）主管機關核定之。

43.某驗光師預計五月一日起出國進修半年，依驗光人員法之規定應該如何辦理？

(A)應於四月一日以前依規定辦理備查，登記其停業日期及理由後，發還其執業執照

(B)應於四月一日以前依規定辦理備查，註銷其執業登記，並收回執業執照

(C)應於五月三十日以前依規定辦理備查，登記其停業日期及理由後，發還其執業執照

(D)應於五月三十日以前依規定辦理備查，註銷其執業登記，並收回執業執照

Ans:(C)

詳解:

驗光人員法第 10 條

驗光人員停業或歇業時，應自事實發生之日起三十日內，報請原發執業執照機關備查。

前項停業之期間，以一年為限；逾一年者，應辦理歇業。

驗光人員變更執業處所或復業者，準用第七條關於執業之規定。

驗光人員死亡者，由原發執業執照機關註銷其執業執照。

第 7 條

驗光人員應向執業所在地直轄市、縣（市）主管機關申請執業登記，領有執業執照，始得執業。

驗光人員法施行細則 第 5 條

驗光人員停業、歇業，依本法第十條第一項規定報請備查時，應填具申請書，並檢附執業執照及有關文件，送由原發給執業執照機關依下列規定辦理：

一、停業：登記其停業日期及理由後，發還其執業執照。

二、歇業：註銷其執業登記，並收回執業執照。

44.驗光人員因故須停業或歇業時，應報請有關機關備查，報請備查時，下列敘述何者正確？

(A)辦理歇業時，註銷其執業登記，並收回執業執照

(B)辦理停業時，登記其停業日期及理由後，並收回執業執照

(C)辦理歇業時，登記其歇業日期及理由後，發還其執業執照

(D)辦理停業時，註銷其執業登記，發還其執業執照

Ans:(A)

詳解:

驗光人員法施行細則 第 5 條

驗光人員停業、歇業，依本法第十條第一項規定報請備查時，應填具申請書，並檢附執業執照及有關文件，送由原發給執業執照機關依下列規定辦理：

一、停業：登記其停業日期及理由後，發還其執業執照。

二、歇業：註銷其執業登記，並收回執業執照。

45.有關驗光師公會設立之規定，下列何者錯誤？

(A)理事、監事任期均為三年，其連選連任者不得超過二分之一

(B)理事長之連任，以一次為限

(C)驗光師公會全國聯合會理事、監事之當選，以直轄市、縣（市）驗光師公會選派參加之會員代表為限

(D)驗光師公會會員人數超過三百人以上時，得依章程之規定，按其會員人數比率選出代表，召開會員代表大會

Ans:(C)

詳解: 驗光人員法 第 33 條

驗光師公會全國聯合會理事、監事之當選，不以直轄市、縣（市）驗光師公會選派參加之會員代表為限。

直轄市、縣（市）驗光師公會選派參加驗光師公會全國聯合會之會員代表，不以其理事、監事為限。

46.所稱低視力者：
①指依身心障礙者鑑定作業辦法身心障礙類別其視覺功能之障礙程度達以上者
②指依身心障礙者鑑定作業辦法鑑定向度其視覺功能之障礙程度達以上者
③指依身心障礙者鑑定作業辦法程度分級其視覺功能之障礙程度達以上者
④指依身心障礙者鑑定作業辦法身心障礙基準其視覺功能之障礙程度達以上者：
(A)①②③④均正確
(B)僅①②③正確
(C)僅②③④正確
(D)僅①③④正確

Ans:(A)

詳解:

身心障礙類別、鑑定向度、程度分級與基準：

眼、耳 及相 關構 造與 感官 功能 及疼 痛：鑑定 向度-視覺功能：
（一）障礙 程度 0 ：未達下列基準。
（二）障礙 程度 1
1. 矯正後兩眼視力均看不到 0.3，或矯正後優眼視力為 0.3，另眼視力 小於 0.1(不含)時，或矯正後優眼視力 0.4，另眼視力小於 0.05(不含) 者。
2. 兩眼視野各為 20 度以內者。
3. 優眼自動視野計中心 30 度程式檢查，平均缺損大於 10dB(不含)者。
（三）障礙 程度 2
1. 矯正後兩眼視力均看不到 0.1 時，或矯正後優眼視力為 0.1，另眼視 力小於 0.05(不含)者。
2. 優眼自動視野計中心 30 度程式檢查，平均缺損大於 15dB(不含)者。
（三）障礙 程度 3
1. 矯正後兩眼視力均看不到 0.01(或矯正後小於 50 公分辨指數)者。
2. 優眼自動視野計中心 30 度程式檢查，平均缺損大於 20dB(不含)者。

47.雇主延長勞工工作時間者，其延長工作時間之工資，依下列標準加給：
①延長工作時間在二小時以內者， 按平日每小時工資額加給三分之一以上
②再延長工作時間在二小時以內者，按平日每小時工資額加給三分之二以上
③因天災、事變或突發事件，雇主有使勞工在正常工作時間以外工作之必要者，得將工作時間延長之，延長工作時間者，按平日每小時工資額加倍發給 ④雇主使勞工於休息日工作，工作時間在二小時以內者，其工資按平日每小時工資額另再加給一又三分之一以上

(A)①②③④均正確
(B)僅②③④正確
(C)僅①③④正確
(D)僅①②正確

Ans:(A)

詳解:

勞動基準法 第 24 條

雇主延長勞工工作時間者，其延長工作時間之工資，依下列標準加給：
一、延長工作時間在二小時以內者，按平日每小時工資額加給三分之一以上。
二、再延長工作時間在二小時以內者，按平日每小時工資額加給三分之二以上。
三、依第三十二條第四項規定，延長工作時間者，按平日每小時工資額加倍發給。
雇主使勞工於第三十六條所定休息日工作，工作時間在二小時以內者，其工資按平日每小時工資額另再加給一又三分之一以上；工作二小時後再繼續工作者，按平日每小時工資額另再加給一又三分之二以上。

48.勞動基準法所指之童工為：
(A)十五歲以上未滿十六歲之受僱從事工作者
(B)十四歲以上未滿十五歲之受僱從事工作者
(C)十三歲以上未滿十四歲之受僱從事工作者
(D)十二歲以上未滿十三歲之受僱從事工作者

Ans:()

詳解:

勞動基準法 第 44 條

十五歲以上未滿十六歲之受僱從事工作者，為童工。

49.下列敘述何者錯誤？
(A)驗光所屬於醫療法中之醫療機構
(B)驗光師屬於醫療法中之醫事人員
(C)驗光生屬於醫療法中之醫事人員
(D)眼科醫師屬於醫療法中之醫事人員

Ans:(A)

詳解:

醫療法第 2 條　本法所稱醫療機構，係指供醫師執行醫療業務之機構。

醫療法第 3 條　本法所稱公立醫療機構，係指由政府機關、公營事業機構或公立學校所設立之醫療機構。

醫療法第 4 條　本法所稱私立醫療機構，係指由醫師設立之醫療機構。

50.依醫事人員人事條例，下列何者可以為各機關遴用新進醫事人員來源？

①依公務人員陞遷法之外補程序規定，就具有任用資格人員以公開競爭方式甄選之

②考試及格分發任用者

③政府機關培育之醫事公費生經分發履行服務義務者

④依本條例任用之各機關首長、副首長及一級單位主管

(A)僅①③

(B)僅②③④

(C)僅①②④

(D)①②③④

Ans:(D)

詳解:

醫事人員人事條例 第 5 條

各機關遴用新進醫事人員,除下列人員外,應依公務人員陞遷法之外補程序規定,就具有任用資格人員以公開競爭方式甄選之：

一、考試及格分發任用者。

二、政府機關培育之醫事公費生經分發履行服務義務者。

三、依本條例任用之各機關首長、副首長及一級單位主管。

109年專技高考【驗光師】
視覺光學　（林煒富老師編授）

1.位於透鏡左方 1 公尺的點光源，經+3.00DS/+3.00 DC×180 的圓柱透鏡（spherocylindrical lens）聚焦後，它的最小模糊圈（circle of least confusion）位於鏡片右方多遠之處？
(A)22.22 公分
(B)25.00 公分
(C)28.57 公分
(D)33.33 公分

Ans:(C)

概念：球柱鏡片-最小模糊圓。

公式：$V_c = \left(S + \frac{C}{2}\right) + U$，$v_c = \frac{1}{V_c}$。

詳解：$V_c = \left(+3D + \frac{+3D}{2}\right) + \frac{1}{-1m} = +3.5D$，$v_c = \frac{1}{+3.5D} = +0.2857m = +28.57cm$。

2.複合性近視散光（compound myopic astigmatism）前後兩焦線的位置與視網膜關係為何？
(A)前焦線位於視網膜前，後焦線位於視網膜上
(B)前焦線位於視網膜上，後焦線位於視網膜後
(C)前後兩焦線都位於視網膜前
(D)前後兩焦線都位於視網膜後

Ans:(C)

概念：散光分類。

詳解：複合性近視散光的兩條焦線皆在視網膜前。

3.有關眼鏡鏡片與眼球表面距離變動造成的效果，下列敘述何者錯誤？
(A)當戴著正確度數的近視眼鏡，移近眼球表面時，縮小倍率減少
(B)當戴著正確度數的遠視眼鏡，移近眼球表面時，放大倍率減少
(C)當戴著正確度數的遠視眼鏡，移近眼球表面時，看近變得比較清楚
(D)當戴著正確度數的近視眼鏡，移離眼球表面時，看遠變得比較模糊

Ans:(C)

概念：眼鏡放大率與鏡片有效度數。

詳解：(A)近視矯正，頂點距減少的眼鏡放大率增加，所以縮小倍率減少。

(B)遠視矯正，頂點距減少的眼鏡放大率減少。

(C)正確度數的遠視眼鏡移近眼睛時，可矯正的遠視度數減少，所以看近不清楚。

(D)正確度數的近視眼鏡移離眼睛時，可矯正的近視度數減少，所以看遠不清楚。

4.有關納普定律（Knapp' s law），下列敘述何者錯誤？
(A)納普定律主要是針對屈光性屈光不正（refractive ametropia）而言
(B)根據納普定律，將眼鏡置 primary focal point，則所得之視網膜影像大小與正視眼一樣
(C)戴遠視眼鏡矯正的人，看東西會比沒戴眼鏡矯正時更大
(D)戴近視眼鏡矯正的人，看東西會比沒戴眼鏡矯正時更小

Ans:(A)

概念：相對眼鏡放大率-納普定律。

詳解：(A)納普定律主要是針對軸性屈光不正而言。

5.某人 2 年前經檢查需配戴-4.50 DS 近視眼鏡（假設眼鏡到眼睛距離為 12 mm），今日複驗，在配戴原眼鏡時的遠點為 50 cm，如果改配戴軟式隱形眼鏡，其度數應約為多少？
(A)-5.00 DS
(B)-5.50 DS
(C)-6.00 DS
(D)-6.50 DS

Ans:(C)

概念：眼屈光狀態與鏡片有效度數。

公式：$P_{CL}=\frac{P_S}{1-dP_S}$，其中$P_{CL}$、$P_S$分別為隱形眼鏡、框架眼鏡度數，$d$為頂點距。

詳解：

戴原眼鏡時，遠點在眼前50cm，表示還有近視-2D。所以眼鏡矯正度數為-6.5D。

改戴隱形眼鏡時，度數為$P_{CL}=\frac{-6.5D}{1-0.012m\times(-6.5D)}=-6.03D$。

6.一個高度為 20 公分的物體，放在一個+20.00 D 的凸透鏡前方 10 公分，其成像何者正確？
(A)與物體在鏡片的同側，為正立虛像，高度 20 公分
(B)與物體在鏡片的同側，為正立虛像，高度 10 公分
(C)與物體在鏡片的對側，為正立實像，高度 20 公分
(D)與物體在鏡片的對側，為倒立實像，高度 20 公分

Ans:(D)
概念：薄鏡片成像。

公式：$V = P + U \rightarrow \frac{1}{v} = P + \frac{1}{u}$，$m = \frac{I}{O} = \frac{v}{u}$。

詳解：$\frac{1}{v} = 20D + \frac{1}{-0.1m}$ → v = +0.1m = +10cm，正號表示在鏡片右(後)方，與物反側。

$m = \frac{I}{20cm} = \frac{+10cm}{-10cm}$ → I = -20cm，負號表示倒立影像。

7.一凹面鏡的曲率半徑為 50 公分，若一物體位於該凹面鏡左側 1 公尺處，其成像位於此鏡片何處？
(A)鏡片左側 33 公分處
(B)鏡片右側 33 公分處
(C)鏡片左側 66 公分處
(D)鏡片右側 66 公分處

Ans:(A)
概念：反射面鏡成像。

公式：$V = P + U \rightarrow \frac{1}{v} = \frac{2}{r} + \frac{-1}{u}$。注意：反射時，向左為正，向右為負。

$\frac{1}{v} = \frac{2}{50cm} + \frac{-1}{100cm}$ → v = +33.3cm，正號代表在左(前)方。

8.有關鏡片色像差（chromatic aberration）的敘述，下列何者錯誤？
(A)色像差的成因是不同顏色的光其波長不同
(B)色像差讓紅光成像位置比藍光成像位置更接近鏡片
(C)讓一正視眼者看黑色背景上的紅綠字體時，紅色字體顯得比綠色字體近
(D)濾藍光太陽眼鏡可減少色像差對視力造成的影響

Ans:(B)
概念：色像差。
詳解：(B)紅光成像位置比藍光成像位置更遠離鏡片。

9.有關折射的敘述，下列何者錯誤？
(A)光在不同介質中行進的速度不同
(B)當光線進入不同介質的入射角度為 0 時，光線行進路徑不會發生偏移
(C)當光線由真空進入密度較大的介質時，光線行進路徑將偏離法線
(D)在真空以外的介質會有色散（color dispersion）的現象

Ans:(C)

概念：光的基本性質-折射。

詳解：(C) 當光線由真空進入密度較大的介質時，光線行進路徑將偏向法線。

10.空氣中有一個左端為凸球面之塑膠長棒，曲率半徑為 8 公分，折射率為 1.5，假設一 3 公分高的物體放置於球面左端 30 公分。下列敘述何者錯誤？
(A)物的聚散度為-3.33 D
(B)球面度數為+6.25 D
(C)像在球面右方 34.2 公分處
(D)是一個放大倒立實像

Ans:(C)

概念：單球面折射。

公式：$V = P + U \rightarrow \frac{n_2}{v} = \frac{n_2 - n_1}{r} + \frac{n_1}{u}$，$m = \frac{I}{O} = \frac{n_1 v}{n_1 u}$。

詳解：

$P = \frac{1.5-1}{0.08m} = +6.25D$、$U = \frac{1}{-0.3m} = -3.33D$，$V = (+6.25D) + (-3.33D) = +2.92D$。

$v = \frac{1.5}{+2.92D} = +0.5137m = +51.37cm$，成像在右(後)方為實像。

$m = \frac{1 \times 51.37cm}{1.5 \times (-30cm)} = -1.14$，為倒立放大實像。

11.有關稜鏡效益（prism effectivity）的敘述，下列何者最正確？
(A)配戴稜鏡的眼鏡，觀看遠處物體較觀看近處物體時，稜鏡效益明顯較大
(B)配戴稜鏡的隱形眼鏡，觀看遠處物體較觀看近處物體時，稜鏡效益明顯較小
(C)觀看近處物體，配戴稜鏡的眼鏡較配戴稜鏡的隱形眼鏡時，稜鏡效益明顯較大
(D)觀看遠處物體，配戴稜鏡的眼鏡較配戴稜鏡的隱形眼鏡時，稜鏡效益明顯較小

Ans:(A)

概念：稜鏡有效性。

詳解:

(A)配戴稜鏡的眼鏡，觀看遠處物體較觀看近處物體時，稜鏡效益明顯較大。
(B)配戴稜鏡的隱形眼鏡，觀看遠處物體較觀看近處物體時，稜鏡效益明顯較大。
(C)觀看近處物體，配戴稜鏡的眼鏡較配戴稜鏡的隱形眼鏡時，遠視眼的稜鏡效

益明顯較小，近視眼的稜鏡效益較大。
(D)觀看遠處物體，配戴稜鏡的眼鏡較配戴稜鏡的隱形眼鏡時，遠視眼的稜鏡效益較大，近視眼的稜鏡效益較小。

12.依照厚透鏡公式（thick lens equation），折射率為 1.5，前表面曲率半徑為 7.5 mm，後表面曲率半徑為 8.0 mm，透鏡中心厚度為 0.4 mm 的隱形眼鏡，置於空氣中的度數最接近下列何者？
(A)+11.75 屈光度（diopter）
(B)+128.00 屈光度
(C)+4.00 屈光度
(D)+5.25 屈光度

Ans:(D)
概念：厚球面鏡片-等價屈光力。

公式：$P_e = P_1 + P_2 - \frac{t}{n} P_1 P_2$。

詳解：前表面屈光力：$P_1 = \frac{1.5-1}{0.0075m} = 66.67D$；後表面屈光力：$P_2 = \frac{1-1.5}{0.008m} = -62.5D$。

$P_e = 66.67D + (-62.5D) - \frac{0.0004m}{1.5} \times 66.67D \times (-62.5D) = +5.28D$。

13.有關針孔（pinhole）的敘述，下列何者錯誤？
(A)可用光線直線進行來解釋
(B)孔徑太小會產生繞射現象
(C)其成像為直立的實像
(D)其作用為加強景深

Ans:(C)
概念：光的基本性質-針孔成像。
詳解：(C)其成像為倒立的實像

14.下列何者的等效球鏡度（spherical equivalent）值與其他選項不一樣？
(A)-1.00DS/+2.00DC×180
(B)+1.00DS/-2.00DC×090
(C)+1.50DS/-3.00DC×120
(D)-1.50DS/+2.00DC×060

Ans:(D)

概念：球柱鏡片-等價球面。

公式：$SE = S + \frac{C}{2}$。

詳解：(A) $SE = (-1D) + \frac{+2D}{2} = 0D$；(B) $SE = 1D + \frac{-2D}{2} = 0D$；

(C) $SE = 1.5D + \frac{-3D}{2} = 0$；(D) $SE = (-1.5D) + \frac{2D}{2} = -0.5D$。

15.軟式散光的隱形眼鏡都會有蝕刻的參考記號（etch reference marks）來顯示鏡片在眼睛上的旋轉情形。幫病人試戴軟式散光隱形眼鏡，下列敘述何者錯誤？

(A)如果檢查時看不到蝕刻的參考記號，則有可能記號被上眼皮蓋住了

(B)如果檢查時看不到蝕刻的參考記號，則有可能鏡片前後表面戴相反（inside out）了

(C)蝕刻在前表面的參考記號會比在後表面的容易被觀察到

(D)參考記號往往蝕刻在鏡片的後表面，以減少對上眼皮的摩擦

Ans:(D)

概念：隱形眼鏡。

詳解：(D)參考記號往往蝕刻在鏡片的前表面，以減少對上眼皮的摩擦。

16.根據鏡片放大（spectacles magnification）的公式，下列敘述何者錯誤？

(A)對遠視的人而言，如果鏡片的頂點距離較長，則鏡片產生的影像放大愈明顯

(B)對遠視的人而言，如果鏡片的頂點距離固定，則鏡片的折射率愈大，產生的影像放大愈明顯

(C)對遠視的人而言，如果鏡片的頂點距離固定，則鏡片的前表面曲度（anterior surface curvature）愈大，產生的影像放大愈明顯

(D)對遠視的人而言，如果鏡片的頂點距離固定，則鏡片的厚度（lens thickness）愈大，產生的影像放大愈明顯

Ans:(B)

概念：眼鏡放大率。

詳解：(B)鏡片的折射率愈大，鏡片厚度愈薄，形狀放大率越小。

17.一低視力患者使用+20.00 D 的手持式放大鏡，若患者發現看到的影像呈現放大倒立的情形，該如何建議患者調整較為恰當？

(A)減少物體與放大鏡距離

(B)增加物體與放大鏡距離

(C)增加患者與放大鏡距離

(D)增加患者與物體距離

Ans:(A)

概念：薄鏡片成像。

詳解：物體在正鏡片前方1倍焦距內才可以形成正立放大虛像，所以要減少物體與放大鏡的距離。

18.在空氣中，一透鏡之第二焦距與光源同側，距離透鏡 40 公分處，此透鏡之屈光力為何？

(A)+2.50 D

(B)-2.50 D

(C)+25.00 D

(D)-25.00 D

Ans:(B)

概念：薄球面鏡片-焦距與屈光力。

公式：$P = \frac{1}{f_2}$。

詳解：因為第二焦點與光源同側，即左側，所以f_2 = -40 cm。因此，$P = \frac{1}{-0.4m} = -2.5D$。

19.陳驗光師發現李小姐配戴單焦眼鏡於正常頂點距離看遠時，需要讓眼鏡往眼睛方向推才會更清楚，且李小姐自述戴眼鏡看遠比不戴清楚。陳驗光師拿起眼鏡觀察，發現在某一特定距離時，看到的影像是倒立且縮小，試問李小姐眼睛的屈光狀態及眼鏡的狀況為何？

(A)近視，眼鏡度數過多負度數

(B)近視，眼鏡度數過多正度數

(C)遠視，眼鏡度數過多負度數

(D)遠視，眼鏡度數過多正度數

Ans:(D)

概念：屈光狀態與鏡片影像判斷。

詳解：鏡片中影像倒立且縮小，表示鏡片為正鏡片。

正鏡片推近眼睛可矯正的遠視度數減少，所以李小姐遠視正度數過多。

20.球柱面透鏡屈光力以正交圓柱面形式表示為+5.00 DC×090 合併+4.00 DC×180，與下列那種表示法相同？

(A)+4.00DS/+1.00DC×090

(B)+4.00DS/-1.00DC×090

(C)+5.00DC/+1.00DC×180

(D)+1.00DC/-1.00DC×180

Ans:(A)

概念：屈光狀態與鏡片影像判斷。

詳解：鏡片中影像倒立且縮小，表示鏡片為正鏡片。

正鏡片推近眼睛可矯正的遠視度數減少，所以李小姐遠視正度數過多。

21.單焦（monofocal）鏡片要加上稜鏡度數，下列何種製作方式比較不適合？

(A)鏡片偏心製作（decentered prism）

(B)鏡片稜鏡研磨（ground-in prism）

(C)加上菲涅耳稜鏡（Fresnel prism）

(D)切除式稜鏡（slab-off prism）

Ans:(D)

概念：鏡片型式。

詳解：(D)切除式稜鏡(slab-off prism)多用於雙光鏡片。

22.下列關於折射率的敘述何者錯誤？

(A)和介質組成有關

(B)和溫度與氣壓有關

(C)在真空以外的介質，紅光折射率比藍光小

(D)全反射發生在光線由低折射率的介質進入高折射率的介質時

Ans:(D)

概念：光的基本性質-折射率與全反射。

詳解：(D)全反射發生在光線由高折射率的介質進入低折射率的介質時。

23.點光源位於一透鏡前 50 公分，該透鏡屈光度是+7.00DS/-2.00DC×090，則形成垂直線（vertical line）的影像，距離透鏡多少公分？
(A) 14.29
(B) 20.00
(C) 33.33
(D) 50.00

Ans:(C)

概念：球柱鏡片成像。

詳解：垂直線位在水平屈光聚焦處。水平屈光力為+5D，入射聚散度為-2D，所以出射聚散度為+3D，聚焦在 1/(+3D) = +0.3333m = +33.33 cm。

24.眼鏡處方-3.00DS/+6.00DC×180 代表的屈光狀態在分類上屬於下列何者？
(A)複合性遠視散光（compound hyperopic astigmatism）
(B)複合性近視散光（compound myopic astigmatism）
(C)混合性散光（mixed astigmatism）
(D)單純性遠視散光（simple hyperopic astigmatism）

Ans:(C)

概念：散光分類。

詳解：將-3.00DS/+6.00DC×180 轉換成+3.00DS/-6.00DC×090。
兩主午線方向的矯正度數一正一負，所以是混合性散光。

25.以靜態視網膜檢影鏡檢查眼睛屈光度，在水平軸測得-3.75 D，在垂直軸測得-5.25 D，其最適當處方為何？
(A)-3.75DS/-5.25DC×180
(B)-5.25DS/-3.75DC×090
(C)-5.25DS/+1.50DC×090
(D)-3.75DS/-1.50DC×090

Ans:(C)

概念：散光-檢影法。

詳解：水平軸-3.75D 且垂直軸-5.25D，所以處方為-3.75DS/-1.50DC×180 或是-5.25DS/+1.50DC×090。

26.有關放置於空氣中+20.00 D 的會聚透鏡，下列敘述何者錯誤？
(A)物體在透鏡前 3 公分處，影像相對於物體是放大正立虛像
(B)物體在透鏡前 8 公分處，影像相對於物體是放大倒立實像
(C)物體在透鏡前 10 公分處，影像相對於物體是相等大小的倒立實像
(D)物體在透鏡前 12 公分處，影像相對於物體是放大倒立實像

Ans:(D)

概念：薄球面鏡片成像。

詳解：

+20D 的焦距為 5cm。

(A)焦點內成放大正立虛像。 (B)1 倍和 2 倍焦距之間成放大倒立實像。
(C)2 倍焦距上成相等倒立實像。(D)2 倍焦距外成縮小倒立實像。

27.光在一材質中傳播速度為 15 萬公里/秒，拿此材質來製作鏡片，前表面研磨成+4.00 D，後表面研磨成-10.00 D， 中心厚度為 4 mm，其鏡片之前頂點球面度數屈光度（front vertex power）約為多少？
(A)-5.80 D
(B)-5.90 D
(C)-6.00 D
(D)-6.20 D

Ans:(A)

詳解: 概念：厚球面鏡片-前頂點屈光力、折射率。

公式：$P_f = \frac{P_2}{1-\frac{d}{n}P_2} + P_1$、$n = \frac{c}{v}$。

詳解：

$n = \frac{300000km/s}{150000km/s} = 2 \rightarrow P_f = \frac{-10D}{1-\frac{0.004m}{2}\times(-10D)} + 4D = -5.80D$。

28.左眼配戴+4.00DS/-1.00DC×090 的眼鏡，如果視線是在眼鏡鏡片中心的鼻側 10 mm 處，則會產生什麼稜鏡效應？
(A) 3△BO（基底朝外）
(B) 4△ BO（基底朝外）
(C) 3△BI（基底朝內）
(D) 4△ BI（基底朝內）

Ans:(A)

概念：稜鏡效應。

公式：$Z = Ph$。

詳解：水平稜鏡：$Z = 3D \times 1cm = 3^{\Delta}$。

因為是正鏡片，所以基底朝外。

29.有關三稜鏡的物理特性，下列何者有誤？
(A)光束穿過稜鏡引起的偏移效果與稜鏡的擺放方式有關
(B)光束穿過稜鏡時會往基底（base）的方向折射
(C)透過稜鏡觀看物體，物體會往鏡尖（apex）方向偏移
(D)形狀完全相同的兩個稜鏡不會因為折射率不同造成不同的稜鏡效應

Ans:(D)

概念：稜鏡。

詳解：材質折射率不同，偏折程度就不同。

(D)形狀完全相同的兩個稜鏡會因為折射率不同而有不同的棱鏡度，因而造成不同的稜鏡效應。

30.通常我們要計算稜鏡的度數時，一般會將入射光垂直於該稜鏡的前表面，此位置稱之為下列何者？
(A) Prentice position（位置）
(B) Fresnel position（位置）
(C) Principle position（位置）
(D) Focal position（位置）

Ans:(A)

概念：稜鏡定位點。

詳解：Prentice position。

31.驗配稜鏡時，將稜鏡的後表面與病人的顏面平行，若將兩個基底朝下分別為 10Δ（稜鏡度）和 40Δ 的稜鏡互相疊貼一起，有關合成的稜鏡度數，下列敘述何者正確？
(A)大於 50Δ 且基底朝下
(B)小於 50Δ 且基底朝下
(C)等於 50Δ 且基底朝下
(D)以上三者都有可能，依照稜鏡的折射率不同而有不同的結果

Ans:(A)

概念：稜鏡組合。

詳解：在薄稜鏡時，組合稜鏡才可以將稜鏡度相加。

10^{Δ}的偏向角為$\alpha = \tan^{-1}\dfrac{10}{100} = 5.71^{\circ}$，$40^{\Delta}$的偏向角為$\beta = \tan^{-1}\dfrac{40}{100} = 21.8^{\circ}$，

合併偏向角為$\theta = 5.71^{\circ} + 21.8^{\circ} = 27.51^{\circ}$，則稜鏡度為$Z = 100\tan 27.51^{\circ} = 52.1^{\Delta}$。

所以 $10^{\Delta} + 40^{\Delta} > 50^{\Delta}$。

備註：一般，稜鏡度不具加成性。在薄稜鏡情況下才可以相加來近似。

32.單眼透過+7.50 D 之球面鏡觀看 8 公尺外之物體，其影像往右往下分別偏移了 36 及 48 公分，請問其瞳孔及鏡片光學中心之相對位置如何？
(A)鏡片光學中心點位於瞳孔右方 6 mm，上方 8 mm
(B)鏡片光學中心點位於瞳孔左方 6 mm，下方 8 mm
(C)鏡片光學中心點位於瞳孔右方 6 mm，下方 8 mm
(D)鏡片光學中心點位於瞳孔左方 6 mm，上方 8 mm

Ans:(D)
概念：稜鏡效應。

公式：$d = \frac{Z}{P}$。

詳解：
影像在 8m 外往右偏移 36cm，相當於 4.5^{Δ}，基底朝左。

光心偏移$d = \frac{4.5^{\Delta}}{7.5D} = 0.6cm = 6mm$。

影像在 8m 外往右偏移 48cm，相當於 6^{Δ}，基底朝上。

光心偏移$d = \frac{6^{\Delta}}{7.5D} = 0.8cm = 8mm$。

33.一位垂直性複視的成年人，經測量有垂直斜視且其偏斜角度為 7Δ，此成年人右眼左眼分別有-5.00 DS 及-7.00 DS 之近視，下列那一項配鏡可能消除其複視之現象？
(A)右眼鏡片光學中心往上偏移 7 mm，左眼鏡片光學中心往下偏移 5 mm
(B)右眼鏡片光學中心往上偏移 7 mm，左眼鏡片光學中心往上偏移 5 mm
(C)右眼鏡片光學中心往下偏移 5 mm，左眼鏡片光學中心往上偏移 7 mm
(D)右眼鏡片光學中心往下偏移 5 mm，左眼鏡片光學中心往下偏移 7 mm

Ans:(A)
概念：稜鏡效應-光心偏移。

公式：$d = \frac{Z}{P}$。

詳解：左右平均分配 3.5^{Δ}，且稜鏡基底一上一下。

右眼：$d = \frac{3.5^{\Delta}}{5D} = 0.7cm = 7mm$；左眼：$d = \frac{3.5^{\Delta}}{7D} = 0.5cm = 5mm$。

34.試比較下列眼球構造之折射率大小？

(A)角膜＞水晶體＞房水

(B)水晶體＞角膜＞房水

(C)水晶體＞房水＞角膜

(D)角膜＞房水＞水晶體

Ans:(B)

概念：眼睛屈光組成。

詳解：角膜折射率 1.375、房水折射率 1.336，水晶體折射率 1.38~1.42。

所以折射率順序為水晶體>角膜>房水。

35.若一眼之屈光屬於規則性散光，以下何種圖例屬於單純近視性（simple myopic）散光？（註：左弧為眼表面，右弧為視網膜，平行光由無限遠發射）

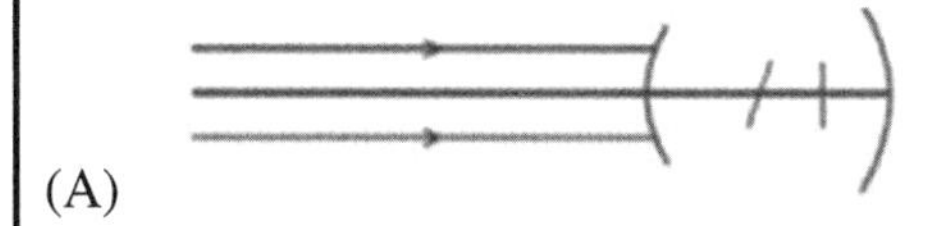

(A)

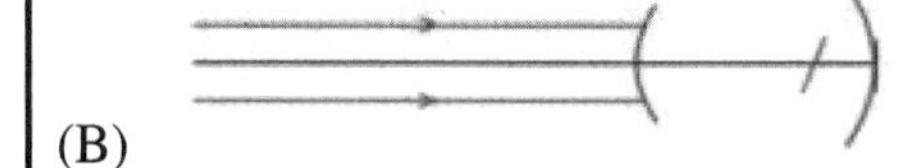

(B)

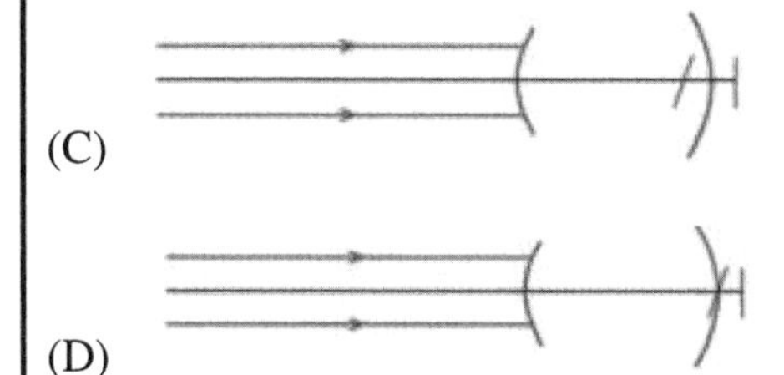

(C)

(D)

Ans:(B)

概念：散光分類

詳解：單純近視散光的一條焦線在前，另一條焦線在視網膜上。

36 若一眼以角膜弧度儀（keratometry）量測出其角膜散光為-2.25 DC×180，則預測其屈光散光（refractive astigmatism）為何？

(A)-1.75 DC×180

(B)-1.25 DC×180

(C)-2.75 DC×180

(D)-3.25 DC×180

Ans:(A)

概念：散光-角膜散光與內散光。

詳解：內散光約-0.5DC×090(逆散光)，所以屈光散光約為

-2.25 DC×180/-0.5DC×090 = -0.5DS/-1.75DC×180。

37.角膜弧度測量儀測得一角膜弧度曲率半徑為 7 mm，如角膜的折射率以 1.3375 計算，此角膜屈光度約為：
(A) 50.2 D
(B) 48.2 D
(C) 45.2 D
(D) 40.2 D

Ans:(B)

概念：角膜屈光力。

公式：$P = \frac{n_2 - n_1}{r}$。

詳解：$P = \frac{1.3375 - 1}{0.007m} = 48.2D$。

38.以簡易模型眼模式討論，以全眼屈光力+60.00 D，折射率為 1.333 為參數計算，眼軸增長 1 mm，會產生怎樣的度數變化？
(A)約減少近視 1.00 D
(B)約增加近視 1.00 D
(C)約增加近視 2.60 D
(D)約增加近視 5.00 D

Ans:(C)

詳解: 概念：模型眼計算。

公式：$V = P + U \rightarrow \frac{n_2}{v} = \frac{n_2 - n_1}{r} + \frac{n_1}{u}$。若成像在視網膜上，v 為軸長，u 為物距，

P 為眼睛屈光力。

詳解：正視眼：$\frac{1.333}{v} = 60D$ → v = 0.0222 m = 22.2mm。

軸長曾 1mm：$\frac{1.333}{0.0232m} = 60D + U$ → U = -2.54D，負號表示近視 2.54D。

備註：軸長每變化 1mm，屈光力大約變化 3.00D。

39.病患為正視眼，調節力剩+1.50 D，其工作需求為 66.7 cm 處的電腦及 40 cm 處的報紙，只動用一半調節力，若想配戴三光鏡片，其處方為何？
(A)近用加入度 ADD 為 1.25 D 及中距離加入度 ADD 為 0.25 D
(B)近用加入度 ADD 為 1.75 D 及中距離加入度 ADD 為 0.75 D
(C)近用加入度 ADD 為 2.25 D 及中距離加入度 ADD 為 0.75 D
(D)近用加入度 ADD 為 2.25 D 及中距離加入度 ADD 為 1.25 D

Ans:(B)
概念：調節需求-近附加度數。
公式：$ADD = A_D - \frac{A_A}{2}$，其中$A_D$調節需求，$A_A$為調節振幅。$A_D = U_{FP} - U_x$。$U_{FP}$為遠點的入射聚散度，$U_x$為物體在$x$處的入射聚散度。
詳解：
近附加度數：$ADD = \left(0 - \frac{1}{-0.4m}\right) - \frac{1.5D}{2} = 1.75D$。
中近離加入度：$ADD = \left(0 - \frac{1}{-0.667}\right) - \frac{1.5D}{2} = 0.75D$。

40.鏡片抗反射鍍膜是依據光的何種性質？
(A)直進性
(B)干涉
(C)繞射
(D)折射

Ans:(B)
概念：抗反射膜原理。
詳解：抗反射膜是利用干涉原理。

41.患者戴-5.00 DS 眼鏡時，可看清眼前 67 公分至 100 公分。欲看清楚眼前 33 公分至 40 公分影像，眼鏡需為多少屈光度？
(A)-2.50 DS
(B)-3.00 DS
(C)-3.50 DS
(D)-4.00 DS

Ans:(C)
概念：調節需求。
詳解：眼前 67cm 至 100cm，相當於-1.5D 至-1D。
欲看清楚眼前 33cm 至 40cm，相當於-3D 至-2.5D。
所以眼鏡需加+1.5D，因此眼鏡度數為-3.50D。

42.有一孩童在未使用鏡片矯治下，發現物體移近至眼前 33 公分時變模糊。雙眼未散瞳前+2.00 DS，經睫狀肌麻痺後，發現雙眼為+6.00 DS。他的調節幅度（amplitude of accommodation）應為多少？
(A) 5.00 D
(B) 6.00 D
(C) 8.00 D
(D) 9.00 D

Ans:(D)

概念：調節振幅。

公式：$A_A = U_{FP} - U_{NP}$。

詳解：近點在眼前 33cm，相當於 U_{NP} = -3D。

遠點位置相當於在 U_{FP} = +6D。所以調節振幅為$A_A = 6D - (-3D) = 9D$。

43.何先生一位-8.00 D 近視的病人，當他戴上可完全矯正他度數的隱形眼鏡時，有一個 200 公分的超焦距離（hyperfocal distance）。如果他的調節近點（near point of accommodation）為 20 公分，他的真正調節幅度（true amplitude of accommodation）為多少？
(A) 1.00 D
(B) 4.00 D
(C) 4.50 D
(D) 5.50 D

Ans:(C)

詳解: 概念：超焦距與調節振幅。

公式：$A_A = U_{FP} - U_{NP}$。

詳解：超焦距的倒數即為景深，所以$U_{FP} = \frac{1}{-2m} = -0.5D$。

調節近點在眼前 20cm，相當於-5D，所以真實調節振幅為(-0.5D) – (-5.0D) = 4.5D。

44.如果視網膜黃斑部中央窩（fovea）不位在視軸（optic axis）上，而是偏移 5 度（angle alpha），會導致多少屈光度的散光（astigmatism）？
(A) 0.10 D
(B) 0.25 D
(C) 0.50 D
(D) 0.75 D

Ans:(A)

概念：模型眼-斜向像散。

詳解：視軸偏移 5 度，大約產生 0.10 D 的斜向散光。

45.假設有一高折射率透鏡（n=1.69）需要塗上抗反射鍍膜，則此鍍膜的折射率及厚度為何？

(A)折射率 n=1.69，入射光波長的 1/4 倍

(B)折射率 n=1.3，入射光波長的 1/4 倍

(C)折射率 n=1.69，入射光波長的 4 倍

(D)折射率 n=1.3，入射光波長的 4 倍

Ans:(B)

概念：抗反射鏡片。

公式：$n=\sqrt{n_1n_2}$，其中n、n_1、n_2分別為膜層、膜層上方、膜層下方的介質折射率。

詳解：理想抗反射膜的折射率為$n=\sqrt{1\times1.69}=1.3$。

膜層的光學厚度為入射光波長的 1/4。

(備註：實際膜層厚度還除以膜層折射率。)

46.當一個鏡片材質有較大的折射係數，下列何者錯誤？

(A)表示光線在該物質中行進速度較快

(B)該鏡片折射的能力較強

(C)以該材質做出的鏡片可以較薄

(D)與鏡片的硬度不一定相關

Ans:(A)

概念：高折射率鏡片。

詳解：(A)折射率越大，光速越慢。(B)折射率大，屈光力變強。

(C)折射率高，厚度變薄。(D)折射率與硬度無一定相關。

47.有一個不等視的患者，右眼度數+5.25 DS，左眼度數+2.50 DS，當他閱讀時，雙眼視線會從鏡片光學中心往下方 5 mm，且雙眼各向鼻側 2 mm 處移動，請問其稜鏡效應為何？

(A) 1.375Δ 基底朝上，1.55Δ 基底朝外

(B) 1.375Δ 基底朝下，1.55Δ 基底朝內

(C) 3.875Δ 基底朝上，0.55Δ 基底朝外

(D) 3.875Δ 基底朝下，0.55Δ 基底朝內

Ans:(A)
概念：屈光參差的稜鏡效應。
公式：$Z = hP$。
詳解：
垂直稜鏡：
右眼：$Z = 0.5cm \times 5.25D = 2.625^{\Delta}$(BU)；
左眼：$Z = 0.5cm \times 2.50D = 1.25^{\Delta}$(BU)。
合併為 1.375 ΔBU。
水平稜鏡：
右眼：$Z = 0.2cm \times 5.25D = 1.05^{\Delta}$(BO)；
左眼：$Z = 0.2cm \times 2.50D = 0.5^{\Delta}$(BO)。
合併為 1.55 ΔBO。

48.許多近視度數矯正不足的患者經常發現，如果將眼鏡傾斜一下會看得更清楚，這是因為什麼原理？
(A)球面像差（spherical aberration）導致度數增加
(B)徑向散光（radial astigmatism）導致度數增加
(C)畸變（distortion）被消除
(D)影像落在帕茲瓦面（Petzval surface）

Ans:(B)
概念：像差-像散。
詳解：因鏡片傾斜而產生徑向散光的像差，使得球面度數與散光度數增加。

49.一個折射率為 1.6 的+5.50 DS 塑酯鏡片，阿貝數為 36，其縱向色像差（longitudinal chromatic aberration） 約為何？
(A) 0.15 D
(B) 0.24 D
(C) 0.38 D
(D) 0.42 D

Ans:(A)
概念：縱向色像差。
公式：$LCA = \frac{P}{Abbe}$。
詳解：$LCA = \frac{+5.5D}{36} = 0.15D$。

50.一患者經醫師診斷後發現為腦下垂體腫瘤壓迫視交叉，造成雙眼顳側偏盲，希望透過稜鏡貼片協助患者， 可將貼片之基底朝向何種方向？

(A)基底朝外

(B)基底朝內

(C)基底朝上

(D)基底朝下

Ans:(A)

概念：稜鏡性質。

詳解：雙眼顳側偏盲，所以稜鏡基底朝向外側。

109 年專技高考【驗光師】
視光學　(江建男老師編授)

1.有關散光（astigmatism）的敘述，下列何者錯誤？
(A)矯正順散光（with-the-rule astigmatism）可以用正的圓柱鏡（plus cylinder lens），而且該圓柱鏡的軸（axis）要放在 180 度或 180 度附近
(B)在兒童較常見的散光為順散光
(C)幾乎所有的眼睛都會有一些少量的不規則散光（irregular astigmatism）
(D)順散光與逆散光（against-the-rule astigmatism）都是規則散光（regular astigmatism）的一種

Ans:(A)

詳解:

(A)矯正順散光（with-the-rule astigmatism）可以用**負的圓柱鏡**，而且該圓柱鏡的軸（axis）要放在 180 度或 180 度附近

2.一位左眼弱視患者完成單眼自覺驗光檢查後的最佳矯正視力右眼 1.0，左眼 0.8，若要兩眼平衡，下列何種方法最好？
(A)交替遮眼比較法　(B)垂直稜鏡分離法　(C)降低屈光度數法　(D)紅綠雙色法

Ans:(D)

詳解:

當兩眼最高視力不相等時，在做視力平衡可以使用**紅綠垂直稜鏡法**或**紅綠雙色法**

3.文獻上常以最小分辨視角（minimum angle of resolution）的對數值（log MAR），計算視力的增減差距。標示為 0.2 的視標，與標示為 0.5 的視標，兩個視標分別計算 log MAR，其數值差距最接近的數字為：
（註：log 2=0.3010）
(A)0.2　(B) 0.3　(C) 0.4　(D) 0.5

Ans:(C)

詳解:

視力0.2所以MAR＝1／0.2＝5，logMAR＝log5＝0.7
視力0.5所以MAR＝1／0.5＝2，logMAR＝log2＝0.3
數值差距＝0.7－0.3＝0.4

4.有關馬竇氏鏡眼位測試之敘述，下列何者錯誤？
(A)適用於需在開放空間進行眼位測量之患者
(B)可避免因使用綜合驗光儀而造成的稜鏡誘發水平隱斜位（prism-induced horizontal phoria）
(C)測量垂直隱斜位時應垂直放置馬竇氏鏡，使形成水平線條影像
(D)正常期望值為：遠距離 1∆exo（±2∆）；近距離 3∆exo（±3∆）

Ans:(B)

詳解:

可避免因使用綜合驗光儀而造成的**垂直斜位**

5.有關不等像（aniseikonia）之敘述，下列何者錯誤？
(A)不等像是由於雙眼網膜影像大小不等所造成之雙眼感知扭曲
(B)通常發生於配戴雙眼度數差異較大的框架式眼鏡
(C)配戴高度數近視鏡片會導致影像放大
(D)可利用配戴隱形眼鏡來降低不等像之影響

Ans:(C)

詳解:

(C)配戴高度數近視鏡片會導致影像**縮小**

6.下列那一種視力表不適用於幼童、不同語言背景或有口語表達障礙的人？
(A) Lea 視力表
(B) C 型表（Landolt ring chart）
(C)不同空間頻率的條紋光柵（gratings of different spatial frequencies）
(D)ETDRS 視力表

Ans:(D)

詳解:

ETDRS 視力表是**專門給低視力**患者使用，並且ETDRS 視力表是使用英文視標因此幼童(認知不足)、不同語言背景(不懂英文)或有口語表達障礙(無法表達)

7.視力對比敏感度的檢查中，將對比敏感度異常分類型，下列敘述何者正確？
(A)第一型對比度缺失（type Ⅰ CS loss）指所有空間頻率都下降，例如：白內障患者
(B)第二型對比度缺失（type Ⅱ CS loss）指低空間頻率下降，例如：屈光不正未矯正
(C)第三型對比度缺失（typeⅢCS loss）指低空間頻率下降，通常視力不受影響
(D)第四型對比度缺失（type Ⅳ CS loss）指高空間頻率都下降，例如：弱視患者

Ans:(C)

詳解:

第一型對比度缺失為屈光不正患者
第二型對比度缺失為白內障或弱視患者
第三型對比度缺失通常視力不受影響

8.有關影響視力與配鏡的敘述，下列何者正確？
①青光眼病患可能造成視野缺損，嚴重者亦會影響視力
②黃斑部疾病會影響中心視力，使配鏡困難
③圓錐角膜可能造成高度散光，亦會影響視力，造成配鏡困難
(A)僅①②
(B)僅①③
(C)僅②③
(D)①②③

Ans:(D)

詳解: (D)①②③都對

9.下列那一因素較不影響聚合近點（near point of convergence）測試之表現？
(A)遠及近距離眼位
(B)近點固視偏差（near fixation disparity）
(C)調節反應
(D)瞳孔反應

Ans:(D)

詳解:**瞳孔反應**不影響聚合近點測試之表現

10.下列色覺檢查中，何者可用以檢查藍-黃（blue-yellow）色覺異常？
①石原氏檢查（Ishihara test）
②D-15 檢查
③城市大學檢查（City University test）
④Hardy-Rand-Rittler（HRR）檢查
(A)僅②③
(B)僅①②③
(C)僅②③④
(D)①②③④

Ans:(C)

詳解:石原氏檢查（Ishihara test）只能檢查**紅-綠色覺異常**

11.有關布魯克諾檢查（Brückner test）的敘述，下列何者正確？
(A)慣用檢查距離為 40 公分
(B)若患者兩眼未同時注視，則其中眼底反射光較亮者為注視眼
(C)此法可檢查患者是否有斜視與介質混濁，但較無法檢測雙眼不等視（anisometropia）
(D)經此法檢查遠視眼，將觀察到較暗新月（darker crescent）在瞳孔下方

Ans:(D)

詳解：(有爭議)

(A)慣用檢查距離為 **80～100 公分**
(B)若患者兩眼未同時注視，則其中眼底反射光**較暗**者為注視眼
(C)此法可檢查患者是否有斜視與介質混濁，**也可以檢測雙眼不等視**

12.視力表依所測視力功能的不同，可分為數種形式。下列何種視力表可用以檢測偵測型視力（detection acuity）？
(A)柵欄視力表（grating chart）
(B) C 字視力表（Landolt C chart）
(C)圖形視力表（Lea symbols）
(D)史奈侖視力表（Snellen chart）

Ans:(A)

詳解:

（detection acuity）可以翻譯成**(偵測型視力或檢測敏感度)**，**柵欄視力表**就是**(偵測型視力或檢測敏感度)**

13.有關瞳孔檢查，下列敘述何者錯誤？
(A)瞳孔檢查中若發現兩眼瞳孔大小不同，需作暗-亮瞳孔檢查（dim-bright pupillary test）
(B)直接瞳孔反應為觀察筆燈照射的眼睛是否出現因光照而產生的縮瞳現象
(C)手電筒搖擺檢查（swinging flashlight test）是用來檢查是否有相對性傳入（relative afferent）異常
(D)直接和間接瞳孔反應異常時，需要布魯克諾檢查（Brückner test）

Ans:(D)
詳解:
(D)直接和間接瞳孔反應異常時，需要在檢查**瞳孔調節反應(遠近注視瞳孔調節反應)**

14.有關像差的敘述，下列何者最不適當？
(A)因為眼睛的像差（ocular aberrations），所以瞳孔的各個部分，並非都能測量到相同的屈光度數（refractive power）
(B)測量高階像差（higher-order aberrations）的儀器，是指測量瞳孔中心 2.0 mm 直徑範圍以內的屈光狀態
(C)我們可以用澤氏多項式（Zernike polynomials）來描述這些像差（aberrations）
(D)所謂像差是指實際光學系統（optical system）中的前導波（wavefront）偏離了理想的前導波

Ans:(B)
詳解:
(B)測量高階像差的儀器(因為廠牌不同)，是指測量瞳孔中心 **7mm 至 10mm** 直徑範圍以內的屈光狀態
※澤氏多項式（Zernike polynomials）是波前像差的一種程式計算方法

15.下列敘述何者最不適當？
(A)自動驗光儀（automated optometers）比自覺式驗光（subjective refraction）測得比較多的近視或比較少的遠視
(B)自動驗光儀比自覺式驗光提供給病人注視的目標物通常比較近
(C)現代的前導波分析儀（modern wavefront analyzers）無法完全去除儀器引起的近視（instrument myopia）
(D)自動驗光儀用可見光測量，不需要輔助的注視目標（auxiliary fixation target）

Ans:(D)

詳解:

自動驗光儀用**不可見光(通常是紅外線)測量**，並且**需要輔助的注視目標**

16.針對有雙眼視覺問題的人，調整度數對下列何種測驗結果最有影響？
(A)遮蓋測驗（cover test）
(B)眼外肌運動（extraocular motility）
(C)固視偏差（fixation disparity）
(D) AC/A 比值（AC/A ratio）

Ans:(D)

詳解:

(D) AC/A 比值（AC/A ratio），因為改變度數會影響**調節**，改變調節後會影響**調節性內聚**，所以很容易影響雙眼視覺問題

17.有關視網膜檢影鏡檢查（retinoscopy）之敘述，下列何者正確？
(A)當受測者為較高近視度數者，反射光之焦點會落在檢查者視網膜檢影鏡之後方，因而造成逆動影像（against movement）
(B)針對某些眼底反光較不易判斷的患者（如：白內障患者），些微工作距離的改變可能會造成測得屈光度的大量誤差
(C)測量時檢查者應偏離受測者視軸（visual axis），以避免殘餘散光度數過高
(D)造成視網膜檢影鏡誤差之主要原因為未確實控制受測者之調節，故可使用非調節性視標（特別是紅綠視標的紅色部分）來避免調節介入而影響檢查結果

Ans:(B)

詳解:

(A)當受測者為較高近視度數者，反射光之焦點會落在檢查者視網膜檢影鏡之**前方**，因而造成逆動影像

(C)測量時檢查者偏離受測者視軸會容易形成散光

(D)視網膜檢影鏡控制受測者之調節，**可使用 0.05 的 E 字視標＋紅綠背景**來避免調節介入而影響檢查

18.自動電腦驗光儀針對未散瞳的兒童檢驗出的結果與需要矯正的度數相比較，最常見會有較多的下列何種度數？
(A)正鏡片的度數
(B)負鏡片的度數
(C)正圓柱鏡片的度數
(D)負圓柱鏡片的度數

Ans:(B)

詳解:

自動電腦驗光儀針對未散瞳的兒童檢驗出的結果與需要矯正的度數相比較會產生較多的**負鏡片的度數**

19.用手動綜合驗光儀和檢影鏡驗光時，使用平行光在 67 公分處驗光發覺反射光是順動，則這患者最不可能患有：
(A)低度近視
(B)低度遠視
(C)高度近視
(D)高度遠視

Ans:(C)

詳解：

用手動綜合驗光儀和檢影鏡驗光時，使用平行光在 67 公分處驗光發覺反射光是順動，則患者的度數可能為**(1)小於-1.50 的近視(2)正視眼(3)遠視**
所以不可能有高度近視

20.為近視病人配鏡時，根據紅綠測試（duochrome test），若病人覺得綠色底的字較清楚，則代表此配鏡鏡片如何？
(A)近視度數過度矯正（overcorrection）
(B)近視度數矯正不足（undercorrection）
(C)鏡片度數正確
(D)顏色與鏡片度數無關

Ans:(A)

詳解:

為近視病人配鏡時，根據紅綠測試，若病人覺得綠色底的字較清楚則代表**近視度數過度矯正**

21.自覺式驗光步驟測量第一眼（右眼）視力要將右眼霧視（fogging）時，將患者視力下降到多少最合適？
(A)0.3～0.5
(B) 0.01 以下
(C) 0.8～0.9
(D) 0.01～0.1

Ans:(A)

詳解:

自覺式驗光步驟測量第一眼（右眼）視力要將右眼霧視（fogging）時，將患者**視力下降到 0.3～0.5**

22.使用散光鐘面圖（clock dial chart）測量散光軸時，2～8 點鐘的位置線條明顯清楚，預測其負圓柱鏡的散光軸為多少？

(A) 30 度

(B) 60 度

(C) 90 度

(D) 120 度

Ans:(B)

詳解:

鐘面圖負散光 30 法則：**30°×2＝60°**

23.運用交叉圓柱鏡測量+6.00DS/-0.75DC×090 的散光軸度時，被檢者選擇負圓柱鏡散光軸在 45 度，正圓柱鏡散光軸在 135 度的鏡片較為清楚的時候，散光軸應先朝向那個方向調整較為正確？

(A) 80～75 度

(B) 90 度

(C) 100～105 度

(D) 130～135 度

Ans:(A)

詳解:

被檢者選擇負圓柱鏡散光軸**(紅點)在 45 度**，正圓柱鏡散光軸**(白點)在 135 度**的鏡片較為清楚的時候，**散光軸應朝向追紅點，所以答案(A)**

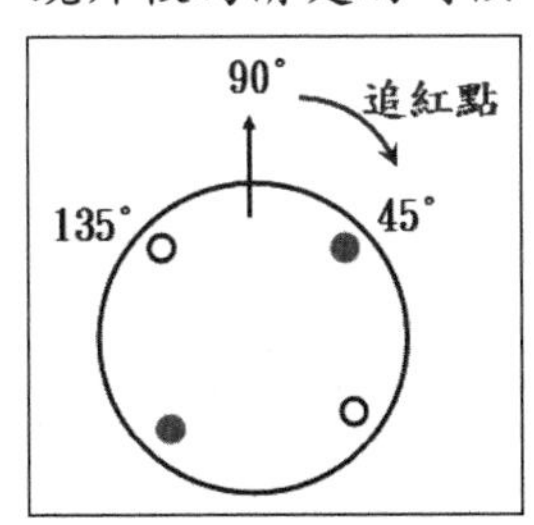

24.運用散光鐘面圖散光測量法時，下列何者是較合適的測量起始點？
(A)散光形成的最小模糊圈（circle of least confusion）在視網膜上
(B)散光形成的前主焦線（focal line）在視網膜前方，後主焦線在視網膜後方
(C)散光形成的兩個主焦線都在視網膜的前方
(D)散光形成的兩個主焦線都在視網膜的後方

Ans:(C)

詳解:

散光鐘面圖散光測量法時其散光形成的**兩個主焦線都在視網膜的前方**

25.有關自覺驗光利用紅綠雙色檢查法，下列敘述何者錯誤？
(A)紅綠雙色常用以單獨檢查球面鏡度，不需檢影鏡或最佳球面度的協助
(B)檢查終點的目標是讓紅綠兩邊的視標看起來一樣清楚
(C)當兩邊的視標一樣清楚時，加上- 0.25 DS 會使綠色邊的視標趨於清楚
(D)若無法達成紅綠兩邊的字一樣清楚，則以第一個鏡片讓綠色邊視標清楚為終點

Ans:(A)

詳解:

紅綠雙色常用以單獨檢查球面鏡度，**需要**檢影鏡或最佳球面度的協助

26.正視眼者，在 33 公分閱讀所需的老花眼鏡，其老花加入度（reading add）大約為多少？
(A)40 歲+1.00 D；50 歲+2.00 D；60 歲+3.00 D
(B)40 歲+2.00 D；50 歲+3.00 D；60 歲+4.00 D
(C)40 歲+2.50 D；50 歲+3.50 D；60 歲+4.50 D
(D)40 歲+3.00 D；50 歲+4.00 D；60 歲+5.00 D

Ans:(A)

詳解:

正視眼在 33cm 處需要的最大調節為+3.00D，所以有大於+3.00D 以上的都不對

27.有關老花眼（presbyopia）與調節不足（accommodative insufficiency）的比較，下列何者錯誤？
(A)皆有調節力動用困難情形
(B)老花眼與調節不足的症狀相同
(C)調節不足患者的調節幅度可能與年齡相符
(D)老花眼與調節不足皆有調節遲滯（lag of accommodation）情形

Ans:(C)

詳解:

調節不足患者的調節幅度**不會**與年齡相符

28.下列何者不會影響受測者調節幅度測試的結果？

(A)慣用工作距離

(B)種族特質

(C)屈光不正未矯正

(D)視標大小

Ans:(A)

詳解:有爭議，答案應該是(A)(B)

調節幅度指的是水晶體最大的膨脹能力，而慣用工作距離指的是調節反應，也就是調節後在視網膜的上面或前面或後面，所以**慣用工作距離不會影響調節幅度的檢查**

種族特質應該也是不會影響到調節幅度

29.常用調節幅度測量的兩種方法，包括推近法（push-up method）及拉遠法（pull-away method）。一般情況下，其測出的調節幅度量是否有差異？

(A)推近法結果高於拉遠法

(B)推近法結果低於拉遠法

(C)推近法結果等於拉遠法

(D)兩測量方法，因方式不同，無法比較

Ans:(A)

詳解:

調節幅度量的檢查其**推近法結果高於拉遠法**

30.當用推近法測量單眼調節幅度量時，所得的值低於一般常態年齡的值，屬於下列那個狀況？

(A)調節過多

(B)調節不足

(C)會聚調節過多

(D)會聚調節不足

Ans:(B)

詳解:

當用推近法測量**單眼調節幅度量**時，所得的值低於一般常態年齡的值，**可以得知患者調節不足**

如果是推近法測量**雙眼調節幅度量**時，所得的值低於一般常態年齡的值**可以得知患者有調節障礙或聚散障礙**

31.一般只要有正常的調節能力者，遠距離和近距離的視力都良好，若發覺患者的近距離視力比遠距離視力減弱，他可能有下列何種症狀？

(A)核性白內障

(B)高眼壓症

(C)黃斑部水腫

(D)甲狀腺病變

Ans:(C)

詳解:近距離視力比遠距離視力減弱，**患者可能有黃斑部水腫**

32.改良式托林頓技巧（modified Thorington technique）測量出的結果無法提供下列那種有關於隱斜位（phoria） 之資訊？

(A)量

(B)頻率

(C)方向

(D)存在與否

Ans:(B)

詳解:改良式托林頓測量**無法檢查出頻率**

33.魏氏四點（Worth 4 dot）檢查時，患者右眼戴紅色濾鏡，左眼戴綠色濾鏡，若患者看到紅色光點在右側， 綠色光點在左側時，表示為何？

(A)右眼抑制

(B)左眼抑制

(C)內斜

(D)外斜

Ans:(C)

詳解:

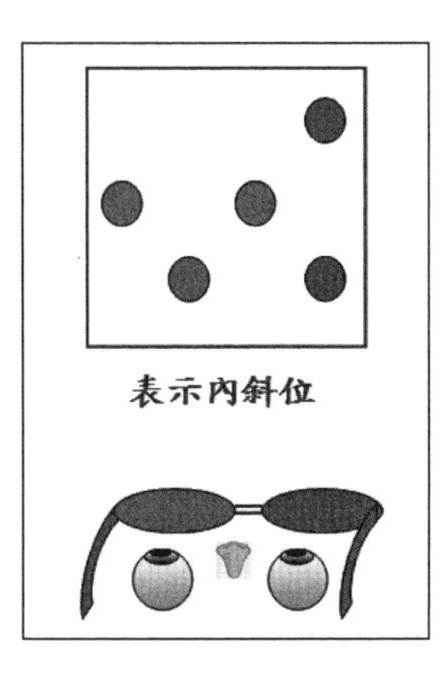

34.在雙眼翻轉鏡檢測（binocular flipper test）中，當負鏡片放置在眼睛前方時，下列那些情形會發生？

(A)引發調節（accommodation）放鬆及正補償性融像聚散（positive compensating fusional vergence）作用

(B)引發調節（accommodation）放鬆及負補償性融像聚散（negative compensating fusional vergence）作用

(C)刺激調節及正補償性融像聚散作用

(D)刺激調節及負補償性融像聚散作用

Ans:(D)

詳解：

雙眼翻轉鏡檢測中，當負鏡片放置在眼睛前方時，會**刺激調節**及**雙眼往內轉**，但是雙眼往內轉後視標就會變模糊所以會有一個往外轉的力量把它頂住，也就是負補償性融像聚散作用，**簡單的說也就是 PRA 間接檢查到 NRC**

35.做開散能力（base-in fusional vergence）檢查時，隨著檢查稜鏡的增加，若患者發生左眼壓抑，他會看見下列何種現象？

(A)視標立即消失

(B)視標固定不動

(C)視標往右邊移動

(D)視標往左邊移動

Ans:(C)

詳解:

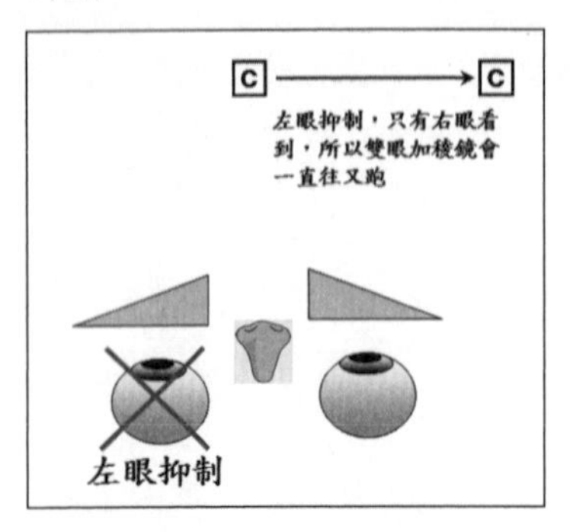

36.有關 AC/A 比值之敘述，下列何者錯誤？
(A)其定義為每一屈光度（diopter）之調節刺激所引發的調節性聚合的量
(B) AC/A 比值若大於 6/1，可能有潛在型遠視或聚合過度的問題
(C)梯度性 AC/A 之測量方法（gradient method）為加入試鏡片前/後眼位偏移量之差值，再除以所加入試鏡片的屈光度
(D)雙眼同時注視遠距離目標時，調節反應量通常會少於調節刺激量

Ans:(D)

詳解:

雙眼同時**注視遠距離**目標時，**調節反應量通常會大於調節刺激量**

37.聚合痙攣（convergence spasm）發生時不會產生下列何種情況？
(A)聚合過度（excessive convergence）
(B)調節（accommodation）
(C)遠視（hyperopia）
(D)縮瞳（miosis）

Ans:(C)

詳解:

聚合痙攣發生指的是雙眼內轉力度過大造成調節過多，形成焦點落在視網膜前所以**會產生近視**

38.近融合性聚散靈敏度（fusional vergence facility at near）測試之正常期望值為何？
(A) 5 ± 3 cycles per minute（cpm）
(B) 10 ± 2 cpm
(C) 15 ± 3 cpm
(D) 20 ± 2 cpm

Ans:(C)

詳解:近融合性聚散靈敏度測試之正常期望值為 **<u>15 ± 3 cpm</u>**

39.下列何者是解決垂直平衡失調（vertical imbalance）的方法？
①漸近多焦點鏡片（progressive addition lens）
②鏡片光學中心移位（lens decentration）
③共軛稜鏡（yoked-prism）
④雙中心研磨（slab-off）
(A)僅①②
(B)僅③④
(C)僅①③
(D)僅②④

Ans:(D)

詳解:slab 是指片子，off 是切割或磨掉，slab-off 的打磨技術基本上是把鏡片背面(靠近眼睛的一面)的下方磨成一片(側面看起來像三角形的稜鏡)片子

共軛稜鏡(yoked-prism)，指的是雙眼稜鏡基底都朝向同一邊，例如雙眼稜鏡**<u>同時朝上</u>**或**<u>同時朝下</u>**或**<u>同時朝左</u>**或**<u>同時朝下</u>**，這樣的情況是**<u>無法解決垂直平衡失調</u>**的患者，所以答案(D)

40.下列何者不會影響立體感測量結果？
(A)單眼抑制
(B)雙眼視網膜圖像品質不等
(C)弱視
(D)先天性紅綠色盲

Ans:(D)

詳解:先天性紅綠色盲**<u>不會</u>**影響立體感測量結果

41.下列何者不是造成調節領先（accommodative lead）之可能原因？
(A)隱性遠視（latent hyperopia）
(B)假性近視（pseudomyopia）
(C)老花眼（presbyopia）
(D)調節痙攣（accommodative spasm）

Ans:(C)

詳解:

<u>調節領先</u>指的是水晶體膨脹過多(焦點落在視網膜前面)，**<u>老花眼</u>**指的是水晶體膨脹不足(焦點落在視網膜後面)

42.有關高調節性內聚力/調節力比值（high AC/A ratio）相關的內聚力過度（convergence excess）的敘述，下列何者最不適當？

(A)加上稜鏡（prism）有幫助

(B)有關視覺治療（vision therapy）的文獻，多數為前瞻介入性研究（prospective interventional study）而且有顯著的治療效果

(C)加上加入鏡（ADD）有幫助

(D)治療成功與否和病患戴眼鏡的配合度有關

Ans:(B)

詳解:

內聚力過度指的是遠方接近正位，近方有中高度內斜位，**內斜位的患者通常做視覺訓練效果是很差的**，所以答案 B 是最不適合

43.依據 Duane 分類系統，下列何者不屬於調節力不足（accommodative insufficiency）？

(A)老花眼

(B)調節力持續力不足（ill-sustained accommodation）

(C)調節力麻痺（paralysis of accommodation）

(D)調節力不等（unequal accommodation）

Ans:(A)

詳解:

依據 Duane 分類調節系統指的是調節產生異常障礙，而老花眼是屬於正常的調節生理機能損失，所以答案 A

44.下列何者最可能發生垂直平衡失調（vertical imbalance）？

(A)戴框架鏡的非老花屈光不等（non-presbyopic anisometropia）者

(B)戴框架鏡的老花屈光不等（presbyopic anisometropia）者

(C)戴隱形眼鏡的非老花屈光不等者

(D)戴隱形眼鏡的老花屈光不等者

Ans:(B)

詳解:

戴**框架的老花屈光不等**很容易產生垂直平衡失調

45.對於雙眼不等視性弱視（anisometropic amblyopia）患者，下列處置何者最不合適？
(A)配戴適當度數眼鏡
(B)若遠距離眼位為外隱斜位，應處方適當稜鏡
(C)視覺訓練
(D)遮蓋治療

Ans:(B)

詳解:

雙眼不等視性弱視（anisometropic amblyopia）患者若遠距離眼位為外隱斜位，應以是否有隱斜產生的症狀才可以適當給與稜鏡，如果沒有隱斜產生的症狀則不需要給予稜鏡

46.內隱斜位（esophoria）的受測者閱讀時，常出現頭痛及眼睛不舒適的症狀，考慮到他的隱斜位需求（phoria demand）時，下列何者最為重要？
(A)基底朝外到模糊點（base out to blur point）
(B)基底朝內到模糊點（base in to blur point）
(C)基底朝外到破裂點（base out to break point）
(D)基底朝內到破裂點（base in to break point）

Ans:(B)

詳解:

內隱斜的患者需要考量到他的**融像性開散力的預留量**，也就是指基底朝內到模糊點（base in to blur point）

47.預估及矯正老花眼的加入度，除依患者的年齡、調節幅度的部份、動態檢影法、NRA/PRA（虛性相對調節／實性相對調節）的平衡和近距離紅綠平衡法之外，尚有下列何者？
(A)動態交叉圓柱鏡法檢影、加負鏡片
(B)動態交叉圓柱鏡法檢影、加正鏡片
(C)靜態交叉圓柱鏡法檢影、加負鏡片
(D)靜態交叉圓柱鏡法檢影、加正鏡片

Ans:(B)

詳解:

動態交叉圓柱鏡法檢影、加正鏡片可以預估及矯正老花眼的加入度

48.有關弱視、斜視、與不等視的敘述，下列何者最不適當？
(A)眼瞼下垂可能造成視覺剝奪性（visual deprivation）弱視
(B)斜視性弱視與不等視性弱視有時候不容易區分
(C)有斜視不一定會有弱視
(D)有斜視通常不會有不等視

Ans:(D)
詳解:
有斜視通常**會有不等視**

49.有關內聚性調節力與內聚力比值（convergent accommodation/convergence ratio, CA/C ratio）之敘述，下列何者錯誤？
(A)每聚合一個稜鏡度會誘發 0.07～0.15 D 之調節
(B)由於老化所導致的調節幅度下降，會造成 CA/C 比值隨著降低
(C)潛在型老花眼患者（pre-presbyopic subject），其 CA/C 比值異常升高
(D)外隱斜位者由於近距離時過度使用聚合，會導致更多調節被誘發

Ans:(C)
詳解:
潛在型老花眼患者（pre-presbyopic subject），其 CA/C 比值**異常降低**

50.下列何者描述弱視者（amblyope）利用非視網膜中央小凹（fovea centralis）的區域當作主要注視點？
(A)偏差固視（disparity fixation）
(B)中央固視（central fixation）
(C)非交叉性固視（uncross fixation）
(D)偏心固視（eccentric fixation）

Ans:(D)
詳解:
弱視者（amblyope）利用非視網膜中央小凹（fovea centralis）的區域當作主要注視點稱之為**偏心固視**
偏差固視（disparity fixation）指的是雙眼融合後還差多稜鏡固視
中央固視（central fixation）指的是使用視網膜黃斑部中心凹注視
非交叉性固視（uncross fixation）指的是內斜位

109 年專技高考【驗光師】

隱形眼鏡學-黃柏緯、配鏡學-汪伯勳

1.下列何種材質常用於矽水膠中降低濕潤角（contact angle）？
(A)聚乙烯吡咯烷酮（polyvinyl pyrrolidone）
(B)甲基丙烯酸（methacrylic acid）
(C)甲基丙烯酸甲酯（methyl methacrylate, MMA）
(D)甲基丙烯酸甘油酯（glyceryl methacrylate）

Ans:(A)

詳解:

聚乙烯吡咯烷酮（polyvinyl pyrrolidone）能使鏡片更為親水，降低濕潤角。

2.有關隱形眼鏡材質離子電荷，下列敘述何者錯誤？
(A)離子性材料通常帶負電
(B)在鹼性溶液中會使鏡片尺寸改變
(C)非離子性材料通常為化學惰性（inert）
(D)非離子性材質不易有沉澱物

Ans:(B)

詳解:

離子電荷材質對溫度較為敏感，非離子材質對酸鹼度較為敏感。

3.下列何者不是影響水膠鏡片膨脹因素（swell factor）？
(A)溫度
(B)張力（tonicity）
(C) PH 值
(D)材質折射率

Ans:(D)

詳解:

影響水膠鏡片膨脹因素（swell factor）包含溫度、張力、pH值。

4.依據美國食品和藥物管理局（FDA）對軟式隱形眼鏡分類中，第幾類的軟式拋棄式隱形眼鏡在模擬配戴至眼內溫度時，有較大的比例會產生最大收縮？
(A) 1 (B) 2 (C) 3 (D) 4

Ans:(D)

詳解:

第四類材質為高含水離子性材質，對環境變化最為敏感。

5.有關矽丙烯酸酯（siloxane methacrylate, S/A）合成物的鏡片，若想要增加對水分子的親和力，會再添加下列何種材料？
(A)甲基丙烯酸甲酯（methyl methacrylate）
(B) N-乙烯基吡咯烷酮（N-vinyl pyrrolidone）
(C)氯代丁醇（chlorobutanol）
(D)苯甲醯氯（benzoylchloride）

Ans:(B)

詳解:

N-乙烯基吡咯烷酮（N-vinyl pyrrolidone）會使鏡片產生離子性，使鏡片更為親水。

6.下列何者是雙氧水清潔系統中，不是中和步驟（neutralization）常用使用的方法？
(A)加入含有過氧化氫酶（catalase）的藥片
(B)加入本扎氯銨（benzalkonium chloride）
(C)使用具有白金環的保存盒
(D)加入丙酮酸鈉（sodium pyruvate）

Ans:(B)

詳解:

本扎氯銨（benzalkonium chloride為硬式隱形眼鏡專用。

7.驗配硬式透氣隱形眼鏡（RGP lens）時，鏡片直徑大小選擇和眼裂（palpebral fissure, palpebral aperture height） 大小有關，下列何者眼裂大小是 RGP lens 直徑大小選擇之常用參考？
(A) 8.0 to 9.0 mm
(B) 9.0 to 10.5 mm
(C) 10.5 to 12.0 mm
(D) 12.0 to 13.0 mm

Ans:(B)

詳解:

硬式透氣隱形眼鏡常見直徑大小為9.0 to 10.5 mm。

8.首次驗配戴硬式透氣隱形眼鏡時，若使用局部麻醉眼藥水，可避免失敗和得到較好的成功率，但下列何種對象通常較不需要使用局部麻醉眼藥水？

(A)高度近視者

(B)年紀較輕者

(C)圓錐角膜患者

(D)之前配戴軟式隱形眼鏡者

Ans:(A)

詳解:

(B)年紀較輕者初次配戴可能會強烈異物感

(C)圓錐角膜患者角膜較凸，使用藥水可減緩摩擦異物感

(D)之前配戴軟式隱形眼鏡者對於硬式隱形眼鏡異物感接受度較低

9.比較硬式隱形眼鏡驗配方式－診斷法（diagnostic fitting）與經驗法（empirical fitting），經驗法之優點為何？

(A)較低機會重開配鏡處方

(B)更好的配戴者滿意度與順從性

(C)可透過角膜地圖儀軟體來設計所需要鏡片

(D)檢查較多，因此一開始驗配者需花費比較多的時間

Ans:(C)

詳解:

經驗法可透過角膜地圖儀軟體來選擇適合試片。

10.為驗配高透氣硬式隱形眼鏡，進行初步自動驗光檢查，受測者之驗光資料，右眼為-3.50DS/-2.50DC×180， 左眼-4.00DS/-3.50DC×180，右眼角膜弧度 43.00D@180°，43.25D@90°，左眼角膜弧度 43.25D@180°，43.75D@90°，下一步驟，以下何者正確？（曲率半徑 7.58 mm = 角膜弧度 44.50 D；曲率半徑 7.85 mm = 角膜弧度 43.00 D）

(A)使用-3.00DS/基弧 7.60 mm/鏡片直徑 9.4 mm 的試戴片進行初次試戴

(B)使用-3.00DS/基弧 7.80 mm/鏡片直徑 9.4 mm 的試戴片進行初次試戴

(C)使用-3.00DS/基弧 8.00 mm/鏡片直徑 9.4 mm 的試戴片進行初次試戴

(D)不適合驗配一般球面高透氣硬式隱形眼鏡

Ans:(D)

詳解:

此人散光來源大多來自於晶體，故若使用硬式球面鏡片無法良好矯正。

11.使用硬式隱形眼鏡，已知配戴者球面屈光度為+3.00 DS，角膜弧度為 7.95 mm（42.50D@ 90 及 180 degree），若鏡片基弧為 7.80 mm（43.25 D），則產生的淚液鏡度數為何？
(A)+2.75 DS
(B)+0.75 DS
(C)-0.75 DS
(D)-2.75 DS

Ans:(B)
詳解:
鏡片基弧為 7.80 mm（43.25 D）較角膜弧度為 7.95 mm（42.50D）陡，故產生+0.75D 淚鏡。

12.硬式隱形眼鏡之驗配，試片基弧 8.20 mm /鏡片直徑 9.4 mm /光學區 8.4 mm /鏡片度數-3.00 DS 達成配戴合適，戴鏡驗光最佳視力 20/20 的度數為+5.00DS/-0.50DC×180，頂點距離為 12 mm，則訂片的屈光度數最接近為何？
(A)+1.00 DS
(B)+2.00 DS
(C)+3.00 DS
(D)+4.00 DS

Ans:(B)
詳解:
戴鏡驗光+5.00DS/-0.50DC×180 等價球面後度數為+4.75DS
換算頂點距離度數為+5.00DS
試片度數為-3.00DS+5.00DS= +2.00DS

13.配戴硬式透氣隱形眼鏡若發生往上偏位，則可改變下列何種鏡片中心及邊緣厚度之組合來改善此現象？
(A)兩者厚度都增加
(B)兩者厚度都減少
(C)增加鏡片中心厚度減少邊緣厚度
(D)減少鏡片中心厚度增加邊緣厚度

Ans:(C)
詳解:
硬式透氣隱形眼鏡若發生往上偏位表示與上眼瞼作用較多，故增加鏡片中心厚度增加滑動，減少邊緣厚度減少與上眼瞼作用力。

14.某近視硬式透氣隱形眼鏡度數-8.00 DS，其鏡片透氧率（Dk）大於 50，則預估鏡片中心厚度在下列何者之間？

(A) 0.11 to 0.15 mm

(B) 0.16 to 0.20 mm

(C) 0.21 to 0.25 mm

(D) 0.26 to 0.30 mm

Ans:(A)

詳解:

大於-5.00 DS 鏡片中心厚度約為 0.14 mm。

15.有關角膜弧度測量儀，下列何者錯誤？

(A)角膜弧度儀，是一項容易操作、簡單非侵入性的檢查，是驗配隱形眼鏡一個重要的步驟

(B)可以測量角膜屈光度、角膜散光和晶體散光

(C)主要測量角膜中心 3 mm 的地方，甚至更大範圍

(D)測出的屈光度是來自角膜前表面

Ans:(B)

詳解:

晶體散光無法被測量，須經由計算得知。

16.配戴硬式隱形眼鏡時，若以細隙燈的藍光觀察，在角膜上皮受傷的地方可看到黃綠色的角膜上皮螢光染色， 有關角膜上皮螢光染色的敘述，下列何者錯誤？

(A)若在周邊角膜 3 點和 9 點鐘的位置發現有螢光染色的現象，以鏡片的機械性摩擦以及角膜乾燥所引起的較為常見

(B)角膜變形（corneal warpage），一般會有角膜染色

(C)在鏡片邊緣呈現三角形的角膜染色區塊，是眨眼時沒有被淚水覆蓋到的地方

(D)如改變硬式隱形眼鏡設計，減少鏡片與周邊角膜的接觸及增加淚液交換，可能改善周邊染色情形

Ans:(B)

詳解:

角膜變形(corneal warpage)，為形狀變化，沒有上皮損傷，一般不會有角膜染色。

17.有關配戴隱形眼鏡後角膜上皮水腫造成的所謂中央角膜混濁（central corneal clouding）的敘述，下列何者錯誤？
(A)通常會造成角膜弧度變陡（steepening）
(B)通常會造成近視度數加深
(C)通常是聚甲基丙烯酸甲酯（polymethylmethacrylate，PMMA）材質的比較會發生
(D)通常病人換戴一般眼鏡會覺得比戴隱形眼鏡清楚

Ans:(D)

詳解:

角膜上皮水腫造成中央角膜混濁會使視覺品質下降,使用一般鏡片視覺品質無法提升。

18.關於角膜螢光染色形態和隱形眼鏡對於眼表面的影響，下列配對敘述何者最正確？
(A)瀰漫性點狀角膜螢光染色（diffuse punctate staining）：角膜乾燥（corneal desiccation）
(B)線狀角膜螢光染色（linear corneal staining）：角膜缺氧（corneal hypoxia）
(C)面紗狀淺凹角膜螢光染色（dimple veil staing）：鏡片內陷氣泡造成角膜壓跡
(D)角膜 3 點和 9 點位置螢光染色（3 and 9 o'clock staining）：隱形眼鏡清潔液毒性（solution sensitivity）

Ans:(C)

詳解:

(A)瀰漫性點狀角膜螢光染色（diffuse punctate staining）：**隱形眼鏡清潔液毒性**（solution sensitivity）

(B)線狀角膜螢光染色（linear corneal staining）：**角膜刮傷**

(D)角膜 3 點和 9 點位置螢光染色（3 and 9 o'clock staining）：**鏡片摩擦或過度乾燥**

19.有關隱形眼鏡引起的角膜新生血管常見的啟動因子（initiating factors）敘述，下列何者錯誤？
(A)造成角膜的發炎細胞（inflammatory cells）增加
(B)活化需氧代謝（aerobic metabolism）
(C)刺激或傷害角膜上皮
(D)來不及代謝乳酸（lactic acid）

Ans:(B)
詳解:
隱形眼鏡引起的角膜新生血管表示角膜缺氧，代謝較差。

20.長時間配戴矽水膠鏡片（silicone hydrogel lenses），對於在鏡片背面與角膜之間最容易出現的淚液層碎骸（tear film debris），我們稱為黏蛋白球（mucin balls），下列有關黏蛋白球的敘述何者錯誤？
(A)黏蛋白球呈現珍珠色半透明顆粒狀或扁平甜甜圈狀（flatterned doughnut）
(B)配戴硬式高透氣鏡片或水膠鏡片（hydrogel lenses）可以降低黏蛋白球出現機率
(C)黏蛋白球會引發發炎或感染等嚴重併發症
(D)黏蛋白球的組成成分主要包括黏蛋白及油脂，在停戴隱形眼鏡後會消失

Ans:(C)
詳解:
黏蛋白球較**不會**引發發炎或感染等嚴重併發症。

21.角膜地圖儀檢查的研究顯示，幾乎所有種類的隱形眼鏡都有可能造成角膜翹曲變形（warpage），根據 Nathan Efron 教科書上敘述，角膜翹曲主要發生於角膜的那一層組織？
(A)表皮層（epithelium）
(B)鮑曼氏層（Bowman's membrane）
(C)基質層（stroma）
(D)內皮細胞層（endothelium）

Ans:(C)
詳解:
角膜翹曲主要發生於基質層（stroma）。

22.有關隱形眼鏡的相關敘述，下列何者正確？
(A)配戴隱形眼鏡時，眨眼的頻率會下降
(B)軟式隱形眼鏡較硬式隱形眼鏡更容易影響眨眼的模式（blinking pattern）
(C)眼瞼刷上皮病變（lid wiper epitheliopathy）的成因為皮脂腺阻塞
(D)根據 Korb 等人研究，眼瞼刷上皮病變是乾眼症的一個診斷現象（diagnostic sign）

Ans:(D)
詳解:
(A)配戴隱形眼鏡時，眨眼的頻率會**上升**
(B)硬式隱形眼鏡更容易影響眨眼的模式（blinking pattern），因為異物感。
(C)眼瞼刷上皮病變（lid wiper epitheliopathy）的成因為眼瞼過度摩擦。

23.關於隱形眼鏡的選擇，下列何者敘述正確？

(A)根據美國 FDA 建議，游泳時建議使用長戴型軟式隱形眼鏡

(B)巨大乳突結膜炎（giant papillary conjunctivitis）患者因度數無法使用一般日拋型隱形眼鏡，則建議選擇低含水量非離子性隱形眼鏡（low-water-content, nonionic）

(C)角膜新生血管（corneal neovascularization）患者建議改用水膠隱形眼鏡

(D)乾眼症患者若必須使用隱形眼鏡，建議使用高含水量軟式隱形眼鏡

Ans:(B)

詳解:

(A)游泳時建議使用**日戴型**軟式隱形眼鏡

(C)角膜新生血管（corneal neovascularization）患者建議改用**矽水膠**隱形眼鏡

(D)乾眼症患者若必須使用隱形眼鏡，建議使用**低含水量矽水膠**隱形眼鏡

24.一個病人半年前發生史蒂芬斯－強森症候群，治療後現在有一些併發症，包含眼瞼內翻及睫毛倒插，角膜輪狀部及結膜角質化而致嚴重乾眼症，目前最大的問題是經常性的角膜上皮破損及眼睫毛刷傷角膜上皮。下列何種隱形眼鏡較能改善該患者的乾眼症和倒睫毛的症狀？

(A)低含水量軟式隱形眼鏡

(B)高含水量軟式隱形眼鏡

(C)尺寸不超過角膜輪狀部之硬式隱形眼鏡

(D)鞏膜片

Ans:(D)

詳解:

鞏膜片可使淚水蓄積於角膜與鏡片之間，進而減緩乾眼症狀。

25.相對於硬式隱形眼鏡，嬰幼兒配戴軟式隱形眼鏡時，何者非軟式之缺點？

(A)較難戴入嬰幼兒之眼睛

(B)嬰兒之眨眼次數較少，易乾眼

(C)無法根據屈光及角膜參數，訂製鏡片

(D)較難矯正明顯的散光

Ans:(C)

詳解:

嬰幼兒配戴軟式隱形眼鏡時，依然可根據屈光及角膜參數，訂製鏡片。

26.驗配非球面老花軟式隱形眼鏡，好的定位決定了光學表現。驗配時，下列何者角膜地圖為最佳檢查其定位的方法？
(A)角膜屈光圖（refractive map）
(B)角膜軸線圖（axial map）
(C)角膜切線圖（tangential map）
(D)角膜高度圖（elevation map）

Ans:(D)

詳解:

角膜地圖儀中地形高度圖（elevation map），可呈現角膜的高低表面，可以預測硬式隱形眼鏡螢光染劑的分布。

27.關於硬式後表面非球面多焦點隱形眼鏡（back-surface aspheric design），何者敘述錯誤？
(A)會造成負的球面像差
(B)中央看遠，周邊看近
(C)鏡片的偏心率（eccentricity）越大，add 的作用越大
(D)驗配時，需較一般硬式隱形眼鏡配的更緊

Ans:(A)

詳解:

會造成**正的**球面像差。

28.框架眼鏡處方為-4.75DS/-1.00DC×180，試戴硬式球面隱形眼鏡，仍有散光-0.75 D，改配硬式透氣隱形眼鏡，較適合下列何種鏡片？
(A)非球面（aspheric）
(B)前散（front surface toric）
(C)後散（back surface toric）
(D)雙散（bitoric）

Ans:(B)

詳解:

配戴後仍有散光-0.75 D 則需做在鏡片前表面矯正，故為前散（front surface toric）。

29.關於鞏膜片驗配的敘述，下列何者錯誤？
(A)圓錐角膜患者可使用鞏膜片
(B)乾眼症患者可使用鞏膜片
(C)鞏膜片鏡片中心一般會與角膜中心接觸
(D)鞏膜片配戴過緊會影響液體交換

Ans:(C)

詳解:

鞏膜片鏡片矢高較高，故中心一般會與不會與角膜中心接觸。

30.有關軟式隱形眼鏡的敘述，下列何者正確？
(A)非球面光學（aspheric optics）設計可提高配戴後視覺功能
(B)負度數鏡片光學區直徑加大，可增加傳氧率（oxygen transmission）
(C)鏡緣形狀（edge shapes）會影響配戴舒適性與移動性
(D)鏡片中心厚度（central thickness）與操作性及脫水性無關

Ans:(C)

詳解:

(A)非球面光學（aspheric optics）設計可提高配戴後**舒適度**

(B)負度數鏡片光學區直徑加大，會使傳氧率（oxygen transmission）下降

(D)鏡片中心厚度（central thickness）與操作性及脫水性相關

31.下列常見的鏡片材料，色散程度由小到大依序為何？
①聚碳酸酯（PC）
②CR-39 樹脂
③1.6 玻璃（如康寧玻璃）
④1.67 樹脂鏡片（如 Essilor Stylis）
(A)②③④①
(B)①②③④
(C)③②①④
(D)②④③①

Ans:(A)

詳解:阿貝數越大，色散度越小

①$V_d = 30$ ②$V_d = 58$ ③$V_d = 42$ ④$V_d = 32$

32.有關鏡片材質特性的敘述，下列何者正確？
(A)鏡片的刮傷並不會影響耐衝擊性
(B)玻璃鏡片比樹脂鏡片有更好的耐衝擊性
(C) Trivex 樹脂有重量輕、耐衝擊及化學性好的特性
(D)高阿貝值的材質容易出現邊緣的彩色條紋

Ans:(C)
詳解:
(A)鏡片的刮傷會影響耐衝擊性
(B)樹脂鏡片比玻璃鏡片有更好的耐衝擊性
(D)低阿貝值的材質容易出現邊緣的彩色條紋

33.下列何者是鏡片高衝擊等級安全鏡片要求的最小厚度？
(A) 2.0 mm
(B) 2.2 mm
(C) 3.0 mm（除了+3.00 D 及以上之最小厚度為 2.0 mm）
(D) 3.2 mm（除了+3.00 D 及以上之最小厚度為 2.8 mm）

Ans:(A)
詳解:
以往對於日常眼鏡鏡片的最小厚度需求是 2mm，現今不論鏡片材料為何，皆無厚度要求。耐衝擊要求取決於性能，且鏡片必須能抵擋預定衝擊量。若厚度小於 2mm 的鏡片能符合該要求，則該鏡片是可被接受的。

34.在裝置鏡片時，下列何種鏡架材質會因加熱而稍微收縮？
(A)環氧樹脂（epoxy resin）
(B)碳纖維（carbon fiber）
(C)聚醯胺（polyamide）
(D)醋酸纖維素（cellulose acetate）

Ans:(C)
詳解:聚醯胺會因加熱而稍微收縮。

35.製作完成一副眼鏡後，重新定位後發現右眼的主要參考點在鏡片光學中心的顳側 4 mm 處，右眼處方為-3.00DS/-1.50DC×090，如果讓患者配戴此副眼鏡，右眼產生的稜鏡效應為何？

(A) 1.2 稜鏡度，基底朝內

(B) 1.2 稜鏡度，基底朝外

(C) 1.8 稜鏡度，基底朝內

(D) 1.8 稜鏡度，基底朝外

Ans:(D)

詳解:

-3.00-1.50× 090

-3.00

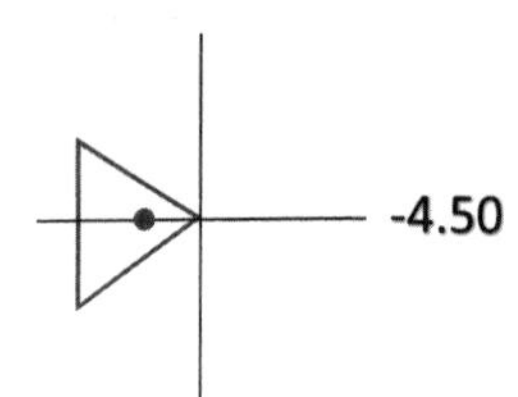

$$p = d \times F = 0.4 \times 4.5 = 1.8^{\Delta} BO$$

顳側　　OD　　鼻側

36.下列何者不是一般樹脂鏡片優於玻璃鏡片的特點？

(A)鏡片薄

(B)重量輕

(C)不易破裂

(D)不易起霧

Ans:(A)

詳解:玻璃鏡片一般可以做得比樹脂鏡片更薄，但重量會更重。

37.鏡架的金屬材質中的鎳銀不含下列那個材料？

(A)鎳

(B)銅

(C)銀

(D)鋅

Ans:(C)

詳解:鎳銀含有 50%以上銅、25%的鎳，其餘則為鋅, 但鎳銀不含“銀”, 銅讓鎳銀具有柔軟度, 鋅增加強度, 而鎳使合金具有泛白的外觀。

38.有一副鏡架標示為 56h19，鏡片形狀為圓形，則鏡片的有效直徑為何？

(A) 56 mm

(B) 57 mm

(C) 58 mm

(D) 59 mm

Ans:(A)

詳解:鏡片形狀為圓形，有效直徑= A = 56mm

39.某一遠用處方為 4Δ 基底向內，將該鏡片配戴距離眼球旋轉中心（center of rotation）30 mm 處，對於距離 40 cm 的物體，此稜鏡的有效度數為何？

(A) 3.12Δ

(B) 3.36Δ

(C) 3.72Δ

(D) 3.56Δ

Ans:(C)

詳解:

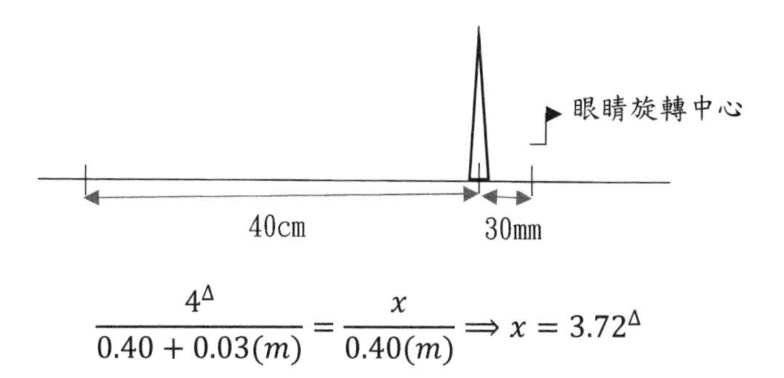

$$\frac{4^{\Delta}}{0.40+0.03(m)}=\frac{x}{0.40(m)} \Rightarrow x=3.72^{\Delta}$$

40.布魯斯特角（Brewster's angle）是指當反射光完全偏振時的角度，則在布魯斯特角，反射光和折射光呈多少度角？

(A) 45 度角

(B) 90 度角

(C) 135 度角

(D) 180 度角

Ans:(B)

詳解:布魯斯特角是指當反射光完全偏振時的角度，則在布魯斯特角，反射光和折射光呈多少 90 度。

41.病人經檢測，發現有同側性偏盲（homonymous hemianopia），如屬左、右兩眼視野右半側盲的視野缺損，可利用菲涅耳稜鏡（Fresnal prism）改善，其使用方法為下列何者？

(A)黏貼於左、右兩鏡片的左側，基底向右

(B)黏貼於左、右兩鏡片的左側，基底向左

(C)黏貼於左、右兩鏡片的右側，基底向右

(D)黏貼於左、右兩鏡片的右側，基底向左

Ans:(C)

詳解:

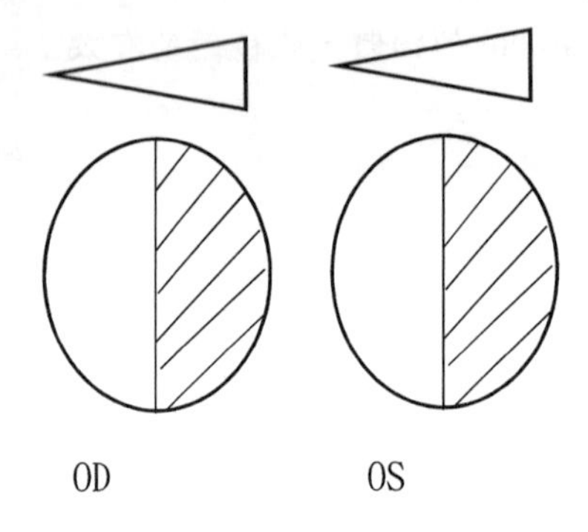

42.當鏡片過於傾斜時，最好調整框架或是鏡片位置，才能配戴舒適，下列那一種方法可以減少鏡片斜向散光像差的影響？

(A)增加鏡片後頂點（back vertex）至眼睛轉動中心（center of rotation）之距離

(B)增加鏡片厚度

(C)使用高折射率的鏡片材質

(D)改變鏡片的基弧

Ans:(D)

詳解:可透過鏡片表面實驗正確地選擇前表面屈光力(改變鏡片的基弧)，可最小化斜向散光像差。

43.試戴眼鏡時，其中一鏡片較另一鏡片更靠近配戴者的臉部，則應如何矯正此情況？

(A)減少鼻墊間距（shrink the distance between pads）

(B)減少最靠近臉部一側的鏡腳張幅（bend the temple inward）

(C)增加最靠近臉部一側的前傾斜（pantoscopic tilt）

(D)拉緊最遠離臉部一側耳後的鏡腳（temple）

Ans:(B)

詳解:

(A)會使眼鏡往上

(C)會形成 X 形扭曲

(D)會使另一側也很靠近配戴者臉部

44.使用與鏡片相同折射率之模具（折射率 1.523），磨製完成某一鏡片的前表面屈光度為+6.00 D，後表面屈光度為-10.00 D，如模具不變但欲磨製折射率為 1.70 之鏡片，求磨製後的薄透鏡屈光度為多少？

(A)-5.25 D

(B)-5.50 D

(C)-5.35 D

(D)-5.60 D

Ans:(C)

詳解:

$$\frac{1.523-1}{6+(-10)}=\frac{1.7-1}{x}$$

$$\Rightarrow x=-5.35D$$

45.當配戴者抱怨眼鏡架傷到一側鼻子，調整鏡架時何者較不適宜？

(A)先調整鼻墊

(B)檢查兩側鏡腳張開角

(C)檢查兩側鏡片頂點距離

(D)四點接觸校正測試（four-point-touch）

Ans:(A)

詳解:當配戴者抱怨眼鏡架傷到一側鼻子，應先檢查兩側鏡腳張開角、兩側鏡片頂點距離等，最後再調整鼻墊。

46.處理漸進多焦點鏡片配戴上的問題時，驗光人員會需要先重新標示鏡片上的標記。下列何者為重新標示標記時的重要依據？

(A)配鏡十字

(B)稜鏡參考點

(C)隱形刻印

(D)水平標誌線

Ans:(C)

詳解:隱形記號在鏡片的兩側各一，其兩點連線的正中是稜鏡參考點的所在，可透過隱形記號搭配廠商多焦的中心定位尺，找出遠用參考點位置。

47.漸進多焦點鏡片（progressive addition lenses, PAL）對比於雙焦點鏡片（bifocal）與三焦點鏡片（trifocal），下列何者錯誤？

(A)可視距離範圍比較全面性

(B)沒有影像跳躍的現象

(C)調節力的使用比較不自然

(D)外觀上比較像單焦點鏡片

Ans:(C)

詳解:漸進多焦點鏡片對比於雙焦點鏡片與三焦點鏡片，調節力的使用較自然。

48.配製雙光鏡片時，若無特殊需求，下列何者是最適當的子片高度（segment height）測量位置？

(A)瞳孔下緣到正下方的鏡框內緣

(B)瞳孔下緣到鏡框內緣最低點

(C)角膜輪部下緣到正下方的鏡框內緣

(D)角膜輪部下緣到鏡框內緣最低點

Ans:(D)

詳解:配製雙光鏡片時，若無特殊需求，最適當的子片高度測量位置，是在角膜輪部下緣到鏡框內緣最低點。

49.李小姐新配一付漸進多焦點鏡片，回家試戴後發現閱讀時需要將頭部往後、下巴往上抬才能看清楚，此情況最可能是下列何者所造成？

(A)鏡框配戴位置太高

(B)鏡片配置位置太低

(C)前傾角太小

(D)加入度太高

Ans:(B)

詳解:配戴漸進多焦點鏡片，試戴後發現閱讀時需要將頭部往後、下巴往上抬才能看清楚，此情況最可能是鏡片配置位置太低或加入度不足所造成。

50.無其他特殊需求的成人，在配製漸進多焦點眼鏡時，鏡片上的十字記號，應該對齊何處？

(A)角膜上筆燈的反射光點

(B)下眼瞼緣的正中央

(C)瞳孔下緣與下眼瞼緣的中間

(D)瞳孔中心

Ans:(A)

詳解:無其他特殊需求的成人，在配製漸進多焦點眼鏡時，鏡片上的十字記號，應該對齊瞳孔中心。

109 年專技高考【驗光師】

低視力-汪伯勵、眼疾病學-高元名師

1.低視力患者在 50 公分處檢查，可以分辨出 32 M 的視標大小，此視力值與下列何者一樣？
(A) 20/1280
(B) 20/2500
(C) 20/3600
(D) 6/750

Ans:(A)
詳解:

$$\mathrm{VA} = \frac{0.5m}{32M} = \frac{20}{x}$$

$$\mathrm{x} = 1280$$

2.根據新制身心障礙鑑定標準，下列何者不是輕度視覺障礙？
(A)優眼矯正視力為 0.3，另一眼矯正視力小於 0.1（不含）
(B)優眼矯正視力為 0.4，另一眼矯正視力小於 0.05（不含）
(C)雙眼視野各為 30 度以內
(D)優眼自動視野計中心 30 度程式檢查，平均缺損大於 10 dB（不含）

Ans:(C)
詳解:根據新制身心障礙鑑定標準，輕度視覺障礙
①雙眼矯正視力小於 0.3(不含)
②優眼矯正視力為 0.3，另一眼矯正視力小於 0.1(不含)
③優眼矯正視力為 0.4，另一眼矯正視力小於 0.05(不含)
④雙眼視野各為 20 度以內
⑤優眼自動視野計中心 30 度程式檢查，平均缺損大於 10dB(不含)

3.有關望遠鏡的出瞳（exit pupil），下列敘述何者錯誤？
(A)出瞳口徑 ＝ 物鏡直徑／放大倍率
(B)伽利略（Galilean）望遠鏡的出瞳位置，在望遠鏡內部
(C)克普勒（Keplerian）望遠鏡的出瞳位置，在望遠鏡外部
(D)對著伽利略望遠鏡目鏡的鏡頭，當頭部左右移動觀看出瞳時，出瞳移動方向與頭部移動方向正好相反

Ans:(D)

詳解:對著伽利略望遠鏡目鏡的鏡頭，當頭部左右移動觀看出瞳時，出瞳移動方向與頭部移動方向正好相同。

4.針對部分中、重度低視能個案在做視野量測時，電腦自動視野計（computerized automated perimeters）時常得不到有效結論，
你覺得下列何項眼 功能不佳是最常見主因？
(A)固視功能不佳（poor fixation）
(B)周邊視野的損失（loss of peripheral field）
(C)中、高對比敏感度的損失（decreased contrast sensitivity in mid-to-high spatial frequency）
(D)交替性眼位不正（alternating eye deviation）

Ans:(A)

詳解:針對部分中、重度低視能個案在做視野量測時，電腦自動視野計時常得不到有效結論，常見的原因為固視功能不佳。

5.兒童因腦傷而有視覺功能（visual functions）損失的案例常見，下列對相關視覺損失所建議的輔具使用策略何者錯誤？
(A)後頂葉受損（posterior parietal pathology）兒童或有極下端視野喪失（lower visual field defect）的情形，使用手杖可達到觸覺延伸幫助行動引導
(B)對比強烈的玩具或教材可幫助對比敏感度有極重度缺陷（profound contrast sensitivity defect）的兒童學習
(C)腦麻兒童眼調節力強靈敏度也高、常見的遠視屈光矯正即足夠幫助視覺學習
(D)視野損失症狀與背側流功能異常症狀鑑別不易、驗光人員必要接受專科醫師及治療師指導視覺功能診斷

Ans:(C)

詳解:對於腦麻兒童單純的屈光矯正並不足夠，需在搭配其他輔具幫助其視覺學習。

6.Bailey-Lovie ETDRS 表常被用來作為低視力評估的遠方視力表，有關其特性，下列何者錯誤？

(A)其設計原則依據幾何級數增率，各行比例恆定，字母間距與行間距同字母大小成比例，且各行視標具備相同的鑑別度

(B)每一行的字母數相等均為六個

(C)有三個不同版本可有效防止測試者記憶視力表

(D)作為美國食品藥物管理局針對糖尿病視網膜病變早期治療方案的研究使用

Ans:(B)

詳解:每一行的字母數相等均為 5 個。

7.在 33 公分的閱讀距離，一位低視力患者用+3.00 D 眼鏡，可讀 6/36 字型教科書，他若想讀 6/9 字型的文件，則他需要至少多少放大倍率的眼鏡才可看見？

(A) 2X

(B) 3X

(C) 4X

(D) 5X

Ans:(C)

詳解:

$$VA = \frac{\frac{6}{9}}{\frac{6}{36}}$$

8.某老師為視網膜色素變性患者，遠近矯正視力均為 0.1，管狀視野。需要批閱小學一年級學生的鉛筆作業，下列那一種是他可能遇到的困難和解決方式？

(A)老師反映學生作業的字跡若有似無，經使用擴視機對比修正後，已可看到字跡筆劃

(B)老師表示看不到學生作業主要的原因是視野中心暗點過大，請視力協助員進行視力協助批改

(C)老師表示看不到學生作業主要的原因是視野十分破碎，經短焦望遠鏡搜尋後可順利組織畫面

(D)老師使用 40 D 手持式放大鏡覺得自在

Ans:(A)

詳解:老師的遠近矯正視力均為 0.1 且為管狀視野，需要批閱小學一年級學生的鉛筆作業，可使用擴視機來協助完成批閱作業。

9.下列何者不屬於常見的周邊視野檢查？
(A)對坐視野篩檢（confrontation visual field testing）
(B)正切視野屏幕（tangent screen）
(C) Goldmann 視野計（Goldmann perimeter）
(D)弧形視野計（arc perimeter）

Ans:(B)

詳解:正切視野屏幕(tangent screen)為中心視野檢查的項目。

10.假設一低視能個案想用改良的遠距離望遠鏡看近物，在其標示 2X 的望遠鏡上加裝+4.00 D 鏡片，其等效鏡片度數為多少？
(A)+2.00 D
(B)+4.00 D
(C)+8.00 D
(D)+12.00 D

Ans:(C)

詳解:

$F_e = 4 \times 2 = +8.00D$

11.承上題，閱讀距離最長為多少？
(A) 12.5 cm
(B) 25 cm
(C) 50 cm
(D) 40 cm

Ans:(B)

詳解:

$$\text{最長閱讀距離} = \frac{1}{4} = 0.25\text{m}$$

12.低視力者在 2 公尺處，能辨識 6/100 的視標，根據 2017 年國際疾病分類 ICD-10-CM 的視覺功能分類， 此低視力者依其視力值是屬於下列那一類？
(A)正常視力
(B)中度視障
(C)重度視障
(D)盲視

Ans:(D)
詳解:

$$VA = \frac{6}{100} \times \frac{2}{6} = \frac{2}{100}$$

ICD-10 的視覺功能分類
①中度視障：$0.1 \leq x < 0.3$
②重度視障：$0.05 \leq x < 0.1$
③盲視(3)：$0.02 \leq x < 0.05$
④盲視(4)：有光覺 $\leq x < 0.02$
⑤盲視(5)：無光覺

13.於 M system 近視力測量中，1 M 的視標定義為距離一公尺的 5 分角大小，則計算起來相對應的高度約為何？
(A) 0.0145 cm
(B) 0.072 cm
(C) 0.145 cm
(D) 1.45 cm

Ans:(C)
詳解:

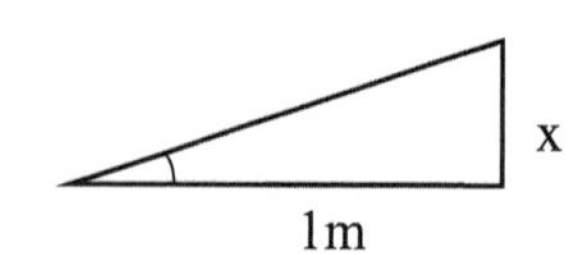

$$\tan 5' = \frac{x}{1} \Rightarrow x = 1.454\text{mm} = 0.145\text{cm}$$

14.有關低視力合併低對比敏感度(contrast sensitivity)病人的敘述，下列何者 錯誤？
(A)開立放大鏡處方時，對比敏感度差的低視力患者，相較於對比敏感度正常的低視力患者還需要更多的放大倍率
(B)對比敏感度極差的低視力患者，可能需要閉路電視（close-circuit television）才能顯著加強視力
(C)照明（lighting）相對於對比敏感度差的低視力患者來說，無顯著幫助
(D)幫助低對比敏感度病人提升生活品質，可從改善用眼策略及居家擺飾著手

Ans:(C)

詳解:對於低視力合併低對比敏感度病人，照明對其會有所幫助。

15.為低視力患者配置輔具時，根據視野缺損的特性不同，輔具的選擇也會有所不同。下列那一疾病所導致的低視力患者，不是以中心性視野缺損為主？
(A)色素性視網膜炎（retinitis pigmentosa） (B)老年性黃斑部病變
(C)後囊型白內障 (D)視神經炎

Ans:(A)

詳解:色素性視網膜炎會造成周邊視野缺損。

16.有關青少年低視力患者輔具使用的敘述，下列何者正確？
(A)青少年低視力患者常不願意使用輔具的原因來自於同儕壓力（peer acceptance）
(B)同儕壓力是指真實有發生衝突的情況，而不是指一種心理感受
(C)青少年低視力患者在同儕前為了表現自己與一般青少年沒有不同，因此願意使用輔具，私下時使用意願 則不高
(D)針對青少年低視力患者的輔具選擇，因青少年要面對就業及融入社會，應該要考量最有視力幫助效益的選擇，而不該考量美觀性

Ans:(A)

詳解:(B)同儕壓力是指一種心理感受

(C)青少年低視力患者在同儕前為了表現自己與一般青少年沒有不同，因此使用意願不高

(D)應該要考量對其需求最有效益的輔具

17.檢測眩光時，下列何種檢測儀或檢測方法不是屬於這個範疇？
(A)亮度視力檢測儀（brightness acuity tester）
(B)激進檢影法（radical retinoscopy）
(C)米勒－納德勒眩光測試儀（Miller-Nadler glare tester）
(D)多項視覺對比檢測儀（MCI 8000 multivision contrast tester）

Ans:(B)

詳解:激進檢影法並非使用在檢測眩光。

18.教導近視未矯正的低視力患者使用放大鏡時需要注意的事項，下列敘述何者正確？
(A)未矯正近視的低視力患者適合把放大鏡貼近眼睛使用
(B)放大鏡貼近眼睛使用雖然整體倍率會下降，但可視範圍會大於放大鏡本身的直徑

(C)放大鏡貼近眼睛使用整體倍率會增加，且可視範圍不變
(D)使用的放大鏡倍率愈高，眼睛與放大鏡的距離就可以愈大

Ans:(A)
詳解:
(B)放大鏡貼近眼睛使用整體倍率會增加，但可視範圍會小於放大鏡本身的直徑
(C)放大鏡貼近眼睛使用整體倍率會增加，可視範圍會小於放大鏡本身的直徑
(D)使用的放大鏡倍率愈高，眼睛與放大鏡的距離就越短

19.有關低視力患者濾光眼鏡顏色的選擇，下列敘述何者正確？
(A)白化症患者最適合使用深灰黑色的濾光眼鏡
(B)視網膜疾病患者適合使用黃色的濾光眼鏡
(C)濾光眼鏡顏色的選擇與不同病人生活的應用有最大的相關
(D)濾光眼鏡顏色的選擇與不同疾病有最大的相關

Ans:(C)
詳解:濾光眼鏡顏色的選擇與不同病人生活的應用有最大的相關。

20.在開立手持式放大鏡給予低視力患者時，也須考慮框架眼鏡的老花加入度。假設有一低視力患者的老花加入度為+2.50 D，有一手持式放大鏡的屈光度為+20.00 D。此患者配戴眼鏡，再拿取放大鏡閱讀時，患者放大鏡與眼鏡的距離為 5 公分，此時整體的屈光度當量為多少？
(A)+20.00 D
(B)+22.50 D
(C)+2.50 D
(D)+18.50 D

Ans:(A)
詳解:

$$F_e = F_1 + F_2 - zF_1F_2 = 20 + 2.5 - 0.05 \times 20 \times 2.5$$

21.承上題，同一患者老花加入度為+2.50 D，使用相同屈光度為+20.00 D 的手持式放大鏡。因貼近使用放大鏡，使得放大鏡與眼鏡的距離為 0 公分，此時整體的屈光度當量為多少？
(A)+20.00 D
(B)+22.50 D
(C)+2.50 D
(D)+18.50 D

Ans:(B)

詳解:

$$F_e = F_1 + F_2 - zF_1F_2 = 20 + 2.5 - 0 \times 20 \times 2.5$$

22.目前臺灣輔具資源中心評估的流程為：
①區公所或鄉公所申請
②審核
③採購
④輔具評估
⑤核銷
(A)①④②③⑤
(B)①②④③⑤
(C)④②③①⑤
(D)②①④③⑤

Ans:(A)

詳解:目前臺灣輔具資源中心評估的流程為：
區公所或鄉公所申請→輔具評估→審核→採購→核銷

23.針對低視力病人的視力加強策略（vision enhancement options），下列配對何者錯誤？
(A)產生問題的主因是屈光不正時，其主要的影響是投射於視網膜上的影像模糊不清，改善的策略為屈光矯　正或放大影像
(B)產生問題的主因是周邊視野缺損時，其主要的影響是行動障礙，改善的策略為行動訓練
(C)產生問題的主因是敏感度下降時，其主要的影響是對比度下降，改善的策略為加強光源、改善環境
(D)產生問題的主因是中樞神經病變時，其主要的影響是閱讀困難，改善的策略為屈光矯正及加強光源

Ans:(D)

詳解:(D)產生問題的主因是中樞神經病變時，可能需開刀才能使症狀改善。

24.有關低視能者的敘述，下列何者正確？

(A)低視能者由於尚有視力，並不符合領取白手杖的資格

(B)常用的光學輔具有放大鏡、望遠鏡、濾光眼鏡等等，可於適當時間與地點選取使用

(C)低視能者加上聽損及肢體平衡不良，屬多重障礙身分，若符合居家照顧資格者，不可獨自外出

(D)臺灣法律已針對低視能者實施領有視障證明時即吊銷駕照的規定

Ans:(B)

詳解:

(A)視力或視野若達標準，也可領取白手杖

(C)並無硬性規定不可獨自外出

(D)尚無此規定

25.一位 22 歲正在就讀私立大學研究所的低視能者，當他需要使用擴視機作為閱讀之用時，可透過那一個資源獲得實物或經費的支援？

①各縣市生活重建中心

②大專校院及高中職視障學生教育輔具中心

③各縣市輔具資源中心

④長期照顧管理中心

⑤各縣市勞工局或勞動處

(A)①④　(B)①③　(C)②③　(D)④⑤

Ans:(C)

詳解:正在就讀私立大學研究所的低視能者，可透過②大專校院及高中職視障學生教育輔具中心以及③各縣市輔具資源中心獲得實物或經費的支援。

26.下列那些檢查有助於青光眼的診斷？

①光學同調斷層掃描（optical coherence tomography）

②隅角鏡（gonioscope）

③螢光血管攝影（fundus fluorescein angiogram）

④阿姆斯勒方格表（Amsler grid）

(A)①②　(B)①③　(C)①④　(D)②④

Ans:(A)

詳解: 螢光血管攝影：檢測視網膜血管影像，將染色劑注入血管後，用照相機來拍攝視網膜。阿姆斯勒方格表：是檢測黃斑部病變

27.對於重症肌無力（myasthenia gravis）的相關抗體，下列敘述何者錯誤？
(A)存在抗肌肉特異性激酶(MuSK)抗體 anti-muscle-specific kinase （MuSK） antibody
(B)存在抗乙醯膽鹼受體（Ach-R）抗體 anti-acetylcholine receptors （Ach-R） antibody
(C)蘭伯特－伊頓肌無力綜合徵（Lambert - Eaton myasthenic syndrome） 和重症肌無力的抗體相同
(D)可能同時存在抗促甲狀腺激素受體（TSH-R）抗體

Ans:(C)

詳解: 蘭伯特－伊頓肌無力綜合徵（LEMS）的自體免疫疾病。表現軀幹及近端肌肉無力、深肌腱反射降低、自主神經功能失調等神經肌肉傳導異常，極似重症肌無力，肌電圖可區分兩者不同

28.有關黃斑部皺褶（macular pucker）的主要治療，下列敘述何者正確？
(A)玻璃體切除手術
(B)眼內注射藥物治療
(C)雷射治療
(D)口服藥物治療

Ans:(A)

詳解: 黃斑部增生膜是指黃斑部表面有不正常的增生纖維膜，纖維膜會造成底下視網膜組織的扭曲變形，影響的部位在黃斑部，造成視力模糊及視覺扭曲等。治療方式手術切除凝膠般的玻璃體，防止玻璃體拉扯視網膜

29.下列何種眼疾，最不適合以配戴隱形眼鏡改善症狀？
(A)持續性的角膜上皮缺損（persistent epithelial defect）
(B)反覆復發性的角膜糜爛（recurrent corneal erosion）
(C)異物引發的角膜炎
(D)大疱性角膜水腫（bullous keratopathy）

Ans:(C)

詳解:持續配戴隱形眼鏡會持續造成異物引發角膜炎

30.下列那種電生理檢查對於色素性視網膜病變的診斷較沒有幫助？
(A)視網膜電位圖（standard ERG）
(B)視覺誘發電位（VEP）
(C)眼電圖（EOG）
(D)多焦視網膜電圖（multifocal ERG）

Ans:(B)

詳解:視覺誘電位測量的是視皮質對視覺刺激產生的電信號，測量的是視皮質水平電反應，所以視路的任何病變(包括視網膜病)可以引起視覺誘發電位的降低

31.下列有關全身性紅斑性狼瘡之敘述，何者錯誤？
(A)屬自體免疫疾病，為多重器官侵犯
(B)三分之二的個案會有乾角結膜炎
(C)其視網膜侵犯之外觀類似糖尿病視網膜病變之圖像
(D)以高劑量類固醇之治療效果良好

Ans:(B)

詳解: 全身性紅斑性狼瘡多數為全身性體質有疲倦、發燒、體重減輕或肌肉骨骼系統關節酸痛、關節炎、肌炎、缺血性骨壞死

32.高度近視視網膜病變，下列何者最少見？
(A)視網膜剝離
(B)脈絡膜新生血管（choroidal neovascularization）
(C)沉積物隱結（drusen）
(D)後極部葡萄腫（posterior staphyloma）

Ans:(C)

詳解: 沉積物隱結（drusen）在年齡相關的黃斑部退化(AMD)中心視力喪失是因為對 Bruch 氏膜上異常物質沉積反應的改變所造成的，隱結是由這異常物質不連續沉積組成，位於視網膜色素的基底板，及 Bruch 氏膜的內 層膠質層之間

33.有關先天性白內障之敘述，下列何者正確？
①會造成剝奪性弱視所以必須及早發現
②位於中央和直徑超過 2 毫米的單側性先天性白內障，需要儘快手術治療
③手術後就不會有弱視的問題
④會產生白色瞳孔，需與視網膜腫瘤做鑑別診斷
(A)①②③ (B)①②④ (C)①③④ (D)②③④

Ans:(B)

詳解:先天性白內障是指患者在出生時就有水晶體中央核及原始水晶體皮質纖維混濁，但外圍的增生性纖維則透明，兩眼皆有白內障的發生率是單眼的十倍以上，顯性遺傳。而單眼先天性白內障，發生原因多半是外傷所致。手術後仍有弱視情況

34.有關糖尿病視網膜病變分期，下列敘述何者正確？
(A)硬性滲出物（hard exudate）代表進入增殖性糖尿病視網膜病變
(B)牽引性視網膜剝離代表進入增殖性糖尿病視網膜病變
(C)棉絮斑（cotton-wool spot）代表進入增殖性糖尿病視網膜病變
(D)視網膜新生血管代表非增殖性糖尿病視網膜病變

Ans:(B)

詳解:非增殖性糖尿病視網膜病變：微小動脈瘤、黃色滲出物、神經纖維微小梗塞、視網膜內微血管變異。增殖性糖尿病視網膜病變：新生血管、玻璃體出血、視網膜剝離

35.有關白化症（albinism）的敘述，下列何者正確？
(A)通常是後天性，散發型（sporadic）的發病方式
(B)眼睛的虹膜呈現深棕性的顏色
(C)通常是黑色素細胞內的酪氨酸脢缺乏所引起的
(D)通常視力正常，也沒有畏光問題

Ans:(C)

詳解:為染色體隱性遺傳患者缺少在色素細胞中製造出來的黑色素。功能的正常運作和酪胺酸酵素的活性有關。眼珠呈紅色，會畏光和減低視覺的敏銳性，常有眼球震顫的現象並有視力的缺陷

36.下列何者不是裂孔性視網膜剝離的常見成因？
(A)視網膜裂孔
(B)視網膜上膜（epiretinal membrane）生成
(C)玻璃體嚴重液化
(D)玻璃體視網膜沾黏

Ans:(B)

詳解:視網膜上膜（epiretinal membrane）形成原因至今仍未明，它就像視網膜結疤般長在視網膜上，大部分病患一開始通常沒有感覺，但漸漸地會感覺到影像嚴重扭曲

37.遺傳性視神經病變（leber hereditary optic neuropathy, LHON）的敘述，下列何者錯誤？

(A)為視網膜神經節細胞（retinal ganglion cell）退化

(B)影響範圍主要為視乳突黃斑部纖維束（papillomacular bundle）

(C)常造成中心視野缺失

(D)為粒線體遺傳疾病，所以只有年輕男性會發病

Ans:(D)

詳解: Leber 氏遺傳性視神經病變是因粒線體遺傳疾病導致視神經細胞凋亡導致視力衰退。男性比例較女性為高，原因不明。初期症狀為視力模糊、渾濁，可能單眼先發病，或雙眼同時發病；如果一眼視力已開始衰退，另一眼視力也會在數週或數個月內受損。發病時間愈長，雙眼視覺會逐漸惡化，視力及辨色力會嚴重變差，病症主要影響需清晰、中央視力 (central vision)，使患者無法順利閱讀、駕駛和辨識人臉

38.下列何種疾病最容易造成黃斑部水腫？

(A)青光眼

(B)中央視網膜動脈阻塞（central retinal artery occlusion）

(C)中央視網膜靜脈阻塞（central retinal vein occlusion）

(D)視網膜剝離

Ans:(C)

詳解:黃斑部水腫的成因主要是以視網膜血管病變佔最多數，原因包括:視網膜靜脈血管阻塞，視網膜血管炎或眼內炎症反應引起、遺傳性或全身性疾病糖尿病、高血壓或免疫風濕等疾病、有害光線和丅一直接外傷或外傷後間接引發身體免疫反應引起等等

39.典型黃斑部病變的症狀，下列何者最少見？

(A)中心亮點

(B)影像扭曲

(C)視力模糊

(D)視野缺損

Ans:(A)

詳解:典型黃斑部病變的症狀為影像扭曲、視力模糊、視野缺損

40.圓錐角膜與下列何種疾病較無相關？
(A)唐氏症（Down syndrome）
(B)成骨不全症
(C)埃勒斯－唐洛斯（Ehlers-Danlos syndrome）症候群
(D)貝西氏症（Behçet syndrome）

Ans:(D)

詳解:貝西氏症是一種慢性、反覆發作的發炎性疾病。此病可侵犯全身許 多器官，臨床的表現具多樣性，且易反覆發作。主要的臨床特徵為口腔潰瘍、反覆性生殖器潰瘍及眼睛葡萄膜炎

41.下列有關內斜視的可能成因，何者錯誤？
(A)聚合過度（convergence excess）
(B)開散麻痺（divergence paralysis）
(C)高度近視造成的調節性內斜視（accommodative esotropia）
(D)第六對腦神經麻痺

Ans:(C)

詳解:調節性內斜視(accommodative esotropia)：因調節作引起過度內聚而產生內斜視，屬於後天性的斜視病人伴隨有弱視情況。發病時間在六個月大以後，常見於二、三歲間孩童

42.先天性眼球震顫（congenital nystagmus）的敘述，下列何者正確？
(A)常會有視覺震動感（oscillopsia）
(B)眼球聚合（convergence）時震顫仍持續
(C)眼球震顫在睡眠期間仍持續
(D)感覺性眼球震顫（sensory nystagmus）為中心視覺損害引起

Ans:(D)

詳解:知覺缺陷型眼震（Sensory Defect Nystagmus）如注視性眼震。由於視神經萎縮、視神經盤缺損、白化症導致兩側黃斑部病變、先天性白內障、高度散光、角膜混濁等這些原因使得傳達至大腦的視覺刺激有缺損而造成無法發展出正常的視覺反射而發生震顫的現象

43.下列何者全身性疾病會造成視網膜出血？
①血管壁疾病（如高血壓、糖尿病）
②血液疾病（如血小板減少症、貧血、白血病）
③結締組織疾病（如馬凡氏症候群）
④降低血液灌注壓力（如頸動脈－海綿狀竇瘻管、急性失血）
(A)①②③
(B)①②④
(C)①③④
(D)②③④

Ans:(B)

詳解:馬凡氏症候群(Marfan Syndrome)是結締組織基因變異導致，是第 15 對染色體上的 FBN1 基因變異，只要父母有其中一方帶有變異的 FBN1 基因，遺傳率為百分之五十。除了身材的特徵外，深度的近視，眼內水晶體脫垂，甚至造成視網膜剝離而雙眼失明亦為常見之症狀

44.有關青光眼的敘述，下列何者錯誤？
(A)是可治療及控制的視神經病變
(B)多數的視野缺陷是可逆的
(C)控制眼壓是極重要的治療
(D)各個年齡層皆可能發生

Ans:(B)

詳解:青光眼徵狀為眼壓高壓迫視神經導致視野受損，多半治療是控制眼壓而視野檢查狀況多不可逆

45.有關視野（visual field）檢查之結果，下列何者不是檢查品質之參考指標？
(A)固視遺漏（fixation loss）
(B)偽陽性（false positive）
(C)偽陰性（false negative）
(D)平均差（mean deviation）

Ans:(D)

詳解:平均缺損平均缺損（mean deviation，MD）為：檢測眼睛光敏感度和同年齡正常人光敏感度之差，反應視網膜光敏感度有無下降和下降情況

46.神經視網膜環（neuroretinal rim）是位於視杯和視神經盤邊緣之間的組織，此環最寬之部位為？
(A)上方 (B)下方 (C)鼻側 (D)顳側

Ans:(B)

詳解:神經視網膜環（neuroretinal rim）下方最厚

47.有關房水引流的途徑，下列何者所占比例最高？
(A)葡萄膜鞏膜途徑（uveoscleral drainage）
(B)小樑途徑（trabecular outflow）
(C)虹膜途徑（iris drainage）
(D)睫狀體上皮細胞途徑（ciliary body drainage）

Ans:(B)

詳解:房水主要通過兩大途徑從前房角流出。小梁網途徑和葡萄膜鞏膜路徑主要由小梁網途徑流出

48.有關視神經盤之敘述，下列何者錯誤？
(A)杯盤比（the cup/disc ratio, C/D ratio）表示視杯直徑在視神經盤直徑中的比例，同時需要測量垂直和水平方向
(B)遺傳不會影響杯盤比
(C)大部分的人杯盤比小於 0.7
(D)雙眼杯盤比差異超過 0.2 者都必須懷疑，直到青光眼被排除為止

Ans:(B)

詳解:大部份的青光眼原因不明，眼壓高是青光眼最重要的危險因子，眼壓高的人較容易得青光眼，但不一定會得青光眼。眼壓高及血液循環不良僅是導致青光眼的部份原因。家族中患有高度近視、糖尿病、心血管疾病、青光眼等情況的人都應注意是否患有青光眼

49.下列何種眼底表現較少出現在退化性近視的病人？

(A)黃斑部裂孔（macular hole）

(B)局部視網膜脈絡膜萎縮（focal chorioretinal atrophy）

(C)黃斑部漆裂樣紋路（lacquer cracks）

(D)達仁－傅氏節結（Dalen-Fuchs nodule）

Ans:(D)

詳解:達仁－傅氏節結（Dalen-Fuchs nodule）為該結節是上皮樣細胞簇，其中色素位於 RPE 和 Bruchs 膜之間。在眼前，虹膜可出現結節性浸潤增厚與原田氏症有關，原田氏是遺傳有關的全身性疾病，可以造成眼睛、神經、與皮膚的各種症狀，進入後期時會發生脈絡膜褪色、Dalen-Fuchs nodules、及視網膜脈絡膜萎縮等現象

50.下列關於初期核性白內障的敘述，何者錯誤？

(A)屈光度變成近視，而有視力第二春（second sight）的說法

(B)會有色差和雙眼複視

(C)雙眼可能是不對稱的核性白內障

(D)核性白內障會造成水晶體折射率增加

Ans:(B)

詳解:初期核性白內障形成隨著年齡的老化，晶狀體的色素逐漸增多，晶狀體色澤加深，色澤改變最明顯的部位是晶狀體核的中心，一般對視力影響較小。氧化過程也能使晶狀體核內的晶狀體蛋白發生氧化水解、糖化和脫醯胺作用使晶狀體蛋白聚合而形成核性白內障。此外，營養代謝、遺傳、心血管疾病和環境因素等都與白內障的形成有關

110 年專技高考【驗光師】
眼球構造與倫理法規概要　　解析

1. 有關玻璃體導管（Cloquet's canal）之敘述，下列何者錯誤？
   (A)為胚胎發育時，次級玻璃體（secondary vitreous）退化後的遺跡
   (B)自水晶體後方連結至視神經
   (C)為玻璃體動脈（hyaloid artery）消失後的管狀空間
   (D)連結視神經處為area of Martegiani

Ans:(A)

詳解:玻璃狀體導管是眼部的小透通導管，其從視神經圓狀盤貫穿玻璃體後連至水晶體。此管是由包圍玻璃體的玻璃狀體膜套疊所形成。於胎兒時期，玻璃狀體導管內含展長的視網膜中心動脈的一玻璃狀體動脈，用來提供血液給正在發育的水晶體。一旦水晶體發育完成，玻璃狀體動脈消縮，而玻璃狀體導管容納淋巴液。於發育成熟的眼睛玻璃狀體導管顯無作用，不過是可觀的殘留結構。

2. 下列何者發育自胚胎的中胚層？
   (A)結膜
   (B)角膜表皮細胞
   (C)視網膜中心動脈
   (D)視網膜色素細胞

Ans:(C)

詳解:眼球發育的來源有4個

- ✓ 前腦神經外胚層（neuroectoderm of forebrain）：虹膜內層、虹膜平滑肌、睫狀體上皮、視網膜、視神經。
- ✓ 頭部表皮外胚層（surface ectoderm of head）：晶狀體、角膜外表面上皮、結膜、淚腺。
- ✓ 中胚層間葉細胞（神經外胚層和表面外胚層之間）：眼球纖維、血管內皮、眼外在肌。
- ✓ 神經嵴(neural crest)：鞏膜、脈絡膜、角質基質和內層上皮、虹膜基質(stroma)、睫狀肌

3. 下列何者不是構成眼窩底（orbital floor）的骨頭？

(A)上頜骨（maxillary bone）

(B)下頜骨（mandibular bone）

(C)顴骨（zygoma）

(D)顎骨（palatine）

Ans:(B)

詳解:眼窩的骨性結構分為：

✓ 頂部：由蝶骨的小翼，額骨構成。位在前顱窩與額竇下方

✓ 外側壁：由蝶骨的大翼，顴骨構成。外側壁僅保護眼球的後半部，眼球的前半部突出在外易遭受外界的傷害

✓ 底部：由顴骨，上頜骨，和顎骨組成。眼窩底部的上頜骨很弱，外傷時易造成炸出性骨折（blow-out fracture）

✓ 內側：由上頜骨，淚骨，篩骨，蝶骨構成。篩骨覆蓋內側壁，非常薄。眼窩蜂窩性組織炎發生時常造成續發篩竇炎，而鼻竇的感染也常常會跑到眼窩去

4. 有關乾眼症的敘述，下列何者錯誤？

(A)乾眼症常見的角膜病變可見點狀上皮糜爛（punctate corneal erosion）及角膜細絲（corneal filament）

(B)評估乾眼症的方法包括淚液破裂時間（break up time）、孟加拉紅（Rose bengal）染色及 Schirmer 試驗

(C)孟加拉紅染色可染失去生命活性（devitalized）的上皮細胞及黏液，同時角膜細絲也可以染上

(D)乾眼症患者常主訴乾燥且併有流淚症狀，此乃因角結膜乾燥感覺刺激經由三叉神經傳入中腦，再經由動眼神經、副交感神經刺激淚腺分泌淚液

Ans:(D)

詳解:角結膜乾燥症俗稱“乾眼症”，是一種結膜角膜不能濕潤的炎症反應。這種疾病可能是淚液中的水分或黏液成分的缺少，瞼裂部的角膜炎。這種病的淚膜破裂時間縮短，可致絲狀角膜炎、角結膜乾燥症，表現為瞼緣邊緣的淚液的減少。治療方法是用人工淚液替代，在嚴重的患者身上可戴防護鏡或阻塞淚小點。常見之症狀包括眼睛乾澀、容易疲倦、眼癢、有異物感、痛灼熱感、分泌物黏稠、怕風、畏光、對外界刺激很敏感；有時眼睛太乾，基本淚液不足，反而刺激反射性淚液分泌，而造成常常流淚；較嚴重者眼睛會紅腫、充血、角質化、角膜上皮破皮而有絲狀物黏附，這種損傷日久則可造成角結膜

病變，並會影響視力。

5. 關於眼瞼的敘述，下列何者錯誤？
(A)最外層是表皮，最內層是結膜
(B)瞼板是厚的結締組織板，構成眼瞼內壁大部分並可支持眼瞼
(C)瞼板內有特化的皮脂腺，可產生潤滑眼睛的水性分泌物
(D)若此特化的皮脂腺體發炎化膿，稱為麥粒腫（hordeolum），俗稱針眼

Ans:(C)

詳解:瞼板腺（tarsal glands）又稱麥氏腺（meibomian glands）是一種在眼瞼周圍的特殊皮脂腺，位於瞼板之中。主要的功能為分泌油脂層，以延緩水液層的蒸發。此外油脂層還可維持淚液膜的表面張力，避免淚液流到臉頰，並可潤滑眼瞼及眼球的接觸面，使眼睛閉起時，可維持眼皮和眼球之間維持氣密的狀態。上眼皮大約有50個瞼板腺，而下眼皮大約有25個瞼板腺。

6. 下列何者不是屬於眼瞼真皮層中的腺體？
(A)蔡氏腺（glands of Zeis）
(B)莫氏腺（glands of Moll）
(C)瞼板腺（meibomian glands）
(D)淚腺（lacrimal gland）

Ans:(D)

詳解:淚腺（lacrimal gland）位於眼瞼的外上角，額骨的淚腺窩內。分為上、下兩葉，其間被提上瞼肌腱膜擴展部隔開。淚腺共有10~20個排泄管，上葉為2~5個，下葉有6~8個，上葉的排泄管通過下葉開口於上穹隆結膜的顳側神經，約在瞼板上緣4~5mm處。副淚腺有Krause、Wolfring和Ciaccio腺，此副淚腺組織與淚腺很相似。淚腺組織主要由腺泡和腺管組成，腺泡內有兩層細胞，圓柱狀細胞為淚腺分泌細胞，圍成圓腔。圍在圓柱狀細胞之外的稱扁平肌上皮，具有收縮性。腺泡的分泌液進入小葉間的收集管，到葉內腺管，後移行到葉外腺管，最終開口於排泄管。副淚腺位於穹隆結膜，分泌漿液。

7. 有關人類角膜由接觸空氣至接觸房水之排列順序何者正確？
①表皮細胞
②鮑曼氏膜（Bowman's layer）
③德士密氏膜（Descemet's membrane）
④基質
⑤內皮細胞
(A)①②③④⑤　(B)①③②④⑤　(C)①④③②⑤　(D)①②④③⑤

Ans:(D)

詳解: 在組織學上角膜由外向內分為五層：上皮細胞層、前彈力層(Bowman膜)、基質層、後彈力層（Descemet膜）和內皮細胞層。

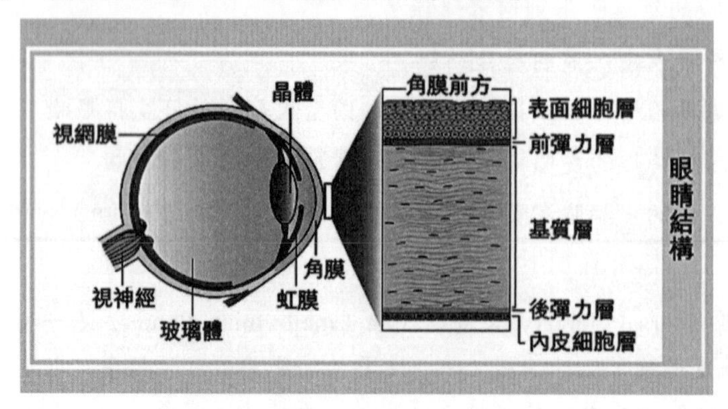

8. 人類眼角膜構造中，下列何者沒有細胞？
   (A)角膜上皮層（corneal epithelium）
   (B)鮑曼氏膜（Bowman's layer）
   (C)角膜基質（corneal stroma）
   (D)內皮細胞層（corneal endothelium）

Ans:(B)

詳解:在組織學上，角膜分為5層：

- ✓ 上皮細胞層：厚約35μm ，由5～6層鱗狀上皮細胞組成，無角化，排列特別整齊，易與其表面的前彈力層分離。
- ✓ 前彈力層（Bowman's membrane）：厚約12μm，為一層無細胞成分的均質透明膜，基質層前端緻密排列處。
- ✓ 基質層：厚約500μm，約佔角膜厚度的90%，由200層排列規則的膠原纖維束縛板組成，期間有角膜細胞和少數遊走細胞，並有黏蛋白和糖蛋白填充。
- ✓ 後彈力層（Descemet' membrane）：為較堅韌的均質透明膜，成年人厚約10-12μm。
- ✓ 內皮細胞層（endothelium layer）：厚5μm，為一層六角形扁平細胞構成，細胞頂部朝向前房，基底面向後彈力層，在嬰幼兒，內皮細胞進行有絲分裂，但成人以後內皮細胞損傷則不能再生，缺失的細胞只有依靠鄰近細胞擴張和移行填補缺損區。若角膜內皮細胞失去代償功能，則角膜可發生水腫和大泡性角膜病變。

當一個病人角膜受傷時，若受傷的部位是淺層(上皮層)，那麼就如同皮膚一樣，會自己代謝再生、癒合，看不出痕跡；但如果傷口很深，超過包曼氏層到達基質層以下的話，其內的基質母細胞就會分泌一些纖維組織形成疤痕，而這些疤痕則會影響病人的視力

9. 下列那一層角膜細胞數目隨著年齡增加而慢慢減少且無法再生？
(A)上皮細胞
(B)基質
(C)德士密氏膜（Descemet's membrane）
(D)內皮細胞

Ans:(D)

詳解:內皮細胞層（endothelium layer）：厚5μm，為一層六角形扁平細胞構成，細胞頂部朝向前房，基底面向後彈力層，在嬰幼兒，內皮細胞進行有絲分裂，但成人以後內皮細胞損傷則不能再生，缺失的細胞只有依靠鄰近細胞擴張和移行填補缺損區。若角膜內皮細胞失去代償功能，則角膜可發生水腫和大泡性角膜病變。

10. 有關結膜組織的敘述，下列何者正確？
(A)組織內沒有血管
(B)不負責眼表層保護防禦的功能
(C)不含杯狀細胞（goblet cell）
(D)主要血液供給來源是前睫狀動脈

Ans:(D)

詳解:睫狀血管系統：

✓ 動脈：（1）睫狀後短動脈（short posterior ciliary artery），在球後視神經周圍，發出10～20小支穿過鞏膜，在脈絡膜內逐級分支，形成脈絡血管網，直到毛細血管小葉，呈劃區供應。除營養脈絡膜外，還供應視網膜外四層、黃斑及視神經球內部（視盤）營養。睫狀後短動脈在穿過鞏膜之後進入脈絡膜之前，在鞏膜內，鄰近視盤周圍互相吻合形成鞏膜內血管環（稱Zinn環或Haller環），營養靠近球內部的視神經。在視盤的顳側緣有時睫狀後短動脈發出細支，分布到視網膜黃斑區及其附近叫睫狀視網膜動脈（cilio-retinal artery）。它供應範圍雖小，但當視網膜中央動脈完全阻塞時，可使黃斑視力得以保留。（2）睫狀後長動脈（long posterior ciliary artery），自眼動脈分出，共兩支，於視神經鼻側和顳側，在較睫狀後短動脈離視神經稍遠處，斜行穿入鞏膜，經脈絡膜上腔水平位置前行直達睫狀體，與睫狀前動脈吻合形成虹膜大環。並由此環發出分支再形成虹膜小環，少數分枝返回脈絡膜前部。主要供應虹膜、睫狀體和脈絡膜前部。（3）睫狀前動脈（anterior ciliary artery），是由眼動脈四條直肌的肌動脈而來。除外直肌僅有一支外，其它三條直肌均有二支肌動脈。這七支睫狀前動脈沿鞏膜表面，隨直肌前行，距角膜緣約3～4mm處分支如下：①以接近垂直的角度穿過鞏膜進入睫狀體和睫狀後長動脈吻合，參與虹膜大環的組成，以營養睫狀體、虹膜。②在參與形成虹膜大環之前，有少數返回支與睫狀後短動脈吻合。③向鞏膜表層發出回歸動脈支，沿眼球、鞏膜面後行與來自睫狀後短動脈的鞏膜表層血管吻合，以營養鞏膜。④向前分支圍繞角膜緣形成角膜緣血管網，分深淺兩層。淺層血管網分布在距角膜4mm以內的球結膜，營養前部球結膜及角膜前層。深層血管網在正常情況下看不到，當角膜、虹膜及睫狀體炎症或眼壓升高時，這部分血管充血即可見到，臨床上稱為「睫狀充血」。⑤淺層角膜周圍血管網的返回支（結膜前動脈）與從穹窿部來的結膜後動脈（眼瞼動脈弓的分支）相吻合，供應角膜緣附近及前部球結膜。

✓ 靜脈：（1）渦靜脈（vortex vein），共4～6條，收集部份虹膜、睫狀體和全部脈絡膜血液。在上、下直肌兩側，眼球赤道部後5～8mm處，斜向穿過鞏膜、分別經眼上靜脈、眼下靜脈進入海綿竇。渦靜脈干在進入鞏膜前呈壺腹狀擴大，且因有放射狀及彎曲的靜脈支加入，全部外觀呈旋渦狀故名渦狀靜脈。（2）睫狀前靜脈（anterior ciliary vein），收集部分虹膜、睫狀體的血液及鞏膜靜脈竇流出的房水，經鞏膜表層靜脈叢進入眼上、下靜脈匯入海綿竇。眼下靜脈通過眶下裂與翼狀靜脈叢相交通。睫狀前靜脈在臨床上很重要，因它與房水的流暢有密切關係。

11. 眼球中的房水主要由何眼內組織所產生？
(A)水晶體
(B)虹彩
(C)脈絡膜
(D)睫狀體

Ans:(D)

詳解:房水為無色透明的液體，屬於組織液的一種，充滿前後房，約有0.15～0.3ml，它具有營養和維持眼內壓力的作用。房水不斷由睫狀體產生，經後房→瞳孔→前房角→排出進入血液。房水產生及排出是循環往複的過程。

12. 有關前後房的敘述，下列何者錯誤？
(A)水晶體前面介於角膜和虹膜之間的空間，稱為前房
(B)前房內充滿房水，由水晶體分泌，可協助眼睛新陳代謝
(C)水晶體、睫狀體及虹膜圍成的空間，稱為後房
(D)房水由後房經瞳孔流到前房

Ans:(B)

詳解:房水是位於角膜與虹膜之前的液體，是由眼睛的睫狀體產生的，具有維持眼壓的作用。

13. 關於視網膜後極部（posterior　pole），下列敘述何者正確？

①黃斑部中心凹（foveola）沒有神經節細胞（ganglion cell）

②黃斑部中心凹沒有錐狀細胞

③黃斑部中央凹（fovea）大小與視神經盤相當

④黃斑部中心凹的視網膜微血管是由中心網膜動脈所供應

(A)①②③

(B)①③④

(C)①③

(D)②④

Ans:(C)

詳解:黃斑部中心凹只有錐狀細胞；視網膜的血供來自視網膜中央動脈與睫狀動脈系統，他們均源自眼動脈。視網膜中央動脈供應視網膜內層，睫狀動脈系統發出的脈絡膜血管供應視網膜外層。一部分人中尚有自睫狀動脈發出的視網膜睫狀動脈供應視網膜內層小部分區域，尤其是對黃斑區的供應範圍大小，在臨床上具有重要意義。視網膜動脈阻塞雖不是臨床常見病，但卻是可嚴重損害視力的眼病。從頸總動脈到視網膜內小動脈間的任何部位阻塞，都會引起相應的視網膜缺血、缺氧。動脈阻塞的表現取決於阻塞所在部位、血管大小及阻塞程度。

14. 視乳頭黃斑纖維束（papillomacular bundle）位於視盤（optic disc）那個方位？

(A)顳側（temporal）

(B)鼻側（nasal）

(C)上側（superior）

(D)下側（inferior）

Ans:(A)

詳解:視乳頭黃斑纖維束（papillomacular　bundle）位於視乳頭顳側，來自鼻側視網膜的視神經纖維位於視乳頭鼻側，來自視網膜顳側的視神經纖維則分別插入視乳頭黃斑部纖維束的上下方。

15. 有關視網膜的神經細胞，下列何者錯誤？

(A)雙極細胞（bipolar cells）與高解析度的視覺有關

(B)無軸索細胞（amacrine cells）及水平細胞（horizontal cells）負責橫向處理資訊

(C)神經節細胞（ganglion cells）的軸突連接到視神經（optic nerve）

(D)感光層內有桿狀細胞（rod cells）及錐狀細胞（cone cells），桿狀細胞對色彩特別敏感

Ans:(D)

詳解:視桿細胞（又稱為桿狀細胞）主司暗光視覺，但視桿細胞缺乏辨色功能，因此在微弱光源下雖可看見物體，但無法感受顏色。

16. 關於視放射（optic radiations）之敘述，下列何者正確？
(A)可經由觀察視神經萎縮來診斷視放射的病灶
(B)視放射的血液供應只由大腦後動脈（posterior cerebral artery）供應
(C)前頂視放射（anterior parietal radiations）的病灶會造成派在空中（pie in the sky）型態的視野缺損
(D)大腦後動脈阻塞可能導致黃斑部保留狀（macular-sparing）同向性偏盲（homonymous hemianopia）

Ans:(D)

詳解:視覺傳導通路簡稱視路（visual pathway），貫穿全腦，自額葉底部通過頂葉及顳葉到達枕葉的視覺皮層代表區。供應的血管較多，其各段的供血動脈有：

- ✓ 視神經（optic nerve）主要由來自眼動脈的視網膜中心動脈（central retinal artery）的分支供血。
- ✓ 視交叉部（optic chiasm）供血主要來自雙側頸內動脈、大腦前動脈及前交通動脈的分支組成的血管網；也接受來自脈絡膜前動脈、後交通動脈和大腦中動脈的分支供血。
- ✓ 視束（optic tract）前1/3接受視交叉血管網的供血，後2/3接受脈絡膜前動脈和後交通動脈的分支供血。
- ✓ 外側膝狀體（Lateral geniculate body）位於大腦腳外側，屬間腦部分。視束的纖維止於外側膝狀體的節細胞，換神經元後再進入視放射。外側膝狀體由大腦中動脈、脈絡膜前動脈和大腦後動脈形成的吻合網供血，也接受脈絡膜後動脈的血液供應。
- ✓ 視放射(optic radiation)視放射轉向外側的部分由前脈絡膜動脈深穿支供血，而視放射的後段由大腦中動脈和大腦後動脈的分支供血。
- ✓ 視覺皮層（visual cortex）主要由大腦後動脈的分支，即距狀裂動脈供血，並與大腦中動脈的分支形成廣泛的吻合網。

17. 有關視覺路徑（visual pathway）的敘述，下列何者正確？

(A)視神經纖維透過視神經離開眼睛，視神經纖維乃雙極細胞的一部分

(B)視網膜神經纖維層之髓鞘由寡突膠細胞（oligodendrocyte）所構成，可加快神經傳導速率

(C)視放射之神經纖維將視覺訊息投射至視覺皮質上，其細胞本體位於外側膝狀體（lateral geniculate body）

(D)人腦的視覺區在 16 歲到 20 歲之間發育完全，故必須在這年齡前針對視力減弱的原因進行矯正治療，否則將來有可能產生弱視

Ans:(C)

詳解:視網膜神經纖維層(Retinal nerve fiber layer, RNFL)由視神經纖維延伸而成，在視孔附近最厚，向鋸齒緣方向漸漸變薄。視神經纖維穿過篩板後失去髓鞘，繼續穿過脈絡膜、視網膜，變成單純的軸索。

所有嬰兒出生時視力都是不好。從嬰兒到6至8歲期間，視力會急速發展，達致成熟。如果在這段期間，眼睛基於某些原因不能提供一個清晰的影像，以刺激腦部視力區域的發展，又或是那個清晰影像因某些原因而被抑制，都會形成弱視。換句話說，弱視是腦部視力區域發展不成熟而引起的，並不一定是眼睛結構的問題。

18. 若視野呈現雙顳側半盲（bitemporal hemianopia），其病灶為下列何者？

(A)視神經（optic nerve）

(B)視徑（optic tract）

(C)視放射（optic radiations）

(D)視神經交叉（optic chiasm）

Ans:(D)

詳解:雙眼靠外側半盲，視網膜鼻側接受到的訊息無法交叉到對側，可能是因為視神經交叉受所所致。

19. 眼外肌由許多對腦神經控制，下列那一對腦神經與眼外肌運動控制無關？

(A)第三對

(B)第二對

(C)第四對

(D)第六對

Ans:(B)

詳解:視神經（Optic nerve）是十二對腦神經中的第二對，編號II，始於眼球的視網膜，穿過視神經管入腦，傳導視覺衝動。

20. 有關眼外肌及其神經控制之敘述，下列何者錯誤？
(A)外旋神經（abducens nerve）損傷會導致外直肌麻痺，出現內斜視（esotropia）
(B)第四對腦神經損傷，病患頭部會傾斜遠離患側肩膀的方向，以修正失去了拮抗的下斜肌所引發的外旋（extorsion）
(C)當眼睛往下看時下直肌收縮，上直肌放鬆，同時提上眼瞼肌放鬆而眼瞼垂下，此乃遵循海利氏定律（Hering's law）
(D)第四對腦神經麻痺可以 Park's 三步驟測試（Park's 3-step test）來評估

Ans:(C)

詳解:當神經衝動產生時，兩側眼睛的眼外肌皆接收到相同的神經刺激，引發兩眼肌肉同時收縮（此對眼外肌稱為共軛肌），使得兩側眼球可以往同一方向轉動，此特性稱為海利氏定律（Hering's law）。

21. 在斜視的情況下，患者視物時常會以異常的頭部姿勢來適應，稱為斜視的運動適應（motor adaptation to strabismus），下列有關斜視的運動適應之敘述何者錯誤？
(A)若使眼球向右看的肌肉其中之一麻痺了（例如右眼外直肌麻痺），患者臉部將轉向左側視物
(B)若雙眼任何一提升肌（elevator muscle）無力，患者下巴將抬高視物
(C)若左眼上斜肌麻痺，患者頭部將傾斜向右肩視物
(D)斜視患者發生斜視的運動適應是為了要保持雙眼單一影像視覺（binocular single vision, BSV）

Ans:(A)

詳解:若使眼球向右看的肌肉其中之一麻痺了（例如右眼外直肌麻痺），患者臉部將轉向右側視物。

22. 虹彩血管血液供應主要來自那幾條血管？
①中心網膜動脈（central retinal artery）
②短後睫狀動脈（short posterior ciliary artery）
③長後睫狀動脈（long posterior ciliary artery）
④前睫狀動脈（anterior ciliary artery）
(A)①④
(B)②③
(C)③④
(D)②④

Ans:(C)

詳解:視網膜中央動脈（central retinal artery），在眶內從眼動脈發出，於眼球後約9～11mm處穿入視神經中央，從視盤穿出。多數情況下，首先在視盤上分出上、下兩支，以後每一支再分出鼻側、顳側分支，即形成鼻上、鼻下、顳上、顳下四支，它們相互間不吻合，屬終末動脈，分布於視網膜內。較大血管主要分布在神經纖維層內，分支到神經節　細胞層。在內網狀層和核心層則為毛細血管。核心層以外的視網膜各層為無血管區，其營養供應來自脈絡膜。顳上、下支向顳側伸展圍繞黃斑向中央分出毛細血管細支，但不到中心凹處，在黃斑區中心凹約0.5 mm直徑範圍內為無血管區。此處營養主要依靠脈絡膜血管。

睫狀後短動脈（short posterior ciliary artery），在球後視神經周圍，發出10～20小支穿過鞏膜，在脈絡膜內逐級分支，形成脈絡血管網，直到毛細血管小葉，呈劃區供應。除營養脈絡膜外，還供應視網膜外四層、黃斑及視神經球內部（視盤）營養。睫狀後短動脈在穿過鞏膜之後進入脈絡膜之前，在鞏膜內，鄰近視盤周圍互相吻合形成鞏膜內血管環（稱Zinn環或Haller環），營養靠近球內部的視神經。在視盤的顳側緣有時睫狀後短動脈發出細支，分布到視網膜黃斑區及其附近叫睫狀視網膜動脈（cilio-retinal artery）。它供應範圍雖小，但當視網膜中央動脈完全阻塞時，可使黃斑視力得以保留。

睫狀後長動脈（long posterior ciliary artery），自眼動脈分出，共兩支，於視神經鼻側和顳側，在較睫狀後短動脈離視神經稍遠處，斜行穿入鞏膜，經脈絡膜上腔水平位置前行直達睫狀體，與睫狀前動脈吻合形成虹膜大環。並由此環發出分支再形成虹膜小環，少數分枝返回脈絡膜前部。主要供應虹膜、睫狀體和脈絡膜前部。

睫狀前動脈（anterior ciliary artery），是由眼動脈四條直肌的肌動脈而來。除外直肌僅有一支外，其它三條直肌均有二支肌動脈。這七支睫狀前動脈沿鞏膜表面，隨直肌前行，距角膜緣約3～4mm處分支如下：①以接近垂直的角度穿過鞏膜進入睫狀體和睫狀後長動脈吻合，參與虹膜大環的組成，以營養睫狀體、虹膜。②在參與形成虹膜大環之前，有少數返回支與睫狀後短動脈吻合。③向鞏膜表層發出回歸動脈支，沿眼球、鞏膜面後行與來自睫狀後短動脈的鞏膜表層血管吻合，以營養鞏膜。④向前分支圍繞角膜緣形成角膜緣血管網，分深淺兩層。淺層血管網分布在距角膜4mm以內的球結膜，營養前部球結膜及角膜前層。深層血管網在正常情況下看不到，當角膜、虹膜及睫狀體炎症或眼壓升高時，這部分血管充血即可見到，臨床上稱為「睫狀充血」。⑤淺層角膜周圍血管網的返回支（結膜前動脈）與從穹窿部來的結膜後動脈（眼瞼動脈弓的分支）相吻合，供應角膜緣附近及前部球結膜。

23. 眼外直肌的血液供應通常由來自眼動脈（ophthalmic artery）的前睫狀動脈（anterior ciliary artery），下列何外眼直肌的前睫狀動脈是來自淚動脈（lacrimal artery）？
(A)內直肌
(B)外直肌
(C)上直肌
(D)下直肌

Ans:(B)

詳解:眼動脈在行程中發出分支供應眼球，眼球外肌、淚腺和眼瞼等。淚腺動脈：較大，沿外直肌上緣前行到淚腺，營養淚腺。

24. 眼動脈（ophthalmic artery）為下列何者的分支？
(A)基底動脈（basilar artery）
(B)椎動脈（vertebral carotid artery）
(C)外頸動脈（external carotid artery）
(D)內頸動脈（internal carotid artery）

Ans:(D)

詳解:眼動脈起自頸內動脈，與視神經一起經視神經管入眶，先在視神經的外側，然後在上直肌的下方越至眼眶的內側前行，終於滑車上動脈。眼動脈在行程中發出分支供應眼球，眼球外肌、淚腺和眼瞼等。其最重要的分支為視網膜中央動脈。

25. 下列何者並未受到副交感神經（parasympathetic nerve）所支配？
(A)淚腺
(B)鞏膜
(C)虹膜
(D)睫狀體

Ans:(B)

詳解:鞏膜即眼球外圍的白色部分，是眼睛最外層的纖維膜，也是個軟組織，鞏膜俗話叫白眼仁，占眼球纖維膜的後5/6，約總面積的30%。

鞏膜由外向內分為：①鞏膜上層；②主質層；③鞏膜下層。主要由彈性纖維等組織所構成的堅硬外殼，保護眼球。

鞏膜是眼球壁的最外一層，由緻密的膠原和彈力纖維構成，其結構堅韌，不透明，質地堅硬呈磁白色。血管很少，前面與角膜，後面與視神經硬膜鞘相連。鞏膜表面被眼球筋膜和結膜覆蓋。鞏膜包括表層鞏膜、鞏膜實質、和棕黑層。表層鞏膜血管豐富，易形成變態反應性病灶，鞏膜深層則血管及神經很少，不易患病。眼球外膜的後面六分，是白色堅韌的鞏膜，有保護作用。鞏膜是有一定彈性的眼睛是個球體，鞏膜失去彈性變硬人的眼睛就容易變形，變形出現的普遍問題是青少年近視。

26. 有關調節反射（accommodation reflex）的敘述，下列何者錯誤？
(A)當眼睛從遠處移向近處物體時，光波的傳入衝動穿過視神經、視交叉、視覺皮層到達額葉皮層的眼球區
(B)額葉皮質纖維下行到中腦的動眼神經核，使內直肌收縮，帶來內聚
(C)下降的皮質纖維與兩側動眼神經的副交感神經核（Edinger-Westphal 核）突觸，節前纖維到達睫狀神經節
(D)節後副交感神經纖維作用使睫狀肌放鬆和瞳孔收縮來增加其屈光力

Ans:(D)
詳解:節後副交感神經纖維作用使睫狀肌收縮來增加水晶體的屈光力。

27. 關於網膜電位圖（ERG）檢查的敘述，下列何者正確？
(A)形態網膜電位圖（pattern ERG）主要是檢測網膜神經節細胞（ganglion cell）的功能
(B)網膜電位圖檢查的 a 波主要是由穆勒細胞（Müller cell）所產生
(C)網膜電位圖可測知網膜色素細胞（RPE cell）的功能
(D)網膜電位圖檢查中 30 Hz 連續閃爍（30 Hz flicker）測試主要是檢測桿狀細胞的功能

Ans:(A)
詳解:視網膜受到迅速改變的光刺激後，從感光上皮到兩極細胞及無足細胞等能產生一系列的電反應。視網膜電流圖就是這些不同電位的複合波。正常視網膜電流圖有賴於視網膜色素上皮、光感受器、外網狀層、雙極細胞、水平細胞、無足細胞、Müller細胞及視網膜脈絡膜血循環等的正常功能。這些因素中的一種或多種受累都可導致ERG異常，所以視網膜電流圖主要是反映視網膜外層的情況。小的損傷，如黃斑區的病變，因為受累的感光上皮為數很少，ERG不出現反應；視神經萎縮，因受累的部位主要是在神經節 細胞，ERG正常，亦不出現反應。

將一電極放置在角膜上，另一電極放置於最靠近眼球後部的眶緣部分，當視網膜受到光刺激時，通過適當的放大裝置將視網膜電位變化記錄下來，即為視網膜電流圖。

下圖是現代ERG成份示意圖，按其出現的次序分別稱為早感受器電位(ERP)、明視a波（as）、暗視a波（as）、明視b波（bp）、暗視b波（bs）、c波和d波。

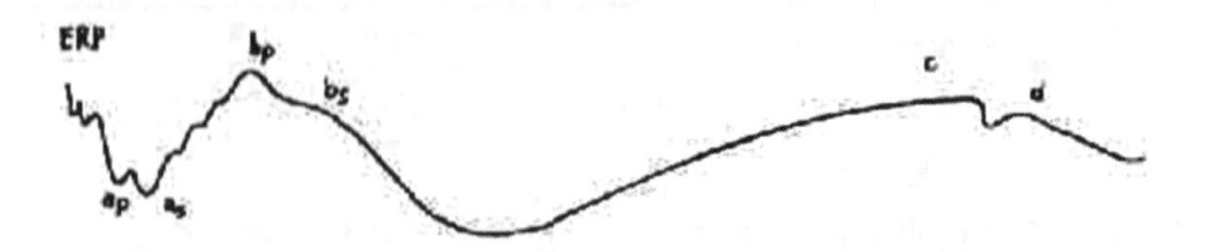

ERG：主要來源於視錐細胞外段的質膜與質膜相連接的盤膜上。

a波：是一負波，它主要由光感受器電位構成。潛伏期短的a波稱ap，主要來自視錐細胞的電活動，代表視錐細胞的功能。潛伏期長的a波稱as，它主要來自視桿細胞的電活動，代表視桿細胞的功能。

b波：b波是繼a波之後的一個正相波，它起源於視網膜雙極細胞層和Müller細胞。

c波：是ERg 成分中潛伏期和持續時間最長的一個正相波。現在認為它主要起源於視網膜色素上皮。

d波：是ERG的一種撤光反應。

視網膜電流圖在臨床上常用於視網膜循環障礙疾病、遺傳性視網膜變性（如視網膜色素變性等）、糖尿病性視網膜病變、視網膜脫離、眼外傷（如視網膜鐵質沉著症以及交感性眼炎等），夜盲、青光眼、白內障、色盲等疾病的診斷。

28. 當人長時間身在暗處，突然進入明亮環境時，最初感到光線刺眼，也不能看清物體，稍待片刻後才能恢復視覺，這種現象稱為光適應(light adaptation)，其主要的形成機制與感光細胞（photoreceptors）之何種變化有關？

(A)是桿狀細胞在暗處蓄積了大量的視紫質（rhodopsin），遇強光後迅速分解含量降低所致

(B)感光細胞內之光視蛋白（photopsin）遇強光後含量迅速上升

(C)感光細胞之環鳥苷單磷酸（cyclic guanosine monophosphate, cGMP）遇強光後含量上升

(D)感光細胞膜上之鈉離子通道（sodium channels）遇強光後打開

Ans:(A)

詳解:當人長時間在暗處而突然進入明亮處時，最初感到耀眼的光亮，也不能看清物體，稍待片刻後才能恢復視覺，這種現象稱為光適應。是視桿細胞在暗處蓄積了大量的視紫紅質（rhodopsin），遇強光後rhodopsin迅速分解所致。

生理機制：第一階段為視桿細胞在暗處蓄積的大量 rhodopsin，當在光亮處迅速分解，胞內之 rhodopsin 含量降低。第二階段為視錐細胞在光亮下感光而恢復視覺。

29. 有關視網膜的構造與生理，下列何者錯誤？
(A)視網膜可分為十層，由內到外的一到九層，統稱為感覺視網膜層（neurosensory retina）
(B)神經纖維層（nerve fiber layer）在週邊較厚，在中心窩處消失，為神經節細胞的軸索突起
(C)外網狀層（outer plexiform layer）愈向黃斑部中央愈厚
(D)黃斑部中心窩的感光細胞與神經纖維比為 1：1

Ans:(C)

詳解: 外網狀層（outer plexiform layer）愈向黃斑部中央愈薄。

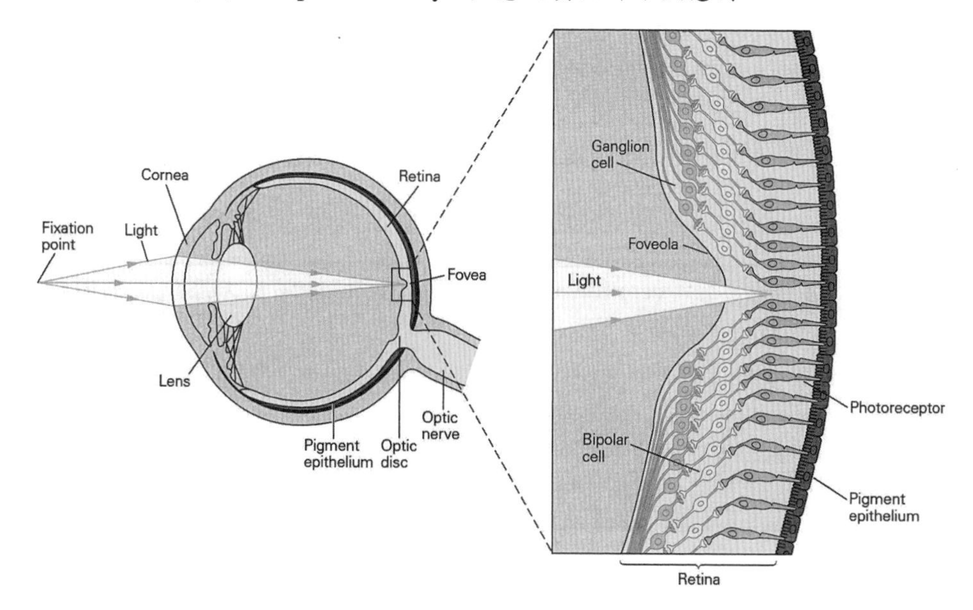

30. 眼球外在肌上的上斜肌（superior oblique muscle），是經由那一對腦神經控制其運動功能？
(A)動眼神經
(B)滑車神經
(C)三叉神經
(D)外旋神經

Ans:(B)

詳解:上斜肌（Superior oblique muscle）是一塊起源於眼窩內側的上面（從鼻子旁邊），控制著眼球外展、下轉和內旋動作的肌肉。它在眼外肌當中是唯一受滑車神經（第四對腦神經）所支配的肌肉。上斜肌圍繞經過上斜肌滑車並且插入後顳顬骨表面上的鞏膜位置。滑車系統幫助上斜肌完成眼球下轉的動作，這就是儘管上斜肌插入了表面上也還是能使眼球下轉的主要因素。上斜肌起始於視神經孔邊緣的總腱環，沿著上直肌起源處的眶上壁與眶內壁前行，最

後插入於眼球赤道後方的鞏膜上面。

31. 那一條眼外肌是由對側的動眼神經核所支配？ (A)內直肌 (B)上直肌 (C)下直肌 (D)下斜肌

Ans:(B)

詳解:動眼神經核位於中腦上丘，大腦水管的腹側。動眼神經核與動眼神經副核共同構成動眼神經核複合體（oculomotor nuclear complex）。動眼神經核由成對的外側核和不成對的中央尾側核構成。外側核支配同側的下直肌、內直肌和下斜肌，並支配對側的上直肌，中央尾側核支配雙側上瞼提肌。動眼神經核發出纖維向腹側，經大腦腳底的內側出腦，組成動眼神經的一般軀體運動纖維。

32. 頸動脈-海綿竇瘻管（carotid-cavernous sinus fistula）會引起顱神經麻痺或是受傷，但不包括下列何者？ (A)第三對腦神經 (B)第四對腦神經 (C)第五對腦神經第三分支 (D)第六對腦神經

Ans:(C)

詳解:頸動脈-海綿竇瘻管指的是頸動脈血管系統與靜脈系統的海綿竇發生不正常的連通。頸動脈-海綿竇瘻管的發生原因，主要是因頭部外傷後造成，但少數病患可以是自發性發生（通常是患有高血壓的中年女性）。

海綿竇位於眼眶深處蝶竇的兩側（中間有環狀竇連通），主要接受上眼靜脈及下眼靜脈的血液回流，其腔內有內頸動脈（internal carotid artery）及內外頸動脈的分支腦膜血管（腦膜腦下垂體動脈下海綿動脈、麥肯納爾氏囊動脈等）、第三對顱神經（CNIII）、第四對顱神經（CNIV）、第五對顱神經第一（CNV1）及第二分支（CNV2）、第六對顱神經（CNVI）、及眼球交感神經叢等經過。

33. 林先生原來兩眼是正視眼，因外傷手術後，左眼為無水晶體（aphakia），下列敘述何者正確？
①需用凹透鏡矯正
②需用凸透鏡矯正
③雙眼影像不等（aniseikonia）的程度，戴眼鏡比戴隱形眼鏡大
④雙眼影像不等的程度，戴眼鏡比戴隱形眼鏡小
(A)①③　(B)①④　(C)②③　(D)②④

Ans:(C)

詳解:水晶體為雙凸型；隱形眼鏡與水晶體距離較近，所以雙眼影像不等的程度應會較戴眼鏡為小。

34. 下列有關雙眼視覺（binocular vision）的敘述，何者錯誤？
(A)正常單眼向上視野約為 60 度，鼻側 60 度，向下 75 度，顳側 100 度
(B)當兩眼一起看的時候，水平視野可以從 160 度增廣到 200 度，其中有 150 度視野是重疊的
(C)當一眼影像扭曲或視力較差時，兩眼一起看，好眼的影像可以補償取代壞眼；所以雙眼一起看的視力通常接近於好眼的視力
(D)雙眼視覺功能會比單眼視覺功能好，一個原因是雙眼加成（binocular summation），另一個原因是有立體感（stereopsis）

Ans:(B)

詳解:人們兩隻眼睛的總視場有近200度，中間部分大概有120度是雙眼視覺區域，兩側各40度是單眼視覺區域。

35. 有關吸收短波長的 S 視蛋白、吸收中波長的 M 視蛋白、吸收長波長的 L 視蛋白的基因，何者位於 X 染色體？
(A)S 視蛋白、M 視蛋白
(B)M 視蛋白、L 視蛋白
(C)S 視蛋白、L 視蛋白
(D)S 視蛋白、M 視蛋白、L 視蛋白

Ans:(B)

詳解:視錐細胞中的視蛋白根據其吸收光譜範圍的不同可進一步分為長波長視蛋白（L 型視蛋白）、中波長視蛋白（M 型視蛋白）、短波長視蛋白（S 型視蛋白）。S 型視蛋白基因來自第 7 對染色體，L 型視蛋白和 M 型視蛋白基因位於 X 染色體上，兩者基因呈頭尾相連串聯排列。研究表明，L 型視錐細胞、M 型視錐細胞和 S 型視錐細胞的敏感峰值分別為 565nm、535nm 和 440nm，

L 型和 M 型視錐細胞對整個可見光波段（380nm～760nm）敏感，而 S 型視錐細胞的敏感區域約在 380～550nm 波長範圍。可見 L 型視錐細胞和 M 型視錐細胞的敏感峰值比較相近，這與他們視蛋白基因同源性較高相對應。

36.驗光人員法中有關驗光師公會之規定，下列敘述何者正確？
①公會理事、監事任期均為 3 年，其連選連任者不得超過二分之一
②公會應訂立章程，造具會員名冊及選任職員簡歷名冊，送請所在地人民團體主管機關立案
③公會若違反法令或章程者，中央主管機關得為撤免其理事、監事及限期整理之處分
④各級公會之監事名額不得超過各該公會理事名額三分之一
⑤公會有違反法令、章程者，人民團體主管機關得為罰鍰處分
⑥公會應受衛生主管機關之指導、監督
(A)①②④⑥　(B)②③④⑤　(C)①③④⑥　(D)①③⑤⑥

Ans:(A)
詳解:驗光人員法第 26 條
驗光師公會由人民團體主管機關主管。但其目的事業，應受主管機關之指導、監督。

37.有關未滿 6 歲兒童的驗光行為，下列何者正確？
①驗光生不得為未滿 6 歲兒童驗光，驗光師於眼科醫師指導下，方可為未滿 6 歲兒童驗光
②驗光人員需有契約合作的醫師證明文件，才能為未滿 6 歲兒童驗光
③驗光人員違法為未滿 6 歲兒童驗光，可處新臺幣 2 萬元以上 10 萬元以下罰鍰
④驗光人員違法為未滿 6 歲兒童驗光，其情節重大者，可廢止其執業執照
(A)③④　(B)①③　(C)①④　(D)②③

Ans:(A)
詳解:驗光人員法 第 12 條
驗光師之業務範圍如下：
一、非侵入性之眼球屈光狀態測量及相關驗光，包含為一般隱形眼鏡配鏡所為之驗光；十五歲以下者應於眼科醫師指導下為之。但未滿六歲兒童之驗光，不得為之。
二、一般隱形眼鏡之配鏡。
三、低視力者輔助器具之教導使用。
四、其他依醫師開具之照會單或醫囑單所為之驗光。
驗光生之業務範圍如下：

一、一般性近視、遠視、散光及老花之驗光，包含為一般隱形眼鏡配鏡所為之驗光；十五歲以下者應於眼科醫師指導下為之。但未滿六歲兒童之驗光，不得為之。

二、一般隱形眼鏡之配鏡。

三、其他依醫師開具之照會單或醫囑單所為之驗光。

驗光人員執行業務，發現視力不能矯正至正常者，應轉介至醫療機構診治。

38.有關驗光人員的執業執照，下列敘述何者正確？

(A)驗光人員執業，應每 3 年接受一定時數之繼續教育，始得辦理執業執照更新

(B)繼續教育之課程內容、積分、實施方式、完成繼續教育之認定由在地直轄市、縣（市）主管機關定之

(C)驗光人員應向衛生福利部申請執業登記，領有執業執照，始得執業

(D)驗光人員執業以一處為限，但機構間之支援或經事先報准者，不在此限

Ans:(D)

詳解:驗光人員法第 7 條

驗光人員應向執業所在地直轄市、縣（市）主管機關申請執業登記，領有執業執照，始得執業。

驗光人員執業，應每六年接受一定時數之繼續教育，始得辦理執業執照更新。

第一項申請執業登記之資格、條件、應檢附文件、執業執照發給、換發、補發與前項執業執照更新、繼續教育之課程內容、積分、實施方式、完成繼續教育之認定及其他應遵行事項之辦法，由中央主管機關定之。

39.下列何種隱形眼鏡配戴屬於驗光師的業務範圍？

(A)近視角膜塑型片

(B)多焦點日拋隱形眼鏡

(C)治療角膜用軟式隱形眼鏡

(D)15 歲以下學生首次驗光配戴隱形眼鏡

Ans:(B)

詳解:驗光人員法第 12 條

驗光師之業務範圍如下：

一、非侵入性之眼球屈光狀態測量及相關驗光，包含為一般隱形眼鏡配鏡所為之驗光；十五歲以下者應於眼科醫師指導下為之。但未滿六歲兒童之驗光，不得為之。

二、一般隱形眼鏡之配鏡。

三、低視力者輔助器具之教導使用。

四、其他依醫師開具之照會單或醫囑單所為之驗光。

驗光生之業務範圍如下：

一、一般性近視、遠視、散光及老花之驗光，包含為一般隱形眼鏡配鏡所為之驗光；十五歲以下者應於眼科醫師指導下為之。但未滿六歲兒童之驗光，不得為之。

二、一般隱形眼鏡之配鏡。

三、其他依醫師開具之照會單或醫囑單所為之驗光。

驗光人員執行業務，發現視力不能矯正至正常者，應轉介至醫療機構診治。

驗光人員法施行細則 第 7 條

本法第十二條第一項第二款及第二項第二款所稱一般隱形眼鏡，指非用於治療或診斷之隱形眼鏡。

40.有關繼續教育之規定，下列敘述何者正確？

①驗光師參加醫學會、學會、公會舉辦之專業相關繼續教育課程，每小時積分採計 1 點

②驗光師受懲戒處分應接受一定時數繼續教育者，不得以醫事人員執業登記及繼續教育辦法所定應接受之繼續教育抵充

③醫事人員連續歇業期間逾 2 年，得以申請執業登記前 2 年內接受繼續教育課程總積分達六分之一以上之證明文件代之

④驗光師執業，應接受專業課程、專業品質、專業倫理、專業相關法規課程之繼續教育

⑤驗光師應邀擔任有公開徵求論文及審查機制之驗光學術研討會特別演講者，每小時積分採計 5 點

⑥領得醫事人員證書逾 5 年首次申請執業登記，得免檢具繼續教育之證明文件

(A)①②④ (B)①③⑤ (C)①④⑤ (D)②④⑥

Ans:(A)

詳解:

醫事人員執業登記及繼續教育辦法 第 6 條

醫事人員申請執業登記，其依第四條第六款所定繼續教育證明文件，有下列情形之一者，得以該類醫事人員申請執業登記前一年內接受第十三條第一項各款繼續教育課程總積分達六分之一以上之證明文件代之：

一、領得醫事人員證書逾五年，首次申請執業登記。

二、醫事人員於下列各目日期前，已取得各該類醫事人員證書，且逾該日期起算五年始申請首次執業登記：

（一）醫事檢驗師（生）或醫事放射師（士）：中華民國八十九年七月十一日。

（二）心理師：九十二年三月十九日。
（三）呼吸治療師：九十二年五月十三日。
（四）營養師：九十四年四月八日。
（五）助產師（士）：九十四年四月十五日。
（六）物理治療師（生）或職能治療師（生）：九十七年五月二十三日。
（七）護理師及護士：九十七年六月二十日。

三、醫事人員連續歇業期間逾二年。於具有多重醫事人員或兼具有師級及生（士）級之同一類醫事人員資格者，須分別均逾二年。

專科醫師依前項規定應備之文件，得以申請執業登記前一年內接受第十三條第一項第二款至第四款所定繼續教育課程積分達三點以上之證明文件代之，不受前項規定之限制。

41.隱形眼鏡屬於醫療器材，有關其鏡片及消毒藥水販賣之規定，下列敘述何者正確？
(A)隱形眼鏡之清潔液、保養液及保存用產品屬於第一等級醫療器材
(B)隱形眼鏡之販售於辦理申請藥商登記並領得許可執照後，方准營業
(C)隱形眼鏡鏡片消毒藥水、保存液之販售業者，應聘專任藥師管理監督
(D)隱形眼鏡販售許可執照不必懸掛，但應於營業處所保管好，以便主管機關隨時備查

Ans:(B)

詳解:

醫療器材管理辦法第2條

將醫療器材依據風險程度，分成下列等級：第一等級：低風險性。第二等級：中風險性。第三等級：高風險性。目前隱形眼鏡歸類為第二與第三等級醫療器材，「第二級為僅作一日配戴之器材，第三級為可延長配戴日期之器材」。第二等級中風險性之醫療器材，與血壓計、保險套等為相同分級之醫材。而「驗光人員法」第12條及「驗光人員法施行細則」第7條所稱一般隱形眼鏡，指非用於治療或診斷之隱形眼鏡。

對於隱形眼鏡產品的管理是依「藥事法」為管理範圍，但卻無明確規定隱形眼鏡販售時該如何檢視來交付給民眾。目前在台灣的藥粧店及便利商店販售隱形眼鏡，只要領有藥商許可證的實體店家就可以販售，現行制度並未經由專業人員把關

法令對隱形眼鏡從製造到上市都有相當嚴謹的規範，如：依藥事法施行細則第13條，製造隱形眼鏡鏡片消毒藥水（錠），須聘專任藥師駐廠監製，產品需經臨床實驗合格後才能登記醫療器材許可字號。各種隱形眼鏡產品皆需要醫療器材許可字號才能上市

42.有關驗光所之規定，下列敘述何者正確？

(A)驗光所之設立，應以驗光人員為申請人，向所在地直轄市、縣（市）主管機關申請核准登記，發給開業執照，始得為之

(B)驗光所之名稱使用、變更，應以中央主管機關核准者為限。非驗光所，不得使用驗光所或類似之名稱

(C)驗光所收取驗光費用之標準，由中央主管機關定之。驗光所不得違反收費標準，超額或擅立項目收費

(D)驗光所之名稱使用與變更、申請條件、程序及設置標準，由直轄市、縣（市）主管機關核定之

Ans:(A)

詳解:

驗光人員法 第15條

4. 驗光所之名稱使用、變更，應以所在地直轄市、縣（市）主管機關核准者為限。

5. 非驗光所，不得使用驗光所或類似之名稱。

6. 驗光所之名稱使用與變更、申請條件、程序及設置標準，由中央主管機關定之。

驗光人員法 第21條

程序及設置標準，由中央主管機關定之。

驗光所收取驗光費用之標準，由直轄市、縣（市）主管機關核定之。

43.有關驗光人員停業或歇業之敘述，下列何者正確？

①報請備查時，應填具申請書

②並檢附執業執照及有關文件，送由原發給執業執照機關

③歇業：登記其歇業日期及理由後，發還其執業執照

④停業：收回執業執照

(A)③④　(B)①④　(C)②③　(D)①②

Ans:(D)

詳解:

驗光人員法施行細則 第13條

驗光所停業、歇業或其登記事項變更，依本法第十八條第一項規定報請備查或依同條第三項規定辦理核准變更登記時，應填具申請書，並檢附開業執照及有關文件，送由原發給開業執照機關依下列規定辦理：

一、停業：於其開業執照註明停業日期及理由後發還。

二、歇業：註銷其開業登記，並收回開業執照。

三、登記事項變更：辦理變更登記。

前項第三款登記事項變更，如需換發開業執照，申請人應依規定繳納換發執照費。

驗光人員法施行細則 第 14 條

驗光所停業、歇業或受停業、撤銷或廢止開業執照處分者，其所屬驗光人員，應依本法第十條第一項或第三項規定辦理停業、歇業或變更執業處所。

44.驗光人員法規中所稱的低視力者輔助器具，包含下列那些項目？
①放大鏡
②白手杖
③望遠鏡
④閱讀架
⑤擴視機
⑥特製眼鏡
(A)僅②④ (B)僅①③⑥ (C)②④⑤ (D)①③⑤⑥

Ans:(D)

詳解:透過輔具加強視覺感應能力，協助視障學生運用殘餘的視覺能力，辨認外界訊息。低視力輔具適用於還有視覺功能、依賴視覺訊號、或需藉由視覺訊息輔助的視障學生。例如：特製眼鏡、包覆式濾光眼鏡、手持望遠鏡、放大鏡、可攜式擴視機、桌上型擴視機和視訊放大軟體等。

1、特製眼鏡：可達到的目標有很多種，舉凡屈光矯正、斜視 矯正、放大、望遠、延伸視野、防眩光、遮光及增強對比等功能均有機會透過特製眼鏡獲得調整，一般來說可適度的調整視力，但會因個人的眼疾原因和損傷部位而影響視覺功能提升的幅度。

2、手持望遠鏡：將較遠處的影像達到拉近、放大的功能。

3、放大鏡：放大目標物影像，一般來說有以下常見的種類：手持式、手持照明式（白光、黃光、綠光等不同光源)、文鎮式、尺狀、站立式、檯燈型、頸掛式等等。

4、可攜式擴視機：利用影像投射放大的原理（就像使用投影機一樣)，將目標物放大並在顯示器(螢幕)上呈現;也附帶有改變顏色、對比模式、增減亮度等功能可提供協助。可攜式擴視機 體積小，外出使用方便，因螢幕小，一次能見的字數少，較適合短暫的閱讀。附支架功能的可以用於書寫。

5、桌上型擴視機：利用影像投射放大的原理（就像使用投影機一樣)，將目標物放大並在顯示器(螢幕)上呈現;也附帶有改變顏 色、對比模式、增減亮度等功能可提供協助。桌上型擴視機體積稍大，主要以在固定區域使用、螢幕大，一次能呈現的畫面也較多，適合長時間的搜尋、閱讀和書寫。

6、視障用視訊放大軟體：

(1) APP 版，如行動裝置 iOS 系統可安裝 ZoomReader 軟體；Android 系統可安裝放大鏡 Magnifier 軟體。

(2)某些版本連結 HD 視訊鏡頭可增加簡易的桌上型擴視機功能。

(3)提供語音報讀功能。

45.驗光所執行業務之紀錄及醫師開具之照會單或醫囑單，應妥為保管，並至少保存多久？

(A)1 年　(B)3 年　(C)7 年　(D)永久

Ans:(B)

詳解:驗光人員法 第 20 條

驗光所執行業務之紀錄及醫師開具之照會單或醫囑單，應妥為保管，並至少保存三年。

46 下列何者不屬於驗光人員之業務範圍？

(A)侵入性之眼球屈光狀態測量在眼科醫師指導下

(B)依醫師開具之醫囑單所為之驗光

(C)一般隱形眼鏡配鏡所為之驗光及配鏡

(D)一般性近視、遠視、散光及老花之驗光

Ans:(A)

詳解:

驗光人員法 第 12 條

驗光師之業務範圍如下：

一、非侵入性之眼球屈光狀態測量及相關驗光，包含為一般隱形眼鏡配鏡所為之驗光；十五歲以下者應於眼科醫師指導下為之。但未滿六歲兒童之驗光，不得為之。

二、一般隱形眼鏡之配鏡。

三、低視力者輔助器具之教導使用。

四、其他依醫師開具之照會單或醫囑單所為之驗光。

驗光生之業務範圍如下：

一、一般性近視、遠視、散光及老花之驗光，包含為一般隱形眼鏡配鏡所為之驗光；十五歲以下者應於眼科醫師指導下為之。但未滿六歲兒童之驗光，不得為之。

二、一般隱形眼鏡之配鏡。

三、其他依醫師開具之照會單或醫囑單所為之驗光。

驗光人員執行業務，發現視力不能矯正至正常者，應轉介至醫療機構診治。

47.驗光人員停業或歇業時，應自事實發生之日起幾日內，報請原發執業執照機關備查？

(A)3 日內

(B)7 日內

(C)15 日內

(D)30 日內

Ans:(D)

詳解:

驗光人員法 第 10 條

驗光人員停業或歇業時，應自事實發生之日起三十日內，報請原發執業執照機關備查。

前項停業之期間，以一年為限；逾一年者，應辦理歇業。

驗光人員變更執業處所或復業者，準用第七條關於執業之規定。

驗光人員死亡者，由原發執業執照機關註銷其執業執照。

48.醫療法規定之病歷應至少保存幾年？

(A)3 年 (B)5 年 (C)7 年 (D)10 年

Ans:(C)

詳解:

醫療法 第 70 條

醫療機構之病歷，應指定適當場所及人員保管，並至少保存七年。但未成年者之病歷，至少應保存至其成年後七年；人體試驗之病歷，應永久保存。

醫療機構因故未能繼續開業，其病歷應交由承接者依規定保存；無承接者時，病人或其代理人得要求醫療機構交付病歷；其餘病歷應繼續保存六個月以上，始得銷燬。

醫療機構具有正當理由無法保存病歷時，由地方主管機關保存。

醫療機構對於逾保存期限得銷燬之病歷，其銷燬方式應確保病歷內容無洩漏之虞。

49.醫事人員人事條例第 7 條第 2 項規定，取得師(一)級醫事人員任用資格，應具備之學歷、經歷及專業訓練，下列敘述何者錯誤？

(A)在教育部認可之國內外大學相關醫事之研究所獲得博士學位後，實際從事相關專業工作 7 年以上

(B)在教育部認可之國內外大學相關醫事之研究所獲得碩士學位後，實際從事相關專業工作 9 年以上

(C)在教育部認可之國內外大學相關醫事系組畢業獲得學士學位後，實際從事相關專業工作 11 年以上

(D)在教育部認可之國內外專科學校相關醫事科畢業後，實際從事相關專業工作 13 年以上

Ans:(D)

詳解:

醫事人員人事條例 第 7 條

●具有下列情形之一者，依所領有師級醫事專門職業證書，取得各該類別醫事職務師（二）級醫事人員任用資格：

一、已達師（二）級最低俸級，並具備相關之學歷、經歷及專業訓練者。

二、領有中央衛生主管機關核發之師類醫事專門職業證書後，實際從事四年以上相關專業工作，並符合前款學歷、經歷及專業訓練規定者。

●具有下列情形之一者，依所領有師級醫事專門職業證書，取得各該類別醫事職務師（一）級醫事人員任用資格：

一、已達師（一）級最低俸級，並具備相關之學歷、經歷及專業訓練者。

二、領有中央衛生主管機關核發之師類醫事專門職業證書後，實際從事十二年以上相關專業工作，並符合前款學歷、經歷及專業訓練規定者。

前二項所稱學歷、經歷、專業訓練及相關專業工作，應於施行細則中明定之。

50.有關驗光所業務倫理之規定，下列敘述何者正確？

①不得容留未具驗光人員資格者擅自執行驗光人員業務，違反者廢止其開業執照

②非驗光所不得為驗光廣告，違反者廢止其開業執照

③驗光所之驗光人員及其他人員，不得利用業務上之機會，獲取不正當利益，違反者處新臺幣 2 萬元以上 10 萬元以下罰鍰

④不得以不正當方法招攬業務，違反者處新臺幣 3 萬元以上 15 萬元以下罰鍰

⑤非驗光所不得使用驗光所或類似名稱，違反者處新臺幣 3 萬元以上 15 萬元以下罰鍰

(A)①②④　(B)①③⑤　(C)②③④　(D)①④⑤

Ans:(B)

詳解:

驗光人員法 第 44 條

有下列各款情事之一者，處新臺幣三萬元以上十五萬元以下罰鍰：

一、違反第五條規定，未領有驗光人員證書，使用驗光人員名稱。

二、違反第十五條第五項規定，非驗光所，使用驗光所或類似名稱。

三、違反第二十二條第二項規定，非驗光所，為驗光廣告。

四、違反第二十四條規定，驗光人員或其執業機構之人員無故洩漏因業務知悉或持有之他人秘密。

驗光人員法 第 46 條

驗光所有下列各款情事之一者，處新臺幣二萬元以上十萬元以下罰鍰：

一、違反第十五條第一項規定，驗光人員設立驗光所，未向主管機關申請開業。

二、違反第十八條第四項規定，遷移或復業，未辦理開業登記。

三、違反第二十一條第二項規定，收取驗光費用，未開給收費明細表及收據。

四、違反第二十一條第三項規定，違反收費標準，超額或擅立項目收費。

五、廣告內容違反第二十二條第一項規定。

六、違反第二十三條規定，以不正當方法招攬業務，或驗光所人員利用業務上之機會獲取不正當利益。

110年專技高考【驗光師】
視覺光學 (林煒富老師編授)

1.假設眼球屈折力在90度方向為+60.00D，在180度方向為+63.00 D，眼軸長度為23.00 mm，眼球內折射率為 1.333，請問此眼球為何種類型的散光？
(A)單純型近視散光
(B)複合型近視散光
(C)混合型散光
(D)複合型遠視散光

Ans:(B)

詳解: 水平屈光不正：$U = V - P = \frac{1.333}{0.023m} - 63D = -5D$。

垂直屈光不正：$U = V - P = \frac{1.333}{0.023m} - 60D = -2D$。

因此矯正處方為-2DS/-3DC×090，故為複合型近視散光。

2.王女士的角膜前表面曲率半徑為7.7mm，後表面曲率半徑為6.8mm，角膜厚度為0.5mm，房水折射率為1.336，角膜折射率為1.376，則角膜屈折力為何？
(A)42.63 D
(B)43.05 D
(C)43.47 D
(D)43.89 D

Ans:(B)

詳解:前表面屈光力$P_1 = \frac{1.376-1}{+0.0077m} = +48.83D$，

後表面屈光力$P_2 = \frac{1.336-1.376}{+0.0068m} = -5.88D$。

角膜屈光力

$$P = (+48.83D) + (-5.88D) - \frac{0.0005m}{1.376} \times (+48.83D) \times (-5.88D) =$$

$+43.05D$。

3.一副透光率為25%的黑色鏡片，其鏡片厚度為2mm，在不考慮表面反射條件下，則鏡片的每 1 mm 厚度透光率為何？

(A)6%

(B)50%

(C)63%

(D)75%

Ans:(B)

詳解:假設1mm的穿透率為T，則有$T^2 = 0.25 \rightarrow T = \sqrt{0.25} = 0.5 = 50\%$。

4.Gullstrand的模型眼（n =1.333），眼軸長為22.22mm，屈光性屈光不正為+2.00DS/-3.00DC×090，則平行光在眼內形成水平焦線與垂直焦線的史特爾姆間隔（interval of Sturm）為何？

(A)0.99 mm

(B)1.09 mm

(C)1.13 mm

(D)2.47 mm

Ans:(C)

詳解:眼睛水平屈光力$P_{180} = V - U = \frac{1.333}{+0.02222m} - (-1D) = +61D$，

鉛直屈光力$P_{090} = V - U = \frac{1.333}{+0.02222m} - (+2D) = +58D$。

史特爾姆區間為$d = \left|\frac{1.333}{+58D} - \frac{1.333}{+61D}\right| = 1.13 \times 10^{-3}m = 1.13mm$。

5.張小姐的遠用視力矯正眼鏡為-8.00D，頂點距離為15mm，其遠用視力隱形眼鏡的度數約為多少？

(A)-3.64D (B)-7.14D (C)-7.91D (D)-9.09D

Ans:(B)

詳解: $P_{CL} = \frac{P_S}{1-dP_S} = \frac{-8D}{1-0.015m\times(-8D)} = -7.14D$。

6.若一平行光源由一鏡片之左方發出，此鏡片之度數為+5.00DS/-2.00DC×090，則其最小模糊圈（circle of least confusion）應位於下列何處？
(A)鏡片右方 33.33 cm 處
(B)鏡片左方 33.33 cm 處
(C)鏡片左方 25 cm 處
(D)鏡片右方 25 cm 處

Ans:(D)

詳解: $P_{CL} = \frac{P_S}{1-dP_S} = \frac{-8D}{1-0.015m\times(-8D)} = -7.14D$。

7.有關折射率的敘述，下列何者錯誤？
(A)與在介質中傳播的速度有關
(B)短波長的光在介質中傳播的速度較快
(C)與色像差有關
(D)與溫度高低的差異相關性很小

Ans:(B)

詳解:因為相對於短波長，介質的折射率較大，所以短波長的光傳播速率較慢。

8.有關折射率n（refractive index），下列何者錯誤？
(A)n =1指真空或空氣中
(B)n愈大代表光在物質中的速率越快
(C)n愈小的物質，其折射角愈大
(D)n愈大的物質將造成光線偏折聚焦之距離加長

Ans:(B)

詳解:n越大代表光在物質中的速率越慢。

9.有關眼鏡與老花的敘述，何者正確？
(A)近視眼鏡可以刺激增加眼睛的調節力，減緩老花的發生
(B)近視隱形眼鏡可以刺激增加眼睛的調節力，減緩老花的發生
(C)近視眼鏡無法增加眼睛的調節力，但在光學上比配戴近視隱形眼鏡減少看近物時調節力的需求
(D)近視隱形眼鏡無法增加眼睛的調節力，但在光學上比配戴近視眼鏡減少看近物時調節力的需求

Ans:(C)

詳解:近視矯正鏡片可以降低眼睛的調節需求，其中框架眼鏡降低程度多於隱形眼鏡，因而可以延緩老花現象的發生，但不會增加眼睛的調節力(調節振幅)。

10.有關紅綠色標測試（duochrome test）的敘述，下列何者錯誤？
(A)紅綠色標測試的原理是色像差（chromatic aberration）
(B)正視者看紅色和綠色背景上的視標一樣清楚
(C)白內障患者看紅色背景上的視標可能比較清楚
(D)若受試者看紅色背景上的視標比較清楚，應以正透鏡矯正之

Ans:(D)

詳解:受試者看紅色背景上的視標比較清楚，表示聚焦在視網膜前，應以負透鏡矯正。

11.小明的瞳孔間距（pupillary distance）是 68mm，他選擇一副眼鏡，其單個鏡框的水平長度是 56mm，兩個鏡框之間的距離是 22mm，則鏡片的光學中心應該放在鏡框幾何中心的什麼位置？
(A)偏鼻側 10 mm 處
(B)偏顳側 10 mm 處
(C)偏鼻側 5 mm 處
(D)偏顳側 5 mm 處

Ans:(C)

詳解: $d=\frac{PD_F-FPD}{2}=\frac{68mm-(56mm+22mm)}{2}=-5mm$，負號表示光心位置要向鼻側偏移。

12.有關軟式親水性隱形眼鏡配戴於眼睛後的敘述，下列何者錯誤？
(A)可能會因為順應角膜的弧度，造成度數的效果和原本出廠的標示不同
(B)可能會因為鏡片脫水，造成近視鏡片的度數增加
(C)可能會因為鏡片脫水，造成遠視鏡片的度數增加
(D)高度近視的鏡片會比高度遠視的鏡片容易產生度數的誤差

Ans:(D)

詳解:脫水會造成折射率的上升，使得正負鏡片的度數皆增加。同時鏡片表面會變得很彎曲，這使得淚鏡增加正度數，因而遠視鏡片容易產生度數誤差。

13.光學中光線由玻璃介質（光密介質）進入空氣介質（光疏介質）時，折射光會：
(A)垂直法線　(B)偏向法線　(C)遠離法線　(D)平行法線

Ans:(C)

詳解:光線從光密介質進入光疏介質時，折射光會偏離法線。

14.若二雙凸鏡片折射率分別為 1.56 與 1.74，其厚度相同、曲率半徑相同，何者屈光力較大？
(A)兩者相等
(B)折射率 1.56 之鏡片
(C)折射率 1.74 之鏡片
(D)無法判斷

Ans:(C)

詳解:折射率越高，鏡片屈光力越大。

15.一患者眼軸長為 24.24mm，眼球屈折力為+61.50D，若眼球內之折射率為 1.333，頂點距離為 12 mm，則其矯正眼鏡度數為何？
(A)-6.03 DS　(B)-6.50 DS　(C)-7.06 DS　(D)-7.52 DS

Ans:(C)

詳解:

屈光不正$P_{CL} = U = V - P = \frac{1.333}{+0.02424m} - (+61.5D) = -6.5D$。

框架眼鏡度數$P_S = \frac{P_{CL}}{1+dP_{CL}} = \frac{-6.5D}{1+0.012m\times(-6.5D)} = -7.05D$。

16.一虛物體（virtual object）位在-5.00DS 透鏡 10cm 處，其側向放大率（lateral magnification）為多少倍？
(A)+0.50　(B)-0.60　(C)+0.67　(D)+2.00

Ans:(D)

詳解:因為是虛物，所以物距為$u = +0.1m$。

出射聚散度為$V = P + U = (-5D) + \frac{1}{+0.1m} = +5D$。

側向放大率$m = \frac{U}{V} = \frac{+10D}{+5D} = +2$。

17.假設光源在無限遠處，角膜前表面曲率半徑為 7.60mm，則 PurkinjeI 影像的位置相對角膜頂點有多遠？
(A)3.6mm (B)3.7mm (C)3.8mm (D)3.9mm

Ans:(C)

詳解:光源在無限遠處，遠物成像在(第二)焦點上。

反射球面的焦點在頂點與曲率中心的中間，所以離角膜3.8mm。

18.點光源入射在兩個垂直相交的柱面鏡片上，其中水平焦線位於鏡片後方 25cm 處，垂直焦線位於鏡片後方 50cm 處，以光學十字法表示為下列何者？
(A)+2.00DC×180/+4.00DC×090
(B)+2.50DC×180/+5.00DC×090
(C)+4.00DC×180/+2.00DC×090
(D)+5.00DC×180/+2.50DC×090

Ans:(C)

詳解: 水平焦線於鏡片後方25 cm處，表示屈光力為+4.00DC×180。

垂直焦線於鏡片後方50 cm處，表示屈光力為+2.00DC×090。

19.患者抱怨原有的隱形眼鏡看不清楚，該隱形眼鏡的度數為-4.25DS/-0.75DC×180。當他調節力放鬆下，戴鏡驗光度數為-1.00DS/-0.50DC×090（頂點距離為 0mm），則隱形眼鏡的正確度數為何？
(A)-5.25DS/-0.25DC×180
(B)-5.50DS/-0.50DC×180
(C)-5.75DS/-0.25DC×180
(D)-6.00DS/-0.25DC×180

Ans:(C)

詳解: $R_x = P_{CL} + P_{oR} = (-4.25DS/-0.75 \times 180) + (-1.00DS/-0.50DC \times 090)$

$= (-4.25DS/-0.75DC \times 180) + (-1.50DS/+0.50DC \times 180)$

$= -5.75DS/-0.25DC \times 180$。

20.病友眼鏡處方左眼是-5.00DS/-2.00DC×170，在只能用球面透鏡（spherical lens）的情況下，你應該用多少的球面透鏡屈光度，讓病友的左眼有最佳的矯正視力？

(A)-7.00 DS

(B)-6.00 DS

(C)-4.50 DS

(D)-3.50 DS

Ans:(B)

詳解:以等價球面度數矯正，$SpEq = S + \frac{C}{2} = (-5D) + \frac{-2D}{2} = -6D$。

21.下列度數的表示方式中，何者度數與其他三者不同？

(A)-5.25DS/-1.25DC×015

(B)-5.25DC×015 與-6.50DC×105

(C)-6.50DS/+1.25DC×105

(D)-3.25DS/-0.75DC×015 與-2.00DS/-0.50DC×015

Ans:(B)

詳解:

(B) -5.25DC×015/-6.50DC×105=-5.25DS/-1.25DC×105。

(C) -6.50DS/+1.25DC×105= -5.25DS/-1.25DC×015。

(D) (-3.25DS/-0.75DC×015)+(-2.00DS/-0.50DC×015)=-5.25DS/-1.25DC×015。

22.角膜弧度測量後得到數據：7.25mm@090；7.45 mm@180，此角膜散光的型態及最接近的度數為何？

(A)順散光；1.00D

(B)逆散光；1.00D

(C)順散光；2.00D

(D)逆散光；2.00D

Ans:(A)

詳解:

角膜在垂直方向比較彎曲，所以是順散光。

又水平方向和垂直方向相差0.2mm，屈光力相差1D。(每相差0.1mm大約差0.5D)。

23.一個病人原先是戴著+8.00DS 球面透鏡（頂點距離是 12mm），他因為接受鼻樑手術需更換新的眼鏡，新眼鏡的頂點距離為 22 mm，新眼鏡的度數為何？

(A)+7.11DS

(B)+7.41DS

(C)+8.25DS

(D)+8.51DS

Ans:(B)

詳解:眼鏡頂點距離增加10mm，所以$P=\frac{P_S}{1+dP_S}=\frac{+8D}{1+0.01m\times(+8D)}=+7.41D$。

24.一位患者的右眼需要處方-8.00DS 及 4^{Δ} 基底朝內的鏡片，應如何調整鏡片中心來達到效果？

(A)向外偏心 2 mm

(B)向內偏心 2 mm

(C)向內偏心 5 mm

(D)向外偏心 5 mm

Ans:(D)

詳解:

$d=\frac{Z}{P}=\frac{4^{\Delta}}{8D}=0.5cm=5mm$。

因為是負鏡片，所以鏡片中心往外移可得到基底朝內。

25.光線在空氣中經過一折射率為 1.6，頂角為 8°的薄稜鏡時，其最小偏向角為何？

(A)12.8°

(B)4.8°

(C)2°

(D)0.8°

Ans:(B)

詳解: $\delta=(n-1)A=(1.6-1)\times 8^{o}=4.8^{o}$

26.一患者右眼-3.25DS/-1.75DCx180，左眼+0.75DS/-1.25DCx180，閱讀時會從光學中心下方 3mm 處看出，則此患者會產生何種稜鏡效應？
(A)右眼 1.65$^{\Delta}$基底朝下
(B)左眼 1.2$^{\Delta}$基底朝上
(C)右眼 1.35$^{\Delta}$基底朝下
(D)左眼 0.75$^{\Delta}$基底朝上

Ans:(C)

詳解:

右眼垂直屈光力為-5D，稜鏡效應為$Z_R = Ph = 5D \times 0.3cm = 1.5^{\Delta}$(BD)。

左眼垂直屈光力為-0.5D，稜鏡效應為$Z_R = Ph = 0.5D \times 0.3cm = 0.15^{\Delta}$(BD)。

雙眼合併：1.35$^{\Delta}$ (BD)。

27.光束分別通過距離光學中心點 5 mm 之+8.00DS 與-8.00DS 的透鏡，其所得到的稜鏡效應為何？
(A)兩者有相同稜鏡度數
(B)凸透鏡的稜鏡效應大於凹透鏡的稜鏡效應
(C)凸透鏡的稜鏡效應小於凹透鏡的稜鏡效應
(D)兩者均不會產生稜鏡效應

Ans:(A)

詳解:因為屈光力強度和偏心距離都相同，所以稜鏡效應程度相同，但基底方向相反。

28.根據普倫提西氏法則（Prentice’ s rule），下列那一項敘述正確？
(A)度數高的球透鏡比度數低的球透鏡造成的稜鏡效應低
(B)柱鏡在不同的軸度所產生的稜鏡效應是相同的
(C)稜鏡效應與透鏡的屈光度有關，與透鏡光學中心點的距離無關
(D)平光鏡片（plano lens）不會產生稜鏡效應

Ans:(D)

詳解:

(A)度數高的球透鏡比度數低的球透鏡造成的稜鏡效較高。

(B)柱鏡在不同的軸度所產生的稜鏡效應不同。

(C)稜鏡效應與透鏡的屈光度有關，與透鏡光學中心點的距離也相關。

(D)平光鏡片沒有屈光力，所以不會產生稜鏡效鏡。

29.光束經一 12 稜鏡度（prism diopter）之稜鏡折射後，在多遠的距離此光束偏移的幅度為 80 cm？
(A)15 m
(B)150 m
(C)66.67 m
(D)6.67 m

Ans:(D)

詳解: 1m 偏 12cm，所以$\frac{12cm}{1m}=\frac{80cm}{d}\rightarrow d=\frac{80}{12}=6.67$(m)。

30.在病人的右眼前面配戴一個基底朝向鼻子的稜鏡，則入射的光線和看到的影像會有什麼變化？
(A)入射的光線經過稜鏡會朝向病人的右邊偏折，看到的影像會往病人的左邊偏移
(B)入射的光線經過稜鏡會朝向病人的左邊偏折，看到的影像會往病人的右邊偏移
(C)入射的光線經過稜鏡會朝向病人的左邊偏折，看到的影像會往病人的左邊偏移
(D)入射的光線經過稜鏡會朝向病人的右邊偏折，看到的影像會往病人的右邊偏移

Ans:(B)

詳解:

光線向鼻子(基底方向)偏，所以向左偏折。

影像向顳側(基底相反方向)偏，所以向右偏移。

31.以模型眼（schematic eye）來計算，從前表面測量有+5.00DS 的軸性遠視，則眼軸長為何？假設模型眼曲率半徑是 5.55mm，空氣和房水的折射率（refractive index）分別為 1.000 和 1.333

(A)22.22 mm (B)23.50 mm (C)24.24 mm (D)20.51 mm

Ans:(D)

詳解: $\frac{n_2}{v}=\frac{n_2-n_1}{r}+\frac{n_1}{u} \rightarrow \frac{1.333}{v}=\frac{1.333-1}{0.00555m}+(+5D) \rightarrow v=0.02051m=$ $20.51mm$。

32.在臨床應用中，角膜弧度儀和斜視角度測量所看到的影像是屬於下列何者？

(A)PurkinjeI (B)PurkinjeII (C)PurkinjeIII (D)PurkinjeIV

Ans:(A)

詳解:角膜前表面的反射影像為 Purkinje I。

33.近視-4.00D 無調節力之成年人，假設其景深為 1.50D，其看清晰的範圍為何？

(A)眼前 40.00 至 25.00cm 範圍內

(B)眼前 25.00 至 18.18cm 範圍內

(C)眼前 40.00 至 18.18cm 範圍內

(D)眼前 30.76 至 21.05cm 範圍內

Ans:(D)

詳解:

半景深為 0.75D，所以此人清晰視覺的屈光範圍為-4.75D 至-3.25D，

相當於眼前 0.2105m 至 0.3077m，即眼前 21.05cm 至 30.77cm。

34.驗光師收到一張處方箋：-5.00DS/-5.00DC×180，頂點距離 12 mm，最後鏡片要配戴在頂點距離 16 mm 處， 該鏡片應有多少屈光力，才能與原處方箋效果相同？

(A)-4.90DS/-4.68DC×180

(B)-5.10DS/-5.10DC×180

(C)-5.10DS/-5.32DC×180

(D)-5.30DS/-5.52DC×180

Ans:(C)

詳解:眼鏡頂點距增加 4mm，因此

水平屈光力：$P_{180}=\frac{P_S}{1+dP_S}=\frac{-5D}{1+0.004m\times(-5D)}=-5.10D$。

垂直屈光力：$P_{090}=\frac{P_S}{1+dP_S}=\frac{-10D}{1+0.004m\times(-10D)}=-10.42D$。

處方為-5.10DS/-5.32DC×180。

35.以簡易模型眼模式討論，以全眼屈折力+60.00D 為正視眼基準，折射率 1.333 為參數計算，一個模型眼為近視-5.00 DS，如果屬於屈光性近視，其眼球屈折度為多少？
(A)+65.00 D (B)+55.00 D (C)+60.00 D (D)+50.00 D

Ans:(A)

詳解:屈光性近視眼的軸長與正視眼相同，但眼屈光力不同，所以此眼屈光力為 +65D。

36.假設角膜前表面曲率半徑為 7.8 mm，角膜後表面曲率半徑為 6.5 mm，角膜介質折射率 1.376，房水介質折射率為 1.336，角膜厚度為 0.5mm，以厚鏡片公式計算，此眼角膜（在空氣介質中）的屈折力約為多少？
(A)42.17D (B)46.89D (C)40.10D (D)48.21D

Ans:(A)

詳解:

前表面屈光力$P_1=\frac{1.376-1}{+0.0078m}=+48.21D$，後表面屈光力$P_2=\frac{1.336-1.376}{+0.0065m}=-6.15D$。

角膜屈光力

$$P=(+48.21D)+(-6.15D)-\frac{0.0005m}{1.376}\times(+48.21D)\times(-6.15D)=$$
$$+42.17D$$ 。

37.有關透鏡的稜鏡效應，下列敘述何者錯誤？

(A)沿著透鏡光軸，不會有稜鏡度

(B)透鏡越厚處，稜鏡度越高

(C)透鏡稜鏡度隨著與光軸的距離增加而變大

(D)凹透鏡可以視為一個頂點對頂點集合而成的鏡片

Ans:(B)

詳解:(B)偏離光學中心越多才會稜鏡度越高。

38.一位患者用頂點距離 15 mm 的-10.00 DS 眼鏡可以完全矯正。如果要看清楚眼前 40 cm 的物體，配戴隱形眼鏡和配戴眼鏡的調節需求相差多少？

(A)0.43 D (B)0.56 D (C)0.78 D (D)0.83 D

Ans:(B)

詳解:

隱形眼鏡的調節需求等於正視眼的調節需求：$A_{CL} = 0 - \frac{1}{-0.4m} = 2.5D$。

框架眼鏡的調節需求：$A_A = \left(\frac{-10D}{1-0.015m\times(-10D)}\right) - \left(\frac{\frac{1}{-0.385m}+(-10D)}{1-0.015m\times\left[\frac{1}{-0.385m}+(-10D)\right]}\right) =$

$1.9D$。

兩者相差：0.6D。

39.一位遠點距離為眼前 50cm，近點距離為 8 cm 的患者，習慣閱讀距離為 33cm。在戴遠用眼鏡的情況下，則此患者需要多少近距離加入度數（near ADD），以方便患者閱讀？

(A)10.50 D (B)3.00 D (C)1.00 D (D)不需加入度數

Ans:(D)

詳解:調節需求為$A_D = 0 - \frac{1}{0.33m} = +3D$。

調節振幅為$A_A = \frac{1}{-0.5m} - \frac{1}{-0.08m} = 12.5D$。

近附加度數:$ADD = A_D - \frac{A_A}{2} = 3D - \frac{12.5D}{2} = -4.25D$，負號代表不需近附加度數。

40.一位-3.00DS 近視並老花眼的患者，全景深為 2.00D，在沒有矯正的情況下，可以看得清楚的最近距離是 25cm，則其能看得清楚的最遠距離為何？
(A)20cm (B)30cm (C)40cm (D)50cm

Ans:(D)

詳解:半景深為 1D，所以沒有矯正下清晰視覺的屈光範圍為-2D 至-4D，相當於眼前 50cm 至 25cm。

41.下列關於瞳孔大小改變之敘述，何者錯誤？
(A)當老人患有老年性瞳孔萎縮症時，瞳孔會縮很小，可改善屈光不正造成的視力不良
(B)青光眼患者使用 pilocarpine 時，會使瞳孔縮小，造成景深增加
(C)當使用 atropine 控制孩童的近視時，瞳孔會放大，視網膜上模糊圓的尺寸會增加
(D)當使用針孔測試時，發現患者的視力反而下降，這最可能是光線散射所導致

Ans:(D)

詳解:當使用針孔測試時，發現患者的視力反而下降，這最可能是光線繞射所導致。

42.當看近調節時，下列何種情形沒有發生？
(A)睫狀肌收縮
(B)水晶體懸韌帶收縮
(C)水晶體形狀變凸
(D)眼球屈光力增加

Ans:(B)

詳解: (B)水晶體懸韌帶放鬆。

43.一個人的遠點（far point）為眼前 200 cm 處，近點（near point）為眼前 12.5cm 處，則此人之調節力為多少？
(A)6.0D (B)7.5D (C)8.0D (D)8.5D

Ans:(B)

詳解:$A_A = U_{FP} - U_{NP} = \frac{1}{-2m} - \frac{1}{-0.125m} = 7.5D$。

44.遠視眼男性原本戴完全矯正之眼鏡，因故改戴完全矯正之隱形眼鏡，當他看近物時調節力會發生什麼樣的變化？
(A)需要比戴眼鏡時使用更多的調節力
(B)需要比戴眼鏡時使用較少的調節力
(C)與戴眼鏡時使用一樣多的調節力
(D)改戴隱形眼鏡後看近物不再需要調節力

Ans:(B)

詳解:遠視眼使用隱形眼鏡矯正時的調節需求少於使用框架眼鏡矯正的調節需求。

45.王小姐右眼為正視眼，在看一個位於角膜前 33.3 cm 的物體，她需要多少的調節力，才能將物體投射到視網膜？
(A)1.0D (B)2.0D (C)3.0D (D)4.0D

Ans:(C)

詳解:$A_D = U_{FP} - U_x = 0 - \frac{1}{-0.333m} = +3D$。

46.使用聚碳酸酯（n =1.58）磨成屈光力+6.00DS 的鏡片，其阿貝數為 30，求此鏡片的色像差？
(A)0.10D (B)0.20D (C)1.00D (D)2.00D

Ans:(B)

詳解:$CA = \frac{P}{Abbe} = \frac{+6D}{30} = +0.2D$。

47.開立一個聚碳酸酯的鏡片處方，如果鏡片的光學中心與患者的瞳孔未對準時，下列何者最可能導致視力下降？
(A)球面像差 (B)彗星像差 (C)縱向色像差 (D)橫向色像差

Ans:(D)

詳解:因為產生稜鏡效應而造成橫向色像差。

48.一個病患有屈光不正，右眼-4.00D，左眼-9.00D，經過角膜曲率鏡測量後，初步判定兩眼角膜有相同屈光力，下列敘述何者正確？
(A)此病患的兩眼不等視最有可能是屬於軸性
(B)此病患的兩眼不等視最有可能是屬於屈光性
(C)此病患戴上眼鏡完全矯正，左眼看到的影像較大
(D)此病患戴上隱形眼鏡後，就不會有兩眼不等像的問題

Ans:(A)

詳解:

(A)(B)兩眼屈光力相同，所以不等視最有可能是屬於軸性。

(C)戴上眼鏡完全矯正，左眼看到的影像較小。

(D)軸性不等視以隱形眼鏡矯正時仍會有兩眼不等像問題。

49.高度近視的病患常抱怨配戴眼鏡時感到光線較暗，其原因最不可能為下列何者？
(A)使用高折射率鏡片
(B)鏡片較薄
(C)鏡片鍍膜
(D)鏡片材質的光線吸收度太高

Ans:(B)

詳解:

(A)高折射率鏡片反射率高，穿透率低。

(B)鏡片薄，穿透率高，並且高度數近視鏡片的邊緣較厚。

(C)要鍍抗反射膜，才會增加穿透率。

(D)吸收度高，穿透率低。

50.有關鏡片造成彗星像差的敘述，下列何者錯誤？
(A)彗星像差是拋物面鏡與生俱來，不可避免
(B)消除彗星像差的方法，可以利用遠離光軸位置部分，適度調整曲率半徑而達成
(C)彗星像差的大小，與鏡片的直徑平方成正比
(D)彗星像差是指離軸平行光線會形成一模糊的光斑

Ans:(D)

詳解:彗星像差被定義為偏離入射光孔的放大變異。

110年專技高考【驗光師】
視光學 （江建男老師編授）

1.下列何種對比敏感度（contrast sensitivity）缺損類型，將保有較正常視力值？
(A)第一型（Type I）
(B)第二型（Type II）
(C)第三型（Type III）
(D)第四型（Type IV）

Ans:(C)

詳解:Regan(1991)提出

第一型為高空頻率下降，常見為屈光為矯正【108年高考師第5題】

第二型為所有頻率下降，可能來自眼內光線的散射，如白內障或其他介質混濁或弱視【107年特考師第4題】

第三型為低空頻率的下降(約2cpd)，**視力正常**，如視覺路徑中的多發性硬化症，視力正常卻喪失低空頻率【109年高考師第7題】

2.調節檢查中發現患者的虛性相對調節（negative relative accommodation）數值低於期待值，與下列何種視覺異常可能較相關？
①聚合過度（convergence excess）
②聚合不足（convergence insufficiency）
③調節過度（accommodation excess）
④調節不足（accommodation insufficiency）
⑤調節不靈敏（accommodation infacility）
(A)①③
(B)①③⑤
(C)②④⑤
(D)②③⑤

Ans:(D)

詳解: NRA低有**調節過度**的傾向，NRA低間接影響到PRC也低所以會有**內聚不足**的傾向，如果NRA低加上單眼球面反轉拍(±2.00)也低就會有**調節靈活度不足**的傾向

3.看遠方時右眼需要配戴-2.00DS/-2.00DC×045 的眼鏡矯正，左眼需要配戴+3.00DS/-4.00DC×135 的眼鏡矯正。兩眼垂直方向的矯正度數差異為多少屈光度？

(A)2.00 D

(B)3.00 D

(C)4.00 D

(D)5.00 D

Ans:(C)

詳解:

右眼垂直度數→$F_\theta = S + C \times \sin^2\theta$→$F_\theta = (-2) + (-2) \times \sin^2 45^\circ = -3.00$

左眼垂直度數→$F_\theta = S + C \times \sin^2\theta$→$F_\theta = (+3) + (-4) \times \sin^2 45^\circ = +1.00$

右眼與左眼差距＝(-3.00)－(+1.00)＝-4.00

4 有關角膜地形圖像分析（corneal topographic analysis）的敘述，下列何者最不適當？

(A)反射式的（reflective）角膜地形圖像分析是利用角膜前表面的淚液層，對儀器弧度偵測目標的反射，藉以分析角膜的表面形狀

(B)掃描式的（slit-scanning）角膜地形圖像分析是利用光學掃描，以取得角膜的前表面與後表面資料

(C)經由角膜弧度儀（keratometer）或者角膜地形圖像分析測得的角膜散光（corneal astigmatism）與經由驗光而得到眼球的散光未必相同

(D)角膜地形圖像分析通常比較凸的區域（steep area）會用藍色表示

Ans:(D)

詳解: (D)角膜地形圖像分析通常比較凸的區域（steep area）會用**紅色**表示

5.對比敏感度測試對於偵測視力相對正常但已受損的視覺功能來說相當有效，下列那一種情形於臨床上並未出現明顯之對比敏感度下降問題？

(A)初期糖尿病視網膜病變

(B)視神經炎

(C)輕微晶體囊性混濁

(D)斜視

Ans:(D)

詳解: 斜視不會出現對比敏感度有差異

6.看遠方時需要配戴+2.00DS/-2.00DC×090 的眼鏡矯正，可以得到最佳視力，稱為：

(A)混合型散光（mixed astigmatism）

(B)複合型近視散光（compound myopic astigmatism）

(C)單純型遠視散光（simple hyperopic astigmatism）

(D)複合型遠視散光（compound hyperopic astigmatism）

Ans:(C)

詳解:+2.00DS/-2.00DC×090為**單純型遠視散光**

7.有關遠用視力表的敘述，下列何者錯誤？

(A)在標準距離測量時，史耐倫（Snellen）視力表 6/6 的 E 字母垂直大小的夾角為五分角

(B)常見的藍道爾(Landolt)C 形視力表量測標準距離是 5 m，史耐倫(Snellen) E形視力表量測標準距離是 6 m

(C)視力也可用最小分辨角 MAR（minimum angle of resolution）來表示，視力 0.5 等於 MAR 2 分角

(D)最小分辨角MAR 的對數值就是log MAR，log MAR 負數時表示視力不良

Ans:(D)

詳解:最小分辨角MAR 的對數值就是log MAR，log MAR 負數時表示**視力愈好**

8.有一位受測者電腦驗光儀檢查結果為 -4.00DS/+1.50DC×090，下列敘述何者正確？

(A)網膜成像為混合型散光（mixed astigmatism）

(B)散光屬於逆散型式

(C)負散光表示法為+4.00DS/-1.50DC×180

(D)散光若都由角膜引起，角膜垂直徑度較陡

Ans:(D)

詳解:

(A)網膜成像為複合型近視性散光

(B)散光屬於順散型式(-2.50-1.50×180°)

(C)負散光表示法為-2.50DS/-1.50DC×180

9.關於操作亂點 E 卡（random dot E cards），下列何者最不適當？

(A)病人需要配戴偏光眼鏡（polaroid glasses）

(B)檢查過程病人都不需要配戴看近用眼鏡（near correction）

(C)檢查環境的光線要好（in good illumination）

(D)具正常立體感之成年人，可以辨別距離他眼前 150 cm 的亂點 E 卡

Ans:(B)

詳解:亂點E卡檢查立體視患者**需要配戴看近眼鏡**

10.下列那項檢查比較不能知道病人是否有眼位異常？

(A)布魯克納檢測法（Brückner test）

(B)赫希伯格檢測法（Hirschberg test）

(C)亂點 E 卡（random dot E cards）

(D)克氏檢測法（Krimsky test）

Ans:(C)

詳解:亂點E卡視檢查立體視因此無法得知是否眼位異常

11.色盲本檢查，亦稱為假同色圖法（pseudoisochromatic plates），下列那一種檢查可同時篩檢紅綠色與黃藍色色覺異常？

(A)石原氏色盲測驗（Ishihara color test）

(B)德沃林顏色視覺測驗（Dvorine plates color test）

(C)納格爾色盲檢查鏡（Nagel anomaloscope test）

(D)美國光學哈代蘭特里特勒顏色視覺板(American Optical Hardy-Rand-Rittler color test）

Ans:(D)

詳解:美國光學哈代蘭特里特勒顏色視覺板**可以檢查出紅綠、黃藍色覺異常**

12.下列有關眼震顫的描述，何者錯誤？

(A)眼震顫主要可分為早發性或嬰兒型（early onset or infantile）眼震顫、潛在性（latent）眼震顫及後天性（acquired）眼震顫三種類別

(B)潛在性眼震顫在遮一眼時，偏移量會增大，因此驗光時，用正度數鏡片遮眼驗光較直接遮眼為佳

(C)使用稜鏡無法有效改善眼球震顫

(D)硬式隱形眼鏡因眼瞼的刺激感覺，對眼震顫的改善有所幫助

Ans:(C)

詳解:眼球震顫在光學矯正上是**以稜鏡為最佳處置方式**

13.進行魏氏四點（Worth four-dot）檢測，右眼戴紅色鏡片，左眼戴綠色鏡片，患者告知看到五個光點，如見到三個光點在上，兩個光點在下，則此患者為下列何種現象？
(A)右眼向上偏斜
(B)左眼向上偏斜
(C)外斜合併複視
(D)內斜合併複視

Ans:(A)

詳解:見到三個光點在上，兩個光點在下則患者為**右眼上斜位**

14.實行立體視覺檢查，患者表示戴上偏光鏡後，圖形一樣為平面狀，表示為下列何者？
(A)調節作用（accommodation）
(B)內聚作用（convergence）
(C)抑制現象（suppression）
(D)調節靈敏性（accommodative facility）

Ans:(C)

詳解: 立體視覺檢查，患者戴上偏光鏡後看圖形一樣為平面狀，表示**患者有抑制現象**

15.常見的眼初步檢查（entrance tests）項目不包含下列何者？
(A)馮格瑞費（von Graefe）檢查
(B)遮蓋檢查（cover test）
(C)布魯克納（Brückner）檢查
(D)赫希伯格（Hirschberg）檢查

Ans:(A)

詳解:眼初步檢查（entrance tests）項目不包含**馮格瑞費（von Graefe）檢查**

16 關於視網膜檢影鏡法（retinoscopy）檢查，下列何者最不適當？
(A)用您的右眼檢查病人的左眼
(B)距離病人大約 50～67 cm
(C)最好把房間光線調暗些
(D)請病人張開雙眼並注視遠方目標

Ans:(A)

詳解:視網膜檢影鏡法（retinoscopy）檢查需要用**驗光師的右眼檢查病人的右眼**，病人的左眼看無限遠方

17 進行視網膜檢影鏡檢查時，若在患者之眼底反光中觀察到剪刀式反光（scissors' s reflex）可能是由於光學像差，如：彗星像差所引起的。則下列那一類型患者眼前進行視網膜檢影鏡檢查時，較不會觀察到剪刀式反光？

(A)圓錐角膜（keratoconus）

(B)角膜結痂（corneal scarring）

(C)縮瞳（miosis）

(D)高度近視（high myopia）

Ans:(C)

詳解:**小瞳孔**在視網膜鏡檢查不容易發現剪刀影像

18 有關自動電腦驗光機原理之敘述，下列何者錯誤？

(A)使用自動電腦驗光機測量度數屬於他覺式驗光法

(B)作用原理為利用遠紅外線光源入射眼介質，經折反射後分析計算出屈光不正度數

(C)一般所採用之遠紅外線波長介於 700 至 800 奈米（nm）

(D)因受到來自脈絡膜及鞏膜反射光之影響，測量結果可能會產生約-0.50 D 之誤差

Ans:(C)

詳解:電腦驗光儀多數選用紅外線或雷射技術，**光波波長在800～950nm之間**，使用時不需要散瞳

19 下列何者不屬於自覺式驗光（subjective refraction）步驟？

(A)紅綠雙色測試（duochrome test）

(B)綜合驗光儀測試（phoropter）檢查

(C)散光盤表測試（astigmatic dial test）

(D)照相驗光（photorefraction）

Ans:(D)

詳解:照相驗光（photorefraction）是指電腦驗光儀是**屬於他覺式驗光**

20 關於視網膜檢影鏡法(retinoscopy)檢查時,被檢查者眼球在 180 度及 90 度的方向,皆可以+3.00 D 達到中和,若檢查距離為 67 cm,被檢查者的屈光度數為下列何者?

(A)+1.50 DS

(B)+3.00 DS

(C)+4.50 DS

(D)+6.00 DS

Ans:(A)

詳解:視網膜鏡檢查沒有加入工作輔助鏡片,這時患者的度數必須加上工作距離的倒數變成負度數,(+3.00)+【−(1/0.67)】=+1.50

21.以綜合驗光儀進行散光檢查,初始處方為+2.50DS/-1.25DCx065。放置圓柱交叉鏡後開始檢查散光軸度, 患者表示鏡片 1 較清楚,檢查者便將散光軸度調整至 055。試問,此時 JCC 上負軸(minus axis)軸度為何?

(A)055

(B)145

(C)010

(D)100

Ans:(C)

詳解:處方軸在65°,經交叉圓柱鏡檢查者便將散光軸度調整至 055,這樣表示追紅點其**<u>軸在55°</u>**,而紅點在軸的右邊,離軸相差45°,**<u>所以紅點的位置為(55-45)=10°</u>**

22.有關霧視(fogging)何者錯誤?

(A)霧視單側眼睛可以測試雙眼平衡(binocular balance)

(B)可以藉此消除調節(accommodation)造成的配鏡誤差

(C)可藉由加上凸透鏡度數來達到霧視的效果

(D)霧視是試圖將成像移至視網膜後方,使眼睛放鬆

Ans:(D)

詳解: 霧視是試圖將成像移至視網膜**<u>前方</u>**,使眼睛放鬆

23.一位 20 歲的患者進行自覺式驗光，以紅綠雙色檢查（duochrome）一直無法調整到紅綠的視標一樣清楚， 當加入+0.25 DS 時紅色視標比較清楚（綠變紅），但拿掉它時又變回綠色視標比較清楚（紅變綠）。若要再進行傑克森交叉圓柱鏡（JCC）測量散光，下列敘述何者最正確？

(A)應該留在紅色視標清楚，因為紅色清楚時代表最小模糊圈（circle of least confusion）已經精準的在視網膜上

(B)應該留在紅色視標清楚，因為紅色清楚時年輕患者可以透過調節將最小模糊圈調至視網膜上

(C)應該留在綠色視標清楚，因為綠色清楚時代表最小模糊圈已經精準的在視網膜上

(D)應該留在綠色視標清楚，因為綠色清楚時年輕患者可以透過調節將最小模糊圈調至視網膜上

Ans:(D)

詳解:紅綠式標無法一樣清楚**應該留在綠色視標清楚**，因為綠色清楚時年輕患者可以透過微量調節將最小模糊圈調至視網膜上

24.在測量-9.00DS/-3.00DC×135 的角度軸時，交叉圓柱翻轉鏡的位置其負圓柱鏡軸在 90 度時，被檢者認為看得較清楚，當每次角度調整以 5 度角為準時，則其角度軸應調至多少度？

(A)090

(B)130

(C)135

(D)140

Ans:(B)

詳解:在測量-9.00DS/-3.00DC×135 的角度軸時，交叉圓柱翻轉鏡的位置其負圓柱鏡軸在 90 度時(**表示紅點在90度，並且在滾輪軸的右邊**)，**追紅點所以軸調至130°**

25.進行自覺式驗光後患者的視力品質仍然不佳，因此決定運用裂孔板（stenopaeic slit）來幫患者重新確認度數。將裂孔板放在 35 度時，矯正度數的鏡片為+2.50 DS，又將裂孔板轉至 125 度，矯正度數的鏡片為-1.00 DS。依照上述，此受檢者的矯正度數應為：

(A)+2.50DS/-1.00DC×035

(B)+2.50DS/-1.00DC×125

(C)+2.50DS/-3.50DC×035

(D)+2.50DS/-3.50DC×125

Ans:(C)

詳解: +2.50@35°；-1.00@125°，所以度數處方為**(C)+2.50DS/-3.50DC×035**

26.有關使用鐘面散光圖形（astigmatic dial）檢查時，患者表示在 2 點鐘的線條最模糊，此時在眼內何種角度的線條最為清楚？

(A)30 度

(B)60 度

(C)120 度

(D)150 度

Ans:(B)

詳解:

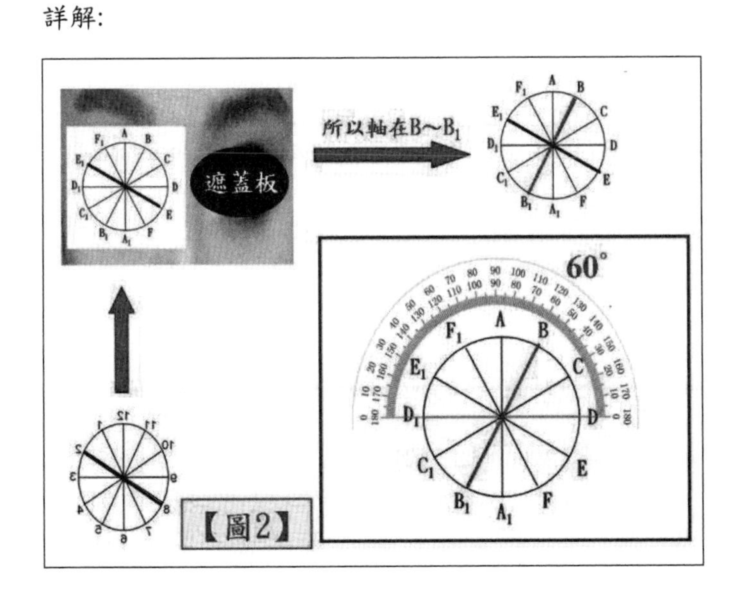

27.有關處方近用加入度（ADD）之敘述，下列何者錯誤？
(A)大多數近用加入度的處方，雙眼應該一致
(B)若兩眼測量出的近用加入度不一樣，應重做測試或確認其遠距離處方之雙眼平衡檢查結果
(C)健康條件不佳的患者可能會要求高於其年齡或工作距離所需的近用加入度
(D)當檢查出的近用加入度低於患者年齡或工作距離所需時，應考量其遠距離處方是否有正度數不足或負度數過量之情形

Ans:(D)

詳解:當檢查出的近用加入度低於患者年齡或工作距離所需時，應考量其遠距離處方是否有**正度數過多**或**負度數不足**之情形

28 以 Hofstetter' s 公式最小值計算 40 歲的個案，其 NPA（near point of accommodation）最大距離應為何？
(A)10 cm
(B)15 cm
(C)20 cm
(D)25 cm

Ans:(C)

詳解:調節幅度＝15－(0.25×年齡)＝15－(0.25×40)＝+5.00D
1／+5＝0.2m＝20cm

29 將+3.00 DS 凸透鏡放置於正視眼眼前，測得調節近點為眼前 10 cm，此眼之調節幅度（accommodative amplitude）為多少？
(A)3 D
(B)7 D
(C)10 D
(D)13 D

Ans:(B)

詳解:1／0.1m＝+10.00D，(+10)－(+3.00)＝+7.00D

30 有關調節幅度（amplitude of accommodation）測試之敘述，下列何者錯誤？
(A)使用推進法（push-up test）量得的調節幅度會少於拉遠法（pull-away test）
(B)測試結果若明顯低於該年齡族群之平均值，則可能有調節不足的問題
(C)雙眼測量結果會較單眼各別所測得之調節幅度來的多
(D)唐氏症與腦性麻痺患者，其調節幅度會顯著低於同年齡的人

Ans:(A)

詳解:使用推進法（push-up test）量得的調節幅度會**多於**拉遠法（pull-away test）

31 進行 von Graefe 眼位測試時，下列那一注意事項正確？
(A)視標應選擇較優眼視力值再大一行之單個字母
(B)若受測者反映只有看到一個視標，應確認是否打開雙眼並輪流遮蓋兩眼
(C)將 6^{Δ}BU 稜鏡放置於右眼，12^{Δ}BI 稜鏡放置於左眼前
(D)旋轉稜鏡時速度約為每秒 5 個稜鏡量

Ans:(B)

詳解:

(A)視標應選擇較**劣眼**視力值再大一行之單個字母

(B)將 6^{Δ}BU 稜鏡放置於**左眼**，12^{Δ}BI 稜鏡放置於**右眼**前

(D)旋轉稜鏡時速度約為每秒 1 個稜鏡量

32 關於調節（accommodation）的檢測，下列何者最不適當？
(A)可以使用動態檢影鏡法配合 MEM 卡片（dynamic retinoscopy with MEM card）檢測
(B)可以使用擺鈴檢影鏡法（bell retinoscopy）檢測
(C)可以使用里斯利稜鏡（Risley prisms）配合近距離目標來檢測
(D)可以使用凹透鏡至模糊法（minus lens to blur）檢測

Ans:(C)

詳解: 使用里斯利稜鏡（Risley prisms）配合近距離目標來檢測，這個檢查為(4△ Base Out)檢查方法，主要是檢查是否中心抑制或微小斜視

33.在進行雙眼調節靈敏度（accommodative facility）測驗的受檢者，透過-2.00 D看視標時，無法讓視標呈現清晰狀態。若將任一眼遮蓋，受檢者另一眼都能看清楚視標。下列敘述何者最為適當？
(A)視標模糊是因為隱斜位不足（heterophoria inadequacy）
(B)視標模糊是因為調節不足（accommodative inadequacy）
(C)視標模糊是因為融像聚散不足（fusional vergence inadequacy）
(D)視標模糊是因為調節不足與融像聚散不足

Ans:(C)

詳解: (有爭議)

雙眼球面反轉拍檢查-2.00D 無法通過檢查(表示聚散及調節都有問題)，而單眼的球面反轉拍檢查正、負度數都能通過檢查(這樣表示調節沒有問題)，因此得知患者只有聚散問題，而雙眼無法接受負度數則表示**患者有內聚過度的傾向**

34.在 6 m 處測量的改良式托林頓技巧（modified Thorington technique）視標卡，每個標記間之間隔應該設為多少？
(A)8 cm (B)6 cm (C)10 mm (D)4 mm

Ans:(B)

詳解:(稜鏡量＝偏移量cm／距離m)→→1△＝偏移量cm／6m→→偏移量＝6cm

35.魏氏四點（Worth four-dot）檢查時，患者右眼戴紅色濾鏡，左眼戴綠色濾鏡，若患者看到紅色光點在左側， 綠色光點在右側時，表示為何？
(A)右眼抑制 (B)左眼抑制 (C)內斜 (D)外斜

Ans:(D)

詳解:患者右眼戴紅色濾鏡，左眼戴綠色濾鏡，若患者看到紅色光點在左側， 綠色光點在右側時，**表示異側性外斜**

36.在負性融像聚散（negative fusional vergence）情況下，眼球雙眼的運動為下列那一類型？
(A)朝內
(B)朝外
(C)朝上
(D)朝下

Ans:(B)

詳解:在負性融像聚散（negative fusional vergence）情況下，表示基底朝內，所以眼球運動會**朝外轉**

37.進行聚散能力測試時，若受測者反應「單一視標在移動」，則代表發生下列那一情況？

(A)抑制（suppression）

(B)調節（accommodation）

(C)複視（diplopia）

(D)內聚（convergence）

Ans:(A)

詳解:進行聚散能力測試時，若受測者反應「單一視標在移動」，**則代表患者有一個眼睛抑制**

38.聚散靈敏度（vergence facility）檢測，常用的翻轉鏡稜鏡度為何？

(A)3^{Δ}BI（基底朝內）及 12^{Δ}BO（基底朝外）

(B)12^{Δ}BI（基底朝內）及 3^{Δ}BO（基底朝外）

(C)4^{Δ}BI（基底朝內）及 8^{Δ}BO（基底朝外）

(D)8^{Δ}BI（基底朝內）及 4^{Δ}BO（基底朝外）

Ans:(A)

詳解:聚散靈敏度（vergence facility）檢測，常用的翻轉鏡稜鏡度為 3^{Δ}BI（基底朝內）及 12^{Δ}BO（基底朝外）

39 下列何項無法有效的改善內聚不足（convergence insufficiency）的症狀？

(A)視覺訓練（vision therapy）

(B)予以負加入度（minus add lenses）

(C)處方稜鏡（prism correction）

(D)屈光矯正（correction of ametropia）

Ans:(B)

詳解：(有爭議)

內聚不足可以使用負度數來舒緩他的症狀，但是由於內聚不足會形成低AC/A比，所以可能會需要大量的負度數舒緩症狀會變得不適合，但是假設患者只需要1個稜鏡度並且AC/A比2／1，那麼只需要-0.50D，這樣適度的負度數過矯還是可以接受，但是單純的屈光矯正要解決內聚不足的症狀有些言過了

40.下列何者比較可能有正常之 AC/A 值？

①內聚力過度（convergence excess）

②開散力不足（divergence insufficiency）

③基本內隱斜位（basic esophoria）

④融像聚散功能不良（fusional vergence dysfunction）

(A)①② (B)③④ (C)①③ (D)②④

Ans:(B)

詳解:基本內隱斜位及融像聚散功能不良這兩個症狀其AC/A比都是在正常範圍內

41 固視偏差曲線圖（fixation disparity curve）上的那一部位對應到關聯性內隱斜位（associated esophoria）？

(A)垂直 y-軸截距（vertical y-axis intercept）

(B)水平 x-軸截距（horizontal x-axis intercept）

(C)對稱中心（center of symmetry）

(D)曲線的斜率（slope of the curve）

Ans:(B)

詳解:固視偏差曲線圖其**水平 x-軸截距（horizontal x-axis intercept）**對應到關聯性內隱斜位

42 眼球只有垂直隱斜位的失調，除了視力訓練之外，最好是用稜鏡矯正，若患者左眼有上隱斜位，則左眼稜鏡基底應在那個方向？

(A)朝外

(B)朝內

(C)朝上

(D)朝下

Ans:(D)

詳解:左眼有上隱斜位，則左眼稜鏡應該**基底朝下**矯正

43.有關 ZSCBV 曲線圖（zone of single clear binocular vision）的敘述，下列何者正確？

①ZSCBV 曲線圖呈現的數據包含正負相對調節（positive and negative relative accommodation）、隱斜位（phoria）、調節準確度（accommodative accuracy）、融像聚散（fusional vergence）

②從 ZSCBV 曲線圖可以看出測量的數據是否有錯誤

③在曲線圖上的三條水平線為融像聚散與正負相對調節

④ZSCBV 曲線圖把調節與雙眼相關數據以較視覺化的方式呈現出來

(A)①②　(B)③④　(C)①③　(D)②④

Ans:(D)

詳解:

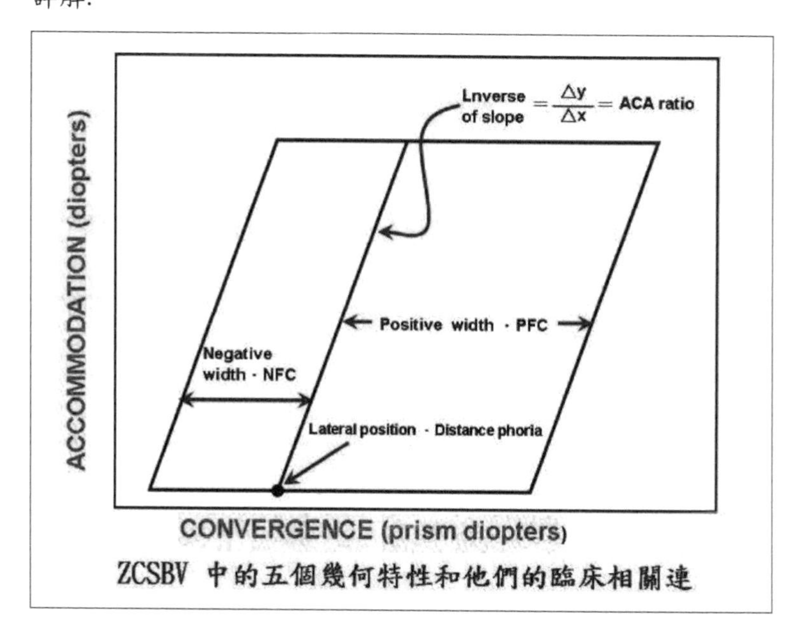

ZCSBV 中的五個幾何特性和他們的臨床相關連

44 多數的人呈現何種類型的固視偏差曲線圖（fixation disparity curve）？
(A)類型一（Type I）
(B)類型二（Type II）
(C)類型三（Type III）
(D)類型四（Type IV）

Ans:(A)

詳解:

Type I：在 BI 與 BO 兩端都有陡峭的曲線，約有 60%的人屬於此類。

Type II 與 TypeIII：分別在 BO 與 BI 端有平緩的線段，佔 25%與 10%。

Type IV：只有中間區域對稜鏡的改變有變化，兩端都是平緩的線段。佔 5%可能有融像方面的問題

45 下列視覺功能異常，何者不適合以視覺訓練方式為首選的處置方式？
(A)聚合不足
(B)聚合過度
(C)失代償性（decompensated）的近方外隱斜位（near exophoria）
(D)內隱斜位（esophoria）

Ans:(B)

詳解:聚合過度為近方有高度內隱斜症狀,不適合做視覺訓練

46 有關弱視之敘述，下列何者最不適當？
(A)白內障有可能造成兒童視力不良
(B)斜視有可能造成兒童視力不良
(C)不等視有可能造成兒童視力不良
(D)斜視若引起弱視，通常是雙眼弱視

Ans:(D)

詳解:斜視若引起弱視，通常是**單眼弱視**

47 根據 Park’s 三步驟（Park’s three-step），在主視線（primary gaze）或正前方進行測驗時，觀察到右眼有上偏眼位（hyperdeviation），可能與下列何者功能異常相關？

(A)右外直肌（right lateral rectus）、右下直肌（right inferior rectus）、左外直肌（left lateral rectus）、左上斜肌（left superior oblique）

(B)右內直肌（right medial rectus）、右上斜肌（right superior oblique）、左下斜肌（left inferior oblique）、左內直肌（left medial rectus）

(C)右上斜肌（right superior oblique）、右下直肌（right inferior rectus）、左上直肌（left superior rectus）、左下斜肌（left inferior oblique）

(D)右上直肌（right superior rectus）、右下斜肌（right inferior oblique）、左上斜肌（left superior oblique）、左下直肌（left inferior rectus）

Ans:(C)

詳解:右眼上斜又稱左眼下斜，右眼上斜表示右眼下面出問題圈起來(右眼上斜肌或下直肌有問題)，左眼下斜表示左眼上面出問題圈起來(左眼下斜肌或上直肌有問題)

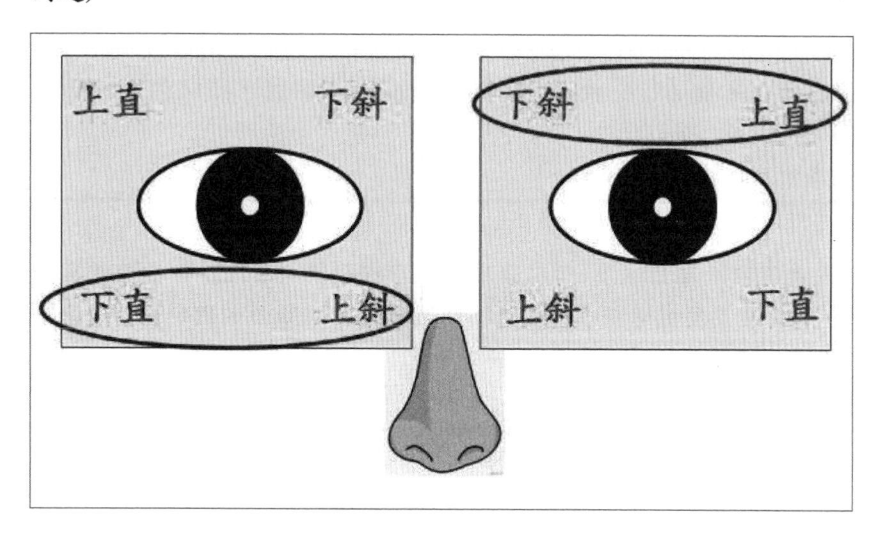

48 以下那一種屈光狀態，在 7 歲兒童產生弱視的機會最低？

(A)右眼：-4.00DS/-0.50DC×180 左眼：-4.00DS/-0.50DC×180

(B)右眼：+6.00DS 左眼：+6.00DS

(C)右眼：plano/-4.00DC×180 左眼：plano/-4.00DC×180

(D)右眼：+4.00DS/-0.50DC×180 左眼：-4.00DS/-0.50DC×180

Ans:(A)

詳解:

(A)右眼：-4.00DS/-0.50DC×180 左眼：-4.00DS/-0.50DC×180，兩眼屈光度數一樣並且都是近視，所以發生弱視的機會相當低

49 3 歲大的孩子被家長發現有左眼內斜視，下列處置何者最不適當？

(A)如果檢查發現有遠視，可能要考慮是全調節性內斜視（fully accommodative esotropia），如果要矯正這類的內斜視，必須在睫狀肌麻痺下驗光（cycloplegic refraction）把眼鏡的遠視度數配足

(B)除了眼位斜視需要矯正之外，還要注意可能有弱視的問題，所以視力也要評估

(C)如果檢查懷疑是高 AC/A 比（high AC/A ratio）內斜視，可以考慮配雙焦點眼鏡（bifocals）

(D)應該建議他立刻接受手術矯正

Ans:(D)

詳解:3 歲的患者其調節力相當強，所以發現左眼有內斜視時應該要檢查是否有遠視屈光不正，如果有高度的遠視屈光不正，那可能就是**調節性的內斜視**，因此不可以接受斜視手術矯正，而是需要配戴屈光不正的遠視全矯正

50 有關 logMAR 視力表之敘述，下列何者錯誤？

(A)logMAR 視力表製作原理與 Bailey-Lovie 視力表相似

(B)logMAR 視力表上每個字母代表著 0.01 視力值

(C)logMAR 視力表上每一行的字母數量是固定的

(D)相較其他視力表，logMAR 視力值具有較高重複性且較能偵測到雙眼間視力的差異

Ans:(B)

詳解:logMAR 視力表上每個字母代表著 **0.02 視力值**

110年專技高考【驗光師】
隱形眼鏡-黃柏緯、配鏡學-汪伯勳

1.有關軟式隱形眼鏡材質的敘述，下列何者錯誤？
(A)聚甲基丙烯酸甲酯（polymethyl methacrylate, PMMA）結合羥基（OH）後，形成聚甲基丙烯酸乙酯（polyhydroxyethyl methacrylate, pHEMA）的聚合物材質
(B)聚甲基丙烯酸乙酯比甲基丙烯酸甘油酯（glyceryl methacrylate, GMA）材質有更大的親水性
(C)乙酸丁酸纖維素（cellulose acetate butyrate, CAB）不是製作軟式隱形眼鏡的材質
(D)聚甲基丙烯酸乙酯材質因含有羥基，所以有很好的濕潤性

Ans:(B)

詳解:甲基丙烯酸甘油酯(glyceryl methacrylate, GMA)會提高含水量,更為親水。

2.由於鏡片表面濕潤性（surface wettability）和規格穩定性（dimensional stability）的好處，下列那一分類的鏡片已成為大多數近視日戴型RGP最常選用的材料？
(A)低Dk之氟矽丙烯酸酯（fluoro-silicone/acrylate, F-S/A）
(B)低Dk之乙酸丁酸纖維素（cellulose acetate butyrate）
(C)低Dk之甲基丙烯酸甘油酯（glyceryl methacrylate）
(D)高Dk之矽氧烷丙烯酸酯（silicone/acrylate, S/A）

Ans:(A)

詳解:目前大多數日戴型 RGP最常選用的材料為氟矽丙烯酸酯（fluoro-silicone/acrylate,F-S/A），因其透氧量雖不高但傳氧量高。

3.有關於軟式隱形眼鏡、硬式隱形眼鏡之比較，下列敘述何者正確？
(A)主要影響硬式隱形眼鏡透氧率的因素是 methyl methacrylate（MMA）的增加
(B)軟式隱形眼鏡在有散光角膜上一定會因為柔曲現象而有殘餘散光的出現
(C)硬式隱形眼鏡的折射率與刮擦程度（the extent of scratching）成負相關
(D)若無殘餘散光，軟式隱形眼鏡比硬式隱形眼鏡有較佳的光學透明度

Ans:(C)

詳解:

(A)主要影響硬式隱形眼鏡透氧率的因素是鏡片上的孔洞多寡與含矽量

(B)柔曲現象而有殘餘散光的出現，主要出現於硬式鏡片

(D)若無殘餘散光，硬式隱形眼鏡比軟式隱形眼鏡有較佳的光學透明度

4.有關隱形眼鏡鏡片，下列敘述何者正確？

(A)水膠隨著含水量的增加，透鏡強度和抗沉積物能力降低，並且透氧性隨著含水量的增加而減少

(B)根據 Harvitt and Bonanno（1999）的研究，關於過夜配戴型角膜塑型鏡片，為避免整層角膜水腫 DK/L 最少需 85

(C)老一代矽水膠鏡片，雖然透氧性非常高，但具有較大的彈性模量（modulus of elasticity），導致淺表上皮角膜弓狀病變（superficial epithelial arcuate lesions,SEALs），粘蛋白球（musin）沉積物和隱形眼鏡乳突狀結膜炎（contact-lens-induced papillary conjunctivitis, CLPC）的發生率更高

(D)較新的矽水膠與早期的矽水膠相比，它們具有較低的含水量，較高的模數並且不需要進行表面處理

Ans:(C)

詳解:

(A)水膠鏡片含水量增加，透鏡強度和抗沉積物能力降低，並且透氧性隨著含水量的增加而增加

(B)夜戴型角膜塑型鏡片，避免整層角膜水腫 DK/L 最少需 125

(D)矽水膠鏡片因材質較容易乾，故需要表面處理增加濕潤性

5.下列何者不是硬式鏡片常用的濕潤劑（wetting agents）？

(A)甲基丙烯酸（methacrylic acid, MAA）

(B)聚乙烯醇（polyvinyl alcohol, PVA）

(C)乙烯基吡咯烷酮（N-vinyl pyrrolidone, NVP）

(D)乙二醇二甲基丙烯酸酯（ethylene glycol dimethacrylate, EGDMA）

Ans:(D)

詳解:乙二醇二甲基丙烯酸酯（ethylene glycol dimethacrylate, EGDMA）為穩定材質，添加後含水量降低，濕潤性降低。

6.甲基丙烯酸羥乙酯（2-hydroxyethyl methacrylate, HEMA）與甲基丙烯酸甘油酯（glyceryl methacrylate, GMA） 材質結合時，下列敘述何者正確？
(A)低含水離子性鏡片
(B)對pH值變化敏感
(C)Etafilcon A不屬於這類材質
(D)FDA分類中的第四類材質

Ans:(C)

詳解:

(A)為高含水非離子性鏡片

(B)對pH值變化不敏感，在pH值6~10之間穩定

(D)FDA分類中的第二類材質

7.針對接受過穿透性角膜移植手術（penetrating keratoplasty, PKP）的病人，何者並非使用隱形眼鏡的適應症？
(A)角膜上皮癒合不良或傷口滲漏
(B)術後之不規則散光
(C)術後之雙眼視差
(D)術後造成的高眼壓

Ans:(D)

詳解:眼壓與穿透性角膜移植手術（penetrating keratoplasty, PKP）較無關聯。

8.有關使用化學消毒法，來消毒軟式隱形眼鏡的方法，下列何者錯誤？
(A)化學消毒法又可稱為多功能（三合一）系統， 集洗、沖、消毒於一瓶藥水。優點是簡單，缺點是在消毒過程中，藥水中的防腐劑化學成分會滲入鏡片中
(B)目前使用在化學消毒法中的新型防腐劑化學成分比起早期的硫柳汞（thimerosal），較不會引起過敏反應的原因是其較小的分子量，也比較容易被代謝掉
(C)美國曾經爆發的棘狀阿米巴原蟲角膜感染，被認為與美國的自來水化學物成分改變或淨水方式改變有關，令棘狀阿米巴原蟲量增加
(D)若要以化學消毒法有效去除鏡片上的棘狀阿米巴原蟲，使用清潔液，並且在沖洗鏡片前先用手指搓洗是一個最重要的步驟

Ans:(B)

詳解:目前使用在化學消毒法中的新型防腐劑化學成分比起早期的硫柳汞（thimerosal），較不會引起過敏反應的原因是其較大的分子量，表示不容易被鏡片所吸收，減少過敏機會。

9.有關使用雙氧水消毒法，消毒軟式隱形眼鏡的方法，下列何者錯誤？
(A)把清潔及沖洗後的鏡片置於雙氧水中消毒。在雙氧水中浸泡的時間越久，其抑制黴菌、棘狀阿米巴原蟲的效果就越強大
(B)所使用的3%過氧化氫帶有弱鹼性，是會刺激或損害眼睛的，所以鏡片於雙氧水消毒後，必須經過一個中和程序才可使用
(C)中和方法有很多種，包括把鏡片從雙氧水中拿出，再置於中和藥水內。也可以在把鏡片置於雙氧水中的同時，放入一粒中和藥丸或一個中和金屬環
(D)雙氧水消毒所需時間及中和所需時間，從數十分鐘到數小時不等。優點是如果雙氧水不含防腐劑且完全中和，是不會引起眼睛敏感的

Ans:(B)
詳解: 3%過氧化氫為酸性。

10.病患屈光矯正的散光軸在 170 度，使用記號標記在 0 和 180 度的隱形眼鏡試片，戴上試片後記號顯示在 165 度，則處方鏡片之角度應為何？
(A)5 度
(B)95 度
(C)165 度
(D)170 度

Ans:(A)
詳解:雷射記號在0-180，從180轉動到165，為順時針旋轉15度，利用口訣『順加逆減』，原始處方『170+15=005』。

11.患者眼角膜參數為 HVID＝11.5 mm、角膜 K 值 7.95mm@170/7.85mm@080， 驗光處方屈光度（power）＝-3.00 D，給患者試戴未知基弧（BC）的硬式透氣隱形眼鏡（RGP），試片已知其餘參數為直徑（OAD）＝9.40 mm、屈光度＝-3.00 D，戴鏡驗光（over-refraction）檢查須再加+1.00 DS 才可看清視力表 20/20 的視力，則試片的基弧最接近下列何者？
(A)8.15mm (B)7.95mm (C)7.75mm (D)8.20mm

Ans:(A)
詳解:檢查須再加+1.00 DS 才達20/20，表示有有-1.00DS淚鏡需抵銷，0.05mm約等於0.25D，表示基弧差0.05 mm x4 =0.2 mm，而負度數淚鏡需鏡片比角膜平，故7.95+0.2=8.15mm。

12.患者配戴的硬式透氣隱形眼鏡（RGP）參數為基弧（BC）＝7.95 mm、直徑（OAD）＝9.60 mm、屈光度（power）＝-4.00D，產生+1.25 D 淚液鏡（tear lens）效應，求患者角膜平 K（flat k）值最接近下列何者？

(A)7.83 mm (B)7.72mm (C)8.07mm (D)8.19mm

Ans:(D)

詳解:產生+1.25D淚鏡表示角膜弧度較鏡片弧度平，0.05 mm約等於0.25D，表示基弧差0.05mm x5=0.25mm，7.95+0.25=8.20mm。

13.下列那一種因素會導致原本「合適的配適」（well-fitting）軟式隱形眼鏡片，在複檢（follow up）時會看起來像「鬆配適」（loose soft lens fit）鏡片？

(A)乾眼患者配戴長時間後

(B)長途飛行後

(C)配戴隱形眼鏡睡覺後

(D)鏡片戴反

Ans:(D)

詳解:(D)鏡片戴反弧度不吻合，會使鏡片無法安穩定位，滑動量大，看起來像「鬆配適」。

14.配戴某試片後，滑動及中心定位都理想，基弧 9.0mm，直徑 14.2mm，屈光度-4.00DS，戴鏡驗光（over- refraction）屈光度為+8.00 DS、配戴者視力可達1.0、插片頂點距離＝13 mm、隱形眼鏡處方度數為：

(A)-11.25 DS (B)-12.00 DS (C)+12.75 DS (D)+4.75 DS

Ans:(D)

詳解:戴鏡驗光(over- refraction)屈光度為+8.00DS換算頂點距離後度數約為+8.75，試片屈光度為-4.00，最終處方為-4.00+8.75=+4.75

15.有關角膜弧度測量法（keratometry）的敘述，下列何者錯誤？

(A)可測量角膜曲率半徑，以作為選擇隱形眼鏡基弧的參考

(B)一般的角膜弧度測量儀是測量距離角膜中心點兩側各 3 mm 的地方

(C)主要測量角膜前表面的弧度

(D)從角膜鏡面反射（mire）的形狀，可判斷角膜表面是否規則

Ans:(B)

詳解:一般的角膜弧度測量儀是測量距離角膜中心約直徑3 mm範圍之平均值。

16.患者之屈光度為-3.50DS，角膜弧度為 7.85 mm，若使用基弧 7.7 mm 的硬式隱形眼鏡矯正，則隱形眼鏡之屈光度應為何？
(A)-2.75 DS
(B)-3.25 DS
(C)-3.75 DS
(D)-4.25 DS

Ans:(D)

詳解:使用基弧7.7 mm則鏡片比角膜弧度7.85 mm陡，會產生正度數淚鏡，0.05 mm約等於0.25D，兩者弧度相差0.15 mm，淚鏡度數為+0.75D，最終處方為-3.50-(+0.75)=-4.25 DS。

17.有關角膜地圖儀，下列敘述何者錯誤？
(A)以 Placido disc 成像的系統，是藉由角膜淚液層的反射映像，來測量角膜前表面的地圖
(B)以裂隙掃描（slit-scanning）成像的系統，屬於反射映像地形圖（reflection topography），從角膜橫斷面的資訊，可觀察角膜前後表面的輪廓
(C)Scheimpflug 成像系統的設計，屬於投射式地形圖（projection topography），可擷取從角膜前表面到後表面的影像
(D)結合 Placido disc 與裂隙掃描系統的角膜地圖儀，可算出角膜弧度、角膜厚度及高度

Ans:(B)

詳解:以裂隙掃描（slit-scanning）成像的系統，屬於混合型，是將反射映像加以分析為投射式地形圖。

18.下列何者是統計上影響角膜塑型近視矯正成功率唯一有意義之因素？
(A)角膜厚度
(B)眼壓
(C)角膜硬度
(D)治療前近視度數

Ans:(D)

詳解:治療前近視度數會影響角膜塑型術成效，配戴前近視度數越高，角膜塑型之改變度數越少。

19.有關配戴角膜塑型片，何者錯誤？

(A)低階像差通常會增加

(B)矯正後的視力品質相較於配戴合適的框架眼鏡降低

(C)發生感染性角膜炎的族群通常在 25 歲以下

(D)最常見是綠膿桿菌（Pseudomonas aeruginosa）的感染

Ans:(A)

詳解:若配戴偏位可能造成高階像差增加。

20.關於軟式隱形眼鏡膠凍塊（jelly bump 或 lens calculi）的原因，下列敘述何者錯誤？

(A)淚液 pH 值偏酸化

(B)好發於高含水量、非離子性材質

(C)常見於長戴型鏡片

(D)常因眨眼不良

Ans:(B)

詳解:膠凍塊常出現於高含水量、具有離子性材質鏡片。

21.有關隱形眼鏡相關的慢性乳突狀結膜炎（contact-lens-induced papillary conjunctivitis, CLPC）的治療方式， 下列敘述何者錯誤？

(A)可更換鏡片的材質或經常替換鏡片

(B)提高配戴隱形眼鏡的時間以增加適應性

(C)點用抗過敏的藥水例如類固醇或抗組織胺

(D)如果合併瞼板腺功能異常應同時治療

Ans:(B)

詳解:慢性乳突狀結膜炎（contact-lens-induced papillary conjunctivitis, CLPC）須減少配戴隱形眼鏡，甚至先停止配戴，待發炎結束在更換鏡片配戴類型。

22.有關配戴隱形眼鏡所引起之眼瞼下垂，下列敘述何者錯誤？

(A)常見於軟式隱形眼鏡配戴者

(B)通常在配戴後 4 至 6 週發生

(C)往往無合併其他不適症狀

(D)嚴重者可能需手術矯正

Ans:(A)

詳解:隱形眼鏡所引起之眼瞼下垂大多出現於硬式隱形眼鏡配戴者。

23.有關綠膿桿菌細菌性角膜炎（Pseudomonas aeruginosa bacterial keratitis）臨床表現之敘述，下述何者錯誤？
(A)感染後病程進展快
(B)前房易出現炎症反應或蓄膿（hypopyon）
(C)若無適當治療數日內角膜可能融解穿孔（melt perforation）
(D)只要正確使用抗生素治療，必可完全治癒

Ans:(D)

詳解:從細菌培養陰性，潰瘍局限化起，至潰瘍面上皮完全癒合為止，為炎症的修補恢復階段。治療方針防止綠膿桿菌感染複發或其它菌屬的繼發感染，以及促進潰瘍面的癒合過程。除繼續滴用抗生素藥物外，還應結膜囊內塗適當的眼藥膏，局部進行熱敷及散瞳，口服各種維生素等。
自潰瘍表面癒合時起，直到完全變為瘢痕為止，為基質復原階段。
且因感染後病程進展快，其治療後效果同常會因延誤就醫，而導致恢復狀態有限。

24.有關配戴硬式隱形眼鏡所引起之血管化眼輪部角膜炎（vascularized limbal keratitis），下列敘述何者正確？
(A)可用延長配戴型（extended wear）硬式隱形眼鏡改善症狀
(B)好發於 3 點 9 點眼輪部
(C)往往有嚴重不適症狀
(D)即使停戴隱形眼鏡亦無法恢復

Ans:(B)

詳解:

(A)應減少配戴時間，或使用軟式隱形眼鏡

(C)通常只會出現輕微異物感

(D)停戴隱形眼鏡即可慢慢恢復

25.下列何者是具有超高透氧率（hyper Dk），並且經美國食品藥品管理局（FDA）批准可作為持續配戴 30 天的硬式鏡片材料？
(A)Boston EO（flurosilicone acrylate）
(B)Menicon Z（flurosilioxanyl styrene）
(C)Boston II（silicone acrylate）
(D)Fluorex 500（flurosilicate acrylic）

Ans:(B)

詳解:Menicon Z(flurosilioxanyl styrene)其DK值為163，批准可持續配戴 30 天。

26.有關圓錐角膜的敘述何者正確？
(A)主要的變化為角膜上半部基質變薄凸出
(B)初期的屈光變化為近視及散光急速增加
(C)軟式隱形眼鏡為主要的治療方式
(D)好發於 10 歲之前

Ans:(B)

詳解:

(A)主要的變化為角膜中央偏下半部基質變薄凸出

(C)硬式鞏膜隱形眼鏡為主要的治療方式

(D)好發於青少年期非童年期

27.有關角膜塑型隱形眼鏡逆幾何設計（reverse geometry）鏡片，下列敘述何者正確？
(A)逆轉弧區（reverse curve）較中央光學區基弧（optical zone radius）為陡
(B)逆轉弧區較中央光學區基弧為平
(C)中央光學區基弧較定位區弧度（alignment curve）為陡
(D)逆轉弧區較定位區弧度為平

Ans:(A)

詳解:

(B)逆轉弧區較中央光學區基弧為陡峭，為整個鏡片最陡區域

(C)中央光學區基弧較定位區弧度（alignment curve）為平坦，中央光學區為整個鏡片最平坦區域

(D)逆轉弧區較定位區弧度為陡峭

28.利用角膜塑型片減緩近視度數增加的機轉雖未完全清楚，但目前較為接受的假說為塑型片於視網膜上形成一個：
(A)遠視周邊離焦
(B)近視周邊離焦
(C)遠視中心離焦
(D)近視中心離焦

Ans:(B)

詳解:角膜塑型片於視網膜上形成一個近視周邊離焦，使周邊影像成像在視網膜前，使眼軸穩定。

29.下列配戴隱形眼鏡所引起的併發症何者與綠膿桿菌內毒素最為相關？
(A)周邊角膜潰瘍（contact lens peripheral ulcer）
(B)急性紅眼反應（contact lens-induced acute red eye, CLARE）
(C)角膜磨損和糜爛（corneal abrasions and erosions）
(D)上部角膜上皮弓形缺損（superior epithelial arcuate lesions, SEALs）

Ans:(B)

詳解:急性紅眼反應（contact lens-induced acute red eye, CLARE）為夜晚配戴隱形眼睡覺，細菌內毒素堆積於鏡片下，使角膜急性發炎，會於凌晨時痛到醒。

30.關於硬式散光隱形眼鏡鏡片—圓錐角膜之驗配，下列何者錯誤？
(A)大多數圓錐角膜設計是基弧比典型的 BOZR 更陡，並結合一系列具有逐漸變平的邊弧，以吻合相對正常的外圍角膜
(B)術語「表觀觸碰（apparent touch）」旨在反映鏡片和角膜頂端之間有相當大的物理觸碰
(C)三點觸碰（three-point touch）是指在角膜頂端「表觀觸碰」，且大部分周圍的角膜上有周邊接觸形（peripheral bearing）
(D)術語「表觀觸碰」旨在反映鏡片和角膜頂端之間缺乏真正的物理觸碰

Ans:(B)

詳解:術語「表觀觸碰（apparent touch）」指的是三點觸碰法中，鏡片和角膜頂端之間缺乏真的的物理相互作用，簡單來說有點類似載浮載沉。

31.有一物在距離此透鏡的 20 cm 處，透鏡為+8.00 D，此透鏡位於物體右側，則此物透過鏡片最終聚焦形成的物像，成像位置位於何處？
(A)鏡片左側 40 cm 處
(B)鏡片右側 25 cm 處
(C)鏡片左側 12.5 cm 處
(D)鏡片右側 33 cm 處

Ans:(D)

詳解:

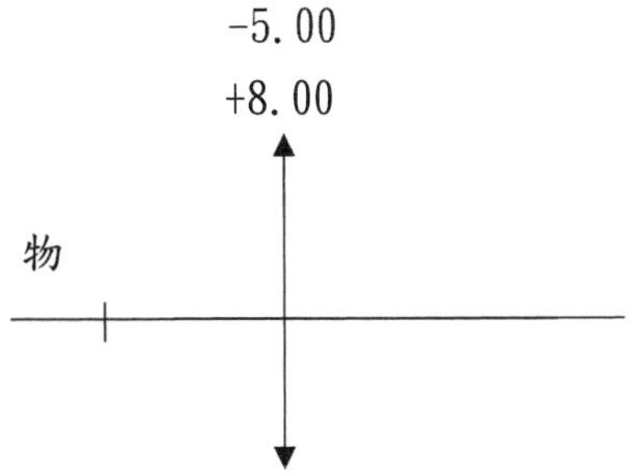

-5.00

+8.00

物

$$U = \frac{1}{-0.2m} = -5.00D$$

$$V = P + U = 8 + (-5) = +3.00D$$

$$v = \frac{1}{V} = \frac{1}{3} = +0.3333m(\text{鏡片右側 } 33.33cm\text{處})$$

32.一檢測者使用旋轉鏡片測量器測得冕玻璃鏡片（crown glass）前表面為+4.50 DS，在鏡片的後表面 180 度軸線上測得最大值為-6.00 D，在 90 度軸線上測得最小值為-3.00 D，此鏡片處方該如何表示？

(A)+1.50DS/+3.00DC×180

(B)+1.50DS/-3.00DC×090

(C)+1.50DS/-1.50DC×180

(D)+1.50DC×090/-1.50DC×180

Ans:(B)

詳解:

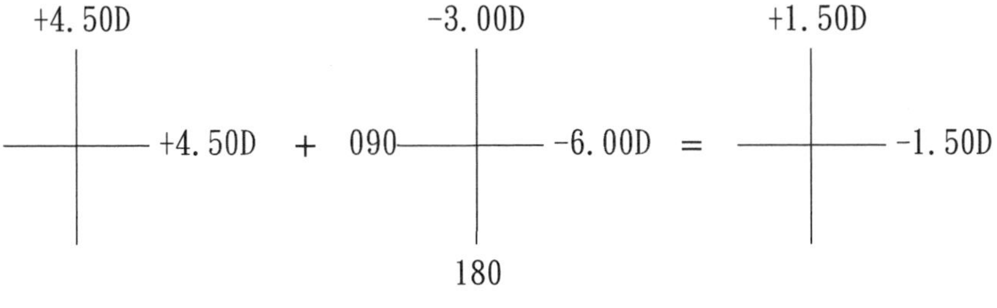

+4.50D　　　　-3.00D　　　　+1.50D

+4.50D　＋　090　-6.00D　＝　-1.50D

180

$$\Rightarrow +1.50DS - 3.00DC \times 090$$

$$\text{或} -1.50DS + 3.00DC \times 180$$

$$\text{或} +1.50DC \times 180/-1.50DC \times 090$$

33.染色鏡片會受鏡片的染料與鏡片屈光度影響，造成鏡片的穿透率而有所不同，當一患者配戴玻璃染色鏡片， 其右眼處方為 OD：-2.50DCx180，左眼處方為 OS：+1.00DS，其材料內有染料的玻璃鏡片穿透率會產生何種改變？

(A)右眼 90 度軸線附近顏色最深，左眼中央顏色最淺

(B)右眼 180 度軸線附近顏色最淺，左眼中央顏色最深

(C)右眼 90 度軸線附近顏色最淺，左眼中央顏色最淺

(D)右眼 180 度軸線附近顏色最深，左眼中央顏色最深

Ans:(B)

詳解:

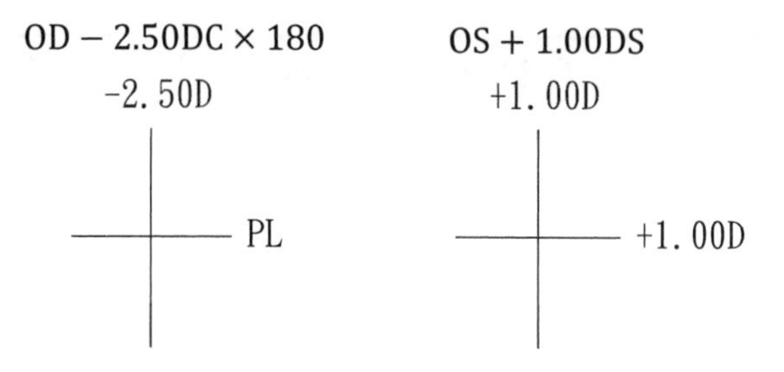

材質變色鏡片，厚度越厚的地方顏色越深，厚度越薄的地方顏色越淺

所以右眼軸度 180 的附近顏色最淺，左眼鏡片中央顏色最深

34.下列那一個鏡片材質在同一屈光設計所製作出的鏡片最輕？

(A)冕玻璃

(B)CR-39 樹脂（Columbia Resin #39）

(C)聚碳酸酯（polycarbonate）

(D)鈦晶（Trivex）

Ans:(D)

詳解:

(A)冕玻璃密度2.54

(B)CR-39 樹脂密度 1.32

(C)聚碳酸酯密度 1.22

(D)鈦晶（Trivex）密度 1.11⟹ 重量最輕

35 下列何種眼鏡架，不是以尼龍（nylon）為基礎或結合的？

(A)醋酸纖維（cellulose acetate）

(B)聚醯胺（polyamide）

(C)碳纖維（carbon fiber）

(D)超彈性記憶樹脂（Grilamid）

Ans:(A)

詳解:(A)醋酸纖維的原料是自棉花或木漿中萃取後再進行加工

36 若有一鏡框的頂上部較緊貼於眉毛，或是鏡框框面的底端會觸及臉頰時，患者睫毛會觸及鏡片部使得鏡片會留下污漬，甚至影響患者的視線品質，下列何者無法改善此情況？

(A)調窄鼻橋區域

(B)改變前傾角

(C)調寬鼻橋區域

(D)增加頂點距離

Ans:(C)

詳解:(C)調寬鼻橋區域會讓鏡框更貼進臉部，無法改善頂上部較緊貼於眉毛或鏡框框面的底端會觸及臉頰的問題

37 鏡框製作過程中要注意患者配戴眼鏡時，通常會使患者眼睛產生稜鏡效應現象，因此鏡框製作過程光學鏡片在裝配鏡框上會產生水平或垂直稜鏡的現象，這樣垂直稜鏡些許的誤差值在患者眼睛內是不一定可被接受；若垂直稜鏡誤差值過大，超出下列何種範圍的標準是不可以被接受的？

(A)主要參考點位置的垂直距離小於 1.0 mm 或垂直稜鏡超過 0.33^{Δ}

(B)主要參考點位置的垂直距離小於 1.0 mm 且垂直稜鏡超過 0.67^{Δ}

(C)主要參考點位置的垂直距離大於 1.0 mm 且垂直稜鏡超過 0.33^{Δ}

(D)主要參考點位置的垂直距離大於 1.0 mm 或垂直稜鏡超過 0.67^{Δ}

Ans:(C)

詳解:

稜鏡參考點位置和稜鏡度數的容許值

⟹於稜鏡參考點測得的稜鏡度數不可> 0.33^{Δ}，或稜鏡參考點不應在任一方向遠離其特定點> 1.0mm

38 有一患者配戴眼鏡，其處方右眼 OD：-3.00 DS 有 2^{Δ}，左眼 OS：-1.00 DS 有 3.5^{Δ}，雙眼各別將使距離 4 m 的物像產生多少位移？

(A)右眼位移 6 cm，左眼位移 3.5 cm

(B)右眼位移 24 cm，左眼位移 3.5 cm

(C)右眼位移 1.5 cm，左眼位移 0.875 cm

(D)右眼位移 8 cm，左眼位移 14 cm

Ans:(D)

詳解:

OD − 3.00DS，2^{Δ}　　　OS − 1.00DS，3.5^{Δ}

−3.00D　　　　　　−1.00D

−3.00D　　　　　　−1.00D

$$2^{\Delta} = \frac{x\text{的偏移量}}{4m\text{遠}} \Rightarrow x = 8\text{cm} \qquad 3.5^{\Delta} = \frac{y\text{的偏移量}}{4m\text{遠}} \Rightarrow y = 14\text{cm}$$

39.當一患者的右眼度數為 OD：-2.00DS/-1.00DC×180，左眼度數為 OS：-3.50 DS，若主要參考點（major reference point, MRP）上的高度是 26 mm，鏡框垂直尺寸（B-box）為 50 mm，則主要參考點上的位移量是多少？

(A)0.5 mm　(B)2 mm　(C)1 mm　(D)3 mm

Ans:(C)

詳解:　$\text{位移量} = 26 - \frac{B}{2} = 26 - \frac{50}{2}$

40.維修眼鏡時，欲移除斷裂或卡在桶狀部（barrel）的螺絲，不應使用下列何種方法？

(A)將塑膠鏡架的端片浸入丙酮，然後試著以螺絲起子移除卡住的螺絲

(B)使用滲透油將螺絲鬆脫，再試著以螺絲起子移除卡住的螺絲

(C)在凸出於桶狀部之外的斷裂螺絲殘留尖端上，銼磨一個給螺絲起子用的新開槽，再以螺絲起子移除螺絲殘留部分

(D)使用打孔鉗以移除螺絲

Ans:(A)

詳解:(A)將塑膠鏡架的端片浸入丙酮，會造成塑膠溶解

41.在頂點距離為 7 mm 的條件下眼鏡處方度數為-10.00 DS，若頂點距離為 12 mm，再配製一副眼鏡，則此眼鏡處方度數最接近下列何者？

(A)-10.25 DS

(B)-10.50 DS

(C)-11.00 DS

(D)-11.50 DS

Ans:(B)

詳解:

$$F_{eye} = \frac{-10}{1-[0.007\times(-10)]} = -9.35D$$

$$F_{d=12mm} = \frac{-9.35}{1+[0.012\times(-9.35)]} = -10.53D$$

42.某君的眼鏡正常遠用和近用處方，右眼為+1.25DS/-0.75DC×175，加入度為+2.00 D，若其選擇 1.00 D 度數範圍（遞減）的近用型變焦鏡片，則右眼鏡片上半部的度數將為何？

(A)+2.00DS/-0.75DC×175

(B)+2.25DS/-0.75DC×175

(C)+2.50DS/-0.75DC×175

(D)+2.75DS/-0.75DC×175

Ans:(B)

詳解:選擇 1.00D 度數範圍(遞減)的近用型變焦鏡片，鏡片上半部的度數為

$$\Rightarrow (+1.25\text{DS}-0.75\text{DC}\times 175)+(+1.00DS) = +2.25\text{DS}-0.75\text{DC}\times 175$$

43.有一鏡架具有以下尺寸之規格：A（box）＝48 mm、C（box）＝50 mm、DBL＝19 mm、子片降距＝4 mm、子片高度＝21.5 mm，則 B 尺寸為何？
(A)50 mm
(B)51 mm
(C)52 mm
(D)53 mm

Ans:(B)

詳解:$\frac{B}{2} = 子片高度 + 子片降距 = 21.5 + 4 = 25.5\text{mm}$

$B = 25.5\text{mm} \times 2 = 51\text{mm}$

44 下列遠視型不等視的眼鏡設計，何者最不適當？
(A)鏡框的眼型尺寸選擇比較小的
(B)比較高的正度數要減少頂點距離
(C)比較高的正度數要增加中心厚度
(D)比較低的正度數要比較陡的基弧

Ans:(C)

詳解:(C)比較高的正度數增加中心厚度，會造成比較高的正度數那眼，整體放大率更大，會使兩眼放大率差距更多

45.依 Knapp’ slaw 為基礎，下列那種不等視者，用框架眼鏡時，其兩眼影像不等的情況比較小？
(A)屈光性近視
(B)軸性近視
(C)屈光性遠視
(D)散光型不等視

Ans:(B)

詳解:以 *Knapp's* Rule 為基礎，軸性近視使用框架眼鏡矯正，其兩眼影像不等的情況比較小

46.配製漸進多焦點鏡片（progressive addition lenses）的鏡框，建議其適合的前傾角（pantoscopic tilt）範圍為何？
(A)4°～6°
(B)7°～9°
(C)10°～12°
(D)13°～15°

Ans:(C)

詳解:漸進多焦點鏡片的鏡框，建議其適合的前傾角範圍為10°～12°

47.有關漸進多焦點的敘述，下列何者正確？
①軟性設計的中距離區域比硬性設計長且寬
②從遠到近之度數快速改變的設計，其近用區域會比較小
③干擾區（peripheral distorsion area）範圍大小與近用區的範圍大小有直接密切的關聯性
④視線透過漸進多焦點鏡片的下半部時，通常軟性設計比其他設計還要容易把直線看成弧線
⑤硬性設計鏡片上半部的前表面通常是球面設計
⑥近用加入度（ADD）越高，中距離區域越窄
(A)①③⑤
(B)②④⑥
(C)②③⑥
(D)①⑤⑥

Ans:(D)

詳解:

②軟性設計從遠到近之度數快速改變的設計，其近用區域會比較大

③干擾區範圍大小與近用區的範圍大小無直接密切的關聯性

④視線透過漸進多焦點鏡片的下半部時，通常硬性設計比其他設計還要容易把直線看成弧線

48.有關子片高度（segment height）的敘述何者最不適當？
(A)加大前傾角（pantoscopic tilt）有降低子片高度的效果
(B)加大頂點距離（vertex distance）有降低子片高度的效果
(C)頭部習慣往後仰的人，子片高度要降低一點
(D)有雙光眼鏡需求的兒童，子片高度要高一點

Ans:(B)
詳解:(B)加大頂點距離有升高子片高度的效果

49.右眼處方為-4.00DS/-1.50DC×180，ADD 為+2.00 DS，配眼鏡時選擇雙光眼鏡，子片種類為圓形，直徑 32 mm，則產生的像跳（image jump）效應為多少？
(A)2.4^{Δ} (B)3.2^{Δ} (C)4.8^{Δ} (D)5.6^{Δ}

Ans:(B)
詳解:

$$偏心量=\frac{圓形子片半徑}{2}=\frac{32}{2}=16mm$$

$$產生的像跳效應=p^{\Delta}=d\times F=1.6cm\times 2D=3.2^{\Delta}BD$$

50.一副雙光眼鏡，若右側鏡片較左側鏡片更靠近臉，對配戴者來說：
(A)左側子片看似較右側子片高
(B)左側子片看似較右側子片低
(C)頭部壓低即能改善此狀況
(D)不會對子片主觀的外觀高度造成影響

Ans:(A)
詳解:雙光眼鏡，鏡片越靠近臉，子片看起來越低，所以若右側鏡片較左側鏡片更靠近臉，左側子片看似較右側子片高

110年專技高考【驗光師】
低視力學-汪伯勳、眼疾病學 解析

1.下列何者為臺灣老年人最常見且無法治療之低視力原因？
(A)近視黃斑病變
(B)白內障
(C)視網膜色素細胞失養症
(D)圓錐角膜

Ans:(A)

詳解:近視黃斑部病變為臺灣老年人最常見且無法治療之低視力原因

2 下列疾病與視覺輔具的敘述，何者最正確？
(A)萊伯氏黑矇症（Leber' s amaurosis）的病人通常視力很好，不需要輔具
(B)皮質盲的病人通常對低視力輔具反應良好
(C)視網膜型態性失養症（pattern dystrophy）的病人通常視力非常差，使用輔具也看不見
(D)視力發展遲緩的兒童（如腦性麻痺）可使用低視力輔具，並可隨著年齡增長加以訓練

Ans:(D)

詳解:

(A)萊伯氏先天性黑蒙症是一種遺傳性視網膜退化，特徵是出生時就有嚴重視覺喪失，多為先天性且家族性遺傳，患者從出生時或在最初幾年的生活，便有嚴重的視覺缺損，症狀有眼球凹陷、斜視及不尋常的畏光，且慢慢地逐步視網膜萎縮。視力隨著年齡增長而退化，白天的時候，患者只能看到模糊的影像；到入夜時，幾乎什麼都看不到。除眼睛上的視網膜色素病變外，患者經常也會發生中樞神經的異常，包括精神發育遲滯、癲癇及聽力障礙，可根據患者的視力狀況與需求，給予患者輔具
(B)皮質盲的病人通常對低視力輔具反應不佳
(C)視網膜型態性失養症的病人，主要症狀包含夜盲、視覺障礙、對比視力或顏色分辨能力下降、及視野狹窄等，一樣可根據患者的視力狀況與需求，給予患者輔具，並非完全沒用

3.根據 2017 年的WHO 世界衛生組織報告指出，造成 50 歲以上族群視力障礙的主要原因為何？

(A)外傷

(B)眼睛的慢性疾病

(C)眼球的感染性疾病

(D)不明原因

Ans:(B)

詳解:造成50歲以上族群視力障礙的主要原因為眼睛的慢性疾病

4 有關視能障礙的敘述，下列何者錯誤？

(A)視能障礙的孩童常伴隨其他器官的障礙或失能

(B)成人視能障礙的成因中，許多能經由屈光矯正或醫療治療達到改善

(C)成人視能障礙的疾病成因，較常見的為眼動脈阻塞，老年性眼瞼下垂

(D)因行動不便居住於安養機構的成人患者，視能障礙的比例也較高

Ans:(C)

詳解:(C)成人視能障礙的疾病成因，較常見的白內障，老年性眼瞼下垂

5 有關全球視覺障礙統計的敘述，下列何者正確？

(A)全球視覺障礙人口數預計在未來 20 年將大為增加

(B)全球視覺障礙的成因大多屬無法避免

(C)以非洲的失明（blindness）盛行率來說，大約每 1000 人中有 0.33 人失明

(D)白內障因屬可治癒疾病，所占全球視覺障礙的成因較低

Ans:(A)

詳解:

(B)全球視覺障礙的成因大多可以避免

(C)非洲的失明盛行率為 1%，大約每 100 人中有 1 人失明

(D)白內障為可治癒之疾病，但因一些國家醫療體系並不健全，所以使白內障成為全球失明的主因

6.有一低視力患者，本身為正視眼。為了媒合其適合的手持式放大鏡，進行閱讀的測試。患者在 40 cm 的距離之下，使用+2.50 D 的老花加入度眼鏡，可讀取最小的字體為 5M。若患者期待可看到 1M 的字體，應先嘗試給予患者多少屈光度的透鏡？
(A)+10.00 D (B)+12.50 D (C)+15.00 D (D)+20.00 D

Ans:(B)

詳解:

$$\mathrm{TM} = \frac{\frac{0.4m}{1M}}{\frac{0.4m}{5M}} = 5x$$

$$F_e = \mathrm{TM} \times \mathrm{ADD} = 5 \times 2.5 = +12.50D$$

7 下列何者不是近距離視力在低視力者的影響？
(A)物體距離眼睛更近時，視網膜的影像會放大
(B)年輕與年長的低視力者在近距離視力差異不大
(C)年長的近視者拿掉眼鏡可以看更多精細部分
(D)遠視者更需高正度數的低視力輔具來增強有效的近距離視力

Ans:(B)

詳解: (B)年輕與年長的低視力者，因為調節力的不同，近距離視力差異較大

8 下列何者不是低視力放大鏡的原則？
(A)高正鏡片（high plus lens）眼鏡比起手持式放大鏡，可提供較長的工作距離
(B)手持式放大鏡比起高正鏡片眼鏡，缺點是縮小了視野
(C)手持式放大鏡及高正鏡片眼鏡都是讓使用者欲觀看的物體放置在鏡片的聚焦平面
(D)手持式放大鏡及高正鏡片眼鏡都是讓使用者欲觀看的物體在光學無限遠的位置產生影像

Ans:(A)

詳解:(A)高正鏡片眼鏡比起手持式放大鏡，工作距離較短

9.下列多種視覺電生理檢查，何者是診斷視神經至視覺皮層的視覺路徑是否異常的重要檢測法？
(A)眼電圖（electrooculogram, EOG）
(B)視網膜電圖（electroretinogram, ERG）
(C)視覺誘發電位（visual evoked potential, VEP）
(D)視動性試驗（optokinetic test）

Ans:(C)

詳解:

(C)誘發電位檢查是檢查從眼部通往視覺皮層的神經，最常用的圖案是黑白相間的棋盤圖，檢查時黑白輪流閃爍。記錄點通常設在後腦勺枕骨視覺區(Oz,O1, O2)，同時在前額頭置放參考電極(Fz)擷取訊號

10.在 40 cm 處閱讀 4 mm 大小的字，藉由位在 20 cm 的擴視機可放大成 50 mm，可更輕易看見，則其放大率為何？
(A)14.5X (B)16X (C)20X (D)25X

Ans:(D)

詳解:

$$M_t = \text{相對距離放大率} \times \text{相對大小放大率} = \frac{0.4m}{0.2m} \times \frac{50mm}{4mm} = 2 \times 12.5$$
$$= 25x$$

11 針對低視力患者於社會心理學的變化，下列敘述何者錯誤？
(A)由於視覺喪失的緣故，大多數低視力患者其他感官如味覺、嗅覺、觸覺等會補償性的增長，讓低視力患者得到適應
(B)低視力患者在人際溝通方面的受限，來自於不能讀取對方的臉部表情以及嘴型，以至於容易會錯意或錯誤理解溝通的內容
(C)對低視力患者來說，世界彷彿縮小了，原本能輕易到達的生活場景，都需要陪伴才能安心前往，甚至有些患者只願意待在家中
(D)低視力患者恐懼疾病最後導致全盲，或是被社會及家人遺棄，有較高比率發展為憂鬱傾向

Ans:(A)

詳解:

(A)由於視覺喪失的緣故，大多數低視力患者其他感官如味覺、嗅覺、觸覺等會補償性的增長，讓低視力患者得到適應，這敘述是有可能的，但這並非屬於社會心理學的變化

12 對低視力病患非光學輔具的敘述，下列何者正確？
(A)病患通常還是靠一種感官與外界溝通
(B)增加對比度的輔具會增加放大鏡的使用
(C)以相同色系的器具盛裝食物（如白杯內裝牛奶）是一種很好的生活幫忙
(D)室內光源充足可以減少輔具的使用

Ans:(D)

詳解:

(A)病患並非單靠一種感官與外界溝通

(B)增加對比度的輔具並不會增加放大鏡的使用

(C)應用對比鮮明的器具盛裝食物，對低視力患者的生活會很有幫助

13 有雙眼視覺的低視力者，配鏡時搭配稜鏡處方會增進看近的閱讀能力，下列何種稜鏡適合如此運作？
(A)基底朝上（base up）
(B)基底朝下（base down）
(C)基底朝內（base in）
(D)基底朝外（base out）

Ans:(C)

詳解:有雙眼視覺的低視力者，配鏡時可搭配基底朝內的稜鏡處方，可以增進看近的閱讀能力

14 遠視+4.00 D 的低視力患者，外掛一個+10.00 D 的透鏡，透鏡與眼鏡相距 5 cm，則這種組合產生的等效屈光度為多少？
(A)+12.00 D
(B)+14.00 D
(C)+16.00 D
(D)+20.00 D

Ans:(A)

詳解: $F_e = F_1 + F_2 - zF_1F_2 = 4 + 10 - 0.05 \times 4 \times 10$

15 關於低視力輔具中眼鏡的敘述，下列何者錯誤？

(A)常見的低視力眼鏡屈光度為+4.00 D 至+16.00 D

(B)屈光度越大，放大倍率越大，因此應該給予最高屈光度的眼鏡處方以便閱讀

(C)一低視力患者，本身具有-4.00 D 的近視度數，經測試其近視力放大需求，發現需要+6.00 D 的加入度。因其原先有-4.00 D 近視，可開立+2.00D 的近視用眼鏡，然而其閱讀距離為 16.7 cm，而非 50 cm

(D)低視力患者配戴近距離閱讀眼鏡時，若所需老花加入度較多，較不建議配戴雙焦點眼鏡（bifocals）

Ans:(B)

詳解:(B)屈光度越大，放大倍率越大，但閱讀距離越短，因此應該根據患者的情況，給予最合適的輔具，而非使用最高屈光度的眼鏡處方

16 低視力患者配戴近距離閱讀眼鏡時，下列敘述何者錯誤？

(A)近距離閱讀眼鏡的度數高於+12.00 D 時，可稱為閱讀顯微鏡（reading microscpoes）或高正度數眼鏡（high plus spectacles）

(B)閱讀顯微鏡通常製作成全鏡面（full-frames）而不是半鏡面（half-eyes）

(C)閱讀顯微鏡在低視力患者行走時應該摘下

(D)閱讀顯微鏡不可配置於單眼使用，以免頭暈

Ans:(D)

詳解:(D)閱讀顯微鏡可單眼使用，也可雙眼使用

17 有關功能性視覺的評量之敘述，下列何者較不合宜？

(A)主要在質化而不是量化的評量

(B)通常是單眼個別評量，而不是雙眼同時一起評量

(C)其分項比視覺功能評量來得不精確

(D)大都是在動態的環境中進行，而非靜態的評量

Ans:(B)

詳解:(A)功能性視覺評估的目的不在獲得種種的視力值，而在得知視力在日常生活中被實際應用的程度，所以功能性視覺的評量，通常是雙眼一起評量

18 配戴超過+10.00 D 眼鏡來看近物的老年低視力患者，通常會在眼鏡上加上下列那一項元素，來達到保持雙眼單視的舒適配戴效果？

(A)降低鏡片正度數

(B)添加垂直稜鏡

(C)添加水平稜鏡

(D)減少鏡片像差

Ans:(C)

詳解:配戴超過+10.00D眼鏡來看近物的老年低視力患者，通常會在眼鏡上加上朝內的稜鏡處方，來保持雙眼單視的舒適配戴效果

19 測量低視力病人之視力時，有時會使用到 ETDRS 視力表，有關 ETDRS 視力表的特色，下列敘述何者正確？

(A)測量距離一般為 5 m

(B)視力表每行的字母數目固定

(C)視力表字母排列成一散文可連續閱讀

(D)測量距離為固定，不可依病患情形改變

Ans:(B)

詳解:

(A)測量距離一般為3m

(C)視力表為每行 5 個字母，字母間距與行間距同字母大小成比例

(D)測試距離可依病患情形改變

20 有關嬰幼兒低視力的敘述，下列何者正確？

(A)由於嬰兒無法表達，幾乎無法篩檢及矯正此年齡的低視力病人

(B)對於學齡前的低視力幼童，由於日常活動以近距離活動為主，因此應該將近距離輔具（如放大鏡）等列為重要訓練項目

(C)對於學齡前的低視力幼童，由於病童順從性（compliance）不佳，不必勉強其屈光異常的矯正

(D)對於疑似低視力的嬰兒，醫療端的及早介入及治療是首要之急

Ans:(D)

詳解:

(A)嬰兒無法表達，但可透過一些方法，篩檢及矯正此年齡的低視力病人

(B)學齡前的低視力幼童，日常活動大多以遠距離活動為主

(C)對於學齡前的低視力幼童，雖病童順從性不佳，仍需努力其做屈光異常的矯正

21 有關濾光眼鏡功能之敘述，下列何者錯誤？
(A)濾光眼鏡可提升低視力患者的對比度感受
(B)色盲眼鏡也是濾光眼鏡的一種
(C)研究指出濾光眼鏡可明顯的提升低視力患者的視力
(D)研究指出濾光眼鏡可緩解部分閱讀困擾患者的閱讀問題

Ans:(C)

詳解:

(C)濾光眼鏡對低視力患者的視力值、對比敏感度、色彩視覺、視野等有幫助，但不同狀況的低視力患者，視力不見得會有明顯的提升

22 有關老年性黃斑部病變的低視力處理，下列何者錯誤？
(A)視覺的精確距離感喪失，使得閱讀文字困難
(B)中央視野不正常，可用阿姆斯勒方格檢查（Amsler grid test）查出不同大小的中心暗點
(C)照明與視力緊密結合，大多數患者需要明亮的光線直接投照在目標上
(D)外出時不建議配戴濾色鏡片

Ans:(D)

詳解:(D)老年性黃斑部病變的低視力，外出時可配戴濾色鏡片

23 有關對低視力功能性視覺評估的觀念，下列何者正確？
(A)患者平時所使用的閱讀材料可以是其視力功能的參考
(B)驗光檢查必須在功能性視覺評估之前就完成
(C)功能性視覺評估，應以標準化的視力表為主要的工具
(D)功能性視覺評估須要在眼科或驗光所中進行才準確

Ans:(A)

詳解:

(B)功能性視覺評估是以日常生活的視覺狀況進行評估，建議進行完成驗光再評估效果較佳，但並非一定要先完成驗光才能進行功能性視覺評估

(C)由眼科醫生透過視力量表或各種儀器所鑑定出來的視力值(視覺敏銳度),並不能完全代表視覺障礙學生在實際生活上使用視覺的情形,為了了解這種情形,直接利用生活中的種種情境來進行視覺功能的評估,就叫做功能性視覺評估。

(D)並非一定要在眼科或驗光所中進行才準確

24 針對低視力患者輔具的選擇，下列敘述何者正確？
(A)低視力患者在視力漸進惡化的過程中就可建議介入全盲輔具
(B)白手杖是屬於全盲患者的輔具，較不適用於低視力患者
(C)輔具僅可依感官功能區分為聽覺輔具與觸覺輔具兩類，應依患者的視覺狀況進行輔具的建議
(D)螢幕放大軟體不適用於法定盲的患者

Ans:(A)
詳解:
(B)低視力患者以可使用白手杖
(C)輔具可依感官功能區分為視覺輔具、聽覺輔具與觸覺輔具，並依患者的視覺狀況進行輔具的建議
(D)螢幕放大軟體可適用於法定盲的患者

25.以政府所提供的資源來看，一位剛升小學六年級初發病而導致視障的學生，且疾病還在確認的過程中，該名學生在社會資源的取得上，下列敘述何者錯誤？
(A)經鑑輔會（鑑定及就學輔導會）評估為身心障礙學生，可取得教育相關的資源
(B)因無身心障礙證明，無法取得教育相關的資源
(C)因無身心障礙證明，無法取得社政輔具補助的相關資源
(D)若疾病尚未確認，但有性質未明的視力喪失與視野檢查明顯缺損，可申請身心障礙證明

Ans:(B)
詳解:(B)無身心障礙證明，也可以取得教育相關的資源

26.有關黴菌性角膜潰瘍之敘述，下列何者錯誤？
(A)建議比照細菌性角膜潰瘍住院治療
(B)不要刮除角膜上皮以免黴菌輕易穿透
(C)每小時抗黴菌眼藥水點眼至少持續 48 小時
(D)使用廣效性抗生素眼藥水避免合併細菌感染

Ans:(B)

詳解:病毒、細菌、黴菌、阿米巴原蟲都有可能導致角膜表層感染形成角膜潰瘍。

治療方式：給予用藥抗生素、傷口清創降低感染源、眼瞼縫合術：當潰瘍處致病原生長已被有效控制，但上皮細胞缺損之癒合遲緩困難時，經由眼瞼縫合術，協助上皮細胞生長癒合。角膜移植術：潰瘍癒合後的瘢痕組織造成視力障礙時，視情況給予角膜移植。

27.淚液分泌不足的原因，不包括：

(A)自體免疫疾病

(B)服用特定藥物

(C)接受過眼科手術

(D)配戴隱形眼鏡

Ans:(D)

詳解:隱形眼鏡在角膜造成併發症包括上皮層水腫(通常是因為配戴時間過長)、角膜血管化(產生新生血管)、無菌性的角膜浸潤、細菌性角膜炎(最嚴重併發症)、角膜變形(導致慢性缺氧的眼睛中發生嚴重而且常在性散光)

28.隱形眼鏡引起之問題，不包括下列何者？

(A)圓錐角膜

(B)角膜新生血管

(C)無菌角膜潰瘍

(D)綠膿桿菌角膜潰瘍

Ans:(A)

詳解:隱形眼鏡在角膜造成併發症包括上皮層水腫(通常是因為配戴時間過長)、角膜血管化(產生新生血管)、無菌性的角膜浸潤、細菌性角膜炎(最嚴重併發症)、角膜變形(導致慢性缺氧的眼睛中發生嚴重而且常在性散光)

29.造成細菌性角膜炎常見的病原體包括那些？

①綠膿桿菌

②金黃色葡萄球菌

③鏈球菌

④大腸桿菌

(A)①②③　(B)②③④　(C)①②④　(D)①③④

Ans:(A)

詳解:細菌性角膜炎常見的病原體包括綠膿桿菌、金黃色葡萄球菌、鏈球菌大腸桿菌為存在於大腸腸道內常見菌種。大部份大腸桿菌不會致病，少部份有毒大腸桿菌會造成腹瀉

30.因過敏、濾過性病毒、細菌、披衣菌感染引起的結膜炎均會導致眼睛紅，欲進一步分辨其可能病因之症狀， 下列何者錯誤？
(A)過敏性結膜炎較癢
(B)細菌性結膜炎較易引起耳前淋巴結腫大
(C)濾過性病毒結膜炎較易流淚
(D)披衣菌結膜炎分泌物較多

Ans:(B)

詳解:細菌性結膜炎的細菌類型包括金黃色葡萄球菌、肺炎鏈球菌及綠膿桿菌。細菌性結膜炎通常會產生黏稠的眼睛分泌物或膿，不會引起耳前淋巴結腫大。

腺病毒結膜炎細菌類型為腺病毒。腺病毒結膜炎通常產生急性流淚、紅腫、不舒服以及畏光。

砂眼細菌型態為砂眼披衣菌。砂眼通常產生結膜充血有分泌物、怕光、流眼淚、眼瞼水腫

31.一位 60 歲男性近視眼病患原本近視度數約-5.00D，最近因視力模糊去驗光，發現近視增加到-13.00D，他最可能罹患下列那一類型之白內障？
(A)核硬化型
(B)皮質型
(C)前晶囊下型
(D)後晶囊下型

Ans:(A)

詳解:核性白內障水晶體：水晶體核隨著年紀增大而變大，造成近視度數增加

32.下列那些眼球因素易造成白內障提早發生？
①高度近視
②眼球外傷
③局部長期眼用類固醇治療
④眼瞼鬆弛
(A)①②④　(B)①②③　(C)②③④　(D)①③④

Ans:(B)

詳解:先天性白內障：是指出生前後就已存在及一部分在出生後逐漸發展的、由先天遺傳或發育過程中形成的晶狀體混濁。

老年性白內障也稱年齡相關性白內障，常多見於 40～45 歲以後的中老年人，其發病率隨著年齡的增長而增加。

老年前型白內障造成原因有：

糖尿病：除了造成白內障，還會影響水晶體的屈光度及調節幅度肌張性失養症、異位性皮膚炎、神經纖維瘤第二型

外傷性白內障造成原因有：眼球直接穿透傷、爆炸傷、眼內異物、電傷雷擊造成水晶體混濁

33.有關虹彩炎的敘述，下列何者錯誤？
(A)前虹彩炎較後虹彩炎常見
(B)致病因子不明或 HLA-B27 所導致的急性前虹彩炎，經過妥善治療後，其疾病預後良好
(C)慢性前虹彩炎常為雙眼發作，且與系統性疾病無關
(D)慢性前虹彩炎的治療效果變異性極大，必須視致病因子而定

Ans:(C)

詳解:虹彩炎是葡萄膜炎（眼睛內部組織發炎）的一種，也是臨床上最常見的葡萄膜炎，這是一種虹膜組織（瞳孔）及睫狀體發炎的疾病，它位於眼球的前部，因此也叫做前葡萄膜炎。臨床上虹彩炎的症狀包括紅眼、畏光流淚、疼痛、視力模糊及可能有飛蚊等症狀。

HLA-B27為一遺傳之基因，帶因者常有不明原因之發炎疾病，包括虹彩炎、僵直性脊椎炎、關節炎、大腸炎及尿道炎等。

34.有關糖尿病視網膜病變的敘述，下列何者正確？
(A)盛行率隨著年齡和罹患糖尿病的時間增加
(B)糖尿病黃斑部水腫目前僅能以雷射治療，無法使用玻璃體內藥物注射治療
(C)與血糖值無關，所以不用積極控制血糖
(D)患有增生性糖尿病視網膜病變的病人，中風和死亡率和健康人一樣

Ans:(A)

詳解:糖尿病是一種常見的代謝性疾病，可引起全身許多組織、器官的損害。其中糖尿病性視網膜病變（diabetic retinopathy, DR）是糖尿病最嚴重的併發症之一，也是一種常見的致盲眼病。糖尿病視網膜病變(DR)是種小血管，表現出小血管阻塞及漏出的特色

35.下列何者不是造成暫時性視覺障礙的原因？
(A)黑矇症（amaurosis fugax）
(B)偏頭痛
(C)腦壓升高
(D)視網膜剝離

Ans:(D)

36.有關甲狀腺眼疾（thyroid eye disease）之敘述，下列何者正確？
(A)為甲狀腺功能亢進所引起、為 IgM 與甲狀腺受體結合所致
(B)好發於 60 歲以上的婦女
(C)抽菸是甲狀腺眼疾的風險因子
(D)患者往下注視時，上眼瞼會有遲緩下降的現象，稱為 Kocher 現象（Kocher sign）

Ans:(C)

詳解:甲狀腺眼疾目前原因不明但可能與自體免疫有關。女性發病率為男性 2.5-6 倍，好發於 30-50 歲。徵狀：凸眼症、雙眼複視、眼位不正

37.有關視網膜裂孔的說明，何者錯誤？
(A)視網膜裂孔最常發生的位置是在上顳側的位置
(B)巨大視網膜裂孔（giant retinal tear）是指裂孔大於 60 度圓周範圍
(C)馬蹄狀裂孔比圓形裂孔更容易導致視網膜剝離
(D)局部雷射光凝固治療是治療的首選

Ans:(B)

詳解:巨大視網膜裂孔（giant retinal tear）是指裂孔大於 90 度以上圓周範圍

38.下列何者不是眼科急症？
(A)中央視網膜動脈阻塞（central retinal artery occlusion）
(B)色素性視網膜炎（retinitis pigmentosa）
(C)角膜強酸傷害
(D)急性青光眼

Ans:(B)

詳解:色素性視網膜退化症是一種常見的遺傳性疾病，發生年紀、進展速度、視力喪失及相關眼 部特色常與遺傳模式有關。此症最早的症狀就是視力困難，尤其是夜裡或者在昏暗不明的地方，產生夜盲。疾病進展至晚期時，其周圍視力將會呈漸進性的衰退最後變為管狀視野。

臨床特色：小動脈變細、視網膜骨刺色素沉著、視神經盤蒼白

39.視網膜剝離是指內層視網膜與下列那一層分離？
(A)玻璃體
(B)視網膜色素上皮
(C)睫狀體
(D)水晶體

Ans:(B)

詳解:視網膜剝離感覺性視網膜被視網膜下液體從視網膜色素上皮分隔開來(視杯外層視網膜色素上皮;視杯內層感覺性視網膜)

40.下列那一項因子，是目前已知與老年性黃斑部病變最相關之危險因子？
(A)抽菸
(B)喝酒
(C)高血脂
(D)體重過重

Ans:(A)

詳解:年齡是最主要的危險因子，罹患老年性黃斑部病變的機率會隨著年紀增加而升高。 抽菸是另一個已被確定的危險因子，罹病率與抽菸的量與時間成正相關。高血壓、家族病史、日曬也是可能的危險因子。 吸菸是臨床已證實的高危險因子，因此有吸菸習慣者最好戒菸。

41.下列何者檢查方法較少用來診斷老年性黃斑部病變？
(A)循血綠攝影（ICG）
(B)二維超音波掃描（B-scan）
(C)光學同調斷層掃描（OCT）
(D)螢光眼底攝影（FAG）

Ans:(B)

詳解:二維超音波掃描（B-scan）瞳孔或晶體後膜白內障晶體、睫狀肌與隅角掃描(青光眼)，觀察眼睛內部構造：視網膜剝離、玻璃體出血

42.有關弱視（amblyopia）下列何者錯誤？
(A)最常見的原因為斜視（strabismus)及不等視（anisometropia）
(B)高度近視比高度遠視容易發生弱視
(C)幼兒白內障或眼瞼下垂（ptosis）可能造成刺激剝奪性弱視
(D)小孩視力發育時期高度單眼或雙眼散光（astigmatism）未矯正就可能發生弱視

Ans:(B)

詳解:高度遠視比高度近視容易發生弱視

43.有關瞳孔的反應，下列何者錯誤？

(A)瞳孔對光的反應要經過大腦枕葉皮質（occipital cortex）

(B)看近物時瞳孔會縮小

(C)嚴重的白內障雖然視力已很模糊但並不影響瞳孔對光的反應

(D)光照向正常眼時，失明的眼睛瞳孔仍會有反應

Ans:(A)

詳解:瞳孔光反射（縮瞳反射）經由 E-W(Edinger- Westphal nucleus)縮瞳核，不需經過大腦枕葉皮質。

近物反射（調節反射）經由大腦枕葉皮質

44.下列那一項是發生急性原發性隅角閉鎖型青光眼（acute primary angle-closure glaucoma, acute PACG）的危險因素？

(A)近視

(B)年輕人

(C)男性

(D)眼軸較短

Ans:(D)

詳解:隅角閉鎖型青光眼危險因子：高齡、高眼壓、青光眼家族史、遠視、亞洲

45.隅角開放型青光眼的危險因子，下列何者錯誤？

(A)高齡

(B)黑人

(C)家族史

(D)遠視

Ans:(D)

詳解:隅角開放型青光眼危險因子：高齡、高眼壓、青光眼家族史、近視、歐美

46 有關眼壓的敘述，下列何者錯誤？

(A)眼壓會有日夜的變動，通常早上較低，下午及晚上較高

(B)所謂眼壓偏高是指大於 21 毫米汞柱

(C)青光眼的日夜眼壓變動差比正常人來的大

(D)領帶太緊時眼壓通常會較高

Ans:(A)

詳解:

一般人正常眼壓為 11~21mmHg 之間，而影響眼內壓因素主要為兩個方向第一：房水分泌的速度、第二：房水引流的速度。

眼壓日夜均會變動在夜間睡眠時變動最低

47.下列關於青光眼的敘述，何者錯誤？

(A)眼壓一定會升高

(B)青光眼可能是慢性漸進性的視神經病變伴隨視野缺損

(C)長期使用類固醇也可能引起青光眼

(D)與歐美比較，隅角閉鎖型青光眼在亞洲人較為常見

Ans:(A)

詳解:青光眼臨床表現為眼壓高、壓迫視神經、視野受損

隅角開放型青光眼危險因子：高齡、高眼壓、青光眼家族史、近視、歐美

48.下列敘述有關於類固醇製劑對眼壓之影響，何者錯誤？

(A)高效價的類固醇眼藥製劑容易引起眼壓上升

(B)使用類固醇眼藥製劑的頻率與眼壓上升的程度呈正相關

(C)眼球內注射類固醇製劑將會導致眼壓上升

(D)給予系統性類固醇製劑不會導致眼壓上升

Ans:(D)

詳解:類固醇用藥與眼壓上升呈現正相關性。效價越高越容易引起眼壓上升

49.下列何者不屬於老年性眼角膜退化的疾病？

(A)角膜鱷魚皮變化（crocodile shagreen）

(B)沃格特輪狀部腰帶狀角膜病變（Vogt limbal girdle）

(C)粥狀角膜變化（cornea farinata）

(D)球形角膜（Keratoglobus）

Ans:(D)

詳解:球形角膜（Keratoglobus）、後部圓錐角膜（posterior keratoconus）、清澈性角膜邊緣變性（pellucid marginal degeneration, PMD）這些都是圓錐角膜（keratoconus）非發炎性角膜病變可能會產生之情形，不屬於老年性眼角膜退化疾病。

50.有關高度近視的敘述，下列何者錯誤？
(A)可能源自眼球軸長前後徑逐漸伸長
(B)是國人失明的一個重要原因
(C)光學同調斷層掃描（OCT）可以檢查量化高度近視的後極部視網膜病變
(D)周邊視網膜格子狀退化（lattice degeneration）是其視力喪失的最常見原因

Ans:(D)

詳解:高度近視眼軸較長容易產生裂孔式視網膜剝離、非裂孔式視網膜剝離（牽引性)、非裂孔視網膜剝離（滲出性)。

高度近視病患視網膜週邊會比較脆弱、較薄，一出現色素變性，由於看起來像格子，稱之為周邊視網膜格子狀變性（Lattice degeneration)。會影響視力是黃斑部受損。

110年專技普考【驗光生】
眼球構造與倫理法規概要　解析

1.　有關眼球的胚胎發育，下列敘述何者正確？
(A)水晶體於晶體囊泡（lens vesicle）形成，由玻璃狀體動脈（hyaloid artery）供給養分
(B)玻璃狀體血管（hyaloid vessels）主要位於眼球的水晶體，而非玻璃體
(C)玻璃狀體血管之後會形成視網膜動脈，而非靜脈
(D)淚腺與結膜囊（conjunctival sac）的胚胎來源不同

Ans:(A)

詳解:胚胎第4週末，神經管頭端逐漸擴大形成三個連續的膨大體，即前、中、後原始腦泡。眼胞遠端也進一步突出膨大而貼近表面外胚層，眼胞遠端偏下方向內凹陷，形成雙層細胞的杯狀結構，稱為視杯。同時該處表面外胚層在眼胞的誘導下增厚形成水晶體板，隨後水晶體板向視杯內陷入，形成水晶體凹並且逐漸加深，之後漸與表面外胚層脫離而形成水晶體胞。眼胞逐漸凹陷包圍水晶體的上方和兩側，在視杯和視莖下方內陷形成一條縱溝稱為脈絡膜裂，同時圍繞視杯的中胚層發出的玻璃樣血管經脈絡膜裂進入視杯內。

胚胎第7週時，脈絡膜裂除視莖下面部分外其餘完全閉合。玻璃體動、靜脈穿經 玻璃體的一段退化，並遺留一殘跡稱為玻璃體管，其近段則分化為視網膜中央動、靜脈。

2.　下列有關出生後之眼球發育，何者錯誤？
(A)在生命的最初幾年，眼球的大小迅速增加，之後增長速度放緩，但在青春期時再次增加
(B)水晶體在出生後迅速生長，並且在整個生命過程中不斷地生長
(C)眼睛的運動最初是不協調的，且可能存在短暫的偏離，這種情況到了第 4 個月應穩定下來
(D)淚腺在出生之後就有作用，新生兒哭的時候會伴隨著眼淚

Ans:(D)

詳解:新生兒哭泣是沒眼淚的，這是正常的現象。這是因為剛出生的寶寶淚腺只能分泌基本的淚水，只足夠滋潤眼睛，因此還無法形成眼淚流出。眼淚的產生主要有兩部分，一個叫做基礎淚液的產生，另一個叫做反射淚液的產生。基礎淚液的產生主要來源於人的眼睛裡邊，包括結膜中存在的一些副淚腺。在正常情況下，它保持眼睛的基本溼潤。反射性的分泌位於眼眶部位的淚腺

所分泌的，比如當我們在一些感情激動或受到一些條件刺激的時候產生的那種大哭，屬於反射性淚液，在這種情況下我們可以看到一把鼻涕一把淚，這就是反射性的分泌。在新生兒剛出生以後，反射性的淚液分泌還不健全。一般來說，寶寶在3~12周之後會開始出現眼淚，但也有某些寶寶需要的時間比較長，甚至有可能是幾個月的時間。

3. 有關眼窩內壁（medial orbital wall）特性之敘述，下列何者正確？

①為眼窩壁最薄處

②前部緊鄰篩竇（ethmoidal sinus）

③因為結構特性，經鼻感染風險極低

④後部緊鄰蝶竇（sphenoidal sinus）

(A)①②③ (B)①②④ (C)②③④ (D)①③④

Ans:(B)

詳解: 眼窩的骨性結構分為：

- ✓ 頂部：由蝶骨的小翼，額骨構成。位在前顱窩與額竇下方
- ✓ 外側壁：由蝶骨的大翼，顴骨構成。外側壁僅保護眼球的後半部，眼球的前半部突出在外易遭受外界的傷害
- ✓ 底部：由顴骨，上頜骨，和顎骨組成。眼窩底部的上頜骨很弱，外傷時易造成炸出性骨折（blow-out fracture）
- ✓ 內側：由上頜骨，淚骨，篩骨，蝶骨構成。篩骨覆蓋內側壁，非常薄。眼窩蜂窩性組織炎發生時常造成續發篩竇炎，而鼻竇的感染也常常會跑到眼窩去

4. 上眼窩裂（superior orbital fissure）位於眼窩頂（roof）與外壁（lateral wall）之間，有許多神經血管組織穿越其中；眼外肌形成的一個共同肌腱環（common tendinous ring）將上眼窩裂間隔為幾個空間。下列那一條神經行走於上眼窩裂中，但位於共同肌腱環之外？

(A)動眼神經（第三對腦神經）

(B)外展神經（第六對腦神經）

(C)三叉神經的第二分支（第五對腦神經，maxillary branch）

(D)滑車神經（第四對腦神經）

Ans:(D)

詳解: 眶尖重要孔道：

- ✓ 視神經孔：有視神經與眼動脈通過。
- ✓ 眶上裂：有第Ⅲ、Ⅳ、Ⅵ對腦神經、眼靜脈、感覺神經、自主神經通過。
- ✓ 眶下裂：眶下神經。

5. 下列何組織富含纖維層（fibrous layer）可維持眼球的外形？
①角膜（cornea）
②懸韌帶纖維（zonular fiber）
③水晶體纖維（lens fiber）
④鞏膜（sclera）
(A)①② (B)①④ (C)②③ (D)③④

Ans:(B)

詳解:眼球壁分為三層，包括外層、中層和內層。外層為纖維膜，其前方 1/6 為角膜，後方5/6為鞏膜。角鞏膜接觸處為角鞏膜緣(或稱為輪部)。中層為葡萄膜 (亦稱為色素膜、血管膜)，包括虹膜、睫狀體和脈絡膜。內層為視網膜。外層稱為纖維膜，主要是膠原纖維組織，由前部透明的角膜和後部乳白色的鞏膜共同構成眼球完整封閉的外壁，進而保護眼內組織，維持眼球形態的作用。

6. 結膜（conjunctiva）分為三個部分，與角膜相連接為何者？
(A)瞼結膜（palpebral conjunctiva）
(B)結膜穹窿（conjunctival fornices）
(C)球結膜（bulbar conjunctiva）
(D)以上三個部分皆與角膜相連

Ans:(C)

詳解:結膜解剖結構結膜可分爲瞼結膜、穹窿結膜、球結膜三部分。

- ✓ 瞼結膜（palpebral conjunctiva）緊密附著於眼瞼後面，連接眼瞼內面到眼瞼緣，與瞼板緊密連接，不能移動。表面光滑，上瞼結膜近穹窿處有細小的乳頭，下瞼結膜無乳頭。
- ✓ 穹窿結膜（fornical conjunctiva）是瞼結膜和球結膜的移行部，為結膜最鬆弛的部分。由於其寬廣而鬆弛，可以移動，使眼球能自由並且獨立地轉動。穹窿部結膜內含靜脈叢和大量淋巴細胞，有時形成淋巴小結。
- ✓ 球結膜（bulbar conjunctiva）覆蓋在眼球前部，鞏膜外面。球結膜薄而透明，覆蓋在眼球前部鞏膜的外面。球結膜和鞏膜之間有疏鬆結締組織，故略可移動，但在角膜緣處與下面的鞏膜緊密連接。由於球結膜薄而透明，所以從外面即可透見白色的鞏膜。球結膜近內眥處有一淡紅色的結膜折痕，呈半月形，叫半月皺襞（plica semilunaris），是部分覆蓋淚阜的雙凹面向角膜的新月狀結膜組織，寬約2mm。在淚湖內有一小隆起，叫淚阜，高約5mm、寬約3mm，呈黃紅色。其表面為變態的皮膚，有細毛。

7. 當雙眼由遠看近時，最不會引發眼球的何種反應？
(A)瞳孔變小
(B)睫狀肌收縮
(C)隅角變寬
(D)眼球向內集中

Ans:(C)

詳解:青光眼是一種慢性的視神經病變，使視野漸漸喪失，過去被認為與眼壓高有關，但是有些人眼壓不高還是罹病，近視就是其中一大危險因子，因為近視會拉長眼軸、使隅角變寬，造成視神經結構改變，容易引發血流問題、破壞組織，使得「隅角開放型青光眼」的發生風險提升，「隅角閉鎖型青光眼」的發生風險則降低。

8. 高度遠視的老年人，容易有隅角閉鎖性青光眼的急性發作。下列相關敘述何者錯誤？
(A)高度遠視的老年人一般前房較淺，隅角較窄
(B)若有白內障，水晶體密度增加形狀變突，也可能致使虹膜前傾壓迫隅角
(C)隅角有小樑網（trabecular meshwork），大部分的房水都是由此處排出的
(D)點散瞳劑也可能是造成急性發作的原因，因為睫狀肌麻痺，懸韌帶放鬆造成水晶體屈光度增加，向前突出壓迫隅角

Ans:(D)

詳解:使用散瞳劑時，較需擔心的副作用是眼壓升高。因為當瞳孔放大時，眼球前房隅角比較狹窄的人，前房水排出路徑也會被壓縮，導致眼壓上升，但較易好發於年長、身材嬌小的女性，幾乎不會發生在孩童身上。

9. 下列關於視網膜色素上皮層功能的敘述，何者錯誤？
(A)吸收光線，防止光線散射
(B)儲存維生素A
(C)製造視紫質（rhodopsin）
(D)調節視紫質代謝

Ans:(C)

詳解:視網膜色素上皮(retinal pigment epithelium, RPE)RPE在維持黃斑功能正常上扮演著重要的角色，其主要功能為(1)調節視網膜的新陳代謝：提供氧氣和養份並代謝廢物，(2)吸收感光細胞無法吸收的光線(尤其是藍光)，防止光線散射及對眼睛的傷害。(3)提供感光色素所需的成份

視紫質也稱為視網膜紫質或視紫素。它是視桿細胞中一種視蛋白，呈紫紅色，因而得名。視紫質屬於G蛋白偶聯受體的一種，其特點是遇光會褪色，在人體視網膜感光細胞中大概需要45分鐘還原。它最早是由德國生理學家Franz Christian Boll在1876年發現的。視紫質平行於細胞膜上，其合成需要維生素A在體內轉化成11-順視黃醛。在光照下，11-順視黃醛異構為全反視黃醛，並由此激活視紫質，產生下游一系列反應。

10. 有關玻璃體(vitreous)的敘述，下列何者錯誤？
(A)膠狀的玻璃體液化或經由手術切除後無法再度形成
(B)玻璃體含 99%水分，另含有膠原蛋白、可溶性蛋白質及玻尿酸
(C)健康玻璃體乃無色透明膠狀物質，不含任何細胞，若有細胞代表發炎反應
(D)成年人的玻璃體容量約為 4 毫升(ml)

Ans:(C)

詳解:玻璃體構成約2/3的眼球，這是一種無色、透明的膠狀物質，98～99%由水組成，細胞相對很少。它可以支撐視網膜，讓眼球維持圓形。外部光線在通過水晶體後，還必須穿過玻璃體，才會抵達後方的視網膜，最後將視覺畫面透過視神經傳到大腦。在光線通過玻璃體時，有時會因其中的蛋白質、細胞或紅血球阻斷部分光線，而在視網膜上形成影子。因此飛蚊症中看見的漂浮物其實不是蛋白質本身，而是它造成的影子。

引起玻璃體混濁的因素有很多，常見的有以下這些。

(1) 炎性玻璃體混濁：玻璃體是無血管組織，玻璃體炎症都是周圍組織炎症擴散而致。如虹膜睫狀體炎、視網膜脈絡膜病變。炎症組織的滲出物、炎性細胞、壞死組織及色素顆粒、吞噬細胞附著於玻璃體纖維組織而產生多種不同類型的混濁表現。

(2) 外傷性玻璃體混濁：眼球鈍挫傷、穿通傷常伴有眼內出血而引起混濁，眼內異物及繼發感染亦導致混濁。

(3) 玻璃體變性混濁：隨著年齡的增長，玻璃體逐漸發生變性，表現為凝縮和液化。凝縮的部位密度高，可有絮狀、絲狀、無色透明的混濁物。液化部位玻璃體結構解體，形成充滿液體的空隙。這種玻璃體混濁在高度近視及老年人更常見，多長期不變，不影響視力。

(4) 閃輝性玻璃體液化：在玻璃體內見到結晶，光照後呈閃輝外觀。結晶主要是膽固醇，也可為磷酸鹽、酪氨酸等。這種混濁產生原因不明。

(5) 雪狀閃輝症：過去稱為類星體玻璃體炎。在玻璃體腔內見到漂浮著無數白

色球形或盤狀小體，如天上繁星。多見於高血脂、糖尿病。

（6）出血性玻璃體混濁：視網膜、葡萄膜血管破裂出血流入並積聚於玻璃體腔內，造成了玻璃體出血。

（7）全身病與玻璃體混濁：一些熱性病常合併玻璃體混濁。如流感、傷寒、流腦等，也有報導瘧疾、回歸熱等可引起玻璃體混濁。腎炎、妊娠毒血症、糖尿病也可出現玻璃體混濁。

（8）其他：眼內腫瘤、玻璃體內寄生蟲病、玻璃體視網膜退行病變也會引起玻璃體混濁。

11. 視網膜上的何種感光細胞（photoreceptor cells）負責暗視覺、黑白視覺？
(A)錐細胞（cone cell）
(B)桿細胞（rod cell）
(C)視神經節細胞（ganglion cell）
(D)雙極細胞（bipolar cell）

Ans:(B)

詳解:視桿細胞（又稱為桿狀細胞）主司暗光視覺，但視桿細胞缺乏辨色功能，因此在微弱光源下雖可看見物體，但無法感受顏色。

12. 人類由視神經到枕葉的視覺傳導路徑不包括下列何種組織？
(A)下視丘
(B)視交叉
(C)外側膝狀核
(D)視徑

Ans:(A)

詳解:光線刺激由眼睛的視網膜感光細胞（photoreceptors）接收後，首先將訊號傳遞到雙極細胞（bipolar cells），最終會傳到網膜節細胞（ganglion cells），並經由視神經將訊息傳送出眼睛。左、右兩眼的節細胞纖維形成左、右兩條視神經（optic nerves），兩條神經纖維在訊息傳遞到大腦的途中會先形成視交叉（optic chiasm），在此處左及右側視野的神經纖維會匯集成右、左兩條視束（optic tracts），並將90%神經纖維傳到丘腦兩側的外膝狀核（lateral geniculate nucleus），接著再藉由視放射束（optic radiation）傳到枕葉（occipital lobe）的初級視覺皮質（primary visual cortex）。部份的視束會將訊息傳遞到中腦的上丘（superior colliculus；與眼球跳視有關）、下視丘的前頂蓋（pretectum；與瞳孔光反射有關）、交叉上核（suprachiasmatic nucleus；與生物時鐘有關）、腹外側視前核（ventrolateral preoptic nucleus；與睡眠調節有關）等其他部位。

13. 有關 Kappa 角是下列那兩條軸線的夾角？
(A)瞳孔中心軸線（pupillary axis）與經黃斑視軸（visual axis）
(B)瞳孔中心軸線與解剖軸（anatomic axis）
(C)瞳孔中心軸線與角膜中心軸線
(D)經黃斑視軸與解剖軸

Ans:(A)

詳解: Kappa角（angle Kappa）是瞳孔軸與視軸之間的夾角。假如瞳孔軸在視軸的鼻側，那麼Kappa角為正值，假如瞳孔軸在視軸的顳側，那麼Kappa角為負值。一般情況下，Kappa角小於Alpha角。

瞳孔軸（pupillary axis）：人眼的瞳孔軸是與角膜垂直並連接瞳孔中心的連線。

視軸（visual axis）：人眼的視軸是連接光源與視網膜黃斑中心凹之間，並通過節點（N和N‘）的連線。

14. 有關眼外肌的敘述何者錯誤？
(A)眼直肌終止處附近的鞏膜較薄
(B)相較於其他眼直肌，內直肌終止處最靠近輪狀部（limbus）
(C)斜肌終止在眼球赤道處（equator）的前方
(D)斜肌終止處靠近渦靜脈（vortex vein）

Ans:(C)

詳解:下斜肌（obliquus inferior）起點是眼眶下壁的前內側，終點在眼球赤道後方鞏膜的下面；上斜肌（obliquus superior）起點在總腱環，終點在眼球赤道後方鞏膜的上面。

15. 眼球透過眼部血管的供給提供養分，主要供給養分給虹膜和睫狀體的是那一種血管？
(A)短後睫狀動脈（short posterior ciliary artery）
(B)長後睫狀動脈（long posterior ciliary artery）
(C)前睫狀動脈（anterior ciliary artery）
(D)渦靜脈（vortex vein）

Ans:(B)

詳解:長後睫狀動脈自眼動脈分出，共兩支，於視神經鼻側和顳側，在較睫狀後短動脈離視神經稍遠處，斜行穿入鞏膜，經脈絡膜上腔水準位置前行直達睫狀體，與睫狀前動脈吻合形成虹膜大環。並由此環發出分枝再形成虹膜小環，少數分枝返回脈絡膜前部。主要供應虹膜、睫狀體和脈絡膜前部。

16. 與第二對腦神經（CN II）同時通過視神經孔（optic canal）的血管為何？
(A)上眼眶動脈（supraorbital artery）
(B)眼動脈（ophthalmic artery）
(C)下眼眶動脈（infraorbital artery）
(D)淚腺動脈（lacrimal artery）

Ans:(B)

詳解: 眶尖重要孔道：(1)視神經孔：有視神經與眼動脈通過；(2)眶上裂：有第Ⅲ、Ⅳ、Ⅵ對腦神經、眼靜脈、感覺神經、自主神經通過；(3)眶下裂：眶下神經。

17. 下列何者不會參與眼睛之調節（accommodation）功能？
(A)水晶體（lens）
(B)懸韌帶纖維（zonular fiber）
(C)角膜（cornea）
(D)睫狀肌（ciliary muscle）

Ans:(C)

詳解:調節作用是由睫狀肌收縮，晶體懸韌帶放鬆，晶體憑藉其本身的彈性變得凸度增加（晶體前面凸較多，後面很少，前後囊曲率半徑縮短）而完成的。

18. 晚上突然發生停電時，眼睛需產生下列何種調節作用，才能在黑暗中看見東西？
(A)交感神經興奮，瞳孔括約肌（pupillary sphincter）收縮
(B)副交感神經興奮，瞳孔括約肌收縮
(C)交感神經興奮，瞳孔放射狀肌（radial fiber）收縮
(D)副交感神經興奮，瞳孔放射狀肌收縮

Ans:(C)

詳解:

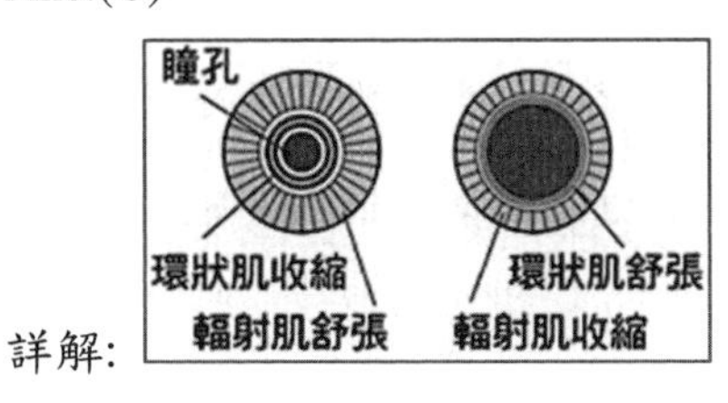

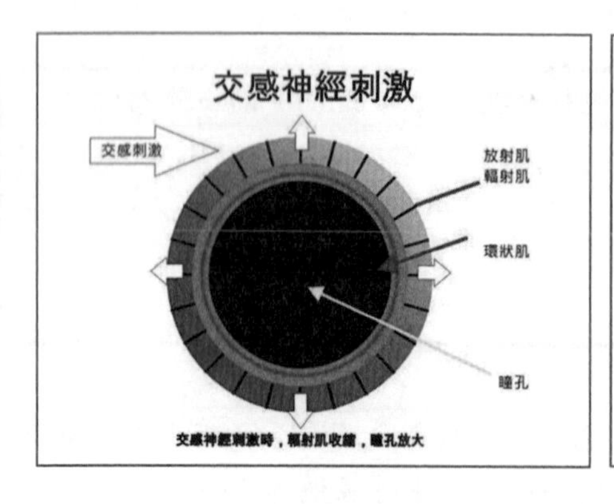

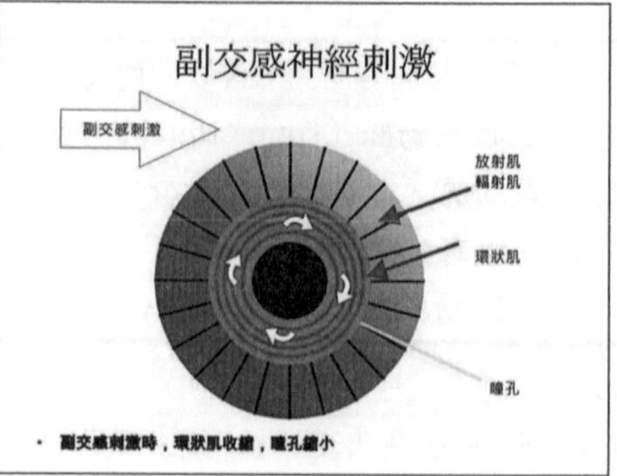

19. 下列有關視網膜電位（retinal electroretinogram）檢查之敘述何者正確？
①此項檢查之電極需置於視網膜上
②此項檢查之電極需置於角膜上
③此項檢查可用於動物與人類
④可檢查出所有的視網膜疾病
(A)①③
(B)①④
(C)②③
(D)③④

Ans:(C)

詳解:視網膜受到迅速改變的光刺激後，從感光上皮到兩極細胞及無足細胞等能產生一系列的電反應。視網膜電流圖就是這些不同電位的複合波。正常視網膜電流圖有賴於視網膜色素上皮、光感受器、外網狀層、雙極細胞、水平細胞、無足細胞、Müller細胞及視網膜脈絡膜血循環等的正常功能。這些因素中的一種或多種受累都可導致ERG異常，所以視網膜電流圖主要是反映視網膜外層的情況。小的損傷，如黃斑區的病變，因為受累的感光上皮為數很少，ERG不出現反應；視神經萎縮，因受累的部位主要是在神經節　細胞，ERG正常，亦不出現反應。

將一電極放置在角膜上，另一電極放置於最靠近眼球後部的眶緣部分，當視網膜受到光刺激時，通過適當的放大裝置將視網膜電位變化記錄下來，即為視網膜電流圖。

下圖是現代ERG成份示意圖，按其出現的次序分別稱為早感受器電位（ERP）、明視a波（as）、暗視a波（as）、明視b波（bp）、暗視b波（bs）、c波和d波。

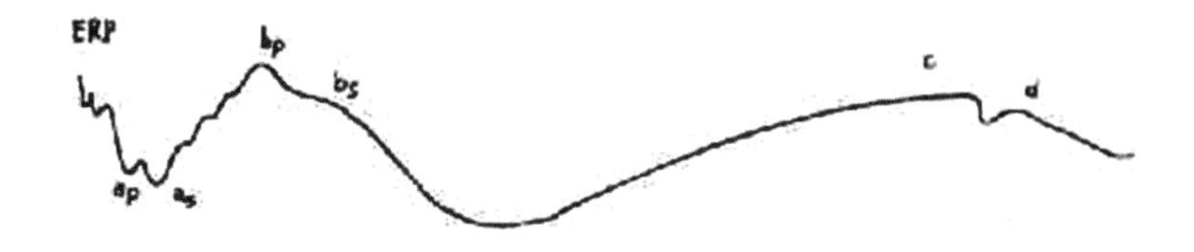

ERG：主要來源於視錐細胞外段的質膜與質膜相連接的盤膜上。

a波：是一負波，它主要由光感受器電位構成。潛伏期短的a波稱ap，主要來自視錐細胞的電活動，代表視錐細胞的功能。潛伏期長的a波稱as，它主要來自視桿細胞的電活動，代表視桿細胞的功能。

b波：b波是繼a波之後的一個正相波，它起源於視網膜雙極細胞層和Müller細胞。

c波：是ERg 成分中潛伏期和持續時間最長的一個正相波。現在認為它主要起源於視網膜色素上皮。

d波：是ERG的一種撤光反應。

視網膜電流圖在臨床上常用於視網膜循環障礙疾病、遺傳性視網膜變性（如視網膜色素變性等）、糖尿病性視網膜病變、視網膜脫離、眼外傷（如視網膜鐵質沉著症以及交感性眼炎等），夜盲、青光眼、白內障、色盲等疾病的診斷。

20. 下列何項檢查儀器可評估視網膜之功能？
(A)視網膜眼底照相機（fundus camera）
(B)視網膜電位圖（electroretinogram）
(C)光學同調斷層掃描（optical coherence tomography）
(D)眼底鏡（ophthalmoscope）

Ans:(B)

詳解:眼底照相機（fundus camera）是用來觀察和記錄眼底狀況的眼科醫療光學儀器，它能夠將眼底圖像以黑白或彩色照片的形式記錄和保存下來，它的光學設計是基於Gullstrand無反光間接檢眼鏡的光學原理，能夠直接拍攝視網膜，眼科醫生可以通過眼底的照片來診斷和治療眼科的疾病。

光學同調斷層掃描術在醫學上的應用，即開始於眼科學（ophthalmology）。時間是1993年，科學家率先於活體（*in vivo*）取得並發表視網膜（retina）或黃斑病變（macular pathology）之影像成果。

眼底鏡（Ophthalmoscope）就是經由瞳孔來檢查視網膜的工具。

21. 上眼瞼（superior palpebra）皮膚之感覺由何神經傳遞？
(A)眼神經（ophthalmic nerve）
(B)視神經（optic nerve）
(C)動眼神經（oculomotor nerve）
(D)面神經（facial nerve）

Ans:(A)

詳解:眼神經（三叉神經第1支）：負責眼球、上眼瞼及淚腺感覺；上頜神經（三叉神經第2支）：負責下眼瞼感覺。

22. 下列有關第四對腦神經之敘述何者錯誤？
(A)起源於中腦腹面
(B)與動眼神經一起進入眼眶
(C)支配上斜肌
(D)第四對腦神經損傷會造成複視，同時眼睛喪失部分向下及向內旋轉能力

Ans:(A)

詳解:滑車神經是第4對腦神經，編號Ⅳ，是運動神經。滑車神經為運動性神經，起於中腦下丘平面對側滑車神經核，自中腦背側下丘方出腦；自腦發出後，繞過大腦腳外側前行，穿經海綿竇外側壁向前，經眶上裂入眶，越過上直肌和上瞼提肌向前內側行，進入並支配上斜肌。滑車神經是腦神經中最細的神經。

23. 有關三叉神經相關疾病的敘述，下列何者正確？
①因三叉神經分支廣，故一旦帶狀疱疹發生鼻尖的 Hutchinson’s sign，會增加眼睛發病的機會
②三叉神經痛最常見影響的區域是下頜神經區（V3）
③三叉神經痛可能影響雙重區域
④三叉神經痛可能原因為血管壓迫神經節
(A)①②③　(B)①③④　(C)②③④　(D)①②④

Ans:(B)

詳解:顧名思義，這種神經痛的名稱由來就是因為它出現在臉上三叉神經所分布的區域內。三叉神經又是什麼？人體共有十二對腦神經，其中第五對腦神經是最　粗大的一對；因為分出三支周圍的感覺神經因此稱為三叉神經，它經過顱底三個小洞穿出，分為眼枝（第一枝）、上頜枝（第二枝）、下頜枝（第三枝），管理臉部表淺感覺。目前三叉神經痛的病因已經很清楚，大約有百分之八十是三叉神經在腦幹根部被血管壓迫造成短路所致；其他病因如多發性硬化症、腦幹腫瘤、帶狀皰疹、牙痛等，也會引起類似三叉神經痛的症狀。

典型的三叉神經痛，都是單側，很少見兩側都痛。一般以第二、三分支疼痛較常見。輕觸、冷風吹或冷熱水敷於面頰或牙床部位時，會突然引發陣發性劇痛；甚至有些患者說話、嚼、吞嚥或臉部運動及刷牙都會引發。發作時間短約數秒，長可達數分鐘甚至數小時，發作次數可由每天數次至數百次。由於這種痛十分難受，有些患者在發作時因而不敢說話、洗臉、刮鬍子、上妝，甚至不願意吃東西。

24. 有關白內障手術前後的光學變化，何者錯誤？
(A)大多數的白內障會使遠視加劇
(B)白內障手術在高度近視病患，多數仍放人工水晶體矯正
(C)白內障手術可以使病患術後的屈光不正度數減少
(D)目前某些人工水晶體有矯正老花的功能

Ans:(A)

詳解:多焦點人工水晶體植入PRELEX（Presbyopic Lens Exchange）此項手術是利用小切口，將白內障摘除，置放一片"多焦點人工水晶體"，免縫合、無痛且安全無不良反應。可治療白內障，同時解決老花眼問題，使其能遠近自動調節，不必再戴眼鏡增加不便與負擔，生活品質也隨之提升。

25. 有關色覺（color vision），下列何者錯誤？
(A)視網膜視錐細胞（cone cells）對顏色的不同光譜敏感度（spectral sensitivity）而產生顏色的辨認
(B)依照它們的光譜敏感度峰值波長的順序被分為三種短（S）、中（M）和長（L）的視錐細胞類型
(C) L 視錐細胞簡稱為藍色感受器，是因為它們的峰值敏感度在光譜的藍色區域
(D)三種視錐細胞的分別與視蛋白（opsin）組成的色素有關

Ans:(C)

詳解:對顏色的感知開始於特化的含有具不同光譜敏感度（Spectral sensitivity）的色素的視網膜細胞，稱為視錐細胞。在人類中，有3種對3種不同的光譜敏感的視錐細胞，造成了三色視覺（Trichromacy）。

每個單獨的視錐細胞包含由載脂蛋白視蛋白（Opsin）組成的色素，該色素共價連線於11-順-氫化視黃醛或者更罕見的11-順-脫氫視黃醛之一上。

視錐細胞傳統上按照它們的光譜敏感度（Spectral sensitivity）峰值波長的順序被標記為：短（S）、中（M）、和長（L）的視錐細胞類型。這三種類型不完全對應於如我們所知的特定的顏色。相反，對顏色的感知是由一個開始於這些位於視網膜的細胞差異化的輸出，且將在大腦的視覺皮層和其它相關區域中完成的複雜的過程實現的。

例如，儘管L視錐細胞簡稱為紅色感受器，紫外－可見分光光度法表明它們的峰值敏感度在光譜的綠黃色區域。類似的，S- 和M-視錐細胞也不直接對應藍色和綠色，儘管它們經常被這樣描述。重要的是注意RGB色彩模型僅僅是用以表達顏色的一個方便的方式，而不是直接基於人眼中的視錐細胞類型。

26. 有關藥物引起的表皮角膜炎的敘述，下列何者錯誤？
(A)易由廣效抗生素引起
(B)易由抗病毒藥物引起
(C)角膜上半部較嚴重
(D)可造成角膜瘢痕

Ans:(C)

詳解:藥物引起的表皮角膜炎並不會造成角膜上半部較嚴重的情況。

27. 有關引起水晶體異位的遺傳性疾病，下列何者錯誤？
(A)Marfan 氏症候群
(B)唐氏症
(C)Weill-Marchesani 氏症候群
(D)高胱胺酸尿症

Ans:(B)

詳解:水晶體異位代表眼球內的水晶體位置改變。水晶體異位的最常見原因，是水晶體懸吊韌帶因為外傷受損，所導致的水晶體位移；如果沒有外傷的病史卻發生水晶體異位，則大多數是因為病患具有先天性遺傳疾病（以馬凡氏症候群最為常見）。

下列項目為水晶體異位之主要原因：

一、外傷：外傷性水晶體異位最為常見。

二、罕見疾病的併發症：以馬凡氏症候群（Marfan syndrome）及維爾-瑪奇薩尼症候群（Weil-Marchesani syndrome）較為重要。

三、遺傳性代謝異常疾病：高胱胺酸尿症（homocystinuria）、亞硫酸鹽氧化酶缺乏症（sulfite oxidase deficiency）、及高離氨酸血症（hyperlysinemia）等。

四、遺傳性水晶體異位：單純遺傳性水晶體異位是顯性遺傳，一般合併有小圓水晶體症（microspherophakia），水晶體移位的方向大多為向上、向顳側。水晶體異位併有瞳孔的變化時則為隱性遺傳，此時瞳孔會向水晶體位移方向的對側位移，一般合併有虹膜萎縮及白內障。

五、眼睛疾病的併發症：先天性青光眼、慢性葡萄膜炎、視網膜色素病變、巨大角膜症、無虹膜症、過熟白內障、及眼球腫瘤等。

28. 下列何者不是增殖性糖尿病視網膜病變常見的併發症？
(A)玻璃體出血
(B)滲出性視網膜剝離
(C)虹膜新生血管
(D)新生血管性青光眼

Ans:(B)

詳解:糖尿病引起的視網膜病變常會經歷以下進程：高血糖→微血管壁發生糖化反應→容易破裂與滲出→黃斑部水腫、新生血管侵入→ 反覆出血與結痂導致視網膜纖維化→視網膜變形、剝離→ 可能併發玻璃體出血或新生血管性青光眼→失明。根據症狀的進程可分為五級，前三級為非增殖期，尚未發生新生血管增生入侵，一旦進入第四級的增殖期以後，失明風險會急速升高。常見的併發症有牽引性視網膜剝離或裂孔、黃斑部病變、新生血管性青光眼。常發生在糖尿病病人中，由於長期高血糖導致微血管糖化且受損，致使局部微血管脹大、破裂，有裂口就容易產生視網膜水腫、出血，以及微血管反覆損傷、癒合後增生出許多新血管和纖維組織，導致視網膜結構遭破壞等症狀。

29. 下列何者不是引起暫時性視力喪失（transient visual loss）的原因？
(A)視網膜血栓
(B)貧血
(C)偏頭痛
(D)高血壓

Ans:(D)

詳解:暫時性視力喪失（transient visual loss）常見的原因包括網膜中心動脈攣縮，急性青光眼，往膜 出血或玻璃體出血，顱內壓升高，心臟衰竭〈爬樓梯時〉，尿毒症，妊娠中毒，糖 尿病昏睡，腦貧血，頸動脈循環不全，高空氧氣缺乏。

30. 有關脈絡膜腫瘤導致視網膜剝離（retinal detachment, RD）的類型，下列何者正確？
(A)裂孔型視網膜剝離（rhegmatogenous RD）
(B)牽引型視網膜剝離（tractional RD）
(C)滲出型視網膜剝離（exudative RD）
(D)合併裂孔型與牽引型視網膜剝離

Ans:(C)

詳解:滲出性視網膜剝離(又稱繼發性),多見於葡萄膜炎、後鞏膜炎、受傷、血管異常如視網膜血管瘤、脈絡膜黑色素瘤(choroidal melanoma),導致血液中液體所形成的漿液滲漏到視網膜下所致。

裂孔性視網膜剝離(又稱原發性),牽拉性裂孔是玻璃體對視網膜的牽拉所造成的,可形成馬蹄形孔(horse-shoe break)或巨大裂孔(giant tear);發生在周邊鋸齒緣的裂孔稱作鋸齒緣離斷(dialyses)。偶而,少數後玻璃體分離(PVD)患者也會出現hole 、 break情況。若破孔不加以治療,玻璃體液化後,液體進入裂孔→視網膜下腔,使視網膜的感覺層與色素上皮分離,演變成視網膜剝離。患者中有40%是近視眼者,尤其是500~900度之間的近視患者最容易發生。

牽引性視網膜剝離:因視網膜缺血引起新生血管膜的牽拉、眼球穿通傷引起纖維組織增生的牽拉等原因引起視網膜剝離。另外在糖尿病視網膜病變或鐮刀型貧血所致的增殖性視網膜病變也可發生 視網膜剝離。

31. 有關先天性上斜肌麻痺之敘述,下列何者正確?
(A)原因可能是肌肉筋膜異常
(B)原因僅為第四對腦神經麻痺
(C)為兒童上斜視,不會直到成年才會出現
(D)不會出現補償性的頭位異常

Ans:(A)

詳解:上斜肌麻痺是垂直性斜視中最多見的一種,分為先天性或後天性,完全性或部分性麻痺。上斜肌麻痺的臨床症狀,依發病年齡及注視眼的不同而異,如健康眼為注視眼,則病眼為上斜視;若病眼為注視眼,則健康眼為下斜視。先天性者多伴有水平性偏斜及弱視,常為單側性。後天性者多為雙側性。

雙側上斜肌麻痺的病因可為先天因素和後天因素所致。

先天因素:主要為神經、肌肉的發育異常所致,如上斜肌部分或全部缺如。肌肉附著點移位等;滑車神經核發育不良等。但多表現為單側性。

後天因素:由於滑車神經在顱內走行徑路較長,易受炎症、腫瘤、外傷、血液循環障礙等原因引起損傷。有資料統計後天性上斜肌麻痺性斜視的病因:顱內腫瘤及腦血管病變佔10%,糖尿病及缺血性疾患佔20%,頭部外傷佔40%,原因不明佔20%。如滑車神經交叉於下丘腦水平的前髓帆部損傷則發生雙側性麻痺。

32. 有關遺傳性視神經病變（Leber hereditary optic neuropathy, LHON）的敘述，下列何者正確？
(A)為視網膜色素層退化
(B)主要影響視乳突黃斑部纖維束（papillomacular bundle）
(C)雙眼同時發病很常見
(D)不會發生於女性

Ans:(B)

詳解:雷伯氏視神經萎縮症（Leber hereditary optic neuropathy, LHON）是一種由於粒線體基因異常，所導致的視網膜神經節細胞病變疾病。患者發病的年紀多屬於年輕成人階段，或甚至是在青春期就發病，大多數患者發病的年紀介於15～35歲，但事實上從2～80歲的發病年紀都被報告過。患者發病時多半會以急性或亞急性的速度，出現無痛性的視力下降情況，初期常常都是視線中心區域出現視野障礙（central scotoma or cecocentral scotoma），由於中心區域首當其衝，患者的視力會非常快速的下降，常常可在兩周內從1.0下降至0.05以下，甚至僅能見手動的程度。有些患者可能因受損神經節細胞的種類因素，會有視野內出現特殊色塊的現象。隨著病情的進展，後期視野缺損範圍常常更加擴大。

33. 下列青光眼與性別的關係何者正確？
(A)隅角開放性青光眼女性比男性多
(B)隅角閉鎖性青光眼女性比男性多
(C)隅角開放性青光眼男性比女性多
(D)隅角閉鎖性青光眼男性比女性多

Ans:(B)

詳解:青光眼之所以發病與患者眼的局部結構、年齡、性別、遺傳、屈光等因素有著密切關係，具備這些因素的人也就是青光眼的高危人群，隨時受外界不良因素刺激導致急性發病。

- ✓ 解剖因素：前房淺、眼軸短、晶體厚、角膜直徑短，導致前房角狹窄，房水排出障礙，眼壓升高，青光眼形成。
- ✓ 年齡、性別：開角型多發於30歲左右，無明顯性別差異。閉角型45歲以上患者占青光眼病人68.2%～76.8%，女性多於男性。
- ✓ 遺傳因素：青光眼屬多基因遺傳性病變，有家族史者，發病率高於無家族史的6倍，占整個發病人數的13%～47%，患者親屬發病率為3.5%～16%。
- ✓ 屈光因素：屈光不正患者（近視、遠視、老花）發病率較高、近視有1/3伴有或發展為開角型青光眼，遠視多伴閉角型青光眼。
- ✓ 不良生活習慣：吸煙嗜酒、起居無常、飲食不規律、喜怒無常、習慣性便秘、頑固性失眠。

✓ 眼部以全身病變。

✓ 用藥不當。

34. 有關色素性視網膜炎（retinitis pigmentosa）的說明何者錯誤？
(A)可能是偶發突變或是遺傳而來
(B)會有夜盲現象
(C)周邊視野會漸漸缺損，晚期視力可能嚴重受損
(D)若早期發現，可用藥物有效治療，恢復視力

Ans:(D)

詳解:視網膜色素病變（Retinitis Pigmentosa；簡稱 RP）：是一群造成視網膜病變的遺傳性眼科疾病，也是一種漸進性的視網膜營養不良。RP患者的視網膜中，由於感光細胞（桿狀細胞先受到影響）或視網膜色素上皮細胞（RPE）出現異常或死亡，使RP患者的視力逐漸下降。夜盲是多數RP患者最先出現的症狀，接著慢慢出現週邊視野縮小、對物體的明暗對比或顏色的分辨能力逐漸喪失等等症狀，多數患者最終會出現"管狀視野"。

目前尚無有效的治療方法，現有的藥物最多只能延緩病程速度。攝取抗氧化劑、葉黃素等保健品，可能有助延緩病情。另外，根據調查，情緒可能影響病情的發展，保持樂觀積極心態的患者，視力退化速度比沉浸於恐懼的患者慢，所以調整情緒也是很重要的一環。

依據香港統計，視網膜色素病變患者有40%的病例是家族成員中只有一人得病，因此無法斷定在這個家族中RP是遵循何種遺傳型式；另外約有20%的病例屬於體染色體顯性遺傳，約30%病例屬於體染色體隱性遺傳，約10%病例屬於性染色體遺傳。

35. 有關高度近視導致的斜視問題，下列敘述何者錯誤？
(A)因高度近視眼球的變化，會導致上直肌往鼻側偏移
(B)因高度近視眼球的變化，會導致外直肌往下側偏移
(C)因高度近視眼外肌的偏移，會導致眼球往外側偏移，形成外斜視
(D)核磁共振掃描（MRI）影像可以應用於診斷此種疾病

Ans:(C)

詳解:斜視是指兩隻眼睛的視線無法同時落在想要看的目標物上，一眼看著目標時，另一眼卻看到別的地方。每隻眼睛外壁有六條肌肉來控制眼球上下左右各方向轉動，若六條肌肉作用力量不平衡時，即會產生斜視，斜視在兒童的發生率約為 2%～3%，斜視可依偏斜方向，分為內斜（俗稱鬥雞眼）、外斜（俗稱脫窗）和上下斜，斜視也可依發生眼，分成交替性或固定單眼斜視，斜視還可依是否一直偏斜或有時斜有時不斜分為持續性或間歇性斜視。外斜視常跟遺傳有關；而內斜視則多半是由遠視引起。

高度近視是指度數在 600 度以上的近視，又稱為「病理性近視」或「退化性近視」，是一種眼軸明顯拉長，進而引發屈光度較高的近視，其眼底視網膜常合併有萎縮變性。患者容易出現眼睛疲勞、視力減退、飛蚊等症狀，且為青光眼、白內障、玻璃體退化和視網膜病變的高危險群。然而，除了這些視覺的症狀外，少數高度近視患者也可能合併一種獨特的斜視，稱為「近視性固定斜視」，造成患者外觀上的變化，同時也影響雙眼視覺及眼球轉動之功能。

近視性固定斜視患者多半是高度近視患者，外觀上逐漸發生內斜視的現象，患眼會向鼻側內轉，且合併下轉，眼球位置固定在內下方，這種病症可以發生於單側或雙側，較嚴重的患者，斜視眼會逐漸變得無法向外側轉出，因而稱為固定斜視。診斷此病，除了上述臨床特徵，也可以作影像學檢查，會發現眼球軸長較長，且眼球後端由眼肌錐外上方脫垂而出，造成眼球內下斜，且無法轉動。

36.關於驗光生公會，下列敘述何者正確？

①全國聯合會理事、監事之當選，不以直轄市、縣（市）公會選派參加之會員代表為限

②直轄市、縣（市）驗光生公會選派參加全國聯合會之會員代表，以其理事、監事為限

③驗光生公會由人民團體主管機關主管

④直轄市、縣（市）驗光生公會，由該轄區域內驗光生 20 人以上發起組織之

(A)①③

(B)①④

(C)①③④

(D)②③④

Ans:(A)
詳解:
<u>驗光人員法 第 33 條</u>

驗光師公會全國聯合會理事、監事之當選，不以直轄市、縣（市）驗光師公會選派參加之會員代表為限。

直轄市、縣（市）驗光師公會選派參加驗光師公會全國聯合會之會員代表，不以其理事、監事為限。

<u>驗光人員法 第 29 條</u>

直轄市、縣（市）驗光師公會，由該轄區域內驗光師二十一人以上發起組織之；其未滿二十一人者，得加入鄰近區域之公會或共同組織之。

37.有一位媽媽帶著幼稚園中班的女兒來驗光所，稱她女兒在學校視力檢查只能看到 0.3，故要求配鏡矯正近視，下列驗光生作法何者正確？
(A)應於眼科醫師指導下用儀器做非侵入性之眼球屈光狀態測量及相關驗光
(B)應轉介至社福機構做視覺功能級別鑑定及低視力者輔助器具之教導使用
(C)應於眼科醫師指導下做一般性近視、遠視、散光之驗光
(D)應填轉介單轉診給眼科醫師，並不得為之驗光

Ans:(D)
詳解:
<u>驗光人員法 第 12 條</u>
驗光師之業務範圍如下：
一、非侵入性之眼球屈光狀態測量及相關驗光，包含為一般隱形眼鏡配鏡所為之驗光；十五歲以下者應於眼科醫師指導下為之。但未滿六歲兒童之驗光，不得為之。
二、一般隱形眼鏡之配鏡。
三、低視力者輔助器具之教導使用。
四、其他依醫師開具之照會單或醫囑單所為之驗光。

驗光生之業務範圍如下：
一、一般性近視、遠視、散光及老花之驗光，包含為一般隱形眼鏡配鏡所為之驗光；十五歲以下者應於眼科醫師指導下為之。但未滿六歲兒童之驗光，不得為之。
二、一般隱形眼鏡之配鏡。
三、其他依醫師開具之照會單或醫囑單所為之驗光。
驗光人員執行業務，發現視力不能矯正至正常者，應轉介至醫療機構診治。

38.驗光所之負責驗光人員因故不能執行業務時，應指定合格驗光人員代理之。下列何者正確？

(A)所謂合格驗光生，以在驗光人員法第 9 條所定之機構執行業務 3 年以上者為限

(B)代理期間超過半年者，應由被代理者報請公會撤銷執業執照

(C)代理期間超過 45 日者，應由被代理者報請原發開業執照機關備查

(D)代理期間，最長不得逾半年

Ans:(C)

詳解:

驗光人員法 第 17 條

驗光所之負責驗光人員因故不能執行業務時，應指定合於第十五條第二項規定資格者代理之。代理期間超過四十五日者，應由被代理者報請原發開業執照機關備查。

前項代理期間，最長不得逾一年。

驗光人員法 第 15 條

前項申請設立驗光所之驗光師，以在第九條所定之機構執行業務二年以上者為限；申請設立驗光所之驗光生，以在第九條所定之機構執行業務五年以上者為限。

39 有關主管機關不得發給執業執照的規定，下列敘述何者錯誤？

(A)經撤銷或廢止驗光人員證書

(B)經廢止驗光人員執業執照未滿 2 年

(C)有客觀事實認不能執行業務，經直轄市、縣（市）主管機關邀請相關專科醫師、驗光人員及學者專家組成小組認定

(D)如客觀事實認不能執行業務原因消失後，仍得依法規定申請執業執照

Ans:(B)

詳解:

驗光人員法 第 8 條

有下列情形之一者，不得發給執業執照；已領照者，撤銷或廢止之：

一、經撤銷或廢止驗光人員證書。

二、經廢止驗光人員執業執照未滿一年。

三、有客觀事實認不能執行業務，經直轄市、縣（市）主管機關邀請相關專科醫師、驗光人員及學者專家組成小組認定。

前項第三款原因消失後，仍得依本法規定申請執業執照。

40.有關隱形眼鏡販售驗配之規定，下列敘述何者正確？

①隱形眼鏡之保存盒屬於醫療器材，依法不得於網路等非實體店面之買賣通路販售

②非藥商不得為隱形眼鏡之販售廣告，且不得藉採訪、報導或以其他不正當方式為宣傳

③日戴型每日拋棄式裝飾性隱形眼鏡，其販賣業者依法得於電視頻道通路販售

④一般隱形眼鏡之驗光及配鏡屬於驗光生之業務範圍

(A)②④　(B)①②④　(C)②③　(D)①③④

Ans:(A)

詳解:依藥事法及醫療器材管理辦法規定,隱形眼鏡保存盒屬第一等級醫療器材，產品在上市販賣前，須通過查驗登記審查，取得醫療器材許可證；如果在網際網路、電視購物等新興郵購買賣通路販售，也應取得藥商資格才可為之，且必須遵循衛生福利部食品藥物管理署公告「藥商得於郵購買賣通路販賣之醫療器材及應行登記事項」相關規定辦理，若未依規定辦理，就涉及藥事法第 27 條: 凡申請為藥商者,應申請直轄市或縣 (市) 衛生主管機關核准登記，繳納執照費，領得許可執照後，方准營業；其登記事項如有變更時，應辦理變更登記。未具藥商資格販售醫療器材，依藥事法第 92 條可處新臺幣三萬元以上二百萬元以下罰鍰。

「藥商得於郵購買賣通路販賣之醫療器材及應行登記事項」

一、第一等級醫療器材及附件所列之第二等級醫療器材品項，藥商得於郵購買賣通路販賣。

二、藥商利用郵購買賣通路販賣醫療器材，除應依藥事法施行細則第九條第一款至第六款規定事項辦理登記之外，並應向直轄市或縣（市）衛生主管機關辦理下列事項登記：

(一)郵購買賣通路類型。

(二)郵購買賣通路連結。

(三)諮詢專線。

三、本公告所定應登記事項用詞定義如下：

(一)郵購買賣通路：指透過廣播、電視、電話、傳真、型錄、報紙、雜誌、網際網路、傳單或其他類似之方法，使消費者未能實際檢視商品而為買賣之通路。

(二)郵購買賣通路業者：指提供郵購買賣通路從事商品買賣之業者。

(三)郵購買賣通路連結：指網址、地址、電話等可追蹤至藥商及郵購買賣通路業者之連結方式。

四、使用他人郵購買賣通路販賣醫療器材之藥商於辦理登記時，應併檢附包含下列事項之郵購買賣通路業者授權同意書：

(一)藥商名稱、地址、負責人姓名及身分證統一編號。
(二)郵購買賣通路業者名稱、地址、負責人姓名及身分證統一編號。
(三)授權販賣之產品。
(四)授權期間。
五、於郵購買賣通路販賣醫療器材之藥商，應於郵購買賣通路明顯可見之處，以易於消費者清楚辨識之方式揭露下列事項：
(一)醫療器材許可證所載核准字號、品名、藥商名稱、製造廠名稱及製造廠地址。
(二)藥商許可執照所載藥商名稱、地址及許可執照字號。
(三)製造日期及有效期間或保存期限。
(四)藥商諮詢專線電話。
(五)應加註「消費者使用前應詳閱產品說明書」。
(六)具量測功能之產品，須載明提供定期校正之服務及據點資訊。
六、郵購買賣通路業者於執行郵購買賣業務時，應確認本公告事項五中所列資訊已於通路明顯可見處揭露，並應定期檢視執行該業務是否符合本公告之內容。
七、於郵購買賣通路登載之資訊內容涉及藥物廣告時，仍應依藥事法之規定申請核准後方得登載，並遵守相關之管理規範。

41.驗光人員執業每6年應完成的繼續教育課程之積分數規定，下列何者正確？
①驗光生達60小時
②驗光生達72小時
③驗光師達120小時
④驗光師達144小時
(A)①③　(B)①④　(C)②③　(D)②④

Ans:(C)
詳解:
<u>醫事人員執業登記及繼續教育辦法 第 13 條</u>
醫事人員執業，應接受下列課程之繼續教育：
一、專業課程。　二、專業品質。
三、專業倫理。　四、專業相關法規。
醫事人員每六年應完成前項繼續教育課程之積分數如下：
一、物理治療生、職能治療生、醫事檢驗生、醫事放射士、牙體技術生及驗光生：
（一）達七十二點。
（二）前項第二款至第四款繼續教育課程之積分數，合計至少七點，其中應包括感染管制及性別議題之課程；超過十四點者，以十四點計。
二、前款以外之醫事人員：
（一）達一百二十點。

（二）前項第二款至第四款繼續教育課程之積分數，合計至少十二點，其中應包括感染管制及性別議題之課程；超過二十四點者，以二十四點計。

兼具醫師、中醫師、牙醫師多重醫師資格者變更資格申請執業登記時，對於第一項第二款至第四款繼續教育課程積分，應予採認；對於第一項第一款性質相近之專業課程積分，得相互認定。

42.申請認可辦理驗光人員繼續教育課程與積分審查認定及採認之團體，其會員中驗光人員全國執業人數，應達到下列何種比率或人數才符合規定？

(A)百分之十以上

(B)百分之二十以上

(C)三千人以上

(D)百分之四十以上

Ans:(B)

詳解:

醫事人員執業登記及繼續教育辦法 第 15 條

申請認可辦理前二條繼續教育課程與積分審查認定及採認之各該類醫事人員團體，應符合下列規定：

一、為全國性之醫事人員學會、各該類醫事人員相關學會或公會。

二、設立滿三年。

三、會員中各該類醫事人員全國執業人數，應達下列各目比率或人數之一：

（一）醫師及助產人員：百分之十以上。

（二）中醫師及醫事放射師：百分之四十以上。

（三）護理人員：三千人以上。

（四）前三目以外醫事人員：百分之二十以上。

43.驗光人員計畫申請設立驗光所，下列那些條件必須備齊？

①明顯區隔之獨立作業場所及出入口

②總樓地板面積，不得小於 20 平方公尺

③等候空間

④手部衛生設備

(A)①③

(B)②④

(C)①②③

(D)①②③④

Ans:(D)

詳解:

驗光所設置標準　第 1 條

本標準依驗光人員法第十五條第六項規定訂定之。

驗光所設置標準　第 2 條

驗光所應有明顯區隔之獨立作業場所及出入口，其總樓地板面積，不得小於二十平方公尺。但第五條另有規定者，從其規定。

驗光所設置標準　第 3 條

驗光所應有下列設施：

一、驗光室：

（一）明顯區隔之獨立空間，且不得小於五平方公尺。

（二）空間之直線距離至少五公尺；採鏡子反射法者，直線距離至少二點五公尺。

（三）驗光必要設備：

1.電腦驗光機或檢影鏡。

2.角膜弧度儀或角膜地圖儀。

3.鏡片試片組或綜合驗度儀。

4.鏡片驗度儀。

5.視力表。

二、等候空間。

三、執行業務紀錄之保存設施。

四、手部衛生設備。

第 4 條　教導低視力者使用輔助器具時，應配置相關必要設備。

第 5 條

眼鏡公司（商號）內設置之驗光所，其總樓地板面積，不得小於五平方公尺，並設有下列設施、設備：

一、第三條第一款之驗光室。

二、等候空間及執行業務紀錄之保存設施，並得與眼鏡公司（商號）共用。

三、手部衛生設備。

前項驗光所，不以獨立出入口為限。

44.驗光所不得以不正當方法招攬業務，下列敘述何者錯誤？
(A)違反者，處罰鍰並令限期改善，屆期未改善處以停業處分
(B)受停業處分而未停業者，廢止其開業執照
(C)受廢止開業執照處分，仍繼續開業者，得廢止其負責驗光人員之驗光人員證書
(D)受廢止驗光人員證書者，必須依法應考，領取證書，重新申請驗光人員

Ans:(D)

詳解:

專門職業及技術人員特種考試驗光人員考試規則 第5條

應考人有公務人員考試法第二十二條第二項、專門職業及技術人員考試法第十九條第二項或驗光人員法第六條情事者，不得應本考試。

驗光人員法 第6條

曾受本法所定廢止驗光人員證書處分者，不得充驗光人員

45.有關驗光所停業、歇業之規定，下列敘述何者正確？
①驗光所停業後，其所屬驗光人員應同時辦理註銷執業執照
②驗光所停業者，應將其招牌拆除
③驗光所停業者，其開業執照註明停業日期及理由後發還
④應填具申請書，並檢附開業執照及有關文件，送由原發給開業執照機關依規定辦理
⑤驗光所歇業者，註銷其開業登記，並收回開業執照
(A)①②④⑤
(B)①③④
(C)②③⑤
(D)③④⑤

Ans:(D)

詳解:

驗光人員法施行細則 第13條

驗光所停業、歇業或其登記事項變更，依本法第十八條第一項規定報請備查或依同條第三項規定辦理核准變更登記時，應填具申請書，並檢附開業執照及有關文件，送由原發給開業執照機關依下列規定辦理：

一、停業：於其開業執照註明停業日期及理由後發還。

二、歇業：註銷其開業登記，並收回開業執照。

三、登記事項變更：辦理變更登記。

前項第三款登記事項變更，如需換發開業執照，申請人應依規定繳納換發執照費。

驗光人員法施行細則 第 14 條

驗光所停業、歇業或受停業、撤銷或廢止開業執照處分者，其所屬驗光人員，應依本法第十條第一項或第三項規定辦理停業、歇業或變更執業處所。

驗光人員法施行細則 第 15 條

眼鏡公司（商號）內設立驗光所者，該驗光所得與眼鏡公司（商號）共用招牌。

驗光所歇業或受撤銷、廢止開業執照處分者，應將其招牌拆除。

驗光人員法 第 10 條

驗光人員停業或歇業時，應自事實發生之日起三十日內，報請原發執業執照機關備查。

前項停業之期間，以一年為限；逾一年者，應辦理歇業。

驗光人員變更執業處所或復業者，準用第七條關於執業之規定。

46.驗光人員執行業務，應製作紀錄，包含下列何者？

①簽名或蓋章

②執行年、月、日

③應依當事人要求，提供驗光結果報告

(A)①②③

(B)①②

(C)②③

(D)①③

Ans:(A)

詳解:

驗光人員法 第 13 條

驗光人員執行業務，應製作紀錄，簽名或蓋章及加註執行年、月、日，並應依當事人要求，提供驗光結果報告及簽名或蓋章。

47.依據驗光人員法，對於驗光師與驗光生的業務範圍規定，下列敘述何者正確？

(A)驗光師可以在眼科醫師指導下為 15 歲以下者驗光，驗光生不可

(B)驗光師可以為低視力者之輔助器具作教導使用，驗光生不可

(C)兩者的業務範圍規定都相同

(D)驗光生可作非侵入性之眼球屈光狀態測量及相關驗光

Ans:(B)

詳解:

驗光人員法 第 12 條

驗光師之業務範圍如下：

一、非侵入性之眼球屈光狀態測量及相關驗光，包含為一般隱形眼鏡配鏡所為之驗光；十五歲以下者應於眼科醫師指導下為之。但未滿六歲兒童之驗光，不得為之。

二、一般隱形眼鏡之配鏡。

三、低視力者輔助器具之教導使用。

四、其他依醫師開具之照會單或醫囑單所為之驗光。

驗光生之業務範圍如下：

一、一般性近視、遠視、散光及老花之驗光，包含為一般隱形眼鏡配鏡所為之驗光；十五歲以下者應於眼科醫師指導下為之。但未滿六歲兒童之驗光，不得為之。

二、一般隱形眼鏡之配鏡。

三、其他依醫師開具之照會單或醫囑單所為之驗光。

驗光人員執行業務，發現視力不能矯正至正常者，應轉介至醫療機構診治

48.依驗光人員法，執行驗光業務，未製作紀錄者：

(A)處新臺幣 3 萬元以上 15 萬元以下罰鍰

(B)處新臺幣 2 萬元以上 10 萬元以下罰鍰

(C)處新臺幣 1 萬元以上 5 萬元以下罰鍰

(D)執業連續 5 年以上者可免罰

Ans:(C)

詳解:

驗光人員法 第 49 條

有下列各款情事之一者，處新臺幣一萬元以上五萬元以下罰鍰：

一、驗光人員違反第十三條規定，執行業務，未製作紀錄、未依當事人要求提供驗光結果報告、或未依規定於紀錄、驗光結果報告簽名或蓋章，並加註執行年、月、日。

二、驗光所違反第二十條規定，對執行業務之紀錄、醫師開具之照會單或醫囑單，未妥為保管或保存未滿三年。

49.有關醫事人員人事條例之任用規定，下列敘述何者錯誤？
(A)醫事人員初任各級職務，先予試用 3 個月
(B)試用期滿成績及格者，以醫事人員任用；成績不及格者，停止試用，並予解職
(C)試用人員不得兼任各級主管職務
(D)曾在其他機關擔任與其所擬任職務之性質相近程度相當或任低一級職務之經歷 6 個月以上者，免予試用

Ans:(A)
詳解:
醫事人員人事條例 第 6 條
醫事人員初任各級職務，先予試用六個月。試用期滿成績及格者，以醫事人員任用；成績不及格者，停止試用，並予解職。但曾在各機關或各類醫事人員依其醫事專門職業法律得執業之機構擔任與其所擬任職務之性質相近程度相當或任低一級職務之經歷六個月以上者，免予試用。
前項試用人員不得兼任各級主管職務。

50.有關兒童驗光，下列敘述何者正確？
①未滿 6 歲兒童之驗光不得為之
②15 歲以下者應於眼科醫師指導下為之
③為未滿 6 歲兒童之驗光，處新臺幣 2 萬元以上 10 萬元以下罰鍰
④為 15 歲以下者驗光未於眼科醫師指導下為之者，處新臺幣 1 萬元以上 5 萬元以下罰鍰
(A)①②③
(B)②③④
(C)①③④
(D)①②④

Ans:(A)
詳解:
驗光人員法 第 12 條
驗光師之業務範圍如下：
一、非侵入性之眼球屈光狀態測量及相關驗光，包含為一般隱形眼鏡配鏡所為之驗光；十五歲以下者應於眼科醫師指導下為之。但未滿六歲兒童之驗光，不得為之。

二、一般隱形眼鏡之配鏡。

三、低視力者輔助器具之教導使用。

四、其他依醫師開具之照會單或醫囑單所為之驗光。

驗光生之業務範圍如下：

一、一般性近視、遠視、散光及老花之驗光，包含為一般隱形眼鏡配鏡所為之驗光；十五歲以下者應於眼科醫師指導下為之。但未滿六歲兒童之驗光，不得為之。

二、一般隱形眼鏡之配鏡。

三、其他依醫師開具之照會單或醫囑單所為之驗光。

驗光人員執行業務，發現視力不能矯正至正常者，應轉介至醫療機構診治。

驗光人員法 第 45 條

驗光人員有下列各款情事之一者，處新臺幣二萬元以上十萬元以下罰鍰；其情節重大者，並處一個月以上一年以下停業處分或廢止其執業執照：

一、違反第十二條第一項第一款但書或第二項第一款但書規定，為未滿六歲之兒童驗光。

二、違反第十二條第三項規定，未將當事人轉介至醫療機構。

三、違反第十四條規定，為虛偽之陳述或報告。

110 年專技普考【驗光生】
驗光學概要　(江建男老師編授)

1.關於對比敏感度檢查的敘述，下列何者正確？
(A)用史耐倫視力表（Snellen chart）測量視力同時可以顯示患者是否有對比敏感度問題
(B)Pelli-Robson test 用條紋光柵為視標，以測試不同空間頻率下的對比敏感度
(C)Pelli-Robson test 對比敏感度視力表對於具少量屈光差患者亦可有效測試
(D)檢查對比敏感度時的周圍照明條件影響不大

Ans:(C)

詳解:

(A)史耐倫視力表（Snellen chart）可以測量視力值但無法檢查對比敏感度

(B)Pelli-Robson test 為方形波視標，是屬於低空間頻率視標

(D)檢查對比敏感度時的周圍照明條件影響很大

2.對於具有小幅度眼球震顫（nystagmus）、垂直眼位和迴旋眼位明顯異常的被檢者，採取雙眼視和單眼視的遠距離自覺式驗光檢查內涵與結果，下列敘述何者最不適當？
(A)單眼視檢查會有較低的正球面度數
(B)被檢查者的調節力，在雙眼視檢查時較低
(C)被檢者的調節狀態在單眼或雙眼視檢查時皆相同
(D)雙眼視檢查時，單眼視的散光軸度會改變

Ans:(C)

詳解:被檢者的調節狀態在單眼或雙眼視檢查時其結果皆不同，單眼檢查會有較多的負度數

3.驗光檢查時，為了刺激單眼的調節作用，使用下列何種鏡片最合適？
(A)稜鏡
(B)凹透鏡
(C)凸透鏡
(D)偏光鏡

Ans:(B)

詳解:單眼刺激調節可以使用負度數(凹透鏡)刺激

4.正鏡片的焦距與屈折力的關係，下列何者正確？
(A)焦距與屈折力無關
(B)焦距越長，屈折力越大
(C)焦距為無窮大時，屈折力最強
(D)焦距越短，屈折力越大

Ans:(D)

詳解:

(A)焦距與屈折力有關

(B)焦距越長，屈折力越小

(C)焦距為無窮大時，屈折力最弱

5.有關近視眼的敘述，下列何者正確？
(A)近視眼的遠點位於眼球後
(B)近視眼的近點位於眼球內
(C)近視眼用凹透鏡矯正
(D)平行光線進入近視眼的眼球，成像在視網膜之後

Ans:(C)

詳解:

(A)近視眼的遠點位於眼球前

(B)近視眼的近點位於眼球前(近視眼的遠點與近點都是在**眼前**的有限距離)

(D)平行光線進入近視眼的眼球，成像在視網膜之前

6.下列何種散光其遠方平行光線聚焦形成的兩條主焦線（focal lines）跨在視網膜一前一後之兩側？
(A)單純性近視散光
(B)單純性遠視散光
(C)複合性遠視散光
(D)混合性散光

Ans:(D)

詳解:遠方平行光線聚焦形成的兩條主焦線跨在視網膜一前一後之兩側，稱之為混和性散光

7.下列處方中，何者為混合性散光（mixed astigmatism）？

(A)+1.00DS/-1.00DC×090

(B)-1.00DS/-1.00DC×090

(C)+2.00DS/-1.00DC×090

(D)+1.50DS/-2.50DC×090

Ans:(D)

詳解:

(A)+1.00DS/-1.00DC×090(單純性遠視性散光)

(B)-1.00DS/-1.00DC×090(複合性近視性散光)

(C)+2.00DS/-1.00DC×090(複合性遠視性散光)

(D)+1.50DS/-2.50DC×090(混合性散光)

8.有關視標的敘述，依史耐倫視力表的概念（以5分角視標為例），在 6m測驗距離時，高度何者正確？

(A)8.73cm

(B)8.73m

(C)8.73mm

(D)8.73nm

Ans:(C)

詳解:Tan(5/60)＝視標高度×6m，所以視標高度＝0.008726m≒8.73mm

9.有關眼睛遠點的敘述，下列何者錯誤？

(A)遠視眼遠點在視網膜後

(B)調節靜止時所能看到的最近物體處

(C)調節靜止時所能看到的最遠物體處

(D)可以在眼前或眼後的任何位置

Ans:(B)

詳解:眼睛遠點是指調節靜止時所能看到的最遠物體處

10.對一位近視 1.00DS 的患者，下列敘述何者正確？
(A)未矯正時，遠點在眼後 100cm 處
(B)若需要全矯正，須配戴-1.00DS 鏡片
(C)未矯正時，平行光進入眼睛，成像在視網膜後方
(D)若不考慮其他眼睛疾病，未矯正之視力值約為小數點制 0.1 左右

Ans:(B)

詳解:

(A)未矯正時，遠點在眼**前**100cm處

(C)未矯正時，平行光進入眼睛，成像在視網膜**前**方

(D)若不考慮其他眼睛疾病，未矯正之視力值約為小數點制0.5左右

11.正常眼的視野範圍具有生理性限制，依照範圍由大至小排列，下列何者正確？
(A)顳側＞上方＞下方或鼻側
(B)鼻側＞上方＞顳側或下方
(C)下方或鼻側＞顳側＞上方
(D)顳側＞下方＞鼻側或上方

Ans:(D)

詳解:

正常眼的視野範圍顳側約100°，下方約75°，鼻側及上方約60°，所以答案為(D)顳側＞下方＞鼻側或上方

12.使用筆燈進行眼球運動檢查，以了解眼外肌功能是否正常。下列敘述何者不適當？
(A)配戴紅綠眼鏡，有助於判斷雙眼視線的偏差
(B)檢測時，受測者必須維持頭部不動，雙眼儘可能地跟隨目標（target）移動
(C)進行H型動眼檢查，當受測者向其左下方看時，右眼沒跟上，則右眼下直肌可能異常
(D)若以筆燈施測，必須確認受測者是否維持明顯的瞳孔光反射，確保施測範圍保持適當

Ans:(C)

詳解:(C)進行H型動眼檢查，當受測者向其左下方看時，右眼沒跟上，則**右眼上斜肌**可能異常

13.關於調節幅度（amplitude of accommodation）檢查的敘述，下列何者正確？
(A)負鏡片法（minus lens method）測得的結果，通常較推近法（push-up method）所測結果為低
(B)在標準近距離施測負鏡片法，在加到-4.00 D 後視標開始持續模糊，則該眼的調節幅度為 4.00 D
(C)檢查視標愈大時，調節幅度檢查結果愈小
(D)推近法測得的調節幅度，通常低於推遠法（pull-away method）結果

Ans:(A)

詳解:

(B)在標準近距離(40cm)施測負鏡片法，在加到-4.00 D 後視標開始持續模糊，則該眼的**調節幅度為 650 D**

(C)檢查視標愈大時，調節幅度檢查結果**愈大**

(D)推近法測得的調節幅度，通常**高於**推遠法（pull-away method）結果

14.關於交替遮蓋測試（alternating cover test），下列敘述何者正確？
(A)移除遮蓋時，眼睛向外移動是外斜視
(B)外斜要用基底向外（base out）稜鏡中和
(C)測量斜位或交替性斜視時，中和稜鏡棒放在那一眼都可以
(D)主要次要偏移量如果一致，屬於非共動性偏移

Ans:(C)

詳解:

(A)移除遮蓋時，眼睛向外移動是**內斜視**

(B)外斜要用**基底向內（base in）**稜鏡中和

(D)主要次要偏移量如果一致，屬於**共動性偏移**

15.測量內聚的幅度（amplitude of convergence），假設受檢者的瞳孔間距 PD 是 62 mm，若近點內聚（near point of convergence, NPC）距離為 8 cm（量到眼鏡頂尖距離），考慮眼鏡到眼球旋轉中心的距離為 27 mm，下列何者為最接近真實的內聚幅度？（單位為：稜鏡屈光度，prism diopter，Δ）
(A)54
(B)58
(C)62
(D)66

Ans:(B)

詳解:內聚幅度＝PD(cm)×(1/距離m+0.027m)＝6.2×(1/0.08+0.027)＝58Δ

16.一調節正常患者，近視-1.00 DS 屈光異常未矯正，調節近點（near point of accommodation）位於眼前 20 cm， 則其調節幅度為下列何者？
(A)3.00 D
(B)4.00 D
(C)5.00 D
(D)6.00 D

Ans:(B)

詳解:(調節幅度永遠是正值)(遠點在眼前為負值，在眼後為正值)(近點永遠是正值)

調節幅度＝遠點＋近點→調節幅度＝(-1.00)＋(1/+0.2)＝+4.00D

17.使用石原氏圖片（Ishihara pseudoisochromatic plates）檢查色覺，下列敘述何者錯誤？
(A)做先天性色覺問題篩檢，可以兩眼一起檢查
(B)每一頁測驗圖只能看 3 秒左右，就需翻頁
(C)近測驗距離不是 40cm，應拿遠一點至 50～70cm 距離
(D)光照明不需要很亮，可按照患者的需要增減亮度

Ans:(D)

詳解:石原氏圖片色決檢查需要良好的照明

18.下列那些檢測項目可以全程在明亮的環境中進行？
(A)遮蓋測試
(B)紅綠測試（duochrome test）
(C)布魯克納測試（Brückner test）
(D)瞳孔檢查

Ans:(A)

詳解:紅綠測試（duochrome test）、布魯克納測試（Brückner test）、瞳孔檢查需要在暗室檢查

19.下列何者可以檢查中心抑制性盲點（central suppression scotoma）？
(A)紅綠測試（duochrome test）檢查法
(B)馬竇氏鏡（Maddox-rod test）檢查法
(C)魏氏四點（Worth four-dot test）檢查法
(D)赫斯伯格（Hirschberg test）檢查法

Ans:(C)

詳解:魏氏四點（Worth four-dot test）檢查法可以檢查中心抑制性盲點

20.角膜弧度儀無法檢測下列何者？
(A)驗配隱形眼鏡時的眼睛角膜弧度
(B)驗配眼鏡時患者需要的屈光度數
(C)估計患者的散光度數
(D)觀察患者眼睛角膜中央的完整情形

Ans:(B)

詳解:角膜弧度儀無法檢查出患者需要的屈光度數，角膜弧度儀只能檢查出角膜散光，總散光及屈光度數需使用自覺式驗光才能檢查出來

21.讀取角膜弧度 K 值可獲得角膜相關資訊，下列關於 K 值之敘述何者最正確？
(A)42.00/43.00@090;1.00DWTR MCAR（with the rule, mires clear and regular）。此角膜散光 1.00D，但無法得知另一個軸度為何
(B)48.75@065/45.37@135，可能為高度散光患者，但在正常值範圍內，無疾病可能性
(C)42.50@175/43.50@085，此角膜散光為 1.00D，為逆散光
(D)43.37@180/41.37@090，圓形標記扭曲（mires distorted）。此患者可能有角膜變形或淚膜不穩定情況

Ans:(D)

詳解:

(A)角膜散光-1.00，可以得知**軸度180°**

(B)為高度散光有**圓錐角膜疾病**的可能

(C) 42.50@175/43.50@085，此角膜散光為 1.00 D，為**順散光**

22.利用自動電腦驗光儀（autorefractor）測量下列那一年齡層獲得的屈光度數據最容易有誤差？
(A)5～15 歲
(B)20～30 歲
(C)40～50 歲
(D)50～60 歲

Ans:(A)

詳解:

(A)患者愈年輕其調節力愈強，所以使用自動電腦驗光儀檢查會產生較多的負度數誤差值

23.若自覺式驗光值為-3.50DS/-1.50DC×090，所得角膜弧度儀數值在 180 度處為 43.37D，在 90 度處為 43.00 D，使用下列何種隱形眼鏡可得到最清晰的視力？
(A)硬式隱形眼鏡
(B)硬式後弧散光隱形眼鏡
(C)軟式散光隱形眼鏡
(D)軟式隱形眼鏡

Ans:(C)

詳解:總散光為-1.50D，角膜散光為43.37－43.00D＝-0.37D，所以患者有較多的晶體散光，理論上隱形眼鏡配戴要使用前弧散光隱形眼鏡，所以(C)比較接近答案

24.下列何者是自動電腦驗光儀最基本的三個組合？
(A)用紅外光測量度數、用白光固視、用雲霧法控制眼球調節
(B)用紅外光測量度數、用藍光固視、用雲霧法控制眼球調節
(C)用紫外光測量度數、用白光固視、用雲霧法控制眼球調節
(D)用紅外光測量度數、用黃光固視、用雲霧法控制眼球調節

Ans:(A)

詳解:自動電腦驗光儀的設計原理都是使用紅外線，而黃光最接近視網膜上，所以固視黃光比較不會產生調節

25.有關靜態視網膜檢影法（static retinoscopy）的敘述，下列何者正確？
(A)建議用 6/6 的視標請受測者注視
(B)檢查室儘量保持光線明亮以幫助受檢者注視視標
(C)檢查時希望受測者調節力為放鬆的狀態
(D)一般檢查時會建議用凹面鏡模式（concave mirror mode）以方便觀察

Ans:(C)

詳解:

(A)建議用**6/120的E字視標**請受測者注視

(B)檢查室儘量保持光線**微亮**以幫助受檢者注視視標

(D)一般檢查時會建議用**平面鏡模式**以方便觀察

26.以角膜弧度儀測量，測得患者的角膜弧度 H：7.50 mm（45.00 D）@180；V：7.67 mm（44.00 D）@090， 推估患者的角膜散光約為何？
(A)-1.00DC×180
(B)-1.00DC×090
(C)-0.50DC×180
(D)-0.50DC×090

Ans:(B)

詳解:45.00－44.00＝-1.00D×090**(角膜散光一律為負度數，其軸度在較小的角膜屈光度K值)**

27.檢查者於距離患者眼前 67 cm 處實施靜態視網膜檢影法，使用+2.00D 的工作輔助鏡片，得到中和度數為-6.00DS，則患眼的屈光異常為下列何者？
(A)-4.50DS
(B)-5.00DS
(C)-5.50DS
(D)-6.00DS

Ans:(C)

詳解:假設患者沒有加入工作鏡片，然後加入(+2.00)，再加入(-6.00)中和，因為沒有加入工作鏡片所以還要再加入工作鏡片的倒數變成負度數(1/0.67m＝-1.50)

患者的實際度數＝(+2.00)＋(-6.00)＋(-1.50)＝-5.50D

28.在進行靜態視網膜檢影法（static retinoscopy）時，看到了「順動（with motion）」，下列何者為此情形的可能原因？
①遠點（far point）在視網膜鏡（retinoscope）的後方
②遠點在受測者眼睛的後方
③受測者為正視眼（emmetropia）
④受測者有高度近視（myopia）
(A)①②
(B)①②③
(C)①③
(D)①③④

Ans:(B)

詳解:進行靜態視網膜檢影法沒有加入工作鏡片看到順動，這樣患者可能會有輕度近視或正視眼或遠視眼，所以答案是(B)【遠點在受測者眼睛的後方，所以共軛原理其遠點也會在驗光師的視網膜鏡後方】

29.經由檢視患者的角膜弧度儀（keratometer）顯示出的扭曲圖像、高屈光度與角膜不規則散光屈光度，可以早期觀察出患者最可能屬於何種問題？
(A)淚液分泌不足
(B)圓錐角膜
(C)眨眼異常
(D)高度遠視

Ans:(B)

詳解:經由檢視患者的角膜弧度儀（keratometer）顯示出的扭曲圖像、高屈光度與角膜不規則散光屈光度，可以早期觀察出患者最可能有圓錐角膜

30.有關自覺式鐘面圖（clock chart）來確認散光軸的敘述，下列何者正確？
(A)保留綜合驗光儀上的散光片讓受試者看鐘面圖
(B)受試者回覆 2 點和 8 點鐘最黑，設定軸位為（2+8）/2=5 點鐘相對的 11 點方向，即 120 度
(C)受試者回覆 1 點和 7 點鐘與 2 點和 8 點鐘一樣黑，綜合驗光儀設定軸位為 45 度
(D)受試者回覆 4 點和 10 點鐘最黑，設定軸位為 160 度

Ans:(C)
詳解:
(A)使用自覺式散光鐘面圖，其綜合驗光儀上不能放置任何散光鏡片
(B)受試者回覆 2 點和 8 點鐘最黑，其負散光軸度為 2x30＝60°
(C)受試者回覆 4 點和 10 點鐘最黑，其負散光軸度為 4x30＝120°

31.關於針孔視力測試，下列敘述何者正確？
(A)一般針孔直徑為 0.5mm，針孔直徑越小顯示的效果越好
(B)用來辨識患者視力不良是否來自屈光未矯正完全的問題
(C)凡是視網膜健康、沒有光學介質混濁問題者，透過針孔測試皆能提升視力
(D)針孔提升視力的原理是阻斷眼睛的調節訊號，使平行光聚焦於視網膜上

Ans:(B)
詳解:
(A)一般針孔直徑為1.0mm，針孔直徑越小顯示的效果**會越差**(因為針孔太小會產生繞射導致清晰度變得更差)
(C)凡是視網膜健康、沒有光學介質混濁問題者，透過針孔測試**無法**提升視力
(D)針孔提升視力的原理是阻斷眼睛的**周邊像差**，使平行光聚焦於視網膜上

32.關於雙眼平衡檢查的敘述，下列何者最為正確？
(A)雙眼平衡檢查的目的是平衡兩眼視力，使左右兩眼視力相等才能獲得舒適雙眼視覺
(B)若兩眼視力不相等，則無法做雙眼平衡檢查
(C)最佳的雙眼平衡檢查條件是在兩眼都有融像的狀態下執行，以平衡左右兩眼的調節狀態
(D)利用稜鏡分離法平衡是在各自單眼最佳矯正視力下，以稜鏡分離視標平衡左右兩眼視力

Ans:(C)

詳解:

(A)雙眼平衡檢查的目的是平衡兩眼的**調節力**，使左右兩眼視力相等才能獲得舒適雙眼視覺

(B)若兩眼視力不相等必須視力**差兩格以**上，則無法做雙眼平衡檢查

(D)利用稜鏡分離法平衡是在各自單眼**霧視**視力下，以稜鏡分離視標平衡左右兩眼視力

33.關於裂孔板檢查的敘述，下列何者最為正確？

(A)屬於他覺式驗光的一種

(B)最常使用的裂孔板孔徑為 2.5 mm

(C)以球面度數達到初始 MPMVA（maximum plus to maximum visual acuity）後，即可直接以裂孔板尋找散光軸

(D)若患者為不規則散光，可依檢查結果疊加圓柱鏡，並測得最終處方

Ans:(D)

詳解:

(A)屬於**自覺式驗光**的一種

(B)最常使用的裂孔板孔徑為 **1.0 mm**

(C)以球面度數達到初始 MPMVA（maximum plus to maximum visual acuity）後，**再加入雲霧度數（S+0.50）**，即可直接以裂孔板尋找散光軸

34.有關負散光綜合驗光儀的傑克森交叉圓柱鏡（Jackson cross cylinder, JCC）檢查的敘述，下列何者正確？

①當白點與綜合驗光儀散光軸對齊時減掉-0.25 DC

②白點是正軸

③散光軸微調時必須向白點方向調整

(A)① (B)①② (C)②③ (D)①②③

Ans:(B)

詳解:③散光軸微調時必須向**紅點方向調整(精調散光軸度須追清楚的紅點)**

35.受測者檢影鏡檢查度數為-5.00DS/-1.50DC×180，進行試片檢查後結果如下：-4.25DS/-1.50DC×180 視力 20/30；-4.50DS/-1.50DC×180 視力 20/25；-4.75DS/-1.50DC×180 視力 20/20；-5.00DS/-1.50DC×180 視力 20/20。最正球面度最佳視力（maximum plus to maximum visual acuity, MPMVA）的度數為何？

(A)-4.25DS/-1.50DC×180

(B)-4.50DS/-1.50DC×180

(C)-4.75DS/-1.50DC×180

(D)-5.00DS/-1.50DC×180

Ans:(C)

詳解:MPMVA 為最高視力的最低負度數，最高視力為 20/20 有兩個，所以選 -4.75DS/-1.50DC×180

36.檢影鏡檢查後右眼屈光度為-5.00DS/-2.00DC×180，傑克森交叉圓柱鏡散光確認步驟為下列何者？

(A)先確認軸度，再確認度數

(B)先確認度數，再確認軸度

(C)只需確認度數

(D)只需確認軸度

Ans:(A)

詳解:傑克森交叉圓柱鏡的使用方法為先檢查散光軸度在檢查散光度數

37.患者以-2.50DS/-2.00DC×180 進行傑克森交叉圓柱鏡檢查法的散光度數檢查，當散光度數修正成-1.50 DC 時，其球面度數應該修正為下列何者？

(A)-3.00 DS

(B)-2.75 DS

(C)-2.25 DS

(D)-2.00 DS

Ans:(B)

詳解:交叉圓柱鏡檢查散光度數，當降散光度數-0.50DC 時需加入球面度數 -0.25DS，所以答案為(-2.50DS)+(-0.25DS)=-2.75DS

38.執行紅綠測試（duochrome test）時，若患者回報紅色區塊內視標與綠色區塊內視標等同清楚，則綠色光與紅色光應分別聚焦在視網膜前後大略多少鏡度（Diopter）處？

(A)0.125 D (B)0.25 D (C)0.50 D (D)0.75 D

Ans:(B)

詳解:綠色波長相對於視網膜上的黃色波長前面為 0.20D，紅色波長相對於視網膜上的黃色波長後面為 0.24D，所以患者回報紅色及綠色視標一樣清楚時，此時紅色及綠色波長分別距離視網膜約 0.25D

39.超焦距遠距屈光（hyperfocal distance refraction）矯正方式，目的是在無調節力介入下，得到最寬廣的清晰視覺距離的範圍。假設一患者的景深（depth of field）是±0.25 D，則該患者在超焦距遠距屈光矯正後，無調節作用下清晰視覺距離的範圍為下列何者？

(A)眼前 4 m 至眼前 2 m

(B)眼前 4 m 至眼前 1 m

(C)無限遠至眼前 2 m

(D)無限遠至眼前 1 m

Ans:(C)

詳解:**<u>超焦距遠距屈光矯正後</u>**，無調節作用下清晰視覺距離的範圍為無限遠至眼前 2m

40.一般而言，6m 距離被視為光學無限遠（optical infinity），故自覺式驗光多以此為標準檢查距離，而不正確的檢查距離亦可能造成驗光結果誤差。若在 4 m 距離為患者驗光的結果為+3.50DS/-1.00DC×090，不考慮景深，則最終處方應如何修正，才能給予患者最佳的遠距屈光矯正？

(A)+3.25DS/-1.00DC×090

(B)+3.75DS/-1.00DC×090

(C)+3.50DS/-1.25DC×090

(D)+3.50DS/-0.75DC×090

Ans:(A)

詳解:**<u>(有爭議,答案應該是(B))</u>**

自覺式驗光距離太近時容易產生調節,會形成驗光結果負度數過矯正或正度數欠矯正，因此驗光結果為+3.50DS/-1.00DC×090必須再加入+0.25D，所以最適合的度數為(B))+3.75DS/-1.00DC×090

41.進行鐘面圖(clock chart, sunburst dial)檢測與傑克森交叉圓柱鏡(Jackson cross cylinder, JCC)檢測的比較，下列敘述何者錯誤？

(A)都是自覺式驗光

(B)都是先確認散光軸度，再確認散光度數

(C)都是在最正球面度最佳視力(MPMVA)下進行

(D)鐘面圖檢測不需要維持等價球面起始度，傑克森交叉圓柱鏡檢測則需要維持等價球面起始度

Ans:(C)

詳解:鐘面圖檢查需要在霧視下進行(紅色＞綠色)，交叉圓柱鏡需要在最正球面度最佳視力(MPMVA)下進行

42.有關遠視的敘述，下列何者錯誤？

(A)需用凸透鏡矯正

(B)遠點為一虛像點

(C)看近物時比看遠物時所需的調節量更少

(D)一般年輕患者能夠透過調節而獲得相對清晰的遠距離視力

Ans:(C)

詳解:未矯正的遠視患者看近時比看遠時需要更多的調節

43.依據 Hofstetter’s 的最小調節幅度公式，並採取保留一半調節幅度之原則，52 歲的受檢者要閱讀近距離 33 cm 的文件，需要多少加入度？

(A)+1.50 D

(B)+2.00 D

(C)+2.50 D

(D)+3.00 D

Ans:(B)

詳解:調節幅度＝15－(0.25×年齡)＝15－(0.25×52)＝+2.00D

(1/0.33)－(200/2)＝(+3.00)－(+1.00)＝+2.00

44.受測者雙眼屈光度為-5.00DS/-1.50DC×175，融像性交叉圓柱鏡（FCC）檢查結果為+1.50 D，以負相對調節力（negative relative accommodation, NRA）及正相對調節力（positive relative accommodation, PRA）對暫時加入度進行調整。若 NRA 為+2.00 D，PRA 為-1.50 D，最終近距離單焦鏡片處方為下列何者？

(A)-3.25DS/-1.50DC×175

(B)-3.00DS/-1.50DC×175

(C)-6.75DS/-1.50DC×175

(D)-7.00DS/-1.50DC×175

Ans:(A)

詳解:最適合的 ADD＝【(PRA+NRA)／2】＋(ADD)＝【(+2.00+(-1.50))／2】＋(+1.50)＝＋1.75

看近處方度數＝(-5.00DS/-1.50DC×175)＋(+1.75)＝-3.25DS/-1.50DC×175

45.有關近距離附加度（ADD），下列敘述何者是最不合宜的考量？

(A)大多數人兩眼的近距離附加度，通常是一樣的

(B)近距離附加度隨年齡增長而增多

(C)正常視力者，經常會給予+4.00 D 以上的近距離附加度

(D)近距離附加度的給予儘可能越低度越好，來維持較寬廣的明視區域

Ans:(C)

詳解:正常視力的患者其 ADD 通常不會超過+2.50D

46.受檢者有遠視+2.00 DS，習慣近用閱讀距離為 40 cm，用推進法或上推法（push-up method）測出調節力為 1.00D。若運用調節幅度一半原則（tentative add based on half the accommodation）配製單焦老花眼鏡，此眼鏡的鏡片度數為下列何者？

(A)+1.00DS

(B)+2.00DS

(C)+3.00DS

(D)+4.00DS

Ans:(D)

詳解:ADD＝(1/0.4)－(1.00/2)＝+2.00

近用處方＝遠用處方度數＋ADD→(+2.00)＋(+2.00)＝+4.00

47.有關執行最大正度數最佳矯正視力（maximum plus to maximum visual acuity, MPMVA）檢查的方式與內容， 下列何者最不適當？

(A)施行睫狀肌麻痺驗光（cycloplegic refraction），有助檢查調節痙攣或隱藏性遠視者

(B)霧視（fogging）法可以放鬆被檢者的調節力

(C)操作傑克森交叉圓柱鏡必需加入正鏡片霧視被檢者視力以獲得準確屈光度數

(D)單眼視或兩眼單一視的自覺式驗光都需採用霧視法以放鬆被檢者的調節力

Ans:(C)

詳解:傑克森交叉圓柱鏡檢查不需要作霧視，傑克森交叉圓柱鏡**是在全矯正**的情況下做檢查

48.有關於老花眼（presbyopia）的敘述，下列何者正確？

(A)未滿 40 歲，不會出現老花眼的症狀

(B)遠視者一般會比近視者較晚出現老花眼症狀

(C)工作距離較遠者或手臂較長者會比較早出現老花眼症狀

(D)調節力不足以提供清楚且舒適的近用視力時即為老花眼

Ans:(D)

詳解:

(A)未滿 40 歲還是會出現老花眼

(B)遠視者一般會比近視者**較早**出現老花眼症狀

(C)工作距離較遠者或手臂較長者會**比較晚**出現老花眼症狀

49.有關正視眼者的老花調節幅度（amplitude of accommodation）與測量的敘述，下列何者錯誤？

(A)患者調節力在 60 歲時降至約 3 D 左右

(B)若近點（near point）為 25 cm，則患者的調節力為 4 D

(C)對 65 歲的受檢者檢查調節力，所測量的結果可能是焦深（depth of focus）而非調節幅度

(D)受檢者超過 60 歲，可直接由工作距離預估暫定加入度，如 40 cm 則放 +2.50 DS

Ans:(A)

詳解:調節幅度＝15－(0.25×年齡)＝15－(0.25×60)＝+0.00D..所以(A)錯誤

50.受檢者近視-3.00 D，屈光矯正後於 40 cm 進行融像性交叉圓柱鏡測試（fused cross cylinder, FCC）。起初受檢者表示水平線條較為清晰，當球面度調整至-2.00 D 時，回報垂直線條與水平線條同樣清晰。此受檢者在矯正遠距屈光後，於 40 cm 工作距離的調節反應（accommodative response）為何？

(A)1.00 D

(B)1.50 D

(C)2.00 D

(D)2.50 D

Ans:(B)

詳解:-3.00 D 調整至-2.00 D 時，回報垂直線條與水平線條同樣清晰，這樣表示看 40 公分時焦點在視網膜後+1.00 的位置，所以患者看 40cm 時調節+1.50D【(1/0.4)－(1.00)＝1.50D】

110年專技普考【驗光生】
隱形眼鏡概要　(黃柏緯老師編授)

1.有關隱形眼鏡材質運用，下列何者最不合適？
(A)遠視眼常選戴用低 Dk 材質硬式鏡片
(B)圓錐角膜可以受益於較低 Dk 材質硬式鏡片
(C)無晶體症的兒童經常受益於矽水膠鏡片
(D)一般兒童可受益於大直徑的硬式透氣鏡片

Ans:(A)

詳解:遠視患者鏡片為凸透鏡，中央厚周邊薄，因此需選用高 Dk 材質硬式鏡片增加傳氧量。

2.淚膜透過表面交互作用（surface interactions）方式濕潤硬式鏡片，下列那一種方式作用最強？
(A)氫鍵（hydrogen bonding）
(B)疏水作用（hydrophobic interaction）
(C)靜電作用（electrostatic interaction）
(D)水化作用（hydration）

Ans:(C)

詳解:靜電作用（electrostatic interaction）使鏡片產生離子性，增加濕潤性。

3.關於軟式隱形眼鏡材質離子電荷（ionic charge），下列敘述何者錯誤？
(A)帶負電荷稱為離子性材質
(B)非離子性材質抗沉澱性優於離子性材質
(C)離子性材質易吸引淚液的帶正電物質
(D)帶負離子電荷的材質在鹼性溶液中會導致尺寸變化甚至材料退化

Ans:(D)

詳解:負離子電荷的材質對酸性溶液較為敏感。

4.有關於軟式水膠隱形眼鏡的含水量（water content），下列敘述何者錯誤？
(A)高含水量鏡片比低含水量鏡片的彈性模量（modulus of elasticity）較低
(B)低含水量鏡片比高含水量鏡片的保濕性較好
(C)軟式水膠隱形眼鏡含水量 65%的材質折射率比含水量 35%的材質折射率較高
(D)低含水量鏡片比高含水量鏡片，較不易有沉澱物

Ans:(C)
詳解:高含水鏡片因內部水比例較高，其折射率會偏向水之折射率，因而降低。

5.對於硬式隱形眼鏡鏡片的敘述，下列何者錯誤？
(A)周邊弧（peripheral curve）的寬度約占鏡片周圍 20～30%的面積
(B)協助鏡片有良好的定位是周邊弧的功用之一
(C)硬式隱形眼鏡除光學中心區以外的周邊，又有二個周邊的弧度，此鏡片稱為三弧（tricurve）鏡片
(D)有理想的鏡片定位時，最佳的軸向邊緣間隙（axial edge clearance）大小為 10～20μm

Ans:(D)
詳解:最佳的軸向邊緣間隙（axial edge clearance）大小為 60～80μm

6.下列何種材質，較易增加軟式隱形眼鏡一般蛋白質沉澱物量？
(A)低含水量、非離子性
(B)低含水量、離子性
(C)高含水量、離子性
(D)高含水量、非離子性

Ans:(C)
詳解:高含水量、離子性之鏡片最容易吸附蛋白質等沈積物。

7.有關水膠隱形眼鏡（hydrogel contact lenses）材料機械性質，與配戴的舒適性、貼合度、耐久性有關，傳統測試上會施加一變形力（deforming force）去觀察鏡片所產生的變形量（strain），下列敘述何者錯誤？
(A)剪切（shear）是一種垂直於表面的應力
(B)壓縮（compression）是一種施予物體縮短的壓力
(C)張力（tension）是一種施予物體拉長的壓力

(D)鏡片的變形量為施力後與原始尺寸和形狀的差異

Ans:(A)

詳解:剪切強度（Shear strength）是一個描述物質對抗剪切力強度的專有名詞，也就是物質在承受剪切力時會出現降伏或是結構失效時的剪切力強度。剪切力是二個彼此平行，方向相反的力，當用剪刀剪紙張時，紙張就是因為剪切力而剪開。

8.根據美國FDA的分類將水膠隱形眼鏡依特性分成四類，下列含水量（EWC）為69%且離子含量<0.2的水膠隱形眼鏡為那一類？

(A)I類

(B)II類

(C)III類

(D)IV類

Ans:(B)

詳解:含水量高於50%為高含水鏡片，且非離子，為第二類鏡片。

9.有關水膠隱形眼鏡的材質，下列敘述何者錯誤？

(A)methyl methacrylate（MMA）是非親水性，可用於增加鏡片硬度

(B)polyvinyl alcohol（PVA）降低淚液的表面張力，可用於增加鏡片舒適度

(C)methacrylic acid（MAA）是非親水性，可用於增加鏡片硬度

(D)polyvinyl pyrrolidone（PVP）降低鏡片表面的摩擦係數，可用於增加鏡片舒適度

Ans:(C)

詳解:methacrylic acid（MAA）為離子性物質，親水性佳，可用於增加鏡片濕潤性。

10.下列何者不是隱形眼鏡材質選擇之必要考量因素？

(A)透明

(B)清晰

(C)抗刮性

(D)折射率低

Ans:(D)

詳解:折射率與隱形眼鏡材質選擇較無關聯。

11.關於角膜感染棘狀阿米巴原蟲的敘述，下列何者正確？
(A)一般用口服抗生素可治癒
(B)棘狀阿米巴原蟲在自來水中不易生存
(C)多功能清潔護理液可預防其感染
(D)配戴夜戴角膜塑型隱形眼鏡者為高風險族群之一

Ans:(D)
詳解:
(A)棘阿米巴角膜炎並容易治療，主要因阿米巴原蟲有兩種型態，平時是以活動體（trophozoite）來致病，但環境惡劣時，便轉為囊體（cyst）以利生存，所以其生活史為「囊體」到「活動體」，再到「囊體」，一直不斷循環下去。大部分的藥對「活動體」有效，但投藥後，棘阿米巴原蟲就轉為「囊體」，伺機而動
(B)棘狀阿米巴原蟲在自來水中仍可生存，故不可用自來水清洗鏡片及水盒
(C)多功能清潔護理液對於預防阿米巴原蟲感染效果有限

12.現行的隱形眼鏡消毒標準（the international organization for standardization, ISO），針對之致病微生物未列入下列何者？
(A)綠膿桿菌（Psudomonas aeruginosa）
(B)金黃色葡萄球菌（Staphylococcus aureus）
(C)棘狀阿米巴原蟲（Acanthamoeba）
(D)鐮刀黴菌（Fusarium solani）

Ans:(C)
詳解:隱形眼鏡消毒標準（the international organization for standardization, ISO）要求必須針對三種細菌，綠膿桿菌、金黃色葡萄球菌、黏質沙雷氏菌，和兩種酵母菌，白色念珠菌、鐮刀黴菌，有對抗能力

13.隱形眼鏡護理液中使用介面活性劑（surfactant）的最主要作用為：
(A)消毒
(B)移除油性沉積物
(C)防腐
(D)增加潤滑

Ans:(B)
詳解:表面活性劑（surfactant）主要功能為分解脂質小體，移除油脂。

14.下列那項不是隱形眼鏡加熱消毒法的缺點？

(A)殺菌效果差

(B)易造成鏡片使用年限變短

(C)易造成變性蛋白沉積，進而造成眼睛易過敏發炎如巨乳突瞼結膜炎

(D)較不適用於高含水量（>55%）隱形眼鏡

Ans:(A)

詳解:隱形眼鏡加熱消毒法殺菌效果非常好。

15.有關隱形眼鏡清潔液中防腐劑的敘述，下列何者錯誤？

(A)防腐劑對細菌有抑制生長的作用，但對黴菌及棘狀阿米巴原蟲的抑制效果較差

(B)防腐劑氯化苯二甲烴銨（benzalkonium chloride）對角膜組織會有毒性反應

(C)隱形眼鏡清潔液中通常含有防腐劑，目前最常用的防腐劑為硫柳汞（thimerosal）

(D)含氯化苯二甲烴銨的清潔液會增加隱形眼鏡的厭水性，使沉積物更容易沾黏

Ans:(C)

詳解:目前最常用的防腐劑為Polyhexanide或Polyquad。

16.若患者驗光度數為-3.00DS/-4.75DC×180，角膜 K 值為 9.04 mm（42.00D）@180/7.50 mm（45.00D）@090， 殘餘散光（residual astigmatism）為何？

(A)-1.75DC×090

(B)-1.75DC×180

(C)-7.75DC×180

(D)-2.75DC×090

Ans:(B)

詳解：患者總散光為-4.75DC×180，角膜散光為-3.00×180，故殘餘散光為-1.75DC×180

17.關於戴鏡框眼鏡和戴隱形眼鏡之比較，下列敘述何者正確？

(A)與戴鏡框眼鏡相比，高度散光的患者受益於隱形眼鏡，主要是不等像變多

(B)單側高度近視眼戴鏡框眼鏡不會有不等像

(C)遠視眼戴鏡框眼鏡所需要的調節度較少

(D)高度遠視和無晶體患者戴鏡框眼鏡時放大效果較高

Ans:(D)

詳解:

(A)與戴鏡框眼鏡相比，高度散光的患者受益於隱形眼鏡，主要是不等像變少，因配戴隱形眼鏡時放大率與正視眼接近。

(B)單側高度近視眼戴鏡框眼鏡會因頂點距離而產生不等像

(C)遠視眼戴鏡框眼鏡所需要的調節度較多，配戴隱形眼鏡則與正視眼相同

18.有關軟式隱形眼鏡驗配，偏緊的鏡片驗配，下列敘述何者錯誤？

(A)剛開始配戴時是舒適的，但配戴後可能會疼痛或疲倦感

(B)鏡片的中心定位為判斷偏緊的有效指標

(C)在眨眼時，鏡片定位僅有最小或是毫不移動

(D)在極端的情況下，鏡片邊緣與鞏膜貼合，會產生結膜壓痕

Ans:(B)

詳解:鏡片的中心定位良好，有可能為眼瞼夾住並不表示鏡片實際鬆緊度。

19.驗配軟式散光隱形眼鏡，較不需要考慮下列何種因素？

(A)散光的軸度與度數

(B)角膜 K 值

(C)瞳孔直徑

(D)優勢眼（dominant eye）的散光值

Ans:(C)

詳解:瞳孔直徑與散光鏡片之定位穩定度較無關。

20.戴上軟式隱形眼鏡後，若出現視力不穩定、異物感，檢查結果顯示鏡片在正視狀況下滑動量大於 2.0 mm， 並沒有服貼在結膜上，最有可能的原因為下列何者？

(A)鏡片基弧太小

(B)鏡片直徑太大

(C)鏡片戴反了（反轉）

(D)鏡片太髒了

Ans:(C)

詳解:

(A)鏡片基弧太小會使鏡片呈現較緊狀態，滑動量少

(B)鏡片直徑太大會使鏡片呈現較緊狀態，滑動量少

(C)鏡片戴反了（反轉），鏡片與角膜弧度不吻合，會產生過多滑動、視力不穩定、異物感。

21.驗配軟式隱形眼鏡時，在正視的情形下，覆蓋鞏膜的範圍（超過輪部的距離）最少不能少於多少？
(A)0.5 mm
(B)1.0 mm
(C)1.5 mm
(D)2.0 mm

Ans:(A)

詳解:直視前方時理想覆蓋範圍為1 mm。

22.假設一眼之屈光狀態為-2.50DS/-0.50DCx180，角膜曲度（keratometry）為43.50D@180/44.00D@090，若選擇中心基弧（base curve radius）43.00D 硬式透氣隱形眼鏡（RGP lens），所需鏡片度數為何？
(A)-2.00 DS
(B)-2.25DS
(C)-2.50DS
(D)-3.00DS

Ans:(A)

詳解:角膜散光為-0.50x180剛好與總散光相同，會被硬式球面片矯正，又鏡片弧度為43.00 D比角膜弧度43.50D平，因此產生-0.50D之淚鏡，故最終度數為-2.50-(-0.50)=-2.00 DS

23.通常角膜塑形鏡片（orthokeratology, ortho-K）的直徑約 10～11 mm 之間，此類鏡片屬於下列何者？
(A)角膜鞏膜鏡（corneoscleral lens）
(B)鞏膜鏡（scleral lens）
(C)微型鞏膜鏡（minischeral lens）
(D)角膜鏡（corneal lens）

Ans:(D)

詳解:角膜塑形鏡片（orthokeratology, ortho-K）的直徑被歸類於角膜鏡（corneal lens）之大小。

24.為驗配硬式高透氣隱形眼鏡，使用試戴片（基弧 7.80 mm/鏡片光學區 8.4 mm/鏡片直徑 9.4 mm/度數-3.00 DS）雙眼皆達成理想配戴，而戴鏡驗光（over-refraction）1.0 的度數為右眼-4.25DS/-0.50DC×180，左眼-4.50DS/-0.75DC×180，插片頂點距離為 12 mm，則隱形眼鏡訂片的屈光度數最正確應為：
(A)右眼-4.25 DS，左眼-4.50 DS
(B)右眼-4.50 DS，左眼-4.75 DS
(C)右眼-6.75 DS，左眼-7.00 DS
(D)右眼-7.25 DS，左眼-7.50 DS

Ans:(D)

詳解:

右眼：-4.25DS/-0.50DC×180換算等價球面後，再換算隱形眼鏡度數為-4.25 DS，-4.25DS+試片度數-3.00DS=-7.25DS

左眼：-4.50DS/-0.75DC×180 換算等價球面後，再換算隱形眼鏡度數為-4.50DS，-4.50DS+試片度數-3.00DS=-7.50DS

25.下列那一種情形最不建議使用單眼視覺（monovision）的方法來矯正老花眼？
(A)角膜直徑很大
(B)非常平坦的角膜弧度
(C)瞳孔很大的人
(D)弱視

Ans:(D)

詳解:弱視使用單眼視覺，若是主力眼為弱視眼，其看遠效果不佳。

26.有關隱形眼鏡鏡片儲存盒的敘述，下列何者錯誤？
(A)隱形眼鏡鏡片儲存盒是保養系統中一個重要的組成部分
(B)依研究數據指出，在隱形眼鏡相關的感染中有高達 77%的鏡片被細菌污染及 8%被棘狀阿米巴原蟲污染，污染與鏡片儲存盒無關
(C)患者仔細的清潔鏡片儲存盒很重要
(D)有學者發現使用多功能藥水沖洗鏡片儲存盒並伴隨搓洗的動作，對消除微生物的污染有幫助

Ans:(B)

詳解:鏡片污染與鏡片儲存盒息息相關，若鏡片清潔乾淨，儲存盒不乾淨，最終仍然會使鏡片污染。

27.稜鏡垂重型之軟式散光隱形眼鏡的最薄區域處於鏡片何處？
(A)上方區
(B)下方區
(C)中央區
(D)中央偏鼻側及顳側兩區

Ans:(A)

詳解:稜鏡垂重型之軟式散光隱形眼鏡，下方因有稜鏡基底較厚，上方為基頂較薄。

28.單純考慮屈光狀態，下列何者配軟式散光片的成功率最低？
(A)-0.50DS/-2.50DC×045
(B)-0.50DS/-2.50DC×010
(C)-0.50DS/-2.50DC×170
(D)-3.00DS/-2.50DC×010

Ans:(A)

詳解:-0.50DS/-2.50DC×045為斜散患者，定位較為困難。

29.有關硬式透氣隱形眼鏡（RGP lens）邊弧間隙（peripheral clearance）之敘述，下列何者錯誤？
(A)確保足夠淚水交換
(B)減少鏡片滑動眼角膜的刺激
(C)一般要大於頂點間隙（apical clearance）
(D)邊弧間隙不足時可改用較陡邊弧鏡片改善

Ans:(D)

詳解:邊弧間隙不足時需將邊弧改平，增加淚水交換。

30.下列那一種細隙燈檢查方法最容易看到角膜內皮細胞？
(A)直接鏡面反射照射法（specular reflection）
(B)背面反射照射法（retroillumination）
(C)間接角鞏膜漫射法（sclerotic scatter）
(D)光學切面照明法（optic section）

Ans:(A)

詳解:鏡面反射照射法為觀察角膜內皮細胞之照射法。

31.測量之角膜弧度為 7.60 mm@180/7.50 mm@090，則角膜散光約有多少屈光度？

(A)0.25 D

(B)0.50 D

(C)0.75 D

(D)1.00 D

Ans:(B)

詳解:7.60mm與7.50mm兩弧度相差0.1mm，0.05mm約等於0.25D，故兩者相差0.50DS。

32.有關如何減少棘狀阿米巴角膜炎（Acanthamoeba keratitis）的發生風險，下列何者錯誤？

(A)不要用水龍頭的水浸泡或濕潤隱形眼鏡

(B)每 1 到 3 個月換一次隱形眼鏡盒

(C)不要在淋浴時使用隱形眼鏡

(D)游泳時有戴泳鏡，所以使用隱形眼鏡是可以的

Ans:(D)

詳解:游泳時雖有戴泳鏡，但仍然有水會進入眼睛周邊，進而有可能將阿米巴原蟲帶入鏡片與角膜間。

33.有關角膜塑型片的併發症，下列何者錯誤？

(A)一般來說，配戴正確的話，角膜塑型片的視力品質比正確度數的框架眼鏡差

(B)最容易產生的感染是棘狀阿米巴角膜炎

(C)感染通常發生在亞洲年輕人的原因，是因為這族群的人較常使用這種產品

(D)角膜塑型片是一種控制近視加深的硬式隱形眼鏡

Ans:(B)

詳解:(B)角膜塑型片的併發症最容易產生的是綠膿桿菌（Pseudomonas aeruginosa）的感染

34.有關巨大乳突狀結膜炎（giant papillary conjunctivitis），下列敘述何者錯誤？
(A)主要出現在上瞼板結膜（tarsal conjunctiva）
(B)通常只發生在配戴軟式隱形眼鏡的人
(C)對鏡片上的蛋白質沉積物過敏
(D)建議改用日拋式軟式隱形眼鏡

Ans:(B)

詳解:巨大乳突狀結膜炎（giant papillary conjunctivitis）為乳突磨擦過度，因此硬式隱形眼鏡也有可能造成。

35.所有隱形眼鏡使用者所抱怨的症狀中，何者最常見？
(A)乾眼
(B)眼睛癢
(C)異物感
(D)視力不穩定

Ans:(A)

詳解:配戴隱形眼鏡最常見之症狀為乾眼。

36.最常見隱形眼鏡引起角膜感染的微生物為下列何者？
(A)鏈球菌（Streptococcus）
(B)棘狀阿米巴原蟲（Acanthamoeba）
(C)嗜血桿菌（Haemophillus）
(D)綠膿桿菌（Pseudomonas）

Ans:(D)

詳解:常見隱形眼鏡引起角膜感染的微生物為綠膿桿菌（Pseudomonas）

37.病患主訴戴上隱形眼鏡後數分鐘便開始覺得刺痛及灼熱感，臨床檢查發現彌漫性角膜糜爛，最可能為下列何種原因？
(A)隱形眼鏡清潔液未中和完全
(B)鏡片碎裂
(C)隱形眼鏡內異物
(D)角膜潰瘍

Ans:(A)

詳解:(B)(C)(D)等現象會以不規則條紋或局部範圍呈現，(A)隱形眼鏡清潔液未中和完全則會以瀰漫式呈現。

38.一位長期配戴隱形眼鏡的 50 歲女性，主訴最近覺得眼睛很不舒服又乾燥，有時還會看不清楚。經過檢查後發現，眼瞼緣有一排混濁黃色的油滴，下眼瞼緣有許多泡沫狀的淚水，淚液崩解時間（tear break-up time） 是減少的，此病人最有可能的診斷為？

(A)乳突狀結膜炎（papillary conjunctivitis）

(B)角膜淺凹（dellen）

(C)瞼板腺功能障礙（meibomian gland dysfunction）

(D)鼻淚管阻塞

Ans:(C)

詳解:眼瞼緣有混濁黃色的油脂沉積物且影響到淚液破裂時間，為瞼板腺功能異常之表徵。

39.承上題，下列那些處理方法最適合這位病人？

①熱敷

②使用人工淚液

③淚點阻塞法（punctal occlusion）

④鼻淚管探查（probing）

(A)①②

(B)③④

(C)①④

(D)②④

Ans:(A)

詳解:熱敷使瞼板腺暢通，搭配人工淚液可使淚膜穩定。

40.有關隱形眼鏡誘發之乳突狀結膜炎（papillary conjunctivitis）的敘述，下列何者正確？

(A)其機轉為延遲性過敏反應及機械性傷害，因此硬式鏡片發生率較高

(B)拋棄式比傳統軟式隱形眼鏡之發生率較低

(C)強效類固醇是治療的首選

(D)減少配戴時間並無法改善，唯有停戴才可改善其症狀

Ans:(B)

詳解:乳突狀結膜炎為沉積物過敏導致，拋棄式比傳統軟式隱形眼鏡較不易發生過敏現象，因此乳突狀結膜炎發生率較低。

41.隱形眼鏡沉積物（deposits）當中，下列何者最常引起視力模糊？
(A)脂質（lipid）
(B)鈣（calcium）
(C)無機碎片（inorganic debris）
(D)溶菌酶（lysozyme）

Ans:(D)

詳解:溶菌酶（lysozyme）為淚液蛋白一種，附著於鏡片上形成蛋白質沈積物影響視力。

42.下列何者不是隱形眼鏡誘發之上輪部角結膜炎（contact-lens-induced superior limbic keratoconjunctivitis, CLSLK）原因？
(A)硫柳汞毒性
(B)機械作用
(C)鏡片沉積物
(D)角膜潰瘍

Ans:(D)

詳解:隱形眼鏡誘發之上輪部角結膜炎（contact-lens-induced superior limbic keratoconjunctivitis, CLSLK）為慢性發炎或摩擦造成之炎症，角膜潰瘍為嚴重浸潤之症狀。

43.使用隱形眼鏡時產生流淚、紅眼、畏光、視力模糊時，下列何種處置最適當？
(A)立即拿掉隱形眼鏡，並攜帶此隱形眼鏡和隱形眼鏡盒求診
(B)繼續戴著隱形眼鏡並求診，醫師才會知道鏡片在眼睛的情形，做出有利診斷與治療
(C)先到藥局買藥水使用，以減緩不適
(D)觀察數日，確定病情越來越嚴重時再求診，才不會浪費醫療資源

Ans:(A)

詳解:當發生配戴隱形眼鏡出現問題時，將鏡片、藥水，儲存盒一起帶給醫師檢定，進而判斷出是哪一項系統出現問題。

44.下列關於鞏膜鏡驗配過緊的敘述，何者錯誤？

(A)可能鏡片和眼睛的關係會從原本正常的半封閉（semiseal）狀態變為封閉狀態（complete seal fit）

(B)鏡片內和鏡片外的液體不易交換

(C)代謝物和細胞的雜質會累積在鏡片內造成角膜毒性

(D)在鏡片下輪狀部周圍（paralimbal area）的區域會變白

Ans:(D)

詳解:若鞏膜鏡驗配過緊，會出現環狀區域變白，而不會只有下方區域。

45.有關於硬式非球面多焦點隱形眼鏡（aspheric multifocal），下列敘述何者正確？

(A)與軟式隱形眼鏡鏡片相比，硬式非球面多焦點隱形眼鏡的光學品質較差

(B)硬式非球面多焦點隱形眼鏡，為比角膜 K 值更陡的薄透鏡設計，主要是為了讓鏡片基弧產生多一點的正度數

(C)硬式非球面多焦點隱形眼鏡的驗配成功率經統計一般小於 50%

(D)配戴硬式非球面多焦點隱形眼鏡，在眨眼時鏡片滑動約為 1mm，為最佳的鏡片滑動情況

Ans:(D)

詳解:

(A)非球面多焦點隱形眼鏡為同步視覺，同時有遠近視力進入因此光學品質較差

(B)硬式非球面多焦點隱形眼鏡，為比角膜 K 值更陡的薄透鏡設計，主要是為了讓鏡片偏緊，讓光學區穩定位於瞳孔前方

(C)硬式非球面多焦點隱形眼鏡為同步視覺設計，驗配成功率高，使用者接受度高

46.下列有關非球面老花隱形眼鏡設計之敘述，何者正確？

(A)非球面老花隱形眼鏡設計，是依據度數的分布來進行區分，如果在鏡片中心為最大正值（最小負值），為中央看遠的鏡片設計

(B)藉由後表面非球面而產生近閱讀加入度所設計的鏡片，大多常見於軟式隱形眼鏡鏡片

(C)前表面中央看近的軟式非球面鏡片設計中，如果老花的度數更加深時，其前表面曲率必須有更大的非球面性，以便在整個光學系統中提供更多的負屈光度數

(D)如在硬式後表面非球面設計的鏡片中，因為鏡片後表面非球面設計會產生高偏心率（higher-eccentricity），故在驗配此種鏡片時，要將鏡片的基弧配的陡一點，以獲得較適當的鏡片定位

Ans:(D)

詳解:

(A)非球面老花隱形眼鏡設計，是依據度數的分布來進行區分，如果在鏡片中心為最大正值（最小負值），為中央看近的鏡片設計

(B)藉由後表面非球面而產生近閱讀加入度所設計的鏡片，大多常見於硬式隱形眼鏡鏡片

(C)前表面中央看近的軟式非球面鏡片設計中，如果老花的度數更加深時，其前表面曲率必須有更大的非球面性，以便在整個光學系統中提供更多的正屈光度數

47.有關硬式非球面多焦點隱形眼鏡驗配，下列敘述何者錯誤？

(A)下眼瞼鬆弛不適合配戴

(B)瞳孔過大夜間會造成眩光

(C)通常通過瞳孔同時矯正看近和看遠視力

(D)驗配時如果鏡片偏心定位，可使用較大直徑來改善

Ans:(A)

詳解:硬式非球面多焦點隱形眼鏡為同步視覺設計，與上下眼瞼壓力較無關。

48.隱形眼鏡的老花眼矯正，下列敘述何者錯誤？

(A)交替視覺雙焦隱形眼鏡多數為硬式鏡片

(B)同步視覺隱形眼鏡多數為軟式鏡片

(C)同步視覺隱形眼鏡需配的較不滑動

(D)驗配狀況都很理想的情況下，同步視覺較交替視覺的視力較佳

Ans:(D)

詳解:同步視覺設計因同時有遠近視力交互影響，因此較交替視覺的視力較差。

49.關於軟式老花隱形眼鏡的分類，下列何者錯誤？

(A)常可分為雙焦和多焦

(B)依鏡片設計可分中間看近（center-near）、中間看遠（center-distance）、轉換（translating）設計

(C)轉換設計在硬式隱形眼鏡比起軟式隱形眼鏡常見

(D)轉換設計的視力品質比其他兩種設計差

Ans:(D)

詳解:轉換設計同一時間只有遠或近的視力，因此視力品質比其他兩種設計佳。

50.一位已配戴單眼視覺（monovision）隱形眼鏡適應良好老花者，因更換職務需更多近距離工作而導致視覺疲勞症狀，若欲驗配外加看近用眼鏡，下列鏡片何者最為合適？

(A)兩眼均為正度數鏡片

(B)兩眼均為負度數鏡片

(C)原看遠眼為正度數鏡片，原看近眼為平光鏡片

(D)原看近眼為正度數鏡片，原看遠眼為平光鏡片

Ans:(C)

詳解:因本來已經為單眼視覺使用者，因此已經一眼看遠一眼看近，因此只要將原本看遠眼給予加入度即可。

110年專技普考【驗光生】
眼鏡光學概要　(林煒富老師(1-30題)編授)

1.關於屈光狀態及眼鏡對視網膜影像大小的影響，下列何者錯誤？
(A)屈光性遠視以眼鏡矯正會造成視網膜影像放大
(B)屈光性近視以隱形眼鏡矯正並不會造成視網膜影像放大
(C)軸性近視的視網膜影像會比正視眼大
(D)屈光性遠視的視網膜影像會比正視眼小

Ans:(D)

詳解: (D)屈光性遠視的視網膜影像與正視眼大約一樣大。

2.一光點位於透鏡前50cm處，透鏡屈光度為+6.00DS/-2.00DC×090，最小模糊圈（circle of least confusion） 距離透鏡為多少？
(A)+14.29 cm
(B)+16.67 cm
(C)+33.33 cm
(D)+100.00 cm

Ans:(C)

詳解: $V_c = \left(S + \frac{C}{2}\right) + U = \left(+6D + \frac{-2D}{2}\right) + \frac{1}{-0.5m} = +3D$，

$v_c = \frac{1}{V_c} = \frac{1}{+3D} = +0.3333m = +33.33cm$。

3.人眼的光學成像可用簡化眼（reduced eye）作為類比，若前焦點的屈光度為+60D，眼球折射率為1.336，則其折射面的曲率半徑為多少？
(A)+5.60 mm
(B)+7.20 mm
(C)+8.02 mm
(D)+11.20 mm

Ans:(A)

詳解: $P = \frac{n_2 - n_1}{r} \rightarrow r = \frac{n_2 - n_1}{P} = \frac{1.336 - 1}{+60D} = +5.6 \times 10^{-3}m = +5.6mm$。

4.若一患者眼球未矯正，有一物體位於屈光度-3.00 D近視眼的角膜前20cm，為了將物體成像於視網膜，則需要多少調節（accommodation）？

(A)+1.00 D

(B)+2.00 D

(C)-1.00 D

(D)-2.00 D

Ans:(B)

詳解: $A_D = U_{FP} - U_x = (-3D) - \frac{1}{-0.2m} = +2D$

5.若以光的波動性解釋瞳孔大小（pupil size）的光學性質，下列敘述何者錯誤？

(A)瞳孔大小會影響視覺靈敏度（visual acuity）是由於繞射現象

(B)光源經過直徑 3 mm 瞳孔後會在視網膜上產生繞射圖案

(C)當瞳孔直徑變小，則繞射圖案（Airy disc）會變小

(D)若瞳孔直徑減小至 1.5 mm，則辨識兩物點的解析度會受到限制

Ans:(C)

詳解: (C)當瞳孔直徑變小，則繞射圖案(Airy disc)會變大。

6.某患者的眼睛需要下列透鏡處方：+2.00DS/-3.00DC×090，其眼睛的散光類型為何？

(A)混合性散光

(B)簡單性遠視散光

(C)複合性遠視散光

(D)簡單性近視散光

Ans:(A)

詳解: +2.00DS/-3.00DC×090=-1.00DS/+3.00DC×180，所以是混合性散光。

7.高度近視-12.50D患者，經白內障手術置入單光人工水晶體後，殘留近視為-1.00D，當其欲在40cm處閱讀時，下列近用眼鏡度數何者最為恰當？

(A)plano

(B)+1.50D

(C)+2.50D

(D)+11.50D

Ans:(B)

詳解: $ADD = A_D - \frac{A_A}{2} = \left(0 - \frac{1}{-0.4m}\right) - \frac{0}{2} = +2.5D$，$P = (-1D) + (+2.5D) = +1.5D$。

8.下列何者為順散光（with-the-rule astigmatism）？

(A)-2.00DS/-1.00DC×090

(B)-2.00DS/+1.00DC×090

(C)-2.00DS/+1.00DC×180

(D)-2.00DS/-1.00DC×135

Ans:(B)

詳解:

(A)逆散。

(B)-2.00DS/+1.00DC×090=-1.00DS/-1.00DC×180，順散。

(C)-2.00DS/+1.00DC×180=-1.00DS/-1.00DC×090，逆散。

(D)斜軸散光。

9.散光患者，屈折力最強主徑線在 90 度，最弱主徑線在 180 度，此為何種散光？

(A)順散光

(B)逆散光

(C)混合性散光

(D)不規則散光

Ans:(A)

詳解: 90 度屈光力最強，所以是順散。

10.有一物體在薄透鏡+8.00D 左邊軸上 25cm 處，空氣為介質，則成像位於何處？
(A)透鏡右方軸上 25 cm
(B)透鏡左方軸上 8.3 cm
(C)透鏡右方軸上 8.3 cm
(D)透鏡左方軸上 25 cm

Ans:(A)

詳解: $V = P + U \rightarrow \frac{1}{v} = (+8D) + \frac{1}{-0.25m} \rightarrow v = +0.25m = +25cm$。

正號代表在鏡片後(右)側。

11.Purkinje-Sanson 影像的產生，是根據光的何種原理？
(A)反射（reflection）
(B)折射（refraction）
(C)繞射（diffraction）
(D)干涉（interference）

Ans:(A)

詳解:Purkinje-Sanson 影像是角膜和水晶體表面的反射影像。

12.在無調節（accommodation）的狀態下，最遠可看清楚角膜前 12 cm 的視標，下列何度數的眼鏡能夠提供最佳矯正視力？假設頂點距離（vertex distance）為 12 mm。
(A)-7.75 D
(B)-8.25 D
(C)-9.25 D
(D)-10.25 D

Ans:(C)

詳解: 屈光不正：$U = P_{CL} = \frac{1}{k} = \frac{1}{-0.12m} = -8.33D$。

$P_s = \frac{P_{CL}}{1+dP_{CL}} = \frac{-8.33D}{1+0.012m\times(-8.33D)} = -9.26D$。

另解：$P_s = \frac{1}{k+d} = \frac{1}{-0.12m+0.012m} = -9.26D$。

13.有關繞射（diffraction）及散射（Rayleigh scattering），下列敘述何者正確？
(A)可見光波長越短繞射現象越明顯，波長越短散射效應越大
(B)可見光波長越長繞射現象越明顯，波長越短散射效應越大
(C)可見光波長越長繞射現象越明顯，波長越長散射效應越大
(D)可見光波長越短繞射現象越明顯，波長越長散射效應越大

Ans:(B)

詳解:短波長繞射不明顯，散射效應大。長波長繞射明顯，散射效應小。

14.若光線從介質 A 斜向射入介質 B，在 A 的入射角是 θ_1，折射係數（refractive index）是 1.5，B 的入射角是 θ_2，折射係數是 1.7，根據 Snell 定律，下列何者正確？
(A)$\theta_1 = \theta_2$
(B)$\theta_1 < \theta_2$
(C)$\theta_1 > \theta_2$
(D)無法判斷 θ_1和 θ_2的大小關係

Ans:(C)

詳解:光由光疏介質進入光密介質時，折射角變小。

15.在無散光的角膜上配戴一個基弧屈光度為 42.00D 的硬式隱形眼鏡。若角膜弧度儀的讀值為 43.00D@090，3.00D@180。在角膜平面上測得患者屈光度為-3.00D。若隱形眼鏡屈光度為多少可矯正患者的屈光不正？
(A)-1.00 D
(B)-1.50 D
(C)-2.00 D
(D)-2.50 D

Ans:(C)

詳解: $R_x = P_{CL} + P_T \rightarrow P_{CL} = R_x - P_T = (-3D) - (42D - 43D) = -2D$。

16.有一薄透鏡折射率為 1.50，在空氣中的屈光力為+5.00D，若將它浸入某種液體中，屈光力改變為-1.00D， 則此液體的折射率為何？
(A)1.48
(B)1.52
(C)1.56
(D)1.60

Ans:(D)

詳解: $\frac{P'}{P}=\frac{n'_2-n'_1}{n_2-n_1}\rightarrow\frac{-1D}{+5D}=\frac{1.5-n'_1}{1.5-1}\rightarrow n'_1=1.6$。

17.假定有一理想的偏振濾光片（polarizing filter）作為眼鏡片，此偏光鏡片（polarizing lens）的吸收軸沿子午線方向 180 度，若配戴偏光鏡片的人將頭部傾斜 30 度觀看時，則有多少百分比的水平偏振光可通過偏光鏡片？
(A)25%
(B)37.5%
(C)50%
(D)75%

Ans:(A)

詳解: 吸收軸在 180 度，所以穿透軸在 90 度。

頭部傾斜 30 度，則穿透軸在 60 度或 120 度，其與水平方向夾 60 度。

所以$\frac{I}{I_0}=\cos^2\theta=\cos^2 60^o=0.25=25\%$。

18.有關折射率的敘述，下列何者錯誤？
(A)和介質組成有關
(B)在真空以外的介質，光的速度越快，折射率越小
(C)在真空以外的介質，波長越長，折射率越大
(D)全反射發生在光線由高折射率的介質進入低折射率的介質時

Ans:(C)

詳解: (C)在真空以外的介質，波長越長，折射率越小。

19.一雙凹薄透鏡，折射率為 1.33，前、後表面曲率半徑分別為 33cm 和 22 cm，此一雙凹薄透鏡的屈光力為多少？
(A)-1.50D
(B)-2.00D
(C)-2.50D
(D)-3.00D

Ans:(C)

詳解: 因為是雙凹鏡片，所以前表面半徑為負值，後表面半徑為正值。

$$P=(-1)\left(\frac{1}{r_1}-\frac{1}{r_2}\right)=(1.33-1)\times\left(\frac{1}{-0.33m}-\frac{1}{-0.22m}\right)=-2.5D\text{。}$$

20.有關厚透鏡成像的性質，下列敘述何者錯誤？
(A)凸透鏡可製成放大鏡，而且有會聚光線的作用
(B)厚透鏡不是只有單一焦距，而是具有多個焦距
(C)厚透鏡成像是利用光的折射原理
(D)凹透鏡在空氣中所成的像為倒立縮小的實像

Ans:(D)

詳解: (D)凹透鏡在空氣中所成的像為正立縮小虛像。

21.關於液面鏡片（fluid lenses）的敘述，下列何者錯誤？
(A)軟式隱形眼鏡的配戴不需考慮液面鏡片
(B)硬式隱形眼鏡的液面鏡片造成的度數可能有正有負或是平光的
(C)液面鏡片在計算隱形眼鏡的度數時不須列入考慮
(D)硬式隱形眼鏡與角膜間的淚液層，與硬式隱形眼鏡可以矯正角膜表面不規則散光有關

Ans:(C)

詳解:(C)液面鏡片在計算隱形眼鏡的度數時需要列入考慮。

22. +3.00DS/+1.00DC×050 轉換為負性散光的處方為：
(A)+3.00DS/-1.00DC×050
(B)+4.00DS/-1.00DC×140
(C)+4.00DS/-1.00DC×050
(D)+3.00DS/-1.00DC×140

Ans:(B)

詳解: +3.00DS/+1.00DC×050 = +4.00DS/-1.00DC×140。

23.驗光時在垂直方向以-3.00D 被中和，而在水平方向以+0.75 D 被中和，驗光距離為 50 cm，下列何者為對此顧客之處方？
(A)+0.75DS/-3.00DC×090
(B)+0.75DS/-3.75DC×090
(C)+0.75DS/-3.75DC×180
(D)-1.25DS/-3.75DC×180

Ans:(D)

詳解: 垂直方向：$R_x = P - \frac{1}{WD} = (-3D) - \frac{1}{0.5m} = -5D$。

水平方向：$R_x = P - \frac{1}{WD} = (+0.75D) - \frac{1}{0.5m} = -1.25D$。

處方為-1.25DS/-3.75DC×180。

24.下圖中此兩組鏡片緊密結合後，最終的度數為何？

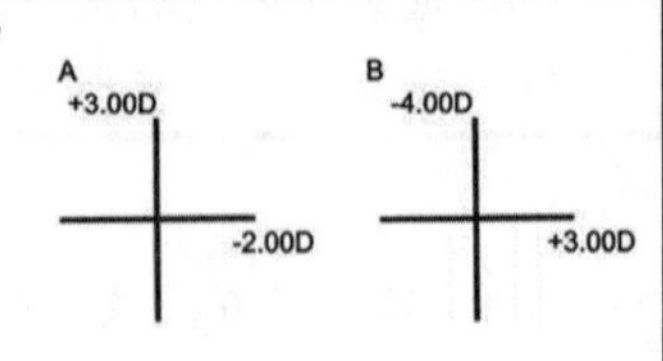

(A)-1.00DS/+2.00DC×180
(B)+1.00DS/-2.00DC×090
(C)-1.00DS/-2.00DC×180
(D)-1.00DS/+2.00DC×090

Ans:(D)

詳解:垂直屈光力為-1.00D，水平屈光力為+1.00D，所以-1.00DS/+2.00DC×090。
或是(+3.00DS/-5.00DC×090) +(-4.00DS/+7.00DC×090) =-1.00DS/+2.00DC×090。

25.下列那組鏡片，代表的度數是一樣的？
(A)-1.00DS/+2.00DC×090; +1.00DS/-1.00DC×180
(B)-2.00DS/+2.00DC×180; +2.00DS/-2.00DC×090
(C)+2.00DS/-1.00DC×180; +1.00DS/+1.00DC×090
(D)+1.00DS/-2.00DC×180; -1.00DS/-2.00DC×090

Ans:(C)

詳解:

(A) -1.00DS/+2.00DC×090 = +1.00DS/-2.00DC×180
(B) -2.00DS/+2.00DC×180 = PL/-2.00DC×090。
(C) +2.00DS/-1.00DC×180 = +1.00DS/+1.00DC×090
(D) +1.00DS/-2.00DC×180 = -1.00DS/+2.00DC×090

26.有一平凸鏡片的折射率為 1.52，若測得鏡片的直徑為 60 mm 且其垂度（sag）為 10 mm，則此鏡片精確的屈光力為多少？
(A)+8.56 D
(B)+9.50 D
(C)+10.40 D
(D)+11.56 D

Ans:(C)

詳解:本題的垂度並沒有遠小於鏡片的半直徑，所以不能用近似公式計算。

凸球面的曲率半徑：$r = \frac{h^2+s^2}{2s} = \frac{(0.03m)^2+(0.01m)^2}{2\times0.01m} = 0.05m$。

屈光力：$P = \frac{n-1}{r} = \frac{1.52-1}{0.05m} = +10.40D$。

27.患者驗配隱形眼鏡，在配戴上-4.00 D 的隱形眼鏡後接受視網膜檢影鏡檢查。在工作距離 66.7 cm 處，發現 90 度時使用-0.50D、180 度時使用+0.50D 可中和，則患者正確的隱形眼鏡度數應為下列何者？

(A)-4.50DS/-1.00DC×180

(B)-4.50DS/-1.00DC×090

(C)-5.00DS/-1.00DC×180

(D)-5.00DS/-1.00DC×090

Ans:(C)

詳解:90度方向：$R_x = P - \frac{1}{WD} = (-4D - 0.5D) - \frac{1}{0.667m} = -6D$。

180 度方向：$R_x = P - \frac{1}{WD} = (-4D + 0.5D) - \frac{1}{0.667m} = -5D$。

處方：-5.00DS/-1.00DC×180。

28.有關正視眼（emmetropia）之敘述，下列何者錯誤？

(A)未經過調節的眼睛，遠點在無限遠處

(B)未經過調節的眼睛，第二焦點與黃斑部中心重合

(C)指的是遠距視力，所以永遠假設眼睛是完全調節的，即屈光度最強的狀態

(D)成像在黃斑部上，不需要矯正鏡片也能看得很清楚

Ans:(C)

詳解:(C)正視眼之定義必須在未調節的狀態下。

29.一個實物放置在焦距為 20cm 的凹透鏡前方 10cm 處，其成像為：

(A)鏡前約 6 cm 處，正立虛像

(B)鏡前約 20 cm 處，正立虛像

(C)鏡後約 6 cm 處，倒立虛像

(D)鏡後約 20 cm 處，倒立虛像

Ans:(A)

詳解: $V = P + U \rightarrow \frac{1}{v} = \frac{1}{f_2} + \frac{1}{u} \rightarrow \frac{1}{v} = \frac{1}{-20cm} + \frac{1}{-10cm} \rightarrow v = -6.67cm$。

負號代表在鏡片前(左)側，為虛像。

$m = \frac{v}{u} = \frac{-6.67cm}{-10cm} = +0.667$，為正立縮小影像。

30.下列那一個處方可算是傑克森交叉圓柱鏡（Jackson cross cylinder）的一種？
(A)-2.00DS/+4.00DC×180
(B)-1.00DS/+1.00DC×090
(C)+2.00DS/+2.00DC×180
(D)+1.00DS/-0.50DC×090

Ans:(A)

詳解: 傑克森交叉圓柱鏡在主子午線上的屈光力大小相等，但一正一負。

(A) -2.00DS/+4.00DC×180 = +2.00DS/-4.00DC×090

(B) -1.00DS/+1.00DC× 090 = PL/-1.00DC×180

(C) +2.00DS/+2.00DC×180 = +4.00DS/-2.00DC×090

(D) +1.00DS/-0.50DC×090 = +0.50DS/+0.50DC×180

31.在夜間駕駛鏡片鍍抗反射膜，下列何者是優點？
①其原理來自增加鏡片表面對光反射之比率
②鏡片後表面鍍抗反射膜可減少後方來車大燈的干擾
③鏡片前後表面鍍抗反射膜可提升夜間視力
(A)②
(B)①②
(C)②③
(D)①②③

Ans:(C)

詳解:①其原理來自減少鏡片表面對光反射之比率

32.前弧+3.00D，後弧-5.00D，在不考慮鏡片厚度的情況下，此鏡片的度數為何？
(A)+8.00D
(B)-6.00D
(C)+2.00D
(D)-2.00D

Ans:(D)

詳解: $F = F_1 + F_2 = 3 + (-5)$

33 一般抗紫外線（UV）的鏡片鍍膜是指阻擋掉那一波長以下的光波？
(A)400 nm
(B)420 nm
(C)450 nm
(D)480 nm

Ans:(A)

詳解:一般抗紫外線（UV）的鏡片鍍膜是指阻擋掉波長400nm的光波

34.有關偏光太陽眼鏡的應用，下列敘述何者錯誤？
(A)在白天下雨時可以配戴偏光眼鏡增加行車安全
(B)配戴偏光眼鏡應避免選用垂直偏振的 LCD 螢幕
(C)在下雪天配戴偏光眼鏡可以減少雪盲症的發生
(D)可減少反射偏振光的眩光，讓顏色不失真更鮮明

Ans:(B)

詳解:(B)配戴偏光眼鏡應避免選用水平偏振的LCD螢幕

35.某鏡片其曲率半徑為 20 cm，若在空氣中的表面度數為+3.00 D，則此鏡片的折射率為何？
(A)1.33
(B)1.5
(C)1.6
(D)1.8

Ans:(C)

詳解: $\mathrm{F} = \frac{n-1}{r} \Rightarrow 3 = \frac{n-1}{0.2m} \Rightarrow \mathrm{n}$

36.以黃金加上基底金屬，從內到外均勻混合，稱為那一類的眼鏡架材質？
(A)實金（solid gold）
(B)填金（gold filled）
(C)鍍金（gold plating）
(D)閃鍍金（gold flashing）

Ans:(A)

詳解:以黃金加上基底金屬，從內到外均勻混合，稱為實金

37.一副鏡架其鏡腳標示為 53□18 145，若 PD 為 63 mm，要使眼鏡片的光學中心與瞳距相符，則水平移心量是多少？光學中心向那個方向移動？

(A)4mm，向鼻側移動

(B)4mm，向耳側移動

(C)8mm，向鼻側移動

(D)8mm，向耳側移動

Ans:(A)

詳解: $\text{FPD} = \text{A} + \text{DBL} = 53 + 18 = 71\text{mm}$

$\text{總偏心量} = 71 - 63 = 8\text{mm}$

$\text{單眼偏心量} = \frac{8}{2} = 4\text{mm}\ (\text{向鼻側})$

38.當光線通過有 10 個稜鏡度的稜鏡之後，光線在 10 m 處會偏移多少距離？

(A)1 cm

(B)10 cm

(C)1 m

(D)10 m

Ans:(C)

詳解: $p^{\Delta} = \frac{\text{偏移量}(cm)}{\text{距離}(m)} \Rightarrow 10^{\Delta}$

39.有一厚鏡片規格尺寸如下：前表面屈光度 =+8.00D，後表面屈光度 =-4.00 D，鏡片厚度 t =5mm，折射率 n =1.6，此鏡片的後頂點度數約為何？

(A)-3.75D

(B)-4.20D

(C)+3.75D

(D)+4.20D

Ans:(D)

詳解: $F_v' = \frac{F1}{1 - \left(\frac{t}{n}\right) F_1} + F_2 = \frac{8}{1 - \left(\frac{0.005m}{1.6}\right)} + (-4)$

40.某右眼鏡片度數為 plano/-4.00DC×180，右眼 PD =32mm，若眼鏡的右 PD 誤做為 37mm，其產生的稜鏡效應為何？

(A)2^{Δ}BI

(B)2^{Δ}BO

(C)2^{Δ}BU

(D)無稜鏡效應

Ans:(D)

詳解: -4.00D

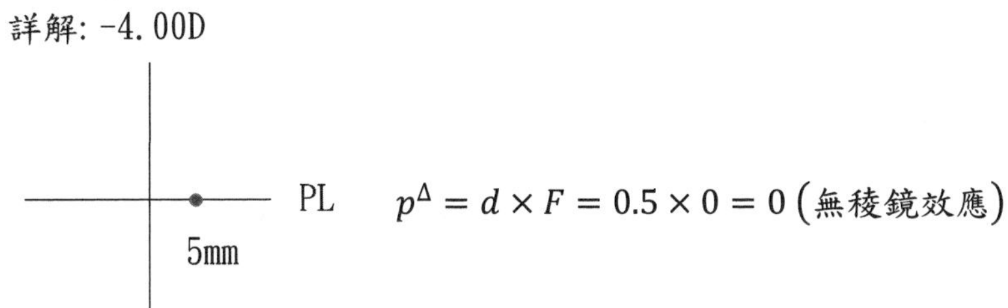

$$p^{\Delta} = d \times F = 0.5 \times 0 = 0\ (\text{無稜鏡效應})$$

41.有一鏡片，處方為-6.00DS/-2.00DC×165，使用 Vogel 公式估算，此鏡片的基弧應為：

(A)+2.50 D

(B)+3.00 D

(C)+4.00 D

(D)+6.00 D

Ans:(A)

詳解:

$$BC = \frac{\text{等效球面}}{2} + 6.00 = \frac{\left[(-6) + \left(\frac{-2}{2}\right)\right]}{2} + 6$$

42.個案兩眼皆為-5.00 DS，若要使左眼產生 2ΔBU，兩眼的光學中心點的位置為何？

(A)左眼比右眼的光心高 2cm

(B)左眼比右眼的光心高 2mm

(C)左眼比右眼的光心低 4cm

(D)左眼比右眼的光心低 4mm

Ans:(D)

詳解:

OD

-5.00D

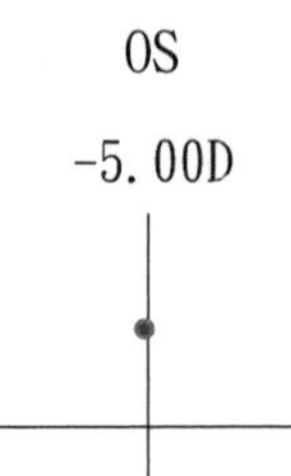

$2^{\Delta}BU = d \times F \Rightarrow 2^{\Delta} = d \times 5 \Rightarrow d = 0.4cm = 4mm$

$\Rightarrow$ OS 的光心比 OD 的光心低 $4mm$

43.一位 PD64mm 的個案，右眼-4.00DS，左眼+4.00DS，若要使其兩眼皆產生 2^{Δ}BI（base in），眼鏡的光學中心距離應為多少？

(A)64 mm

(B)74 mm

(C)54 mm

(D)69 mm

Ans:(A)

詳解:

OD -4.00D

OS +4.00D

$OD\ 2^{\Delta}BI = d \times 4 \Rightarrow d = 0.5cm = 5mm$

$OS\ 2^{\Delta}BI = d \times 4 \Rightarrow d = 0.5cm = 5mm$

$OD\ PD = 32 - 5 = 27mm \quad OS\ PD = 32 + 5 = 37mm$

兩眼光學中心距 $= 27 + 37 = 64mm$

44.一個有雙眼複視的內斜視患者，驗光師欲用稜鏡配鏡矯正，使患者右眼配戴稜鏡片時，雙眼看到影像往內偏移，此稜鏡應如何擺放？

(A)基底朝右

(B)基底朝左

(C)基底朝下

(D)基底朝上

Ans:(A)

詳解:

雙眼複視的內斜視患者，若右眼放置稜鏡，要使影像往內偏移

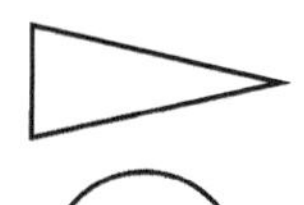

⟹ 使用基底朝右的稜鏡

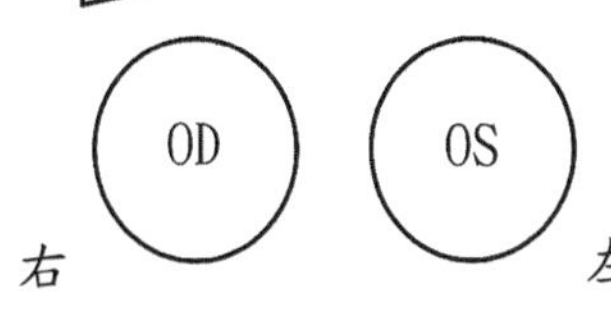

45.右眼的鏡片處方為-1.00DS/-1.00DC×180，當右眼配戴後產生 0.4^{Δ} 基底朝上的稜鏡量，則鏡片的光學中心偏移多少？

(A)向上 2 mm

(B)向下 2 mm

(C)向上 4 mm

(D)向下 4 mm

Ans:(B)

詳解:

$$\text{OD} -1.00 -1.00 \times 180$$

-2.00D

-1.00D

$$0.4^{\Delta}\text{BU} = d \times 2 \Rightarrow d = 0.2\text{cm} = 2\text{mm}(\text{向下})$$

46.將+2.00DC×090/-2.00DC×180 轉變為正柱面形式，應為下列何者？

(A)plano/+2.00DC×180

(B)-2.00DS/+2.00DC×090

(C)-2.00DS/+4.00DC×090

(D)-2.00DS/+4.00DC×180

Ans:(C)

詳解:

$+2.00DC \times 090/-2.00DC \times 180$

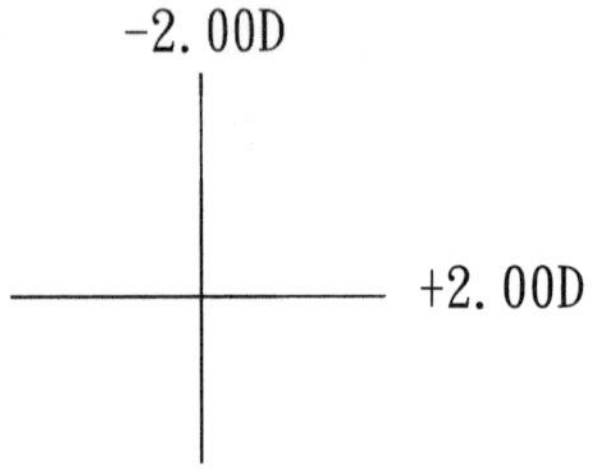

-2.00D

+2.00D

$\Rightarrow +2.00DS - 4.00DC \times 180$

或 $-2.00DS + 4.00DC \times 090$

47.有關透鏡之敘述，下列何者正確？

(A)正透鏡沿豎直方向平移，影像沿水平方向逆動

(B)正透鏡沿豎直方向平移，影像沿豎直方向順動

(C)負透鏡沿豎直方向平移，影像沿水平方向逆動

(D)負透鏡沿豎直方向平移，影像沿豎直方向順動

Ans:(D)

詳解:(A)(B)正透鏡沿豎直方向平移，影像沿豎直方向逆動

(C)負透鏡沿豎直方向平移，影像沿豎直方向順動

48.配戴者的瞳孔距離為 58mm，則 A 尺寸（A size）為 50 mm，鏡片間距（distance between lens, DBL）為 19 mm，有效直徑（effective diameter,ED）為 50 mm，則最小鏡坯尺寸（minimal blank size, MBS）為何？

(A)63 mm

(B)59 mm

(C)60 mm

(D)62 mm

Ans:(A)

詳解: $MBS = ED + A + DBL - PD + 2mm$

$= 50 + 50 + 19 - 58 + 2 = 63mm$

49.一配戴-5.00D 單光眼鏡鏡片的配戴者，欲清楚看見距離眼鏡平面 40cm 處的物體，其調節量應為何？（假設頂點距離為 12.5mm）

(A)1.50D (B)2.15D (C)2.50D (D)2.78D

Ans:(B)

詳解:

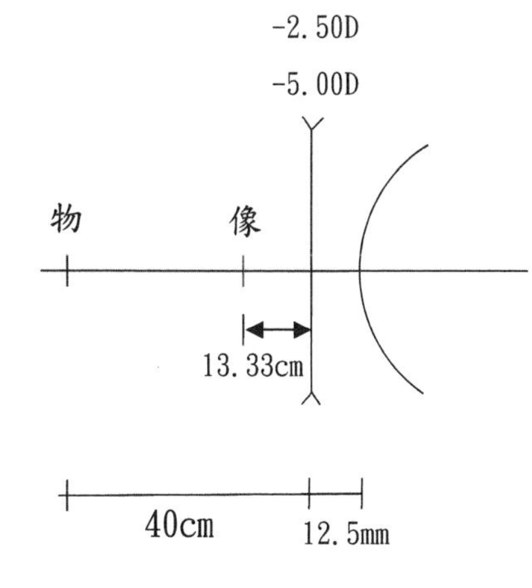

$$F_{FP} = \frac{-5}{1 - 0.0125 \times (-5)} = -4.71D$$

$$u_2 = -(0.1333 + 0.0125) = -0.1458m$$

$$U_2 = \frac{1}{-0.1458} = -6.86D$$

$$F_{FP} = A + U_2$$

$$A = F_{FP} - U_2 = (-4.71) - (-6.86) = +2.15D$$

$$U_1 = \frac{1}{-0.4m} = -2.50D$$

$$V_1 = P + U_1 = -5.00 + (-2.50) = -7.50D$$

$$v_1 = \frac{1}{-7.5} = -0.1333m$$

50.基本上，紫外線也可分為三個波段，UVC（100～280 nm）、UVB（280～315nm）、UVA（315～380 nm），那一波段的紫外線一般可被大氣層中的氧、氮、臭氧層吸收？
(A)UVA
(B)UVB
(C)UVC
(D)UVA 跟 UVB

Ans:(C)

詳解:(C)地球的臭氧層能有效的濾除 UVC

111 年專技高考【驗光師】

眼球解剖生理學-趙醫師、倫理法規-王義

1. 在胚胎成長時期，視網膜色素上皮細胞（retinal pigment epithelium）是來自下列何種胚胎組織？
   (A)視網膜盤（retinal disk）
   (B)表面外胚層（surface ectoderm）
   (C)視杯外層（outer layer of optic cup）
   (D)神經脊的間質（neural crest-derived mesenchyme）

Ans:(C)

詳解:

眼及其附屬器主要起源於外胚層和中胚層。視杯外層主要發育成視網膜中的色素上皮細胞，外胚層形成晶體（lens），中胚層形成角膜（cornea）。

2. 嬰兒出生後 ，角膜的發育大約在幾歲達到成人的大小？
   (A)1 歲前
   (B)2 至 3 歲
   (C)4 至 5 歲
   (D)6 至 7 歲

Ans:(B)

詳解:

角膜：胚胎 5 個月至出生，角膜除增大和上皮增厚外，再無明顯變化，角膜的發育大約在 2-3 歲達到成人的大小。

3. 下列何者經由視神經管（optic canal）進入眼窩（orbit）？
   ①第二對腦神經 ②第三對腦神經 ③第四對腦神經④第五對腦神經分支
   ⑤眼動脈（ophthalmic artery） ⑥上眼靜脈（superior ophthalmic vein）
   (A)②③④⑥
   (B)①⑥
   (C)①⑤
   (D)①②⑤

Ans:(C)

詳解:

眼動脈與視神經一同穿過視神經管（optic canal）之血管，第二對腦神經及眼動脈都經由視神經管進入眼窩。

4. 有關眼瞼運動的敘述，下列何者錯誤？
(A)眼瞼閉合由眼輪匝肌（orbicularis oculi muscle）收縮所致
(B)眼瞼閉合由提上眼瞼肌（levator palpebrae superioris muscle）收縮所致
(C)眼瞼板（tarsal plate）於眼瞼活動時，維持眼瞼結構穩定
(D)眼瞼活動除了受制於第七對與第三對腦神經控制，交感神經也有其角色

Ans:(B)

詳解:眼瞼閉合由眼輪匝肌收縮所致。

5. 關於眼窩內壁（medial orbital wall）特性的敘述，下列何者錯誤？
(A)淚囊（lacrimal sac）位於淚骨凹（lacrimal fossa），下方接續鼻淚管（nasolacrimal canal）
(B)內壁為最薄的眼窩壁，幾乎呈現半透光狀（semitransparent）
(C)鼻竇炎的感染至內側眼窩的風險較大
(D)內壁前部緊鄰頜竇（maxillary sinus），後部緊鄰蝶竇（sphenoidal sinus）

Ans:(D)

詳解:內側壁與篩竇、鼻腔，後方與蝶竇相鄰

6. 上斜肌的功能為何？
(A)內旋，向上，向內
(B)外旋，向下，向內
(C)內旋，向下，向外
(D)外旋，向上，向外

Ans:(C)

詳解:上斜肌的功能為：內旋，向下，向外

7. 瞳孔軸與視軸之間的夾角，稱之為：
(A) Alpha 角
(B) Delta 角
(C) Kappa 角
(D) Lambda 角

Ans:(C)

詳解:

Kappa 角(angleKappa)：是瞳孔軸與視軸之間的夾角。

Alpha 角(angleAlpha)：是視軸與光軸之間的夾角。

Lambda 角(angleLambda)：是瞳孔軸與視線之間的夾角。

8. 絕大部分正常人的眼角膜是屬於下列何種型態？
(A)扁長型（prolate shape），Q 值為正
(B)扁長型，Q 值為負
(C)扁圓型（oblate shape），Q 值為正
(D)扁圓型，Q 值為負

Ans:(B)

詳解:

正常人眼角膜為扁長型，Q 值為負值，介于-0.33~-0.09 之间，角膜塑形鏡的驗配年齡一般要在 7 周歲以上。

9. 有關角膜內皮細胞（corneal endothelium）敘述，下列何者錯誤？
(A)多層的內皮細胞可以幫助排水
(B)與角膜的德氏膜（Descemet's membrane）相接觸
(C)正常功能的內皮細胞可以維持角膜清澈
(D)內皮細胞受傷後通常無法再生

Ans:(A)

詳解:

角膜內皮細胞的功能維持角膜的清澈透明，大部分呈現六角型的細胞形狀才是健康的，角膜主要由三叉神經負責。角膜為了保持透明，所以沒有血管，必須透過淚液及房水獲得營養及氧氣。正常情況下，房水不能透過多層的內皮細胞滲入到角膜組織中 ，內皮細胞具有角膜房水屏障能力。

10. 有關結膜的結構，下列敘述何者錯誤？
(A)結膜按部位分三部分，分別為瞼結膜、球結膜、穹窿結膜
(B)鞏膜與角膜的交界為輪狀部（limbus）
(C)鞏膜維持眼球外型，將結膜包覆在內保護結膜
(D)結膜含有杯狀細胞（goblet cells）

Ans:(C)

詳解:

鞏膜可保護眼球內部，並維持眼球的形狀，前段被球結膜覆蓋，並未包覆在內保護結膜。

11. 有關睫狀體皺褶部（pars plicata）的敘述，下列何者錯誤？
(A)皺褶部包含睫狀肌（ciliary muscle）和睫狀突（ciliary process）
(B)睫狀肌收縮使懸韌帶收縮，讓我們可以近距離視物
(C)睫狀肌可調節水晶體的屈光力
(D)睫狀突是位於虹膜之後的微小指狀突起，連接在懸韌帶和睫狀肌間

Ans:(B)

詳解:

看近物時，睫狀肌需要用力收縮對焦，懸韌帶放鬆。

過程：當模糊的視覺形象→外側膝狀體→視區皮質→皮質→皮質腦幹束及中腦束→中腦正中核→動眼神經縮瞳核→副交感節前纖維→經動眼神經、睫狀神經節→睫狀神經→睫狀體(ciliary muscle)的環行肌收縮→懸韌帶(suspensory ligaments)放鬆→晶狀體變凸變厚。

12. 增殖作用最旺盛的水晶體上皮細胞（lens epithelial cells），主要位於水晶體的那一個解剖位置？
(A)前極（anterior pole）
(B)後極（posterior pole）
(C)前赤道區（pre-equatorial area）
(D)晶核（nucleus）

Ans:(C)

詳解:

增殖作用最旺盛的水晶體上皮細胞（lens epithelial cells），主要位於水晶體的)前赤道區（pre-equatorial area）。

13. 有關視網膜的血液供應，下列何者錯誤？
(A)主要來自視網膜中央動脈與後睫狀動脈
(B)視網膜中央動脈供應視網膜外層以及視神經
(C)少數人中有自睫狀動脈發出的睫狀視網膜動脈
(D)眼動脈為內頸動脈的分支

Ans:(B)

詳解:

視網膜內層的血液供應完全來自於視網膜中央動脈，15-30%的人還有視網膜睫狀動脈供應。

14. 有關脈絡膜神經分布的敘述，下列何者錯誤？
(A)脈絡膜主要由長及短睫狀神經（long and short ciliary nerves）直接支配
(B)長睫狀神經（long ciliary nerves）也負責傳導眼角膜、虹膜及睫狀體的感覺刺激
(C)短睫狀神經（short ciliary nerves）所含的交感與副交感神經纖維主要是來自於三叉神經
(D)短睫狀神經與睫狀神經結（ciliary ganglion）有連結

Ans:(C)

詳解:

短睫狀神經是副交感神經節後神經。

15. 有關人類視網膜色素細胞的敘述，下列何者錯誤？
(A)負責維生素 D 的代謝
(B)形成血液與視網膜之屏障（blood-retina barrier）
(C)減少光線散射（scatter）
(D)與感光細胞的更新有關

Ans:(A)

詳解:負責維生素 A 的代謝

16. 有關視放射（optic radiation）與紋狀皮質（striate cortex）的敘述，下列何者正確？①上視放射終止於禽距 裂（calcarine fissure）上方的紋狀皮質，接受來自上部視網膜區的視覺訊息投射 ②大多數的紋狀皮質都 被包覆於禽距裂內只有一小部分位於枕葉後極的後外側方 ③視網膜黃斑區（macula）之視覺訊息經視放 射投射在枕葉後極的後外側方之紋狀皮質 ④紋狀皮質的最前部與頂葉（parietal lobe）相鄰之處負責鼻側 周邊視網膜的視覺訊息投射，其對應到的視野區稱為顳側新月形視野（temporal crescent）
(A)①②③④
(B)僅①③
(C)僅②③
(D)僅①

Ans:(A)

詳解:全對

17. 左右兩眼來的視網膜神經纖維，在大腦視覺路徑的那個組織整合？
(A)視交叉（optic chiasma）
(B)視徑（optic tract）
(C)外側膝狀體（lateral geniculate body）
(D)視放射（optic radiation）

Ans:(C)

詳解:

外側膝狀體：屬於間腦部分，為視分析器的第一級視中樞，左右兩眼來的視網膜神經纖維，負責在大腦視覺路徑的整合。

18. 有關光線由眼球進入大腦的視覺路徑的順序，下列何者正確？
(A)視網膜→視神經（optic nerve）→視交叉（optic chiasma）→視徑（optictract）→外側膝狀體（lateral geniculate body）→視放射（optic radiation）→視覺皮質（visual cortex）
(B)視網膜→視神經→視徑→視交叉→外側膝狀體→視放射→視覺皮質
(C)視網膜→視神經→視交叉→外側膝狀體→視徑→視放射→視覺皮質
(D)視網膜→視神經→視徑→外側膝狀體→視交叉→視放射→視覺皮質

Ans:(A)

詳解:

(A)視網膜→視神經（optic nerve）→視交叉（optic chiasma）→視徑（optictract）→外側膝狀體（lateral geniculate body）→視放射（optic radiation）→視覺皮質（visual cortex）。

19. 有關眼外肌的解剖學及作用敘述，下列何者正確？
(A)四條直肌的起點在骨性眼眶的頂點尖端 Zinn 氏環，而上斜肌則起源於眼眶底層的前鼻側
(B)下斜肌的肌肉平面與視軸夾 51 度，主要運動是內旋（intorsion）
(C)各直肌的止點到輪部的距離皆不同，以內直肌的距離最短，在眼翳手術中應避免傷及
(D)長度最長的眼外肌為下斜肌

Ans:(C)

詳解:內直肌的距離最短、上斜肌是長度最長的眼外肌。

20. 關於人類的眼外肌，下列何者不是源自於眼窩頂部（orbital apex）？
(A)上直肌
(B)上斜肌
(C)下斜肌
(D)下直肌

Ans:(C)

詳解:下斜肌是眼外肌中惟一非源於 Zinn 氏總睫環的肌肉。

21. 當病人眼球轉向右方 23 度注視時，可使左眼球上轉的眼外肌為下列何者？
①左上直肌 ②左上斜肌 ③左下直肌 ④左下斜肌
(A)①②
(B)①④
(C)②③
(D)僅④

Ans:(B)

詳解:左眼球上轉的眼外肌：左上直肌、左下斜肌。

22. 下斜肌的運動功能不包括下列何者？
(A)上舉（elevation）
(B)外展（abduction）
(C)內旋（intorsion）
(D)外旋（extorsion）

Ans:(C)

詳解:下斜肌的運動功能：上舉（elevation）、外展（abduction）、外旋（extorsion）。

23. 有關眼睛葡萄膜血液系統之敘述，下列何者錯誤？
(A)脈絡膜是一種血管網狀組織，位於視網膜和鞏膜之間，富含色素
(B)脈絡膜的微血管網層位於較外層靠近鞏膜處；較大口徑的脈絡膜動脈和靜脈層則位於脈絡膜的內層靠近 視網膜的地方，供應營養給外層視網膜
(C)每一象限內的脈絡膜靜脈連接在一起構成一個漩渦狀的靜脈稱為渦靜脈，渦靜脈匯集成上、下眼靜脈， 流入海綿靜脈竇
(D)葡萄膜包含虹膜、睫狀體和脈絡膜，是富含血管的構造，其血管供應來自於睫狀動脈血管系統

Ans:(B)

詳解:葡萄膜(Uvea)在眼球的血管層組織，由虹膜、睫狀體、脈絡膜三層構成。葡萄膜含有豐富的血管，可供應眼球大部分組織的營養，尤其是視網膜，其血管供應來自於睫狀動脈血管系統，葡萄膜的五分之六都屬於脈絡膜，具有高度血管化，是個富含血管的疏鬆結締組織，血液回收的靜脈主要為渦靜脈，再穿過鞏膜後經由上眼靜脈與下眼靜脈回收。

24. 有關視網膜神經節細胞層及感光細胞層之動脈血液供應路徑，下列何者為可能之路徑？①主動脈（arota）→內頸 動脈（internal carotid artery）→眼動脈（ophthalmic artery）→中央視網膜動脈（central retinal artery） ②主動脈→外頸動脈（external carotid artery）→眼動脈→短後睫狀動脈（short posterior ciliary artery）→睫狀視網膜動脈 （cilioretinal artery） ③主動脈→內頸動脈→眼動脈→短後睫狀動脈→睫狀視網膜動脈 ④主動脈→外頸動脈 →眼動脈→中央視網膜動脈

(A)①③

(B)②④

(C)僅①

(D)僅④

Ans:(A)

詳解:視網膜中央動脈（central retinal artery），在眶內從眼動脈發出，於眼球後約 9-11mm 處穿入視神經中央，從視盤穿出。有①主動脈）→內頸 動脈→眼動脈→中央視網膜動脈及主動脈→內頸動脈→眼動脈→短後睫狀動脈→睫狀視網膜動脈兩條分支。

25. 下列何者不是由動眼神經所支配的眼外肌？

(A)提上眼瞼肌

(B)上斜肌

(C)上直肌

(D)下直肌

Ans:(B)

詳解:

上斜肌上斜肌（Superior oblique muscle）是一塊起源於眼窩內側的上面(從鼻子旁邊)，控制著眼球外展、下轉和內旋動作的梭肌。 它在眼外肌當中是唯一受滑車神經(第四對腦神經)所支配的肌肉。。

26. 有關提上眼瞼肌（levator palpebrae superioris）神經支配的敘述，下列何者正確？
(A)提上眼瞼肌的骨骼肌部分是由顏面神經支配
(B)提上眼瞼肌的骨骼肌部分是由三叉神經支配
(C)提上眼瞼肌的平滑肌部分是由上頸部交感神經節的交感神經節前纖維支配的
(D)提上眼瞼肌的平滑肌部分是由上頸部交感神經節的交感神經節後纖維支配的

Ans:(D)

詳解:提上眼瞼肌的平滑肌部分為不可控制，是由上頸部交感神經節的交感神經節後纖維支配的

27. 有關瞳孔直接光反射的反應路徑順序，下列何者正確？①視徑（optic tract）②動眼神經的副交感神經核（Edinger-Westphal nucleus）③前頂蓋核（pretectal nucleus）④眼眶的睫狀神經節（ciliary ganglion）⑤瞳孔收縮肌
(A)①②③④⑤
(B)①③②④⑤
(C)①④②③⑤
(D)②①③④⑤

Ans:(B)

詳解:

107 年也考過類似：

關於瞳孔直接光反射（direct pupillary light reflex）反應之路徑說明，下列何者正確？①傳入路徑通過視放 射 ②傳入路徑通過視覺皮質（visual cortex） ③傳出路徑通過 Edinger-Westphal nucleus（EW）核 ④ 傳出路徑通過頂蓋前核（pretectal nucleus）

ANS：傳出路徑通過 Edinger-Westphal nucleus（EW）核 ④ 傳出路徑通過頂蓋前核（pretectal nucleus）

瞳孔直接光反射的反應路徑順序：

① 視徑-②前頂蓋核-③動眼神經的副交感神經核-④眼眶的睫狀神經節-⑤瞳孔收縮肌

28. 關於電生理檢查的敘述，下列何者錯誤？
(A)視覺誘發電位（visual evoked potential, VEP）主要測試大腦枕葉對視覺刺激發生的電生理反應
(B)眼電圖（electrooculogram, EOG）主要測試視網膜神經節細胞（ganglion cell）的功能
(C)視網膜電圖（electroretinogram, ERG）的 a 波（a wave）主要測試視網膜感光細胞（photoreceptor）的功能
(D)視網膜電圖的 b 波（b wave）主要測試視網膜雙極細胞（bipolar cell）的功能

Ans:(B)

詳解:眼電圖是測量在視網膜色素上皮和光感受器細胞之間存在的視網膜靜電位。根據在明、暗適應條件下視網膜靜止電位的變化，可反映光感受器細胞的光化學反應和視網膜外層的功能狀況，也可用於測定眼球位置及眼球運動的生理變化。

29. 關於視網膜感光細胞（photoreceptors），下列敘述何者正確？
(A)錐狀細胞（cone cell）數目比桿狀細胞（rod cell）多
(B)錐狀細胞分布在周邊（mid-peripheral）最多
(C)桿狀細胞功能異常會造成中心精確視力喪失
(D)錐狀細胞功能異常會造成辨色力異常（dyschromatopsia）

Ans:(D)

詳解:視網膜中央小凹只有視錐細胞，與光視覺有關，可分辨顏色，數量比桿狀細胞（rod cell）少，桿細胞主要與暗視覺有關， 桿狀細胞功能異常會造成周邊視力喪失，不能分辨顏色。

30. 有關穆勒氏細胞（Müller cells）在視網膜組織的生理角色敘述，下列何者正確？
(A)在周邊視網膜區域，其細胞核位於神經節細胞層（ganglion cell layer）
(B)與視網膜組織的鉀離子和水生理動態平衡無關
(C)其集中於視神經頭周邊並構成穆勒氏細胞錐形區域（Müller cell cone）
(D)可協助錐狀細胞（cone cell）進行視覺循環反應（visual cycle）

Ans:(D)

詳解:視網膜內限制膜有穆勒氏細胞（Müller cells），為視網膜上感覺亮度的視桿細胞，可協助錐狀細胞（cone cell）進行視覺循環反應（visual cycle），參與視覺循環與暗適應力有關。

31. 趙先生工作時眼角膜被噴出的鐵屑刮傷，造成角膜上皮（epithelium）缺損，非常疼痛，此種疼痛感是由那條神經傳遞？
(A)第二對腦神經
(B)第四對腦神經
(C)第五對腦神經
(D)第七對腦神經

Ans:(C)

詳解:第五顱神經（三叉神經）眼支鼻睫分支（V1）感應到角膜、眼瞼或結膜的刺激。

32. 黃先生用力閉緊眼睛，此時傳遞閉眼命令到眼睛周圍肌肉的神經是那一條？
(A)第二對腦神經
(B)第三對腦神經
(C)第五對腦神經
(D)第七對腦神經

Ans:(D)

詳解:支配臉部各種細微表情的是第七對腦神經，一旦受損，臉部肌肉會失調，造成眼歪嘴斜。最常見的就是顏面神經麻痺，用力閉緊眼睛，此時傳遞閉眼命令到眼睛周圍肌肉的神經是顏面神經。

33. 關於雙側滑車神經麻痺的表現，下列何者錯誤？
(A)往左看時右眼眼位較高
(B)往右看時左眼眼位較高
(C)以雙馬竇氏鏡檢查（double Maddox rod test）旋轉斜視（cyclodeviation）的角度大於 10 度
(D)患者會有 A 型（A pattern）眼位

Ans:(D)

詳解:當眼睛從向下移動到向上注視時眼睛會聚，它被稱為 A 型，雙側滑車神經麻痺的表現不會有 A 型（A pattern）眼位。

34. 水晶體變化或異常可能發生眼睛屈光度數變化，下列敘述何者正確？
(A)核性白內障（nuclear cataract）使水晶體之折射率增加，眼前段屈光度數增加，光線聚焦在眼內的焦點會 向前移動
(B)正常水晶體在皮質（lens cortex）的折射率大於晶核（lens nucleus）的折射率
(C)小球狀水晶體（microspherophakia）因晶體表面形狀曲率半徑較正常水晶體大而導致屈光度數大於正常水晶體
(D)當視近物時，調節作用使水晶體的折射率增大以致屈光度數增加

Ans:(A)

詳解:水晶體的生長過程中前方的表面半徑會減少，因此彎曲程度會越來越大前面的彎曲半徑大約是 8~14mm；而後表面的彎曲半徑約 4.5~ 7.5mm，使得晶狀體呈現雙凸透鏡的形狀，水晶體的屈光度是 15D，。正常水晶體在皮質(lens cortex）的折射率小於晶核（lens nucleus）的折射率，看近物時眼睛的調適反應，副交感神經活性增加，水晶體變凸變厚，由水晶體外層向內層其屈光指數是逐漸增加的，核的屈光指數最大。水晶體高度折射率的原因之一是晶體蛋白的濃度梯度，在水晶體的晶體蛋白濃度是一般細胞的 3 倍。近視與遠視，基本上是角膜曲率的異常所致，或者是眼球的長度改變所引起，跟晶狀體的曲率、折射率和屈光度較無關係。小球狀水晶體，二人皆有小而厚之水晶體，非常淺之前房，高度近視及不正常之眼壓，屈光度數小於正常水晶體。

35. 下列何種白內障所造成的視力模糊，在看近物時或陽光下會更明顯？
(A)後囊下白內障
(B)核性白內障
(C)胚胎性白內障
(D)皮質性白內障

Ans:(A)

詳解:白內障的發生是水晶體中的蛋白質結構發生改變，白內障所造成的視力模糊，出現近視度數加深而讓老花眼減輕，當發生白內障時，清澈透明的水晶體，會逐漸變黃，甚至產生深咖啡色，這發展過程會稱為「變熟」，白內障根據發生的部位可以分為以下：

核型白內障（Nuclear cataract）：最常見的白內障類型，發生在水晶體中心核仁部位，與老化有關。部分病人甚至會覺得近視度是加深老花眼改善，而後視野影響會越來模糊，視野顏色會越來越偏黃褐而難以區分色度。

皮質型白內障（Cortical cataract）：發生在水晶體的外圍（皮質層），逐漸向中央擴張而影響視力。

後囊下型白內障（Subcapsular Cataract）：發生在水晶體最後方的薄膜上，病人通常會出現有小區域無法成像，而後視力會惡化很快，即使在強光下也無

法看清楚，糖尿病病人與服用高劑量的類固醇的病人尤其需要小心，20% 至 50% 的白內障手術患者會發生後囊混濁。

36. 驗光師公會如有違反法令，例如醫療法，應受人民團體主管機關監督，得為下列處分，何者錯誤？
(A)警告
(B)撤免其秘書長
(C)撤銷其決議
(D)限期整理

Ans:(B)

詳解:

驗光人員法第 38 條

驗光師公會有違反法令、章程者，人民團體主管機關得為下列處分：

一、警告。

二、撤銷其決議。

三、撤免其理事、監事。

四、限期整理。

前項第一款、第二款處分，亦得由主管機關為之

37. 有關驗光師公會設立之規定，下列敘述何者錯誤？
(A)驗光師公會分直轄市及縣（市）公會，並得設驗光師公會全國聯合會
(B)直轄市、縣（市）驗光師公會，由該轄區域內驗光師二十七人以上發起組織之
(C)驗光師公會全國聯合會之設立，應由三分之一以上之直轄市、縣（市）驗光師公會完成組織後，始得發起組織
(D)驗光師公會由人民團體主管機關主管

Ans:(B)

詳解:

驗光人員法 第 29 條

直轄市、縣（市）驗光師公會，由該轄區域內驗光師二十一人以上發起組織之；其未滿二十一人者，得加入鄰近區域之公會或共同組織之。

驗光人員法 第 30 條

驗光師公會全國聯合會之設立，應由三分之一以上之直轄市、縣（市）驗光師公會完成組織後，始得發起組織。

38. 依據驗光人員法，下列敘述何者正確？①驗光師為六歲以下兒童之驗光，應由驗光師與眼科醫師訂定契約 合作 ②驗光人員為六歲以上十五歲以下者驗光，應由驗光人員參加中央主管機關委託專業法人、團體或 機構辦理之特定課程訓練，取得完成訓練證明 ③驗光人員對於六歲以上十五歲以下者第一次驗光及配 鏡，應於醫師確診為假性近視，始得為之 ④驗光人員為六歲以上十五歲以下者驗光，發現有特定狀況時， 應出具轉介單，至眼科醫師處檢查 ⑤驗光師之業務範圍包括非侵入性之眼球屈光狀態測量及相關驗光， 包含為治療或診斷隱形眼鏡配鏡所為之驗光

(A)①③ (B)①④⑤ (C)②④ (D)②③⑤

Ans:(C)

詳解:

驗光人員法 第 12 條

驗光師之業務範圍如下：

一、非侵入性之眼球屈光狀態測量及相關驗光，包含為一般隱形眼鏡配鏡所為之驗光；十五歲以下者應於眼科醫師指導下為之。但未滿六歲兒童之驗光，不得為之。

二、一般隱形眼鏡之配鏡。

三、低視力者輔助器具之教導使用。

四、其他依醫師開具之照會單或醫囑單所為之驗光。

驗光生之業務範圍如下：

一、一般性近視、遠視、散光及老花之驗光，包含為一般隱形眼鏡配鏡所為之驗光；十五歲以下者應於眼科醫師指導下為之。但未滿六歲兒童之驗光，不得為之。

二、一般隱形眼鏡之配鏡。

三、其他依醫師開具之照會單或醫囑單所為之驗光。

驗光人員執行業務，發現視力不能矯正至正常者，應轉介至醫療機構診治

39. 依據驗光人員法，下列敘述何者正確？①驗光人員執業應以中央主管機關核准登記之醫療機構、驗光所、 眼鏡公司（商號）或其他經所在地主管機關認可之機構為之 ②驗光所之設立，應以驗光人員為申請人， 向所在地主管機關申請核准登記，發給開業執照，始得為之 ③申請設立驗光所之驗光師，以在中央主管 機關核准登記之醫療機構、驗光所、眼鏡公司（商號）或其他經所在地主管機關認可之機構執行業務二年 以上者為限 ④驗光所之名稱使用、變更，應以所在地主管機關核准者為限。非驗光所，不得使用驗光所 或類似之名稱 ⑤驗光所之名稱使用與變更、申請條件、程序及設置標準，由所在地主管機關定之

(A)①④　(B)①④⑤　(C)②④　(D)②③⑤

Ans:(C)

詳解:

驗光人員法 第 7 條

驗光人員應向執業所在地直轄市、縣（市）主管機關申請執業登記，領有執業執照，始得執業。

驗光人員執業，應每六年接受一定時數之繼續教育，始得辦理執業執照更新。第一項申請執業登記之資格、條件、應檢附文件、執業執照發給、換發、補發與前項執業執照更新、繼續教育之課程內容、積分、實施方式、完成繼續教育之認定及其他應遵行事項之辦法，由中央主管機關定之。

驗光人員法 第 15 條

驗光所之設立，應以驗光人員為申請人，向所在地直轄市、縣（市）主管機關申請核准登記，發給開業執照，始得為之。

驗光人員法 第 15 條

驗光所之設立，應以驗光人員為申請人，向所在地直轄市、縣（市）主管機關申請核准登記，發給開業執照，始得為之。

40. 有關隱形眼鏡之敘述，下列何者正確？ ①日戴型雙週拋棄軟式隱形眼鏡屬於第二等級醫療器材 ②日戴 型每日拋棄式隱形眼鏡之廣告，限登載於學術性醫療刊物 ③驗光師不得藉採訪、報導或以其他方式為隱 形眼鏡販賣廣告宣傳 ④日戴型每日拋棄式裝飾性隱形眼鏡之販賣業者依法得於電視頻道通路販售

(A)①③　(B)①④　(C)①②④　(D)②③

Ans:(A)

詳解:

「醫療器材管理辦法」第 2 條，將醫療器材依據風險程度，分成下列等級：
第一等級：低風險性。 第二等級：中風險性。 第三等級：高風險性。
目前隱形眼鏡歸類為第二與第三等級醫療器材。
而「驗光人員法」第十二條:一般隱形眼鏡指非用於治療或診斷之隱形眼鏡，醫療器材管理辦法隱形眼鏡之分級則為「第二級為僅作一日配戴之器材，第三級為可延長配戴日期之器材。第二等級中風險性之醫療器材，與血壓計、保險套等為相同分級之醫材。
公告訂定「除『日戴型每日拋棄式隱形眼鏡』外，其餘隱形眼鏡之廣告，以登載於專供醫事人員閱聽之醫療刊物、傳播工具，或專供醫事人員參與之醫療學術性相關活動為限」，並自中華民國一百十年五月一日生效

41. 驗光師繼續教育課程有關專業品質、專業倫理及專業相關法規合計至少 12 點，其中應包括何種課程？ ①專業課程 ②感染管制課程 ③性別議題課程 ④兒童驗光課程
(A)①④ (B)③④ (C)②③ (D)①②

Ans:(C)

詳解:

醫事人員執業登記及繼續教育辦法 第 13 條

醫事人員執業，應接受下列課程之繼續教育：
一、專業課程。 二、專業品質。 三、專業倫理。 四、專業相關法規。
醫事人員每六年應完成前項繼續教育課程之積分數如下：
一、物理治療生、職能治療生、醫事檢驗生、醫事放射士、牙體技術生及驗光生：
（一）達七十二點。
（二）前項第二款至第四款繼續教育課程之積分數，合計至少七點，其中應包括感染管制及性別議題之課程；超過十四點者，以十四點計。
二、前款以外之醫事人員：
（一）達一百二十點。
（二）前項第二款至第四款繼續教育課程之積分數，合計至少十二點，其中應包括感染管制及性別議題之課程；超過二十四點者，以二十四點計。

42. 有關專門職業及技術人員高等暨普通考試驗光人員考試規則，下列敘述何者錯誤？

(A)中華民國國民經公立或立案之私立高級醫事職業以上學校醫用光學技術、驗光或視光系、科畢業，並經 實習期滿成績及格，領有畢業證書者，得應驗光生考試

(B)中華民國國民經公立或立案之私立專科以上學校驗光或視光系、科畢業，並經實習期滿成績及格，領有 畢業證書者，得應驗光師考試

(C)曾被廢止驗光人員證書處分者，不得再應本考試

(D)本考試及格人員，由考選部報請行政院發給考試及格證書，並函衛生福利部查照

Ans:(D)

詳解:

專門職業及技術人員高等暨普通考試驗光人員考試規則 第 14 條

本考試及格人員，由考選部報請考試院發給考試及格證書，並函衛生福利部查照。

43. 有關驗光所之規定，下列敘述何者正確？ ①驗光所收取驗光費用之標準，由直轄市、縣（市）主管機關核 定之 ②驗光所應有明顯區隔之獨立作業場所及出入口，其總樓地板面積，不得小於二十五平方公尺 ③驗光人員之姓名、開業執照字號及證書字號可以作為驗光所之廣告內容 ④驗光所容留未具驗光人員資 格人員，擅自執行驗光人員業務者，處新臺幣三萬元以上十五萬元以下罰鍰 ⑤驗光所登記事項如有變更， 應於事實發生之日起三十日內，報請原發開業執照機關備查，變更期間最長不得逾一年

(A)①③ (B)①④⑤ (C)②④ (D)②③⑤

Ans:(A)

詳解:

驗光人員法 第 21 條

驗光所收取驗光費用之標準，由直轄市、縣（市）主管機關核定之。

驗光所收取費用，應開給載明收費項目及金額之收據。

驗光所不得違反收費標準，超額或擅立項目收費。

驗光所設置標準 第 2 條

驗光所應有明顯區隔之獨立作業場所及出入口，其總樓地板面積，不得小於二十平方公尺。但第五條另有規定者，從其規定。

驗光人員法 第 22 條

驗光所之廣告，其內容以下列事項為限：

一、驗光所之名稱、開業執照字號、地址、電話及交通路線。

二、驗光人員之姓名及證書字號。

三、其他經中央主管機關公告容許登載或宣播事項。

非驗光所，不得為驗光廣告。

驗光人員法 第 42 條

驗光所容留未具驗光人員資格人員，擅自執行驗光人員業務者，廢止其開業執照。

驗光人員法 第 18 條

驗光所停業或歇業時，應自事實發生之日起三十日內，報請原發開業執照機關備查。

前項停業期間，以一年為限；逾一年者，應辦理歇業。

驗光所登記事項如有變更，應於事實發生之日起三十日內，報請原發開業執照機關核准變更登記。

驗光所遷移或復業者，準用關於設立之規定。

44. 驗光所之負責驗光人員因故不能執行業務時，應指定合於資格者代理之。代理期間超過幾日者，應由被代 理者報請原發開業執照機關備查？

(A)45 日

(B) 50 日

(C) 60 日

(D) 180 日

Ans:(A)

詳解:

驗光人員法 第 17 條

驗光所之負責驗光人員因故不能執行業務時，應指定合於第十五條第二項規定資格者代理之。代理期間超過四十五日者，應由被代理者報請原發開業執照機關備查。

前項代理期間，最長不得逾一年。

45. 下列何者符合驗光人員法中所稱低視力者之鑑定標準？①優眼自動視野計中心 30 度程式檢查，平均缺損 為 10 dB 者 ②矯正後優眼視力為 0.4，另眼視力為 0.04 者 ③矯正後兩眼視力均看不到 0.3 者 ④矯正 後優眼視力為 0.3，另眼視力為 0.1 者 ⑤兩眼視野各為 20 度以內者 ⑥依身心障礙者鑑定作業辦法判定 視覺功能之障礙程度達 1 以上者
(A)①②④⑥ (B)①③⑤⑥ (C)②③⑤⑥ (D)②③④⑤

Ans:(C)

詳解:

驗光人員法施行細則 第 8 條

本法第十二條第一項第三款所稱低視力者，指依身心障礙者鑑定作業辦法第五條附表二身心障礙類別、鑑定向度、程度分級與基準，其視覺功能之障礙程度達 1 以上者。

本法第十二條第一項第三款所稱低視力者輔助器具，指以驗光輔助視覺功能之各式光學器具。

身心障礙者鑑定作業辦法第五條附表二：

1.矯正後兩眼視力均看不到 0.3，或矯正後優眼視力為 0.3，另眼視力小於 0.1(不含)時，或矯正後優眼視力 0.4，另眼視力小於 0.05(不 含)者。

2.兩眼視野各為 20 度以內者。

3.優眼自動視野計中心 30 度程式檢查，平均缺損大於 10dB(不含)者

46. 驗光人員未依當事人要求提供驗光結果報告、或未依規定於紀錄、驗光結果報告簽名或蓋章，並加註執行 年、月、日者。該驗光人員會受何罰則？ (A)新臺幣 1 萬元以上 5 萬元以下罰鍰
(B)新臺幣 2 萬元以上 10 萬元以下罰鍰
(C)新臺幣 3 萬元以上 15 萬元以下罰鍰
(D)新臺幣 4 萬元以上 20 萬元以下罰鍰

Ans:(A)

詳解:

驗光人員法 第 49 條

有下列各款情事之一者，處新臺幣一萬元以上五萬元以下罰鍰：

一、驗光人員違反第十三條規定，執行業務，未製作紀錄、未依當事人要求提供驗光結果報告、或未依規定於紀錄、驗光結果報告簽名或蓋章，並加註執行年、月、日。

二、驗光所違反第二十條規定，對執行業務之紀錄、醫師開具之照會單或醫囑單，未妥為保管或保存未滿三年。

47. 驗光所執行業務之紀錄的保管，如何規定？①成年人的紀錄至少保存 7 年 ②未成年人的紀錄至少保存 5 年 ③違反業務紀錄之保存規定，處驗光所罰鍰 ④規定之罰鍰，於驗光所，處罰其負責驗光人員
(A)①② (B)③④ (C)②③ (D)①④

Ans:(B)

詳解:

驗光人員法 第 20 條

驗光所執行業務之紀錄及醫師開具之照會單或醫囑單，應妥為保管，並至少保存三年。

第 49 條

有下列各款情事之一者，處新臺幣一萬元以上五萬元以下罰鍰：

一、驗光人員違反第十三條規定，執行業務，未製作紀錄、未依當事人要求提供驗光結果報告、或未依規定於紀錄、驗光結果報告簽名或蓋章，並加註執行年、月、日。

二、驗光所違反第二十條規定，對執行業務之紀錄、醫師開具之照會單或醫囑單，未妥為保管或保存未滿三年。

48. 有關驗光師之業務範圍，下列敘述何者錯誤？
(A)非侵入性之眼球屈光狀態測量及相關驗光，包含為一般隱形眼鏡配鏡所為之驗光
(B)十五歲以下者應於眼科醫師指導下為之。但未滿六歲兒童之驗光，不得為之
(C)低視力者輔助器具之介紹與販售
(D)依醫師開具之照會單或醫囑單所為之驗光

Ans:(C)

詳解:

驗光人員法 第 12 條

驗光師之業務範圍如下：

一、非侵入性之眼球屈光狀態測量及相關驗光，包含為一般隱形眼鏡配鏡所為之驗光；十五歲以下者應於眼科醫師指導下為之。但未滿六歲兒童之驗光，不得為之。

二、一般隱形眼鏡之配鏡。

三、低視力者輔助器具之教導使用。

四、其他依醫師開具之照會單或醫囑單所為之驗光。

驗光生之業務範圍如下：

一、一般性近視、遠視、散光及老花之驗光，包含為一般隱形眼鏡配鏡所為之

驗光；十五歲以下者應於眼科醫師指導下為之。但未滿六歲兒童之驗光，不得為之。

二、一般隱形眼鏡之配鏡。

三、其他依醫師開具之照會單或醫囑單所為之驗光。

驗光人員執行業務，發現視力不能矯正至正常者，應轉介至醫療機構診治

49. 醫學倫理原則包括下列何項？ ①行善原則 ②不傷害原則 ③正義原則 ④自主原則

(A)僅①②③ (B)僅①②④ (C)僅②③④ (D)①②③④

Ans:(D)

詳解:

醫事人員於執行臨床醫療相關業務時，應嚴守醫學倫理之專業倫理原則。

一、病人自主原則（respect for autonomy）：對具有判斷能力之病人，應尊重其自主權，包括其有權選擇接受或拒絕治療之權利。

二、不傷害原則（non-maleficence）：應盡其所能，避免病人遭受身心傷害。

三、利益病人原則（beneficence）：應盡其所能，維護病人生命、健康及充分照顧其權益。

四、公平正義原則（justice）：公平對待所有病人，且不因任何原因而予歧視

50. 有關驗光人員業務倫理之規定，下列敘述何者正確？①對於因業務而知悉或持有他人秘密不得無故洩漏， 違反者處新臺幣三萬元以上十五萬元以下罰鍰 ②未領有驗光人員證書者不得使用驗光人員名稱，違反者 處新臺幣三萬元以上十五萬元以下罰鍰 ③驗光人員不得為未滿六歲之兒童驗光，違反者廢止其驗光人員 證書 ④不得將證照租借他人使用，違反者廢止其驗光人員證書 ⑤受衛生、司法或司法警察機關詢問時 不得為虛偽之陳述或報告，違反者廢止其驗光人員證書

(A)①②④ (B)①③⑤ (C)②③⑤ (D)③④⑤

Ans:(A)

詳解:

驗光人員法 第 24 條

驗光人員及其執業機構之人員，對於因業務而知悉或持有他人秘密，不得無故洩漏。

驗光人員法 第 44 條

有下列各款情事之一者，處新臺幣三萬元以上十五萬元以下罰鍰：

一、違反第五條規定，未領有驗光人員證書，使用驗光人員名稱。

二、違反第十五條第五項規定，非驗光所，使用驗光所或類似名稱。

三、違反第二十二條第二項規定，非驗光所，為驗光廣告。

四、違反第二十四條規定，驗光人員或其執業機構之人員無故洩漏因業務知悉或持有之他人秘密。

驗光人員法 第 45 條

驗光人員有下列各款情事之一者，處新臺幣二萬元以上十萬元以下罰鍰；其情節重大者，並處一個月以上一年以下停業處分或廢止其執業執照：

一、違反第十二條第一項第一款但書或第二項第一款但書規定，為未滿六歲之兒童驗光。

二、違反第十二條第三項規定，未將當事人轉介至醫療機構。

三、違反第十四條規定，為虛偽之陳述或報告。

驗光人員法 第 41 條

驗光人員將其證照租借他人使用者，廢止其驗光人員證書。

驗光人員法 第 45 條

驗光人員有下列各款情事之一者，處新臺幣二萬元以上十萬元以下罰鍰；其情節重大者，並處一個月以上一年以下停業處分或廢止其執業執照：

一、違反第十二條第一項第一款但書或第二項第一款但書規定，為未滿六歲之兒童驗光。

二、違反第十二條第三項規定，未將當事人轉介至醫療機構。

三、違反第十四條規定，為虛偽之陳述或報告。

111 年專技高考【驗光師】

視覺光學-李建泓老師

1. 一簡化的模型眼經測量其眼軸長度為 24.0 mm，屈光力為+57 D，眼球內折射率為 1.333。根據成像，應定 義其為何種屈光狀態？
(A)近視　(B)遠視　(C)正視　(D)散光

Ans:(A)

詳解: $V = U + F$

$U + (+57D) =$ ，$U = -1.46D$

所以屈光狀態為近視

2. 一位 55 歲患者戴著最佳矯正度數的遠用單焦眼鏡,剛好可矯正他的屈光不正狀態，下列何種狀況正確？
(A) 如果是近視眼，將眼鏡推近眼睛，如此看近物會較清楚
(B) 如果是遠視眼，將眼鏡推近眼睛，如此看近物會較清楚
(C) 如果是近視眼，將眼鏡推離眼睛，看近物時調節較小
(D) 無論是近視或遠視，如果改戴等效屈光力的隱形眼鏡矯正，則看近物時需增加調節

Ans:(C)

詳解:

(A)近視眼全矯正的影像會落在視網膜上,將眼鏡推向眼睛的影像往視網膜後跑，因此看近都會比較模糊

(B) 遠視眼全矯正的影像會落在視網膜上，將眼鏡推近眼睛的影像一樣往視網膜前面跑，因此看近都會比較模糊

(D) 近視框架眼鏡全矯正及近視隱形眼鏡全矯正分別來看近方時，其近視隱形眼鏡全矯正的看近方調節會用的**比較多**。遠視框架眼鏡全矯正及遠視隱形眼鏡全矯正分別來看近方時，其遠視隱形眼鏡全矯正的看近方調節會用的**比較少**

3. 一位未矯正複合型近視散光患者，對著距離 6 m 遠處，由水平線條組成的光柵及由垂直線條組成的光柵進 行比較。患者表示兩個光柵都模糊，但垂直線條較水平線條更清晰。則患者的散光種類為何？

(A) 順散光；眼睛的水平子午線屈光力較強

(B) 逆散光；眼睛的水平子午線屈光力較強

(C) 順散光；眼睛的水平及垂直子午面皆聚焦在視網膜前

(D) 逆散光；眼睛的水平及垂直子午面皆聚焦在視網膜前

Ans:(C)

詳解:

(A)順散光：眼睛的**垂直子午**線屈光力較強

(B)順散光：眼睛的**垂直子午**線屈光力較強

(D)順散光：眼睛的水平及垂直子午面皆聚焦在視網膜**後**

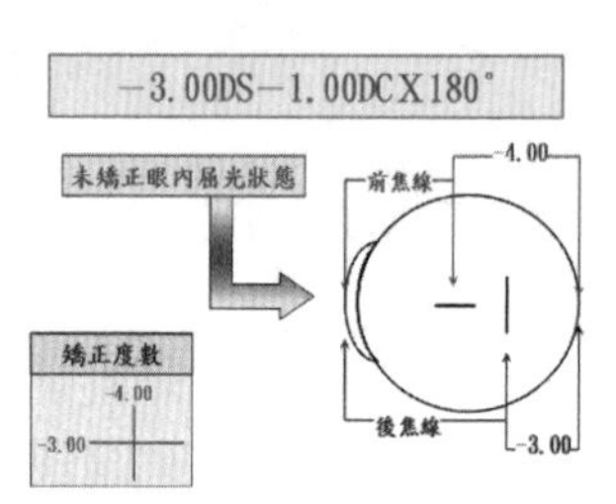

4. 順散光（with-the-rule astigmatism）屈光力最強的主徑線（the meridian of most power）位於下列何範圍內？

(A) 1~30 度

(B) 31~60 度

(C) 61~120 度

(D) 151~180 度

Ans:(C)

詳解:順散光：垂直主徑線最強，水平主徑線最弱。所以 61-120°為屈光力最強的主徑線

5. -4.00 D 透鏡，其物體（object）與影像（image）的對稱點（symmetry point）分別為何？

(A) 前者位在透鏡前（左側）25 cm，後者位在透鏡後（右側）25 cm

(B) 前者位在透鏡後（右側）25 cm，後者位在透鏡前（左側）25 cm

(C) 前者位在透鏡前（左側）50 cm，後者位在透鏡後（右側）50 c

(D) 前者位在透鏡後（右側）50 cm，後者位在透鏡前（左側）50 cm

Ans:(D)

詳解:聚散度的概念 $V = U + F$

(A) $\frac{1}{-0.25} - 4 \neq \frac{1}{+0.25}$ (B) $\frac{1}{+0.25} - 4 \neq \frac{1}{-0.25}$

(C) $\frac{1}{-0.5} - 4 \neq \frac{1}{+0.5}$ (D) $\frac{1}{+0.5} - 4 = \frac{1}{-0.5}$

6. 兩條子午線均聚焦在視網膜前的散光稱為那一種散光？
(A)複合型遠視散光
(B)複合型近視散光
(C)單純型遠視散光
(D)單純型近視散光

Ans:(B)

詳解:前焦線及後焦線都落在視網膜前為複合型近視散光

7. 在空氣中，一透鏡第一焦距長為-20 cm，若物體經過此透鏡後產生一個放大 4 倍且為正立虛像的影像，則 物體位置應在透鏡前幾公分處？
(A) 5 cm
(B) 10 cm
(C) 15 cm
(D) 20 cm

Ans: (C)

詳解: $F = -(1/f_1) = -(1/-0.2) = +5D$

$M = U/V \rightarrow 4 = U/V$，所以 $4V = U$

$U + F = V \rightarrow 4V + (+5) = V$，所以 $V = -1.6667$

$U = 4V = 4\times(-1.66) \fallingdotseq -6.67D$ $U = n1/u = 1/(-6.67) \fallingdotseq -0.15m = -15cm$

8. 某一鏡片的單一表面反射率為 5%，則此一鏡片的折射率最接近下列何者？
(A)1.50 (B)1.57 (C)1.60 (D)1.67

Ans:(B)

詳解: 反射率 $(n_2-n_1/n_2+n_1)^2=(n_2-n_1/n_2+n_1)^2=0.05$

(A) $(1.5-1/1.5+1)^2=0.04$

(B) $(1.57-1/1.57+1)^2=0.04919$

(C) $(1.6-1/1.6+1)^2=0.0532$

(D) $(1.67-1/1.67+1)^2=0.0629$

9. 一片折射率為 1.6 的透鏡，若希望於該透鏡上加上單層抗反射膜層，其抗反射膜層的理想折射率為何？
(A)1.125 (B)1.265 (C)1.358 (D)1.493

Ans:(B)

詳解:反射膜層 = $\sqrt{n}$ →→→ $\sqrt{1.6}$ = ≒ 1.265

10. 一雙凹薄透鏡放置在空氣中，其折射率為 1.6，前後表面曲率半徑均為 10 cm，則此薄透鏡的屈光度為何？
(A) -8 D (B) -10 D (C) -12 D (D) -16 D

Ans: (C)

詳解:特別注意 前表面曲率半徑為負號 ， 後表面曲率半徑為正號

公式：(n_2-n_1)【$(1/r1)-(1/r2)$】

(1.6-1)【(1/-0.1)－(1/+0.1)】＝-12.00D

11. 當光線進入以下材料鏡片時，在何者的行進速度最慢？
(A)冕牌玻璃
(B)塑膠鏡片 CR39
(C)聚碳酸酯鏡片
(D) Trivex 鏡片

Ans:(C)

詳解:折射率愈大，光行進速度愈慢

【冕牌玻璃：1.523】【塑膠鏡片 CR.39：1.498】【聚碳酸酯鏡片：1.586】【Trivex 鏡片：1.53】

12. 一位無水晶體之患者原本配戴+16.00 D 之眼鏡，因為美觀的緣故改成配戴隱形眼鏡，最合適的隱形眼鏡度 數為？（假設原本眼鏡的頂點距離為 12 mm）

(A)+13.50 D　(B) +16.00 D　(C) +18.50 D　(D) +19.75 D

Ans:(D)

詳解:觀念 框架眼鏡轉換隱形眼鏡的概念

隱形眼鏡換算公式： $\frac{FS}{1 - d \times FS}$

$$\frac{+16}{1 - 0.012 \times 16} = +19.802\ D \fallingdotseq +19.75\ D$$

13. 有關隱形眼鏡的光學品質與眼鏡的比較，下列敘述何者錯誤？

(A)近視眼患者配戴隱形眼鏡時，周邊視野比較不會受到限制

(B)近視眼患者配戴隱形眼鏡時，比較會有鏡片的稜鏡效應

(C)近視眼患者配戴隱形眼鏡時，看到的影像會比戴眼鏡大

(D)近視眼患者配戴隱形眼鏡時，低於 0.75D 的散光往往可以不用矯正

Ans:(B)

詳解:(B)近視眼患者配戴隱形眼鏡時，比較不會有鏡片的稜鏡效應

14. 使用雙光眼鏡時，當視線由光學中心逐漸往下移動時，在接觸到老花眼鏡片部分的上緣時，會因為上、下 方不同的稜鏡效應，而有影像突然跳上來的感覺。老花眼鏡片部分的光學中心越接近何處時，這種跳躍的 感覺就會越小？

(A)中心　(B)內緣　(C)下緣　(D)上緣

Ans:(D)

詳解:光學中心越接近上緣跳躍現像較小

15. 一透鏡第一焦距為鏡前 10 cm，物體放在透鏡前 5 cm，有關其影像之敘述，下列何者錯誤？

(A)與物體在鏡片同側　　(B)相對於物體是倒立

(C)影像相對於物體大　　(D)影像是虛像

Ans:(B)

詳解:聚散度成像觀念

$$F_1 = -\frac{1}{f_1} \Rightarrow -\frac{1}{-0.1} = +10\text{ D (F)}$$

$$V = U + F \Rightarrow V = \frac{1}{-0.05}\text{ (U)} + (+10D) = -10D\text{ (V)}$$

$$\frac{U}{V} = M_L \Rightarrow \frac{-20}{-10} = +2\text{ X}$$ 所以為正立放大虛像

16. 李醫師開出處方給病人，下列何者不具有相同的光學效果？

(A) +3.00DS/-8.00DC×180

(B) -5.00DS/+8.00DC×180

(C) -5.00DS/+8.00DC×090

(D) +3.00DC×090/-5.00DC×180

Ans:(B)

詳解:

(A)、(B)、(C)、(D)的十字光學如下：

(A) +3.00DS/-8.00DC X 180（+3.00@180°；-5.00@90°）

(B) **-5.00DS/+8.00DC X 180（-5.00@180°；+3.00@90°）**

(C) -5.00DS/+8.00DC X090（+3.00@180°；-5.00@90°）

(D) +3.00DC X 090/-5.00DC X 180（+3.00@180°；-5.00@90°）

17. 光在一材質中傳播速度為 15 萬公里/秒，拿此材質來製作鏡片，前表面磨製成+4.00 DS，後表面磨製成-9.00 DS， 中心厚度為 5 mm，其鏡片之前頂點屈光力（front vertex power）為何？

(A) -4.80 DS

(B)-4.96 DS

(C) -5.00 DS

(D) -5.11 DS

Ans:(A)

詳解: $n = \dfrac{C}{V}$ ； $F_V = \dfrac{F_2}{1-(t/n) \times F_2} + F_1$

$$n = \frac{3 \times 10^8}{1.5 \times 10^8} = 2\ (n)$$

$$F_V = \frac{-9.00}{1-(0.005/2) \times (-9.00)} + (+4.00) = -4.80D$$

18. 兩個薄透鏡+1.50DS/-0.50DC×080 和+2.00DS/-1.00DC×170 緊密相疊加的屈光度數，下列何者正確？

(A) +2.50DS/+0.50DC×080

(B) +3.00DS/-0.50DC×080

(C) +3.50DS/-0.50DC×170

(D) +3.50DS/-1.00DC×170

Ans:(B)

詳解:薄透鏡疊加概念

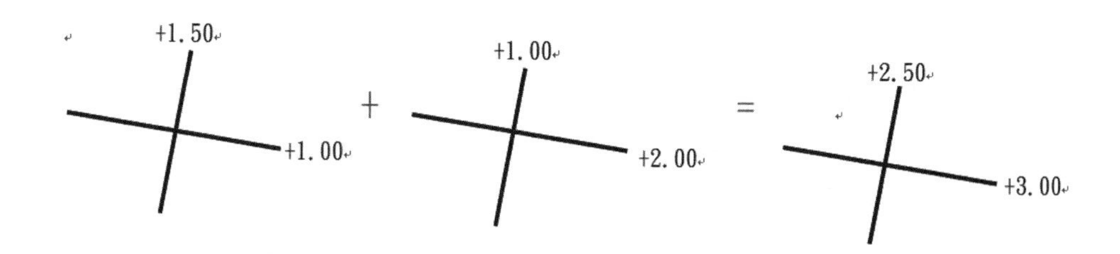

=>**<u>+2.50+0.50×80°</u>** 或 +3.00-0.50×170°

19. 一光線在空氣中傳遞時，在 A 點位置之聚散度為+5.00 D，當光繼續傳遞 30 cm 後，其聚散度為何？
(A) -3.33 D
(B) -10.0 D
(C) +1.67 D
(D) +8.33 D

Ans:(B)

詳解:聚散度概念

$$u = \frac{1}{U} \quad => \quad \frac{1}{+5} \quad = +0.2 \text{ m} = +20 \text{ cm} \quad (u)$$

$$+20 \text{ cm} - (+30 \text{ cm}) = -10 \text{ cm}$$

$$U = \frac{1}{u} \quad => \quad \frac{1}{-0.1} \quad = -10.00 \text{ D}$$

20. 一患者眼睛屈光度數為+9.25 D，選用一後表面曲率半徑為 8.00 mm 的硬式隱形眼鏡，若角膜曲率半徑為 7.8 mm，淚液折射率為 1.337 時，則給予的硬式隱形眼鏡屈光力為何？
(A) +8.17 D
(B) +9.25 D
(C) +10.33 D
(D) +11.21

Ans:(C)

詳解: 淚鏡 $= \frac{n_2 - n_1}{r_1} + \frac{n_1 - n_2}{r_2}$

⇨ $\frac{1.337 - 1}{+0.008} + \frac{1 - 1.337}{+0.0078} = +42.125 + (-43.205) = -1.08$ D (淚鏡)

⇨ 淚鏡 + 鏡片屈光力 = 眼鏡屈光力

⇨ -1.08 + CL = +9.25D

⇨ CL = +10.33 D

21. 下列何者表示的等價球面度數最大？

(A) +5.00 D 在 90 軸度上，-3.00 D 在 180 軸度上

(B) +5.00 D 在 90 軸度上，+3.00 D 在 180 軸度上

(C) +5.00DS/-3.00DC×090

(D) +5.00DS/+3.00DC×090

Ans:(D)

詳解:等價球面觀念，$S + \frac{C}{2}$ = 等價球面 or $\frac{\text{最強主徑線} + \text{最弱主經線}}{2}$

(A)+5.00D 在 90 軸度上，-3.00D 在 180 軸度上 => {+5 +(-3)} /2 = +1.00D

(B)+5.00D 在 90 軸度上，+3.00D 在 180 軸度上 => {+5 +(+3)} /2 = +4.00D

(C)+5.00DS/-3.00DC X 090 => +5 + (-3)/2 = +3.50 D

(D)+5.00DS/+3.00DC X 090 => +5 + (+3)/2 = +6.50 D

22. 下方以光學十字法表示的鏡片度數等同於下列何者？

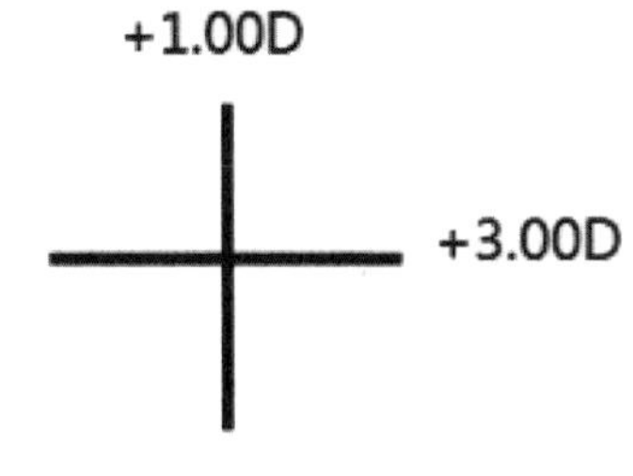

(A) +3.00DS/-2.00DC×090

(B) +3.00DS/-2.00DC×180

(C) +1.00DS/-2.00DC×090

(D) +1.00DS/+2.00DC×180

Ans:(B)

詳解: S +1.00 C +2.00 X 90 / S +3.00 C -2.00 X 180

23. 使用球面計（lens clock）測量鏡片（n=1.74）的表面，讀數顯示-8.00 DS，假設此球面計讀數設定為折射率 1.53 使用，此鏡片表面屈光度為何？

(A) -11.17 D

(B) -10.69 D

(C) -9.10 DS

(D) -8.17 D

Ans:(A)

詳解: 球鏡計

$$\frac{n_2 - n_{空氣}}{球面計度數} = \frac{n_{球鏡計} - n_{空氣}}{F}$$

$$\frac{1.74 - 1}{-8.00} = \frac{1.53 - 1}{F} \Rightarrow F \fallingdotseq -11.17\text{ D}$$

24. 配戴一個可以使入射光線偏折 15Δ的稜鏡觀看 2 m 遠的物體，眼球需轉動多少角度？（以角膜平面計算）

(A) 4.29°

(B) 8.53°

(C) 11.31°

(D) 16.69°

Ans:(B)

詳解: △＝偏移量 $_{cm}$／距離 $_{m}$→→15△＝偏移量 $_{cm}$／2$_{m}$，所以偏移量 ＝30cm

tanθ＝對邊／鄰邊＝0.3／2

tanθ＝0.3／2 ；所以 θ＝8.53°

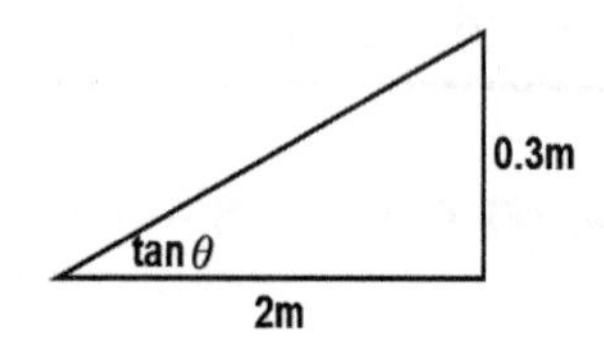

25. 一光線經過聚碳酸酯稜鏡後，可使光線在距離稜鏡 40 cm 處偏移 5 cm，則該稜鏡之稜鏡度為何？

(A) 8^{Δ}

(B)12.5^{Δ}

(C)0.125^{Δ}

(D)0.08^{Δ}

Ans: (B)

詳解: 【$\triangle$＝偏移量$_{cm}$／距離$_{m}$】→→$\triangle$＝0.5_{cm}／0.4_{m}＝12.5 $\triangle$

26. 一個凹透鏡度數 -5.00 D 的鏡片，透鏡光學中心向外偏移瞳孔中心 4 mm，將會產生怎樣的稜鏡效果？

(A)4^{Δ}基底向外

(B)4^{Δ}基底向內

(C)2^{Δ}基底向外

(D)2^{Δ}基底向內

Ans:(D)

詳解: $\triangle$＝度數 × 偏移量$_{cm}$＝(5)×(0.4_{cm})＝2$\triangle$BI

27. 患者配戴+5.00 D 的鏡片，當患者視線偏離鏡心後產生 2 Δ基底向下，求患者眼睛視線偏移幾度角（degree）？

(A)向上偏移 0.57°

(B)向上偏移 1.14°

(C)向下偏移 0.57°

(D)向下偏移 1.14°

Ans:(B)

詳解:稜鏡度 $= 100 \tan\theta$ => $2\triangle = 100 \tan\theta$ $\theta = 1.14576^{\circ}$

視線偏離鏡心後產生 2△基底向下， 所以光心必定向下 ， 視線向上偏移

28. 如果給一個正常眼位者，於其左眼前放置一個 5 Δ基底向內的稜鏡，則其左眼看到的影像會偏向那個方向？
(A)左方
(B)右方
(C)上方
(D)下方

Ans:(A)

詳解:稜鏡觀念：光線經過稜鏡的影像會往頂點跑 ，在左眼前放置一個5△基底向內的稜鏡，所以影像會往左方移動

29. 有關雙光眼鏡像跳（image jump）的敘述，下列何者正確？
(A)像跳現象與主片遠用光學中心有關
(B)子片為正度數時，基底朝下的稜鏡會使影像往下移，產生落差
(C)子片頂部距子片光學中心越近，則像跳量越大
(D)近視眼的人，選用平頂產生像跳效應會較圓形子片小

Ans:(D)

詳解:
(A)像跳現象是**子片光學中心與子片上緣的距離**有關
(B)基底朝下會讓影像**往上偏折**
(C)子片頂部距子片光學中心越近，則像**跳量越小**

30. 一材質為樹脂（折射率為 1.50）之稜鏡，其頂角（apical angle）為 25°，此稜鏡之最小偏移角度（minimal angle of deviation）為多少？
(A) 37.50°
(B) 25.00°
(C) 16.67°
(D) 12.50°

Ans:(D)

詳解:偏向角 $\delta = A(n-1) \Rightarrow (1.5-1) \times 25 = 12.5^{\circ}$

31. 關於眼球屈光系統，下列敘述何者正確？①水晶體前表面曲率半徑較後表面大 ②水晶體前表面曲率半徑 較後表面小 ③水晶體後表面屈光效果為會聚光線（convergence） ④水晶體後表面屈光效果為發散光線 （divergence）
(A)①③
(B)①④
(C)②③
(D)②④

Ans:答(A)給分

詳解:

水晶體前表面曲率半徑為 10mm ， 後表面曲率半徑為-6mm ， 折射率為 1.4085

房水折射率為 1.336

$$\frac{n_2 - n_1}{r} = \frac{1.4085-1.336}{+0.01} = +7.25D$$

$$\frac{n_2 - n_1}{r} = \frac{1.336-1.4085}{-0.006} = +12.0833D$$

前後表面均為正度數 ， 故為會聚光線

32. 已知角膜前表面的曲率半徑為 7.60 mm，後表面曲率半徑為 6.50 mm，則此角膜屈光度約為何？（角膜折 射率 1.376，房水折射率 1.336）
(A) +44.09 D
(B) +43.32
(C) +42.68
(D) +42.06 D

Ans:(B)

詳解:前表面屈光力 $= \frac{n_2 - n_1}{r} = \frac{1.376-1}{+0.0076} = +49.47\ D$

後表面屈光力 $= \frac{n_2 - n_1}{r} = \frac{1.336-1.376}{+0.0065} = -6.15\ D$

(+49.47) + (-6.15) = +43.32 D

33. 關於眼球屈光系統作用的敘述，下列何者正確？
(A) 眼球的總屈光力約+60 D，主要來自角膜與水晶體，水晶體約+43 D
(B) 一般角膜周邊的曲率半徑會比中央部分小，可降低角膜的球面像差
(C) 近反射（near reflex）發生時，雙眼瞳孔縮小、雙眼向內會聚
(D) 調節作用下降時，水晶體後表面屈光力減少，中心厚度減少

Ans:(C)

詳解: (A)眼球的總屈光力約+60D，主要來自角膜與水晶體，**水晶體約+17D ，角膜約+43D**

(B)一般角膜周邊的曲率半徑會比中央部分**大**，可降低角膜的球面像差

(D)調節作用下降時，水晶體**前**表面屈光力減少，中心厚度減少

34. Gullstrand 模型眼中，由大到小，排出折射率順序：①房水 ②角膜 ③水晶體 ④玻璃體
(A)①>②=③>④ (B)④>①=③>② (C)④>②>①=③ (D)③>②>①=④

Ans:(D)

詳解: 【房水折射率：1.336】【角膜折射率：1.376】【水晶體折射率：1.4085】【玻璃體折射率：1.336】

水晶體 > 角膜 > 房水= 玻璃體

35. 以模型眼計算眼角膜屈光力，假設角膜前表面曲率半徑為 7.7 mm，後表面曲率半徑為 6.6 mm，角膜介質 折射率為 1.3376，水與房水介質折射率為 1.336。請問此角膜在水中的屈光力約為多少？
(A)43 D
(B)-0.034 D
(C)20
(D)38 D

Ans:(B)

詳解: 前表面屈光力 $= \frac{n_2 - n_1}{r} = \frac{1.3376-1.336}{+0.0077} = +0.21\ D$

後表面屈光力 $= \frac{n_2 - n_1}{r} = \frac{1.336-1.3376}{+0.0066} = -0.24\ D$

$+0.21\ D + (-0.24\ D) = -0.03\ D$

36. 有一無水晶體眼，計算後發現正視需要植入+19.50 DS 人工水晶體。欲使用折射率為 1.50 的平凸型人工水 晶體，請問該人工水晶體凸面的曲率半徑應為多少？（空氣和房水的折射率分別為 1.00 和 1.336）

(A)8.0 mm

(B)8.2 mm

(C)8.4 m

(D)8.6 m

Ans:(C)

詳解: $r=(n_2-n_1)/F=(1.5-1.336)/+19.5=+0.00841=+8.41mm$

37. 一位配戴完全矯正-4.00 DS 隱形眼鏡的近視者，若要看清楚眼前 10 cm 的物體，需要多少調節力？

(A)4D

(B)6 D

(C)8 D

(D)10 D

Ans:(D)

詳解:因患者配戴隱眼 ， 有如正視眼概念

$$D=\frac{1}{f}=\frac{1}{+0.1}=+10.00\text{ D}$$

38. 眼睛的調節功能需要靠水晶體與睫狀肌共同完成，有關看近物時之敘述，下列何者正確？

(A)睫狀肌放鬆，懸韌帶保持緊張，水晶體變薄

(B)睫狀肌放鬆，懸韌帶保持鬆弛，水晶體變厚

(C)睫狀肌收縮，懸韌帶保持緊張，水晶體變薄

(D)睫狀肌收縮，懸韌帶保持鬆弛，水晶體變厚

Ans:(D)

詳解:調節作用觀念 睫狀肌收縮，懸韌帶鬆弛，晶體變厚往前面膨脹

39. 正視眼的莊先生，當他透過位在眼鏡面+3.00 D 的鏡片時，可以從鏡片前 100 cm 到 20 cm，看到清晰的實 物。如果他的鏡片從+3.00 D 的換成+6.00 D，他的明視範圍為何？
(A)從鏡片前 25 cm 到 12.5 cm
(B)從鏡片前 33.33 cm 到 12.5 cm
(C)從鏡片前 50 cm 到 16.67 cm
(D)從鏡片前 50 cm 到 12.5 c

Ans:(A)
詳解:調節景深 觀念

患者戴上+3.00 可以看清楚眼前 100cm(1.00D)到 20cm(5.00D)，所以**患者的真正遠點為+2.00**【(遠點－(+3.00)＝-1.00】，並且患者的**調節幅度為+4.00D**(100cm 到 20cm)

現在患者戴上+6.00 所以遠點為眼前 4.00**(25cm)**【(+2.00)－(+6.00)＝-4.00】，又調節幅度+4.00D，所以看近時為眼前 8.00D**(12.5cm)** **【遠點 4.00D(眼前 25cm)，調節幅度+4.00，所以近點眼前 8.00(12.5)cm】**

40. 有關景深的敘述，下列何者錯誤？
(A)景深的單位是屈光度
(B)景深的屈光度中心位於視網膜的共軛點上
(C)焦深是景深的共軛，焦深的位置位於視網膜上
(D)較小的瞳孔會縮小模糊圈的尺寸，進而減少景深

Ans:(D)
詳解: 景深觀念
(D)較小的瞳孔縮小模糊圈的尺寸，進而***增加景深***

41. 某近視病人在使用芸香眼藥水（pilocarpine，縮瞳劑）治療青光眼時，瞳孔縮小，但他的裸視視力可達 1.0，總景深為 2.5 D。當病人停止使用芸香眼藥水時，他的瞳孔回到正常大小，則他可預期的最大近視度數為何？
(A) -0.75 D
(B) -1.00 D
(C) -1.25 D
(D) -2.50 D

Ans:(C)
詳解: 泛焦距離＝景深／2＝2.50／2＝1.25

42. 調節力會隨著年齡下降，我們在計算看近附加度數，要考量到一個舒適的閱讀所使用的調節力最多不超過 儲備調節能力的多少，才不會感覺視力模糊及疲勞？
(A) 1/10
(B) 1/2
(C) 3/4
(D) 1/4

Ans:(B)
詳解: 調節

根據保持調節幅度***一半(1/2)***原則，是讓雙眼最舒適最持久。

43. 一個有屈光不正的近視眼-2.00D，需要做多少調節才能夠使距離 25 cm 遠的物體成像在視網膜上？
(A) +1.00 D
(B) +5.00 D
(C) +2.00 D
(D) +8.00 D

Ans:(C)
詳解: 因有屈光不正-2.00D 未矯正 ， 25cm 需 4 D 調節 , -2.00 + (+4.00) = +2.00 D

44. 遠視+2.00D 之國小學生，配戴正確的矯正眼鏡後，當他在家中寫功課時主要需用到下列何種功能？
(A)立體視覺（stereopsis）
(B)暗適應能力（dark adaptation）
(C)瞳孔光反射作用（pupillary light reflex）
(D)調節作用（accommodation）

Ans:(D)
詳解: 調節觀念 近用調節作用 : 調節、內聚、縮瞳

45. 一位成年人透過老花眼鏡上之ADD後可看清楚眼前33.33至100 cm範圍內之物體，測量其總景深為1.00 D，此成年人老花眼鏡之 ADD為何？
(A)1.00 D
(B)1.50 D
(C)2.00 D
(D)2.50 D

Ans:(B)

詳解: 調節景深觀念

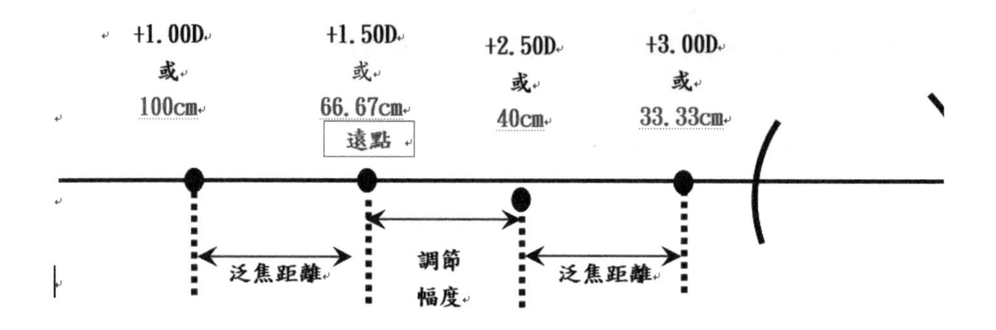

46. 夜間近視（night myopia）是因為環境昏暗影響瞳孔放大，使入射光聚在視網膜上的光斑擴散變大，此現象 屬於那一種像差？
(A)球面像差（spherical aberration）
(B)彗星像差（coma aberration）
(C)畸變（distortion）
(D)橫向色像差（lateral chromatic aberration）

Ans:(A)

詳解: 像差

夜間近視，臨床症狀主要是在夜間病人瞳孔散大時，感到對比敏感度下降，視覺品質較差，有夜間炫光、光暈，日間暗室內瞳孔較大時也會發生。屬於球面像差 ，因為瞳孔放大而產生光斑擴散放大是因為球面像差的關係。

彗星像差，指的是類似彗星形狀的變形，為光學系統中的一種像差，這是一些透鏡固有的或是光學設計造成的缺點，導致離開光軸的點光源，例如恆星，產生變形。特別是彗形像差被定義為偏離入射光孔的放大變異。在折射或繞射的光學系統，特別是在寬光譜範圍的影像中，彗形像差是波長的函數。

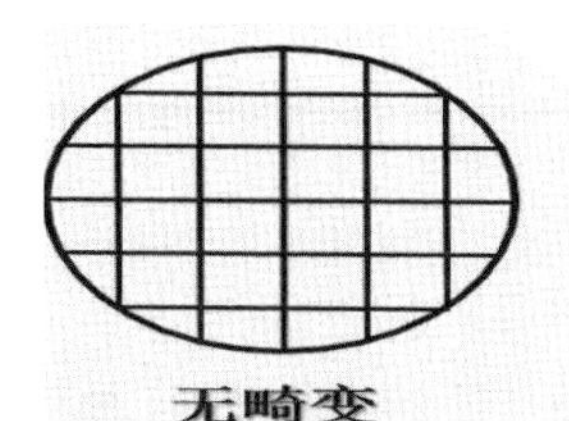

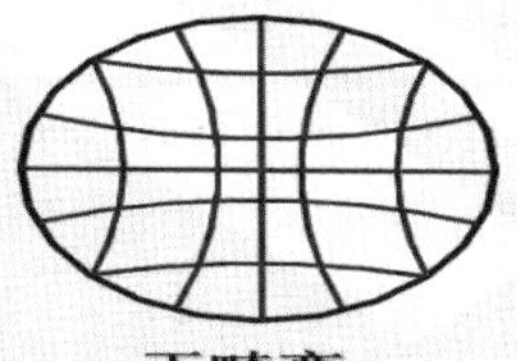

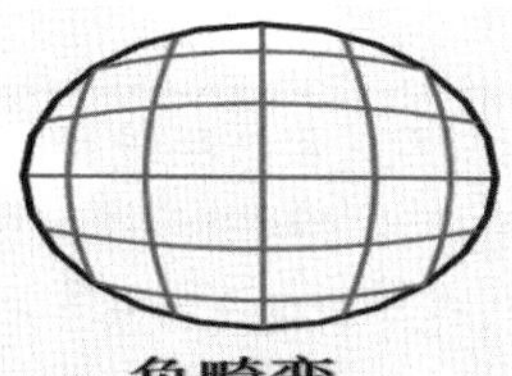

橫向色像差--由於各色光所會聚成像點的位置有前有後，因而影像的大小也就有了區別，這種影象尺寸的差異

47. 一位患者向你抱怨最近配戴眼鏡時，常會發生模糊的現象。調出病歷資料發現患者配戴的鏡片材質為聚碳 酸酯，雙眼度數為-10.00 DS，且經過觀察後發現，模糊的現象發生在患者鏡架下滑時，也就是透過非光學 中心觀看才會出現。會有這樣的情況產生，判斷與何種像差有關？ (A)橫向色像差 (B)縱向色像差 (C)場曲 (D)畸變

Ans:(A)

詳解: 鏡片材質為聚碳酸酯，折射率為 1.58 ，阿貝數約為 30 ，透過非光學中心觀看，會產生橫向色像差

48. 一望遠鏡物鏡+10 D，目鏡-50 D，則此望遠鏡鏡筒長度為何？ (A)16 cm (B)12 cm (C)8 cm (D)6 cm

Ans:(C)

詳解: 公式 $\text{鏡筒長} = \frac{1}{\text{物鏡度數}} + \frac{1}{\text{目鏡度數}}$

$$=> \frac{1}{+10\text{ D}} + \frac{1}{-50\text{ D}} = +0.1\text{m} \quad +(-0.02\text{m}) = +0.08\text{m} = +8\text{cm}$$

49. 有關樹脂鏡片與玻璃鏡片的比較，下列何者錯誤？

(A)樹脂鏡片的耐衝擊性比玻璃鏡片佳

(B)樹脂鏡片的硬度較強，普遍比玻璃鏡片耐刮

(C)同度數的玻璃鏡片，比樹脂鏡片薄很多

(D)樹脂鏡片較易染色，顏色變化多

Ans:(B)

詳解: (B)樹脂鏡片的硬度較強，但比玻璃鏡片不耐刮

50. 對於驗配高度數遠視眼鏡片的處置，下列何者錯誤？

(A)採用高折射率鏡片

(B)採用非球面設計

(C)儘可能增加頂點距離

(D)選用框面較小的框架

Ans:(C)

詳解: (C)增加頂點距離只會造成度數的變化，使得矯正度數過多，變得更模糊

111年專技高考【驗光師】

視光學-江建男老師 編授

1. 關於 Pelli-Robson 對比敏感度檢查，下列敘述何者正確？
   (A)檢測時視標必須距離患者 6 m
   (B)檢測時視標照度應大於 300 cd/m
   (C)此檢測不適用於深度白內障或視覺傳導路徑疾病患者
   (D)對於僅有低頻率（low frequency）對比度喪失的患者，Pelli-Robson 檢測數據會下降，但視力（VA）正常

Ans:(D)

詳解:

(A)檢測時視標必須距離患者 **1m**

(B)檢測時視標照度應**約 85cd/m2**

(C)此檢測**可適用**於深度白內障或視覺傳導路徑疾病患者

2. 請計算下表 logMAR VA 值：

LogMAR VA	1.0	0.9	0.8	0.7	0.6	0.5	0.4	0.3	0.2	0.1	0
正確字數	5	5	5	5	4	5	4	3	0	0	0

   (A) 0.38
   (B)0.22
   (C)0.28
   (D)0.3

Ans:(A)

詳解:

公式＝(從錯誤那行開始的數值＋0.1)－【(對的數量)×0.02】

公式＝(0.6+0.1)－【(4+5+4+3)×0.02】＝0.7－0.32＝0.38

3. 有關波長和折射關係的敘述，下列何者正確？
   (A)在空氣中紅光通過鏡片時折射角度較藍光大
   (B)一般測量鏡片折射率是以綠光為標準
   (C)近視的人如果配戴的眼鏡度數不夠，看綠色字會比紅色字清楚
   (D)遠視的人如果配戴的眼鏡度數太多，看紅色字會比綠色字清楚

Ans: (D)

詳解:有爭議(A)(D)都對

(A)在空氣中紅光通過鏡片時折射角度較藍光大**(這是對的)**

(B)一般測量鏡片折射率**黃光**為標準

(C)近視的人如果配戴的眼鏡度數不夠，**看紅色字會比綠色字清楚**

4. 有關圓錐角膜引起的不規則散光，下列何者光學矯正效果最佳？
(A)硬式隱形眼鏡
(B)軟式隱形眼鏡
(C)框架眼鏡
(D)近視雷射手術

Ans:(A)

詳解:

硬式隱形眼鏡是矯正圓錐角膜最好的方式

5. 有關角膜屈光力，下列何者錯誤？
(A)平均角膜屈光力，約 42 至 44 D 左右
(B)若病患有圓錐角膜，可能會出現異常高的角膜屈光力（如 48.0 D）
(C)若病患做過雷射近視手術，角膜曲度變平，角膜屈光力可能較高（如 48.0 D）
(D)若病患有圓錐角膜，可能會出現異常高的角膜散光

Ans: (C)

詳解:

(C)若病患做過雷射近視手衡，角膜曲度**變平**，角膜屈光力可能**較低**

6. 看遠方時右眼配戴-1.00DS/-3.00DC×015 的眼鏡矯正，左眼配戴 -2.00DS/-3.00DC×165 的眼鏡矯正，兩眼 垂直方向與水平方向的矯正度數差異分別是：
(A)垂直差 0 屈光度，水平差 1 屈光度
(B)垂直差 1 屈光度，水平差 1 屈光度
(C)垂直差 1 屈光度，水平差 0 屈光度
(D)垂直差 2 屈光度，水平差 2 屈光度

Ans:(B)

詳解:

$F_\theta = S + C \times \sin^2\theta$

右眼：-1.00DS/-300DCX015 得到垂直方向的度數為：F_{90} = **$(-1)+(-3)\times \sin^2 75$**

左眼：-2.00DS-3.00DCX165 得到垂直方向的度數為：F_{90} = **$(-2)+(-3)\times \sin^2 75$**

【所以垂直兩眼相減得到差 1】

右眼：-1.00DS/-300DCX015 得到水平方向的度數為：F_{180}＝<u>**(-1)＋(-3)x sin²15**</u>

左眼：-2.00DS-3.00DCX165 得到水平方向的度數為：F_{180}＝<u>**(-2)＋(-3)x sin²15**</u>

<u>**【所以水平兩眼相減得到差 1】**</u>

7. 近視患者若配戴的矯正眼鏡光學中心距大於瞳孔距時，將產生何種方向的稜鏡效應？
(A)基底朝上
(B)基底朝下
(C)基底朝外
(D)基底朝內

Ans: (D)

詳解:

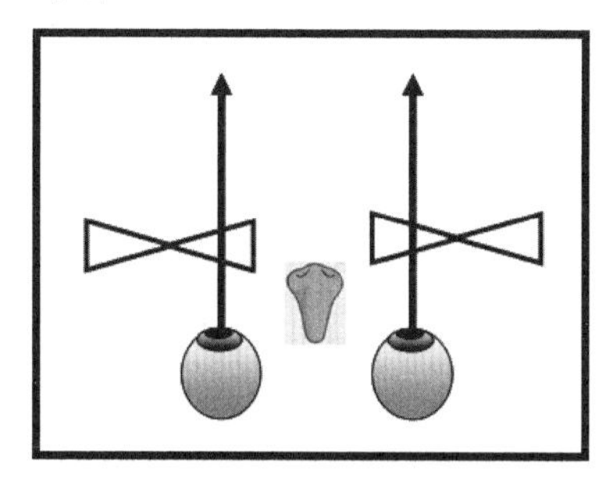

8. 當水平馬竇氏鏡（Maddox rod lens）擺置受測者的右眼前，而在前方以水平方式擺置兩個光點時，受檢者 看到雙光點位於兩條垂直紅線的右側。此受檢者有下列何種現象？
(A)右眼的影像比左眼大
(B)左眼的影像比右眼大
(C)受檢者有內斜現象
(D)受檢者有外斜現象

Ans:(D)

詳解:

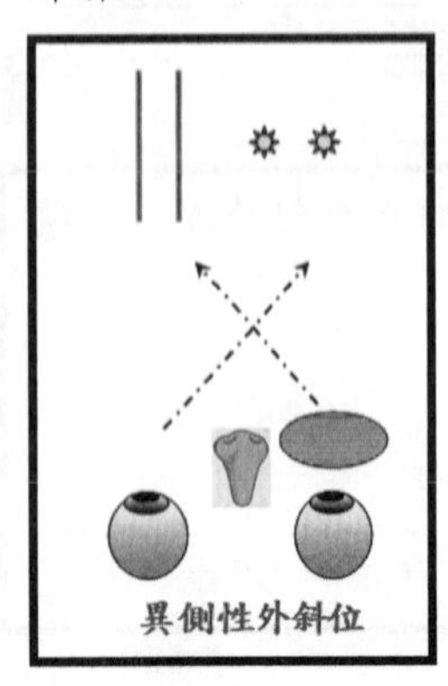

9. 當個案往他的左上方看的時候，其主要作用的眼外肌為何？
(A)右眼：內直肌，左眼：外直肌
(B)右眼：下斜肌，左眼：上直肌
(C)右眼：上直肌，左眼：下斜肌
(D)右眼：上斜肌，左眼：上斜肌

Ans:(B)

詳解:

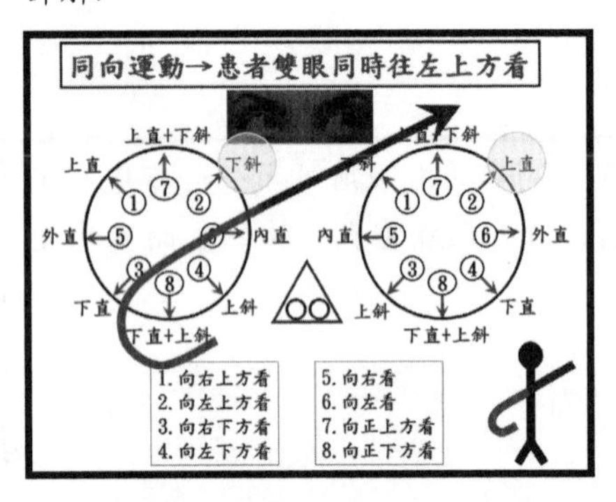

10. 在近點聚合（near point of convergence, NPC）的檢查，若調節性視標與筆燈或筆燈附加紅色濾鏡片的檢查 結果不同時，個案可能有下列何種情況？(A)調節過度
(B)調節不足
(C)聚合過度
(D)聚合不足

Ans:(D)

詳解:

近點聚合的檢查，若調節性視標與筆燈或筆燈附加红色鏡片的檢查結果不同時，患者可能有**聚合不足**的傾向

11. 相對性瞳孔傳入障礙（relative afferent pupillary defect, RAPD）應該是在瞳孔光反射檢查的那個步驟發現的？

(A)直接反應（direct response）

(B)間接反應（consensual response）

(C)筆燈搖擺測試（swinging flashlight test）

(D)瞳孔調節反應（accommodative response of pupil）

Ans: (C)

詳解:

筆燈搖擺測試是檢查相對性瞳孔傳入障礙

12. 有關利用 Park's 三步驟（Park's 3-step）檢查那一條眼外肌麻痺的敘述，下列何者錯誤？

(A)首先決定那一眼是上偏位眼（hyperdeviated eye）

(B)直視前方，頭部傾斜向左邊或傾斜向右邊測試偏位

(C)移動筆燈注視燈光，頭部傾斜向左邊或傾斜向右邊測試偏位

(D)移動筆燈注視燈光，指示患者頭部不要轉動，向右看或向左看測試偏位

Ans:(C)

詳解:

Park' s 三步驟(Park' s3-step)的檢查方法：

(1)雙眼直視前方，觀察兩眼的上下眼位

(2)指示患者注視正前方燈光，移動筆燈時頭部不要轉動，雙眼向右看或向左看測試眼球偏位

(3)直視前方，頭部傾斜向左邊或傾斜向右邊測試眼球偏位

所以(C)錯誤，移動筆燈注視燈光式檢查**水平眼位**，而不是檢查頭部傾斜

13. 有關眼軸眼位相關檢查，下列敘述何者正確？

(A)進行赫希柏格檢查（Hirschberg test）觀察視網膜的反光點

(B)遮蓋-去遮蓋檢查（cover-uncover test）用來確定有無隱斜位或斜視

(C)用直接眼底鏡照射眼睛，觀察眼底反射光的檢查稱為科林斯基檢查（Krimsky test）

(D)布魯克諾檢查（Brückner test）中，較黑較暗的紅反射眼可能有斜視、介質不透明等問題

Ans:(B)

詳解:

(A)進行赫希柏格檢查是觀察**角膜的反光點**

(C)用直接眼底鏡照射眼睛，觀察眼底反射光的檢查稱為**布魯克諾檢查**

(D)布魯克諾檢查(Bruckner test)中，較**亮白**的紅反射眼可能有斜視、介質不透明等問題

14. 有關眼初檢之期望值的敘述，下列何者錯誤？
   (A)成年人立體視為 20 秒角
   (B)近點內聚力破裂點 3-5 cm，回復點 5-7 cm
   (C)眼外肌運動檢查平順、準確、廣泛
   (D)近距離遮蓋檢查 3 個稜鏡內隱斜位

Ans:(D)

詳解:

(D)近距離遮蓋檢查的期望值為 3 個稜鏡**外隱斜位**

15. 有關遮蓋檢查中的紀錄，CTcc：15^{Δ}RET; 8^{Δ}EP'，下列敘述何者正確？
   (A)受測者矯正後，遠距離有 15 個稜鏡度右眼內斜視；近距離有 8 個稜鏡度內隱斜位
   (B)受測者矯正後，遠距離有 15 個稜鏡度右眼外斜視；近距離有 8 個稜鏡度外隱斜位
   (C)受測者矯正後，遠距離有 15 個稜鏡度右眼內隱斜位；近距離有 8 個稜鏡度內斜視
   (D)受測者矯正後，遠距離有 15 個稜鏡度右眼外隱斜位；近距離有 8 個稜鏡度外斜視

Ans:(A)

詳解:

CTcc:15ΔRET;8ΔEP 為**受測者矯正後，遠距離有 15 個稜鏡度右眼內斜視:近距離有 8 個稜鏡度內隱斜位**

16. 關於靜態視網膜檢影鏡法（static retinoscopy），下列何者錯誤？
   (A)透過平光鏡看到逆動（against motion），代表病人可能有近視
   (B)透過平光鏡看到逆動，需要用凹透鏡來達到中和（neutralization）
   (C)如果反射光條（streak）出現偏斜現象（skew phenomenon），表示可能有散光（astigmatism）
   (D)通常逆動到中和點比順動（with motion）到中和點較容易觀察

Ans:(D)

詳解:

(D)通常順動到中和點比逆動到中點較容易觀察(視網膜的影動為**順動比逆動更容易觀察**)

17. 下列何項敘述最能表示「散光」?
    (A)因視網膜有病變,使患者看到閃爍的光線,影響視力
    (B)光線經過眼睛構造後,發散而使光線無法聚焦,造成視力模糊
    (C)光線經過眼睛構造後,由於中心及周邊的折射力不同,使光線無法聚焦在同一點,造成視力模糊
    (D)光線進入之眼睛,經過角膜或水晶體,由於不同方位的折射力不同,無法聚焦在同一點,而引起視力模糊

Ans:(D)

詳解:

所謂散光的敘述:當光線進人之眼睛,經過角膜或水晶體,由於不同方位的折射力不同,無法聚焦在同一點,而引起視力模糊

18. 有關電腦驗光機的敘述,下列何者錯誤?
    (A)不合作的幼童或病患,無法配合做檢查,可能會需要使用視網膜鏡檢查
    (B)在高度數病患準確性較高,低度數病人準確性較低
    (C)有些病患在電腦驗光機前無法讓眼睛放鬆到遠點,導致過度調節而產生很嚴重的假性近視且不自覺
    (D)測量時,只能選擇測量視軸的中央區

Ans:(B)

詳解:

(B)在高度數病患準確性**較低**,低度數病人準確性**較高**

19. 如果在 50 cm 的工作距離下，進行視網膜檢影法，並使用鏡片 -5.00DS/-1.00DC×180 可達到中和點，則實 際處方為何？
(A)-7.00DS/-1.00DC×180
(B)-7.00DS/-3.00DC×180
(C)-5.00DS/-1.00DC×180
(D)-5.00DS/-3.00DC×180

Ans:(A)

詳解:

不加工作鏡片檢影，患者的實際度數＝檢影度數＋工作距離的倒數變成負度數

不加工作鏡片檢影，患者的實際度數＝(-5.00-1.00×180°)＋(1/-0.5)＝ **-7.00DS/-1.00DC X180**

答案：-7.00DS/-1.00DC X180 為複合性近視散光

20. 方先生目前戴-7.50 DS 眼鏡，若他想配戴隱形眼鏡，學理上的隱形眼鏡度數為何？（假設頂點距離為 12 mm
(A) -8.25 DS
(B) -7.50 DS
(C) -7.17 D
(D) -6.88 DS

Ans:(D)

詳解:

F_{scl}＝F／(1-dF)＝(-7.5)／【1-(0.012)(-7.5)】＝-6.88D，**答案為(D)-6.88D**

21. 以散光鐘檢查散光時，若個案告訴你 11 點與 12 點鐘方向一樣黑時，此時散光軸應該設定多少度？
(A) 150 度
(B) 165 度
(C) 180 度
(D) 90 度

Ans:(B)

詳解:

11 點相對為 5 點，12 點相對為 6 點，所以患者的清晰方向為 5 點及 6 點之間

利用**負散光 30 法則＝5.5×30＝165 度**

22. 以散光鐘測試散光軸度時，若病患指出 2 點鐘方向較清楚，請問加正散光鏡片軸度應放在幾度？

(A) 60 度

(B) 180 度

(C) 120 度

(D) 150 度

Ans:(D)

詳解:

負散光 30 法則＝2×30＝60 度，但題目是要正散光軸度，所以軸度需相差 90 度，

<u>**60°＋90°＝150°**</u>

23. 在使用裂孔板（stenopaic slit）驗光時，當裂孔在 70 度方向時為-3.00 D，160 度方向時為-4.00 D，則此處 方為何？

(A) -3.00DS/-4.00DC×160

(B) -4.00DS/-3.00DC×160

(C) -3.00DC×070/-4.00DC×160

(D) -3.00DS/-1.00DC×070

Ans:(D)

詳解:

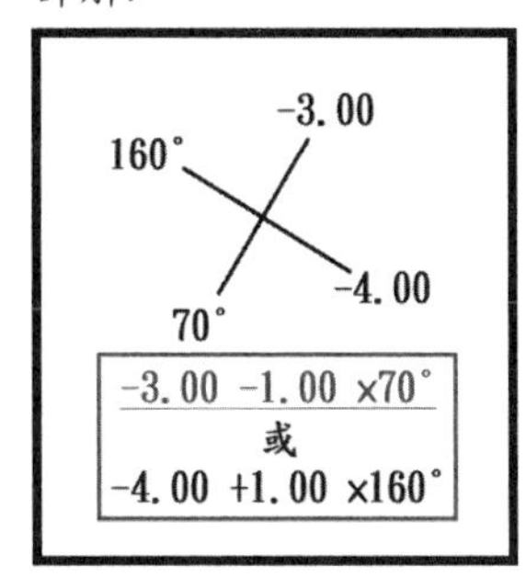

24. 驗光初始值為-7.00DS/-3.00DC×090，運用傑克森交叉圓柱鏡（Jackson cross cylinder, JCC）檢測散光度數 時，若連續兩次紅點（負圓柱鏡散光軸）都對應著散光軸時，被檢者認為較清楚時，其調整後度數為何？
(A) -7.00DS/-2.50DC×090
(B) -7.00DS/-3.50DC×090
(C) -6.75DS/-3.50DC×090
(D) -7.25DS/-3.00DC×090

Ans:(C)

詳解:

連續兩次紅點(負圓柱鏡軸)都對應著散光軸時必須**加兩次-0.25散光**，加上兩次-0.25散光必須**降一次-0.25球面**，所以**答案：(C)-6.75DS/-3.50DC × 090**

25. 使用傑克森交叉圓柱鏡檢查散光時，下列敘述何者正確？
(A)應先修正散光度數，才去修正散光角度
(B)即使散光度數不正確，仍可以找到正確的散光角度
(C)即使散光角度不正確，仍可以找到正確的散光度數
(D)要找出正確的散光角度，則交叉圓柱鏡要有一個子午線與矯正的散光角度垂直

Ans:(B)

詳解:

(A)應先修正散光**軸度**，才去修正散光**度數**
(C)散光角度不正確，就**無法**找到正確的散光度數
(D)要找出正確的散光角度，則交叉圓柱鏡要有一個子午線與矯正的散光角度**相差45°**

26. 下列何種狀態下有利於使用紅綠雙色檢查？
(A)在瞳孔較大的狀態下
(B)在霧視的狀態下
(C)在檢查室光亮環境下
(D)有未矯正散光差的情形下

Ans:(A)

詳解:

(B)**不需要**在霧視的狀態下(紅綠雙色視標是在全矯正的情況下使用，不需要霧視)
(C)在檢查室**暗室**環境下
(D)有未矯正**球面度數**差的情形下

27. 使用 M 系統（M units）近用視標量測視力時，患者於 50 cm 可見的最小視標為 0.4 M，則視力值最接近何者？
(A)40/50
(B)6/6
(C)20/16
(D)logMAR 0.4

Ans:(C)

詳解:

VA＝0.5m／0.4M＝**1.25＝ 20/16**

28. 參考 Hofstetter's 公式，32 歲患者的最大與最小調節幅度應分別接近下列何組數值？
(A)12.00 D；7.00 D
(B)13.00 D；8.00 D
(C)10.00 D；8.50 D
(D)11.00 D；7.50

Ans:(A)

詳解:

最大調節幅度預期值＝25－【0.40 × 年齡】＝25－【0.40 × 32】＝12.20D
最小調節幅度預期值＝15－【0.25 × 年齡】＝15－【0.25 × 32】＝7.00D
所以答案：(A)

29. 有關老花眼眼鏡的考量，下列何者錯誤？
(A)依據普倫提西氏法則（Prentice's rule），以單眼來考量，如果鏡片有 +3.00 D 的度數，離開鏡片中心 8 mm 的位置，會產生 3/（0.8）=3.75 稜鏡度的稜鏡效應
(B)如果病人雙眼度數相同，只要度數不高，偏離一點鏡片中心產生的稜鏡效應一般可以忽略
(C)如果病人有不等視，配戴眼鏡矯正時，可能會引起病人雙眼影像的位置差異
(D)如果病人有不等視，可以用鏡片偏心法或加上小稜鏡來矯正該視線偏移所導致的稜鏡效應

Ans:(A)

詳解:

(A)依據普倫提西氏法則(Prentice' s rule)，以單眼來考量，如果鏡片有+3.00D 的度數，離開鏡片中心 8mm 的位置，會產生 **3x(0.8cm)=2.4** 稜鏡度的稜鏡效應

30. 若患者在 6m 處有 1 個稜鏡度外隱斜位 XP，在 50 cm 處有 3 個稜鏡度內隱斜位 EP，那麼對於瞳距 60 mm 的患者，計算的 AC/A 比值為何？
(A)5
(B)8
(C)12
(D)16

Ans:(B)

詳解:

AC／A 比值：(PDcm×米角)－(遠方斜位量)＋(近方斜位量) ÷ 調節量【外斜代(-)號；內斜代(+)號】

6×【1/(0.5+0.027)】－ (-1)＋(+3) ÷(1/0.5)＝【11.385＋1＋3】÷2＝7.69

所以答案(B)

31. 某患者調節近點為 33 cm，若其工作距離是 40 cm，假使以調節幅度一半原則，則此患者的暫時加入度為何？
(A)＋1.00
(B)＋2.00 D
(C)＋3.00 D
(D)＋4.00

Ans:(A)

詳解:

調節幅度＝1/0.33＝+3.00

使用調節幅度的一半(+3.00/2＝+1.50)看工作距離(1/0.4＝+2.50)時，還不夠+1.00，**所以需要給予 ADD+1.00**

32. 下列何種檢測方式，較不適合用來量測調節性內聚力與調節力比值（AC/A ratio）？
(A) von Graefe 檢查
(B)改良式托林頓（modified Thorington）檢查
(C)固視偏差（fixation disparity）檢查
(D)階段式聚散檢查（step vergence test）

Ans:(D)

詳解:

AC/A 比值需要用到的是(遠方 PDcm)及(遠方斜位量)及(近方斜位量)及(調節量)來計算，**所以聚散檢查無法使用在 AC/A 比的計算**

33. 立體視檢測方法，常因有單眼線索或患者斜角觀看，而導致不準確的檢測結果，下列何者檢測不會有此影響？
(A) TNO 蝴蝶及圖形立體檢測
(B) Titmus 蒼蠅立體檢測
(C) Frisby 玻璃板立體檢測
(D) Randot Circle 亂點圓立體檢測

Ans: (A)

詳解:

(A) **TNO 蝴蝶**及**圖形立體檢測**不會因為有單眼線索或患者斜角觀看，而導致不準確的檢測結果

34. 關於托林頓隱斜位（Thorington phoria）檢查，下列何者錯誤？
(A)可以測量水平隱斜位（phoria）
(B)此法的缺點為只能讓病人坐在綜合驗光儀（phoropter）後方檢測
(C)可做為 von Graefe 眼位測試的替代方法
(D)可以測量垂直隱斜位

Ans:(B)

詳解:

托林頓隱斜位檢查**通常在開放空間使用**，很少使用綜合驗光儀檢查

35. 下列那些立體視覺測試不需要配戴偏光眼鏡（polarized glasses），以分隔兩眼所看到的影像？①提瑪斯立體 測試（Titmus stereo test） ②蘭氏立體測試（Lang stereo test） ③亂點 E 立體測試（Random dot E stereo test） ④費斯比立體測試（Frisby stereo test）
(A)①②
(B)②④
(C)③④
(D)②③

Ans:(B)

詳解:

2.蘭氏立體測試(Lang stereo test)及**4.費斯比立體測試(Frisby stereo test)**，這兩種立體視檢查通常用在孩童，為了無法配合檢查的孩童(因為孩童都會亂動，甚至不喜歡戴上眼鏡)，**所以檢查時不需要配戴偏光眼鏡**

36. 下列測量隱斜位方法中，何者採用稜鏡分離注視的視標？
(A)遮蓋測試（cover test）
(B)馬竇氏鏡技巧（Maddox rod technique）
(C)改良式托林頓技巧（modified Thorington technique）
(D) von Graefe 技巧（von Graefe technique）

Ans:(D)

詳解:

von Graefe 檢查方法會在右眼放入 12△BI，左眼放入 6△BU，來分離視標，形成視標一個在右上，另一個視標在左下的情形

所以 von Graefe 的檢查方法是採用稜鏡分離注視的視標

37. 魏氏四點（Worth 4 dot）檢查時，患者右眼戴紅色濾鏡，左眼戴綠色濾鏡，若患者只看到兩個光點時，表示為何？
(A)右眼抑制
(B)左眼抑制
(C)融像
(D)複視

Ans:(B)

詳解:

魏氏四點檢查時，患者右眼戴紅色濾鏡，左眼戴綠色濾鏡，若患者只看到兩個光點時，**表示左眼抑制**

38. 四個稜鏡度基底朝外檢測（4 prism diopter base out test）時看到融像聚散運動（fusional vergence movement），它是因下列那種現象所產生的反應？
(A)抑制（suppression）
(B)複視（diplopia）
(C)弱視（amblyopia）
(D)偏心固視（eccentric fixation）

Ans:(B)

詳解:

4△BO 檢查：加上 4△BO 時，正常的患者會感覺到**複視**，此時患者動用到融像聚散來產生單一影像

39. 下列何者不是內聚過度（convergence excess）的常見臨床檢查結果？
(A)近方內隱斜位大於遠方
(B)正相對調節能力較低（low PRA）
(C)近方負融像性聚合力偏低（low NFV）
(D)單眼評估法檢查結果偏低（low MEM）

Ans:(D)

詳解:

內聚過度
(Convergence Excess)

- 遠方接近正位
- 近方高度內斜位
- AC／A 比值高
- 特徵：
  - 近方融像性開散力偏低(NRC低)
  - 正的相對性調節低(PRA低)
  - 內聚近點偏近(NPC)
  - MEM和FCC發現值高（較多的正度數）
  - Flipper "±2.00" 檢查低（負度數緩慢）

40. 運用稜鏡緩解雙眼視功能異常時，下列敘述何者錯誤？
(A)當同時有水平與垂直的偏斜現象時，應先處理水平的偏移，再處理垂直的偏斜
(B)修正垂直偏斜的好處，可減輕抑制的現象，以及增加融像的範圍
(C)當有垂直稜鏡 0.50Δ的偏離時，配鏡含有此稜鏡度，有益雙眼融像
(D)運用固視偏差（fixation disparity）測量工具及謝爾德法則（Sheard's criterion），可獲得適當的修正偏移稜鏡度

Ans:(A)

詳解:

(A)當同時有水平與垂直的偏斜現象時，應先處理**垂直**的偏移，再處理**水平**的偏斜

41. 處理雙眼視覺的異常，關於如何給予正確的稜鏡度數，下列敘述何者錯誤？
(A)根據固視偏差（fixation disparity），可取得水平緩解稜鏡度值
(B)根據謝爾德法則（Sheard's criterion），可取得各式隱斜位的緩解稜鏡度值，但研究建議用於內隱斜位是最理想的
(C)珀西瓦爾法則（Percival's criterion）的緩解稜鏡公式為 1/3 G（正負相對聚散的較大值）-2/3 L（正負相對聚散的較小值）
(D)開散不足（divergence insufficiency）有內隱斜位者，適合配戴基底朝外的緩解稜鏡

Ans:(B)

詳解:

(B)Saladin 法則的緩解稜鏡值，最適合用用在內隱斜患者

42. 單一清晰雙眼視覺區域（zone of clear and single binocular vision, ZCSBV）與固視偏差曲線圖（fixation disparity curve）使用於下列何種分析？
(A)調節靈敏度（accommodative facility）
(B)眼球運動功能（ocular motor function）
(C)融像聚散範圍（fusional vergence range）
(D)調節幅度（amplitude of accommodation）

Ans:(C)

詳解:

兩眼單一明視區(ZCSBV)，與固視偏差曲線圖(FD curve)通常使用於**融像聚散範圍**的分析

43. 滑車神經（trochlear nerve）麻痺會造成下列何種斜視？
(A)同側眼下斜視
(B)同側眼外斜視
(C)同側眼上斜視
(D)對側眼上斜視

Ans:(C)

詳解:

滑車神經(trochlear nerve)麻痺會造成**同側眼上斜視**

44. 在赫希柏格檢測（Hirschberg test）中，必須觀察那種 Purkinje 影像？
(A)第一影像
(B)第二影像
(C)第三影像
(D)第四影像

Ans:(A)

詳解:

赫斯柏格檢測(Hirschberg test)中，是觀察角膜前表面，所以**在 Purkinje 影像中是屬於第一影像**

Purkinje 的四個影像產生於：

第一影像：角膜前表面所產生

第二影像：角膜後表面所產生

第三影像：晶體前表面所產生

第四影像：晶體後表面所產生

45. 下列何者可能引發假性近視（pseudomyopia）？
(A)調節靈敏度喪失（accommodative infacility）
(B)調節不足（accommodative insufficiency）
(C)調節疲乏（accommodative fatigue）
(D)調節痙攣（accommodative spasm）

Ans:(D)

詳解:

(D)調節痙攣是引起假性近視的重要因素之一

46. 下列何者不是斜視（strabismus）可能引發的感知適應（sensory adaptation）？
(A)異常視網膜對應（anomalous retinal correspondence）
(B)偏心觀看（eccentric viewing）
(C)抑制（suppression）
(D)弱視（amblyopia）

Ans:(B)

詳解:

斜視會引發**異常視網膜對應**形成**弱視**，嚴重時會形成**斜眼或產生抑制**，而斜視是由正常眼注視，斜眼並不會偏心注視

47. 有關完全調節性內斜視（fully accommodative esotropia）的患者，下列何種矯正方式最為合適？

(A)配戴屈光度數全矯正的眼鏡

(B)配戴稜鏡矯正斜視

(C)視力訓練

(D)觀察不處理

Ans:(A)

詳解:

調節性內斜視通常發生在幼童時期，是由於患者有高度的遠視而患者利用較強的調節力使影像落在視網膜上，而使用較強的調節力致使雙眼往內轉，久而久之形成了內斜視，**所以這類的患者只需要遠視全矯正**，經過一段時間在不使用調節力的情況下眼位就會自動歸正

48. 下列何種屈光不正的兒童，最不可能導致屈光性弱視？

(A) OD：+6.00 DS/OS：+6.00 D

(B) OD：-4.00 DS/OS：-4.00 DS

(C) OD：-4.00DC×180/OS：-4.00DC×180

(D) OD：+4.00 DS/OS：-4.00 D

Ans:(B)

詳解:

(B) OD:-4.00DS / OS:-4.00 DS，這樣的屈光不正幾乎**很難形成屈光性弱視**

49. 對於間歇性外斜視的處置，下列敘述何者錯誤？

(A)配戴基底向內的矯正稜鏡（base-in prism）時，其眼位可能是外斜的

(B)如果有弱視應該要治療

(C)針對小角度偏斜（< 15Δ），正眼訓練（orthoptic exercise）無效

(D)有可能需要手術治療

Ans: (C)

詳解:

間歇性外斜視針對小角度偏斜(<15Δ)，正眼訓練的效果**是非常顯著的**

50. 內斜視（esotropia）與下列何者較為相關？①老花（presbyopia）②遠視（hyperopia）③內聚力不足（convergence insufficiency）④高 AC/A 比值（high AC/A ratio）

(A)①②

(B)③④

(C)①③

(D)②④

Ans:(D)

詳解:

1.(老花)會因為調節力較弱，所以容易形成外斜

2.【(遠視)容易形成調節性的內斜視】

3.(內聚力不足)是指遠方接近正位，而近方會有中高度外斜

4.【(高 AC/A 比值)是遠方接近正位，而近方會有中高度內斜】

所以答案為(D) 2.4.

111 年專技高考【驗光師】
隱形眼鏡-黃柏緯、配鏡學-汪伯勳

1. 非球面多焦點硬式隱形眼鏡若具有相同之非球面性（asphericity）時，使用下列何種材質製造之鏡片有較佳之加入度效果？
(A) Onsifocon A
(B) Hexafocon A
(C) Itafocon
(D) Hirafocon A

Ans:(D)
詳解:
使用 Hirafocon A 有較佳之加入度效果。

2. 有一隱形眼鏡單體，可做為交聯劑，其作用為增加材料的尺寸穩定性、降低含水量、並減少拉伸性。下列何者最符合所述功能？
(A)乙二醇二甲基丙烯酸酯（ethylene glycol dimethacrylate, EGDMA）
(B)甲基丙烯酸（methacrylic acid, MAA）
(C) N-乙烯基吡咯烷酮（N-vinyl pyrrolidone, NVP）
(D)甲基丙烯酸甘油酯（glyceryl methacrylate, GMA）

Ans:(A)
詳解:
二甲基丙烯酸乙二醇酯 (Ethylene glycol dimethacrylate, EGDMA)可增加鏡片尺寸的穩定性，但會使含水量下降及降低韌性。

3. 水膠鏡片每次眨眼約有多少的淚水交換？
(A)1%
(B)6%
(C)10%
(D)20%

Ans:(A)
詳解:軟式隱形眼鏡每次眨眼淚水交換率約為 1-2 %，硬式隱形眼鏡每次眨眼淚水交換率約為 10-20 %。

4. 有關硬式隱形眼鏡的敘述，下列何者正確？
(A)主要影響透氧率的因素是含水量的多寡
(B)硬式隱形眼鏡與軟式隱形眼鏡相比製程較難、且硬式隱形眼鏡鏡片薄及使用期限短
(C)透氧率與刮傷程度成正相關
(D)透氧率與折射率成正相關

Ans:(C)

詳解:

(A)主要影響透氧率的因素是**材質孔洞**的多寡

(B)硬式隱形眼鏡鏡片使用期限較長

(D)透氧率與折射率成負相關，折射率越高表示含水量越少，透氧越低。

5. 有關隱形眼鏡材質-甲基丙烯酸羥乙酯（2-hydroxyethyl methacrylate, HEMA）的敘述，下列何者錯誤？
(A)添加聚乙烯吡咯烷酮（polyvinyl pyrrolidone , PVP）時，能降低鏡片表面的摩擦係數
(B)單體含有兩個羥基，所以比甲基丙烯酸甘油酯（glyceryl methacrylate, GMA）更親水
(C)添加甲基丙烯酸（methacrylic acid, MAA）後，對酸鹼值敏感
(D)與 N-乙烯基吡咯烷酮（N-vinyl pyrrolidone, NVP）結合，可提升鏡片含水量

Ans:(B)

詳解:基丙烯酸羥乙酯（2-hydroxyethyl methacrylate, HEMA）含水量約為38%比甲基丙烯酸甘油酯（glyceryl methacrylate, GMA）更不親水。

6. 關於硬式隱形眼鏡的清潔，下列何者正確？
(A)一天結束取下隱形眼鏡時，必須馬上清潔隱形眼鏡
(B)必須將隱形眼鏡放在兩隻手指的指腹之間用力搓揉
(C)每兩個月使用酵素片一次
(D)高透氧性（hyper-Dk）的硬式隱形眼鏡較不容易在清潔時刮傷

Ans:(A)

詳解:

(B)將隱形眼鏡放在一手掌上，以另一手指之指腹於鏡片後表面上下左右搓揉。

(C)**每一週**使用酵素片一次

(D)高透氧性（hyper-Dk）硬式隱形眼鏡**較易**在清潔時刮傷，因含氟鏡片表面較軟

7. 關於軟式隱形眼鏡的消毒（disinfection），下列敘述何者錯誤？

(A)軟式隱形眼鏡的消毒分三種方法：化學性（chemical）消毒，氧化性（oxidative）消毒和熱（thermal）消毒

(B)化學性消毒的系統常合併清潔、潤濕、和消毒，對患者來說是非常方便簡單的，所以很受歡迎。但偶爾 還是會有些人有敏感的問題而造成不適

(C)當不搓洗鏡片時，氧化性消毒（使用過氧化氫系統）比多功能保養液（multi-purpose solution）有更好的對抗綠膿桿菌效果

(D)氧化性消毒含防腐劑，因此對於對隱形眼鏡藥水比較敏感的人是比較不好的選擇

Ans:(D)

詳解:

(D)氧化性消毒**不含**防腐劑，因此對於對隱形眼鏡藥水比較敏感的人是比**較好**的選擇，因為不會對防腐劑過敏。

8. 有關軟式隱形眼鏡的保養消毒，下列敘述何者錯誤？

(A)由於材質的關係，一般而言，軟式隱形眼鏡較易受到細菌及黴菌的污染

(B)常規的軟式隱形眼鏡保養，使用消毒藥水及搓洗鏡片（rub lens）都是必須的

(C)如果是使用日拋型隱形眼鏡（daily disposable lens），基本上就不需使用消毒藥水

(D)一天當中如果將隱形眼鏡取下後又要戴上時，可以使用生理食鹽水或雙氧系統保養液潤濕之後再戴上

Ans: (D)

詳解:

(D)一天當中如果將隱形眼鏡取下後又要戴上時，可以使用生理食鹽水潤濕之後再戴上，但不能使用雙氧系統保養液，因為**未中和**會使得眼睛受到雙氧水刺激。

9. 驗配硬式隱形眼鏡，做最後之微調時，隱形眼鏡弧度變平 0.10 mm，隱形眼鏡處方該如何調整？

(A)增加+0.25 D

(B)增加+0.50 D

(C)增加-0.25 D

(D)增加-0.50 D

Ans:(B)

詳解:隱形眼鏡弧度變平 0.10 mm，會產生-0.50 D 淚鏡，需修改處方增加+0.50 D 抵銷。

10. 下列何者不是優先使用後表面散光硬式隱形眼鏡的情況？
(A)球面鏡片造成 3 點鐘及 9 點鐘角膜染色
(B)使用球面鏡片有殘餘散光
(C)球面鏡片的螢光圖顯示在陡軸上有過多的接觸（bearing）
(D)球面鏡片定位不佳

Ans:(C)

詳解:球面鏡片的螢光圖顯示在陡軸上有過多的接觸（bearing），表示鏡片可能太平，應先修改弧度後評估。

11. 驗配硬式隱形眼鏡需分析其螢光圖，此時可用手持紫外線燈放大鏡（Burton lamp）或裂隙燈，下列何者不是首選裂隙燈的原因？
(A)裂隙燈的價格較便宜
(B)裂隙燈的倍率較高
(C)有些鏡片含有阻斷紫外線的材質，Burton lamp 無法評估
(D)裂隙燈的藍色濾鏡波長較廣

Ans:(A)

詳解:裂隙燈的價格較為昂貴。

12. 過緊的軟式隱形眼鏡不會呈現下列情況？
(A)一開始還算舒服戴久會緊會累
(B)鏡片幾乎不滑動
(C)上推測試（push-up test）鏡片幾乎不動
(D)鏡片邊緣翹起

Ans:(D)

詳解:(D)鏡片邊緣翹起為鏡片太平之現象，中央服貼，邊緣翹起。

13. 散光軟式隱形眼鏡需要一個機轉來保持散光角度的穩定，下列何者穩定機轉單獨使用時效果最差？
(A)散光後弧（toroidal back surface）
(B)稜鏡垂重式（prism ballast）
(C)下截式（truncation）
(D)動態穩定（dynamic stabilization）

Ans: (A)

詳解:

散光後弧（toroidal back surface）單純為服貼角膜，少了外力輔助，定位效果單獨使用時較差。

14. 一個顧客屈光矯正的散光軸在 165 度，使用記號標記在 0 和 180 度的隱形眼鏡試片，戴上試片後記號顯示在 180 度，則處方鏡片之角度應為何？
(A) 165 度
(B) 180 度
(C) 15 度
(D) 75 度

Ans:(A)

詳解:

戴上試片後記號顯示在 180 度，表示鏡片無轉動，因此軸度不需修改維持在 165 度。

15. 高透氣硬式隱形眼鏡驗配，試戴片度數-3.00 DS 基弧 8.00 mm 鏡片直徑 9.2 mm 雙眼達成適合配戴步驟，接著戴鏡驗光最佳視力 1.0 的度數為右-6.50DS/-0.25DC×180，左-7.00DS/-0.50DC×180，頂點距離為 12 mm，則訂片屈光度數為何？
(A)右眼-6.00 DS，左眼-6.50 DS
(B)右眼-7.00 DS，左眼-7.50 DS
(C)右眼-8.00 DS，左眼-8.50 DS
(D)右眼-9.00 DS，左眼-9.50 DS

Ans:(D)

詳解:

右-6.50DS/-0.25DC×180，換算頂點距離度數為-6.00 DS，再加上試戴片度數-3.00 DS，最終訂片度數為-9.00 DS

左-7.00DS/-0.50DC×180，換算頂點距離度數為-6.75 DS，試戴片度數-3.00 DS -9.75 DS，最接近度數為-9.50 DS

16. 有關角膜地形圖的敘述，下列何者錯誤？
(A)評估角膜塑型片夜戴時是否偏位，以切線圖（tangential map）較好
(B)追蹤屈光度數是否有變化，以矢狀圖（sagittal）較適當
(C)軸向圖（axial map）上每一個點的弧度，都是經過角膜中心所計算出來的，最能表現角膜的光學特性
(D)切線圖是根據角膜上每一個切點算出的曲率，不是模擬的數據，特別是在周邊角膜，可以得到較詳細的資訊

Ans:(C)

詳解:

切線圖/即時圖(Instantaneous map) 每個角膜上的點都是利用單獨計算的方式，呈現出的數值圖像可表現出角膜上細微形狀變化，使角膜異常位置對比更為強烈，最能表現角膜的光學特性。

17. 有關血管化角膜輪部角膜炎（vascularized limbal keratitis, VLK）的敘述，下列何者錯誤？
(A)突起的血管化區域通常在角膜周邊 3 點和 9 點的位置
(B)建議停戴隱形眼鏡一週
(C)建議選擇較陡的基弧半徑（base curve radius）
(D)建議選擇較小直徑的鏡片

Ans:(C)

詳解:

較陡的基弧半徑（base curve radius）會使鏡片更緊，角膜缺氧更嚴重。

18. 關於感染性角膜潰瘍（infectious corneal ulceration），下列何者錯誤？
(A)長時間配戴（extended wear）軟式隱形眼鏡會使得罹患棘狀阿米巴角膜炎的機會明顯增加
(B)病人通常會感覺患眼非常疼痛
(C)病情嚴重者甚至會影響視力
(D)綠膿桿菌（Pseudomonas）是常見的致病菌

Ans:(A)

詳解:

多因鏡片或其他物件被汙染所引起的感染:

(1) 當角膜有受損時(譬如破皮或長期缺氧)，被微生物所感染(如細菌、病毒、真菌或阿米巴原蟲)造成眼睛前半部受侵蝕而產生的組織壞死、浸潤。

(2) 免疫系統下降、角膜長期缺氧、鏡片骯髒。

(3) 常見於持續配戴型隱形眼鏡、不良的衛生習慣、鏡片與水盒清潔不當。

是因為鏡片或水盒被污染產生，與衛生習慣較為相關，與鏡片類型較為無關。

19. 關於急性隱形眼鏡紅眼症（contact lens acute red eye, CLARE），下列何者錯誤？
(A)是一種急性的發炎反應
(B)通常是對革蘭氏陽性菌釋放的毒素引起的發炎反應
(C)症狀包括紅眼、疼痛及溢淚（epiphora）
(D)立即停戴隱形眼鏡及使用潤滑液（lubricants）可以緩解急性症狀

Ans:(B)
詳解:
通常發生在配戴隱形眼鏡睡覺隔夜時，細菌釋放出毒素，伴隨著角膜缺氧、二氧化碳上升、死掉的細胞碎片在鏡片下所造成的一種角膜與結膜的發炎反應。
通常和**綠膿桿菌**或其他**格蘭氏陰性菌**所釋放出的**內毒素**相關。

20. 下列隱形眼鏡中，其所引起之角膜新生血管嚴重度(平均長度)，依序為何？
①日戴型硬式隱形眼鏡 ②日拋型水膠軟式隱形眼鏡 ③長戴型水膠軟式隱形眼鏡
(A)③>②>①
(B)①>②>③
(C)③>①>②
(D)②>③>①

Ans:(A)
詳解:
長戴型水膠軟式隱形眼鏡配戴著睡眠，因此引起之角膜新生血管嚴重度最高，日拋型水膠軟式隱形眼鏡為白天配戴，睡眠時取下，因此嚴重度次之，日戴型硬式隱形眼鏡為透氧最高者，因此嚴重程度最低。

21. 長戴型水膠軟式隱形眼鏡使用者，若經眼科醫師檢查，有角膜水腫情形，下列敘述何者正確？
(A)其早上起床後，角膜水腫會比生理性水腫多
(B)白天的水腫程度約 5%~13%
(C)停戴後，兩三天就可恢復一般正常狀況
(D)其水腫造成的皺褶主要在前基質

Ans:(A)

詳解:

(B)白天的水腫程度約 4 %上下

(C)停戴後，依照每個人代謝時間不同，約一週後回復

(D)其水腫造成的皺褶主要在**後**基質

22. 眼角膜厚度增加超過多少時，就會發現眼角膜上皮水腫（epithelial edema）及角膜條紋（striae）？
(A) 1–2%
(B) 4–6%
(C) 10–15%
(D) >15%

Ans:(B)

詳解:

正常睡眠後水腫約為 4%，超過後會產生角膜水腫。

23. 造成軟式隱形眼鏡配戴後出現鏡片過多移動（excessive lens movement）的原因，下列何者錯誤？
(A)鏡片沉澱（lens deposition）
(B)鏡片戴反（inverted lens
(C)鏡片過平（flat lens）
(D)鏡片直徑過大（large lens diameter）

Ans:(D)

詳解:

鏡片直徑過大（large lens diameter）會使矢高變深，鏡片變緊，滑動變少。

24. 關於硬式及軟式隱形眼鏡誘發之乳突性結膜炎（papillary conjunctivitis）之比較，下列敘述何者錯誤？
(A)軟式較易誘發乳突性結膜炎
(B)硬式誘發的乳突位置較靠近眼瞼緣
(C)軟式誘發的乳突其尖端較圓
(D)硬式誘發的乳突較尖

Ans:(D)

詳解:

硬式誘發的乳突較**平坦**，接近眼瞼緣，睫毛邊緣。

25. 有關角膜移植術後的隱形眼鏡驗配，下列敘述何者錯誤？
(A)驗配主因為雙眼不等視、高度散光及不規則散光
(B)應優先考慮硬式隱形眼鏡，因矯正散光效果較佳
(C)驗配高透氣硬式隱形眼鏡時，鏡片直徑選擇應小於角膜移植片直徑以避免缺氧
(D)角膜弧度特別平的角膜較難驗配硬式隱形眼鏡

Ans:(C)

詳解:

角膜移植後表面會有疤痕,會使定位不佳,應選擇鏡片直徑較大鏡片,維持定位。

26. 下列何者較不適合使用治療性繃帶型軟式隱形眼鏡（BSCL）？
(A)反覆性角膜糜爛
(B)角膜上皮退化
(C)屈光手術後上皮缺損及疼痛
(D)史蒂芬斯-強森症候群（Stevens-Johnson syndrome）

Ans:(D)

詳解:

史蒂芬斯-強森症候群（Stevens-Johnson syndrome）會有嚴重乾眼症，不適合使用軟式隱形眼鏡，會使乾眼症更加嚴重。

27. 有關配戴老花同步視覺（simultaneous vision）隱形眼鏡的適合患者，下列敘述何者錯誤？

(A)適合老花初期的現有軟式隱形眼鏡患者配戴

(B)適合瞳孔很小（pupil size < 2 mm）患者配戴

(C)適合有少量中距離（intermediate-vision）需求的患者配戴

(D)適合中度近視且無散光或低度散光的患者配戴

Ans:(B)

詳解:

同步視覺配戴者會因瞳孔大小受到影響，瞳孔很小（pupil size < 2 mm）患者配戴時會只有看到一個度數，使得同步視覺看遠看近效果不佳。

28. 有關軟式隱形眼鏡設計，下列敘述何者錯誤？

(A)鑄模法製造之隱形眼鏡邊緣較薄，是軟式隱形眼鏡主要製造方式

(B)含有 NVP 的非離子鏡片，從室溫升高至眼睛溫度時，鏡片會放大 0.5 mm

(C)鏡片的矢高對有效直徑會有影響

(D)含水量較高材質，其鏡片通常會比較厚

Ans:(B)

詳解:

含有 NVP 的**離子**鏡片，從室溫升高至眼睛溫度時，溫度升高含水量會下降，鏡片可能會縮小。

29. 有關角膜塑型鏡片作用，下列敘述何者錯誤？

(A)遠視患者配戴鏡片後會使角膜曲率變陡，達到度數降低效果

(B)配戴鏡片後會使角膜中央變薄的原因是上皮厚度改變

(C)逆幾何設計的鏡片，第二弧會比後光學區曲率半徑（BOZR）更陡

(D) Mountford 認為由較平基弧產生的淚液池，是導致角膜組織重新分布的原因

Ans:(D)

詳解:

Mountford 認為由**較陡峭**的**第二弧**產生的淚液池壓力，是導致角膜組織重新分布的原因。

30. 軟式散光鏡片的動態穩定（dynamic stabilization）設計對於不同的角膜散光型態而造成鏡片旋轉的影響效果由小到大排序，下列何者正確？
(A)逆散→順散→斜散
(B)逆散→斜散→順散
(C)順散→逆散→斜散
(D)順散→斜散→逆散

Ans:(A)

詳解:

軟式散光鏡片的動態穩定，逆散最好→順散次之→斜散最差。

31. 鏡片材料於未鍍膜時，下列何種鏡片出現的窗戶效應（window effect）最明顯？
(A)聚碳酸酯（polycarbonate, PC）
(B)氨基甲酸乙酯聚合物（Trivex）
(C)CR-39
(D)聚氨酯（polyurethane）

Ans:(D)

詳解:

未鍍膜時，折射率越高，窗戶效應越明顯。

(A)n = 1.58

(B)n = 1.532

(C)n = 1.5

(D)n = 1.595

32. +3.00 D 的球面鏡片，朝向鼻側移心 2 mm，邊緣為 50 mm 圓形，則下列何處邊緣最厚？

(A)頂端

(B)底部

(C)鼻側

(D)顳側

Ans: (C)

詳解:

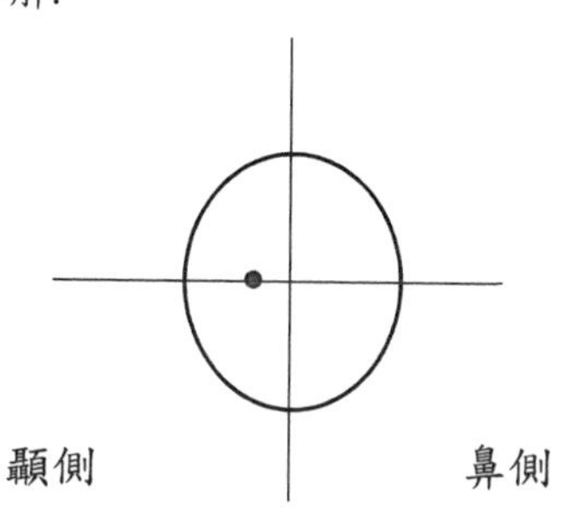

遠視鏡片，中心厚邊緣薄，鏡片往鼻側偏心，鼻側邊緣厚度會比顳側邊緣厚度更厚。

33. 關於阿貝數，下列敘述何者錯誤？

(A)阿貝數是色散力的倒數

(B)鏡片材料的阿貝數可判斷色像差的程度

(C)阿貝數越大，色像差越高

(D)一個+6.00 D 的鏡片，阿貝數為 30，其縱向色像差為 0.20

Ans:(C)

詳解:

(C)阿貝數越大，色像差越小。

34. 對於高正度數鏡片設計（high plus lens designs）與高負度數鏡片設計（high minus lens designs）之敘述，下 列何者正確？
(A)高正度數鏡片與高負度數鏡片都可以使用縮徑鏡片（lenticular design）減輕重量減少厚度
(B)高正度數鏡片為減少厚度可以使用碟狀鏡片（myodisc lens）的設計
(C)高負度數鏡片為了減少厚度可以使用 Welsh 4 降度（Welsh 4-drop）的設計
(D)高負度數鏡片由於基底朝向鏡片邊緣，所以會有環形盲區（ring scotoma）

Ans:(A)

詳解:

(B)高正度數鏡片為減少厚度可以使用高折射率的非球面鏡片、縮徑鏡片、Welsh 4 降度(Welsh 4-Drop)鏡片。

(C)高負度數鏡片為了減少厚度可以使用負縮徑鏡片設計：碟形近視鏡片。

(D)高負度數鏡片由於基底朝向鏡片邊緣，所以會有環形複像區。

35. 關於鏡片設計，下列何種方式能做出最薄的鏡片？
(A)僅球面設計
(B)僅縮徑設計
(C)非球面及縮徑設計
(D)非球面或縮徑設計皆無法減少厚度

Ans:(C)

詳解:

可使用非球面及縮徑設計，做出最薄的鏡片。

36. 與一般非球面鏡片比較，下列何者是高度數遠視球面鏡片的優點？
(A)鏡片較輕薄
(B)無幾何形狀放大率
(C)像差小
(D)光學可視區域較廣

Ans: (D)

詳解:

(D)高正度數球面鏡片，即便光學性能不佳，但全表面皆有處方度數，可稱為全視野鏡片，即整體皆為光學可視區域。

37. 有關鏡框差（frame difference）的敘述，下列何者錯誤？

(A)子片高度（seg height）的改變會改變鏡框差的值

(B)正圓形狀的鏡框差等於零

(C)鏡框差越大，則圍繞鏡片的方框越扁長

(D)鏡框水平和垂直的相差

Ans:(A)

詳解:

(A)鏡框差為鏡框水平和垂直的相差，與子片高度的改變無關。

38. 關於鏡架的前傾角和後傾斜，下列何者錯誤？

(A)前傾角是指配戴眼鏡時，鏡架前框平面與臉部前表面所形成的角度

(B)鼻墊的垂直角度會影響前傾角

(C)鏡架前框的頂部較底部更靠近配戴者的臉部平面表示有後傾斜

(D)調整眼鏡架成為後傾狀態，較前傾為佳

Ans:(D)

詳解:

(D)調整眼鏡架成為前傾狀態，較後傾為佳。

39. 有關稜鏡之敘述，下列何者錯誤？

(A)稜鏡製作時稜鏡偏向角之誤差值（deviation angle's error of prism）須小於 5%

(B)稜鏡之偏向與其頂角有關，與折射率無關

(C) $P^{\Delta} = 100 \times \tan d$；d =偏向角（deviation angle）

(D)偏向角 4 度約等於 7 個稜鏡度

Ans:(B)

詳解:

(B) $p^{\Delta} = 100 \times \tan d = 100 \times \tan \beta(n-1) = d \times F$，$\beta$為頂角。

(D)偏向角$1^{\circ} = 1.75^{\Delta} \Longrightarrow$偏向角$4^{\circ} = 7^{\Delta}$。

40. 患者眼鏡度數分別為 OD：-4.25DS /-1.50DC×180，OS：+0.50DS/-1.25DC×180，其眼鏡被小孩弄歪往他 的右邊偏 4 mm，且向下滑落 3 mm。此時患者雙眼同時看出去時感受的稜鏡效應為何？

(A)右眼有 1.5^{Δ}基底朝外，同時左眼有 1.5^{Δ}基底朝上

(B)左眼有 1.5^{Δ}基底朝外，同時右眼有 1.5^{Δ}基底朝上

(C)右眼有 1.9^{Δ}基底朝內，同時左眼有 1.5^{Δ}基底朝下

(D)左眼有 1.9^{Δ}基底朝外，同時右眼有 1.5^{Δ}基底朝下

Ans:(C)

詳解:

OD $-4.25-1.50\times 180$ OS $+0.50-1.25\times 180$

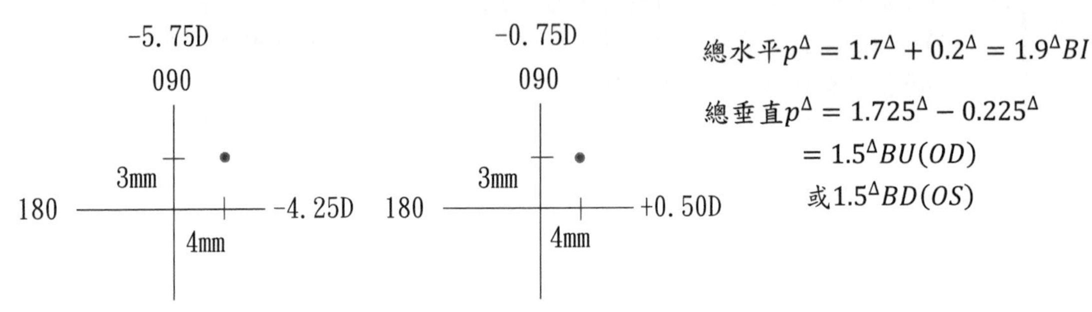

總水平$p^{\Delta}=1.7^{\Delta}+0.2^{\Delta}=1.9^{\Delta}BI$

總垂直$p^{\Delta}=1.725^{\Delta}-0.225^{\Delta}$
$=1.5^{\Delta}BU(OD)$
或$1.5^{\Delta}BD(OS)$

水平$p^{\Delta}=0.4\times 4.25=1.7^{\Delta}BI$ 水平$p^{\Delta}=0.4\times 0.5=0.2^{\Delta}BI$

垂直$p^{\Delta}=0.3\times 5.75=1.725^{\Delta}BU$ 垂直$p^{\Delta}=0.3\times 0.75=0.225^{\Delta}BU$

41. 有關半自動驗度儀（lensometer）之敘述，下列何者錯誤？

(A)目鏡（eyepiece）需要在使用前先對焦

(B)透過散光軸度轉輪（cylinder axis wheel）可以知道散光度數的軸度與稜鏡度

(C)透鏡夾（lens stop）可以夾住鏡片穩定放置到載鏡平台（spectacle table）上

(D)光學標記器（ink marker）可以打點到在鏡片上標記光學中心點

Ans:(B)

詳解:

(B)透過散光軸度轉輪可以知道散光度數的軸度，但無法得知其稜鏡度。

42. 患者處方為 OD：-8.50DS/-0.75DC×180，OS：-9.50DS/-0.50DC×180 使用 1.67 非球面鏡片，單眼瞳距右 眼 30 mm 左眼 31 mm，配鏡十字的高度右眼 22 mm 左眼 20 mm，鏡框尺寸為 43□23-142，B 尺寸為 42， 則每片鏡片的水平移心量與垂直移心量為何？

(A)水平移心量：右眼外移 2 mm，左眼外移 3 mm；垂直移心量：右眼上移 1 mm，左眼上移 2 m

(B)水平移心量：右眼內移 3 mm，左眼內移 2 mm；垂直移心量：右眼下移 1mm，左眼上移 1 m

(C)水平移心量：右眼內移 3 mm，左眼內移 2 mm；垂直移心量：右眼上移 1 mm，左眼下移 1 m

(D)水平移心量：右眼內移 2 mm，左眼內移 3 mm；垂直移心量：右眼下移 1mm，左眼下移 1 m

Ans:(C)

詳解:

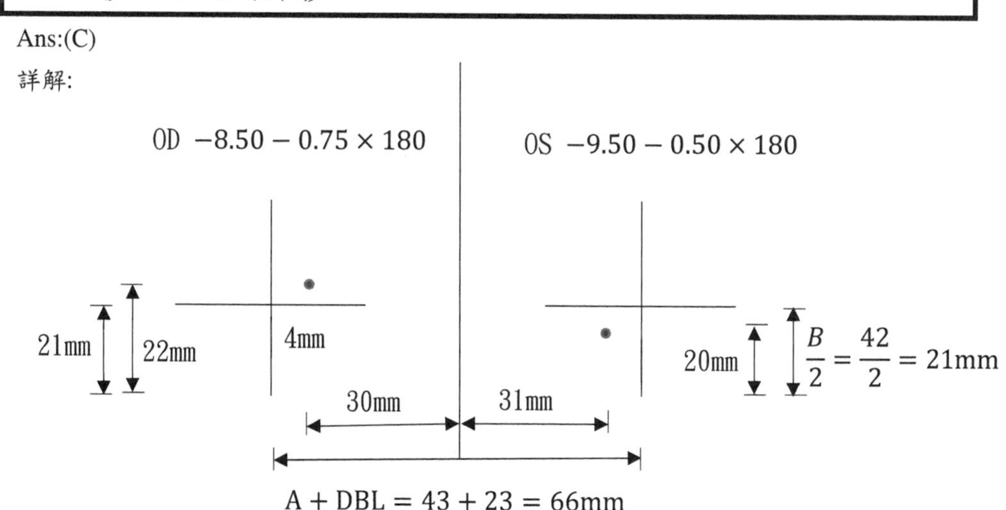

水平偏心量：右眼$33-30=3$mm(向內)；左眼$33-31=2$mm(向內)

垂直偏心量：右眼$22-21=1$mm(向上)；左眼 $21-20=1$mm(向下)

43. 患者加入度為+2.00 DS，使用雙光子片時，雙眼各需加入 1.00^{Δ}基底朝外的稜鏡，若要透過改變子片的位置 來提供稜鏡量，則應該如何調整？
(A)右眼子片向鼻側偏移 5 mm，左眼子片向耳側偏移 5 mm
(B)右眼子片向耳側偏移 5 mm，左眼子片向鼻側偏移 5 mm
(C)雙眼子片皆向耳側偏移 5 m
(D)雙眼子片皆向鼻側偏移 5 m

Ans:(C)

詳解:

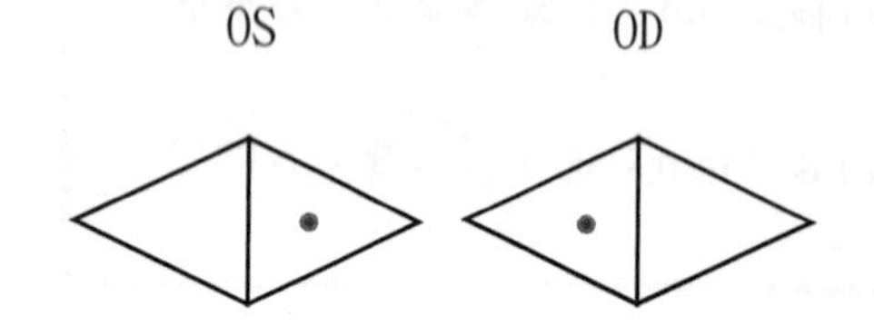

$p^{\Delta} = d \times F \Longrightarrow 1^{\Delta} = d \times 2 \Longrightarrow d = 0.5cm = 5mm$

所以左右眼皆向耳側偏移 $5mm$

顳側　　鼻側　　顳側

44. 一患者右眼度數為 OD：+2.00DS/-2.00DC×090，左眼度數為 OS：+1.00DS/-1.00DC×090，主要參考點高 度為 24 mm，鏡框垂直尺寸（B）為 50 mm，則產生的稜鏡效應為何？
(A)右眼為 0.4^{Δ}基底向上，左眼 0.2^{Δ}基底向下
(B)右眼為 0.2^{Δ}基底向下，左眼 0.2^{Δ}基底向上
(C)右眼為 0.1^{Δ}基底向下，左眼 0.1^{Δ}基底向下
(D)右眼為 0.2^{Δ}基底向上，左眼 0.1^{Δ}基底向上

Ans: (D)

詳解:

OD $+2.00 - 2.00 \times 090$

+2.00D
090
180　PL
25mm　24mm

OS $+1.00 - 1.00 \times 090$

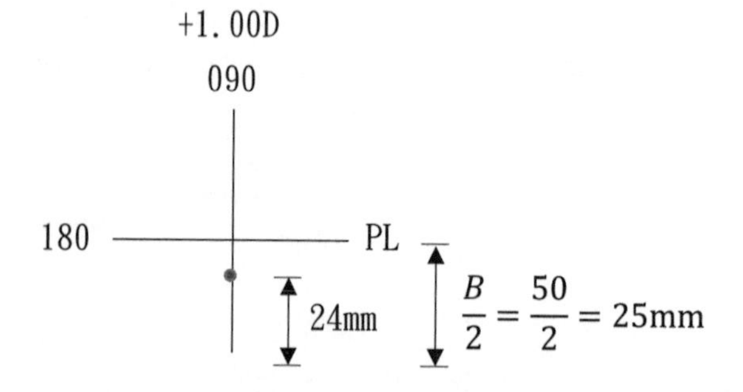

$\frac{B}{2} = \frac{50}{2} = 25\text{mm}$

垂直$p^{\Delta} = 0.1 \times 2 = 0.2^{\Delta}BU$　　垂直$p^{\Delta} = 0.1 \times 1 = 0.1^{\Delta}BU$

總垂直$p^{\Delta} = 0.2^{\Delta} - 0.1^{\Delta} = 0.1^{\Delta}BU(OD)$或$0.1^{\Delta}BD(OS)$

45. 在不等視驗配中，下列何者不會改變眼鏡放大率？
(A)改變鏡片頂點距離
(B)降低鏡片厚度
(C)使用高折射率鏡片
(D)改變瞳距

Ans:(D)

詳解:

$$M_t = M_p \times M_S = \frac{1}{1 - dF_v'} \times \frac{1}{1 - \left(\frac{t}{n}\right) F_1}$$

所以可以改變眼鏡放大率的參數

為 d(頂點距離)、F_v'(後頂點屈光度)、t(鏡片厚度)、n(折射率)、F_1(前表面屈光度)

46. 為不等視患者配框架眼鏡，擔心產生不等像問題時，可以在選擇鏡架及鏡片時做調整，以減少眼鏡放大率 的差異，下列何項調整最不適合？
(A)選擇頂點距離較大的鏡架
(B)選用眼型尺寸較小的鏡架
(C)選擇高折射率鏡片，減少鏡片厚度
(D)選擇非球面鏡片，使基弧更平

Ans:(A)

詳解:

減少眼鏡放大率可選擇頂點距離較小的鏡架。

47. 一副平頂形的雙光鏡片，遠用處方-5.00 DS，近用加入度 ADD 為+3.00 DS，視近點位在遠用光心下方 8 mm， 子片頂下方 6 mm，子片的直徑是 22 mm，則視近點所產生的稜鏡效應為多少？
(A) 0.4 稜鏡度，基底朝下
(B) 4 稜鏡度，基底朝下
(C) 6.8 稜鏡度，基底朝下
(D) 7.2 稜鏡度，基底朝上

Ans:(B)

詳解:

此副平頂形的雙光鏡片為「無形雙光鏡片」，即其子片光學中心與視近點(NVP)重合，所以子片不會產生稜鏡度，只需考慮遠用度數產生的稜鏡。

$$\Rightarrow p^{\Delta} = d \times F = 0.8 \times 5$$

48. 患者使用漸近多焦鏡片後抱怨「中心有清晰的遠距離視力，但周邊兩側模糊」，依據患者的抱怨，下列何 項原因最不相關？
(A)使用錯誤的基弧
(B)減少頂點距離可能會改善
(C)減少頂點距離可能會改善
(D)配鏡十字高度錯誤

Ans:(D)

詳解:

(D)配鏡十字高度錯誤可能會造成遠距離視力模糊或近距離視力模糊。

49. 漸近多焦點鏡片的製造商常利用配鏡十字（fitting cross）協助確認漸近區的位置，其通常位於何處？
(A)漸近區起始點上方 4 m
(B)漸近區起始點下方 4 mm
(C)鏡片幾何中心上方 4 mm
(D)鏡片幾何中心下方 4 mm

Ans:(A)

詳解:

配鏡十字通常位於漸近區起始點上方 4 mm。

50. 使用驗度儀量測漸進多焦點鏡片時,如何量測及計算可以準確得到加入度?
(A)近用參考圈之前頂點屈光力減遠用參考圈之後頂點屈光力
(B)近用參考圈之後頂點屈光力減遠用參考圈之前頂點屈光力
(C)近用參考圈之前頂點屈光力減遠用參考圈之前頂點屈光力
(D)近用參考圈之後頂點屈光力減遠用參考圈之後頂點屈光力

Ans:(C)

詳解:

使用驗度儀量測漸進多焦點鏡片時，要準確的測量加入度，需將近用參考圈之前頂點屈光力減遠用參考圈之前頂點屈光力。

111 年專技高考【驗光師】

低視力-汪伯勵、眼疾病學-趙醫師

1. 有關視障的敘述，下列何者錯誤？
   (A)世界上第一副低視力輔具大約是在 1950 年代發展出來
   (B)視障的服務開始普及，並且受到重視的時間，大約是在 20 世紀
   (C)視障的定義為雙眼視覺功能缺損且無法藉由眼科手術、藥物或一般鏡片矯正
   (D)視障的評估，只需考慮視力及視野的缺損，與功能性視覺無關

Ans:(D)

詳解:視障的評估，需考慮視力及視野的缺損以及功能性視覺的狀況。

2. 國內身心障礙者視覺障礙標準定義為兩眼視野各為幾度以內者？
   (A)10
   (B)20
   (C)30
   (D)50

Ans:(B)

詳解:國內身心障礙者視覺障礙標準定義為兩眼視野各20°以內。

3. 依照世界衛生組織（WHO）的定義，下列何者最符合低視力（low vision）的標準？
   (A)最佳矯正視力為 6/6
   (B)最佳矯正視力為 6/12
   (C)最佳矯正視力為 6/60
   (D)最佳矯正視力為無光感（no light perception）

Ans: (C)

詳解:依照世界衛生組織（WHO）的定義，ICD-11 的標準，最佳矯正視力小於 0.5 為低視力。

(C)最佳矯正視力為$\frac{6}{60}=0.1$，符合此標準。

4. 低視力患者進行 6 m 遠視力測量時，發現其在 1 m 處能辨識 6/20 的視標，其視力值為何？
(A)0.2
(B)0.1
(C)0.05
(D)0.01

Ans:(C)

詳解:

$$\mathrm{VA} = \frac{6}{20} \times \frac{1}{6} = \frac{1}{20}$$

5. 依據世界衛生組織（WHO）的視覺障礙定義，有 1，2，3，4，5，9 類，何者是屬於低視力（low vision） 的類群？
(A) 1，2，3
(B) 2，3，4
(C) 3，4，5
(D) 4，5，9

Ans:(A)

詳解:依據世界衛生組織（WHO）的視覺障礙定義，ICD-10 中 level 1～level 3 屬於低視力的類群。

6. 下列視覺狀況，何者為低視力臨床定義之範疇？ ①視力的低落 ②視野的缺損 ③功能性視覺降低
(A)僅①②
(B)僅①③
(C)僅②③
(D)①②③

Ans:(D)

詳解:低視力臨床定義之範疇為視力的低落、視野的缺損、功能性視覺降低。

7. 根據實質的視力儲備量（substantial acuity reserve）考量，視力為 6/30 的低視力患者，想要有舒適、快速及 持久的閱讀，至少需要配戴多少屈光度才可能達到此目的？

(A) +3.00 D

(B) +5.00 D

(C) +6.00

(D) +10.00

Ans:(D)

詳解:

根據 Kestenbaum's Rlue，可計算加入度的總鏡度為 $= \frac{1}{\text{遠用視力}} = \frac{1}{\frac{6}{30}} = \frac{30}{6} = +5.00D$

再考慮視力儲備量 = 2 × 閱讀需求屈光度 = 2 × 5 = +10.00D

8. 關於低視力病人視野檢查的敘述，下列何者正確？

(A)中心視野計（central perimetry）無法用於評估黃斑部病變導致的視野缺損

(B)行為改變，例如教導轉頭視物以彌補視野缺損，對病人沒有幫助

(C)中風患者除了視野偏盲，也可能有忽略（neglect）的問題，造成病人生活和閱讀困難

(D)稜鏡的配戴無法幫助視野偏盲的患者

Ans:(C)

詳解:

(A)中心視野計可用於評估黃斑部病變導致的視野缺損。

(B)可教導轉頭視物來彌補視野缺損的問題。

(D)可使用稜鏡來幫助視野偏盲的患者。

9. 關於站立式放大鏡的敘述，下列何者錯誤？

(A)可搭配照明系統一起使用

(B)病人雙手會顫抖時無法使用

(C)需要平坦的桌面或地面來放置

(D)低倍率的站立式放大鏡因為需要維持較長的工作距離及較大的鏡片，通常較為龐大

Ans:(B)

詳解:站立式放大鏡可供手部肌力不足的患者使用。

10. 有關糖尿病視網膜病變的敘述，下列何者錯誤？
(A)可能造成黃斑部水腫
(B)非增殖性糖尿病視網膜病變原則上先打全眼雷射治療，預防變成增殖性糖尿病視網膜病變
(C)黃斑部水腫若影響視力可以用抗血管新生因子製劑治療
(D)若出現玻璃體出血，嚴重者可能需要手術治療

Ans: (B)

詳解: (B)不可,非增值病變,通常不可以用雷射且不會形成增殖性糖尿病,糖尿病視網網膜病變。

11. 若出現玻璃體出血，嚴重者可能需要手術治療
(A)能讀取的最小字體
(B)最佳閱讀速度
(C)能持續使用最佳閱讀速度的最小字體
(D)能理解前後文意的反應時間

Ans:(D)

詳解:閱讀式視力表主要測試的目的是了解患者能讀取的最小字體、最佳閱讀速度以及能持續使用最佳閱讀速度的最小字體。

12. 有關周邊視野缺損型的低視力患者，下列敘述何者錯誤？
(A)可能保有流暢閱讀、看電視、辨識路牌的能力
(B)行走中宜使用望遠鏡輔助
(C)容易於行動中發生障礙
(D)可使用 Fresnel 稜鏡幫助環境辨識

Ans:(B)

詳解:(B)望遠鏡不適合在行走中使用。

13. 對於低視力病患的心理變化、家庭及照護機構關懷，下列敘述何者錯誤？
(A)過度積極照護的家庭可能導致低視力患者無法成功獨立、失去自我價值及自信
(B)對低視力病患不夠了解的家庭，可能會認為低視力患者的需求只是在博取同情、或是為自己尋找藉口偷懶
(C)即使沒有良好的家庭支持系統，低視力患者仍能由朋友的支持、或是專業照護機構的支持，找回自信與 獨立性
(D)照護員訪視低視力病患時，應多多給予視力進步的讚美，使病患對每次訪談有更大的信心並相信視力終 究會進步

Ans:(D)

詳解:

(D)低視力病患大多為雙眼視覺功能缺損且無法藉由眼科手術、藥物或一般鏡片矯正，可以給予病人鼓勵與讚美，但視力無法再進步。

14. 針對低視力病患旅遊或移動的輔具協助，下列敘述何者錯誤？
(A)防曬遮陽板、陽傘、鴨舌帽，可以減少眩光，幫助安全
(B)黃色或褐色等遮蔽藍光的濾光眼鏡，可提供不失真的顏色，又能減少過多的光線刺激
(C)外出使用的白手杖可做為象徵性手杖（symbol cane），無法作為支撐身體重量。其目的是要提醒周遭人 們視障人員的存在
(D)電子輔具如一般定位衛星（general positioning satellites）可語音提示、警告及規劃路線

Ans:(B)

詳解:

(B)黃色或褐色等遮蔽藍光的濾光眼鏡，看起去會偏黃，顏色會失真。

15. 能提升視覺辨識的工具分為光學輔具及非光學輔具，下列那些屬於非光學輔具？①大字課本 ②望遠鏡 ③人體工學設計的桌椅 ④各種特製眼鏡（如稜鏡貼膜眼鏡）
(A)①②
(B)①③
(C)②④
(D)②③

Ans:(B)

詳解:大字課本、人體工學設計的桌椅這兩種屬於非光學輔具。

16. 有關乾性老年性黃斑部退化（dry age-related macular degeneration），下列敘述何者正確？
(A)往往是一個急性的變化
(B)往往會造成黃斑部水腫
(C)往往是視網膜感光細胞與色素上皮細胞的萎縮
(D)早期常會造成視力的嚴重惡化

Ans:(C)
詳解:“乾性”黃斑部退化(萎縮性，非血管新生型)： 對視力的影響是漸進的。

17. 有關兒童低視力復健的敘述，下列何者錯誤？
(A)兒童低視力復健的進行，需要跨領域的團隊合作，如職能治療師、心理師、復健師、定向行動訓練師等
(B)透過復健，大多數低視力兒童的視力都能顯著提高
(C)低視力兒童常意識不到自己有視覺障礙，甚至家長也不一定察覺患童視力低下
(D)低視力兒童容易於成長環境受到歧視或特殊對待，復健計畫應注意涵蓋心理活動

Ans:(B)
詳解:(B)低視力病患大多為雙眼視覺功能缺損且無法藉由眼科手術、藥物或一般鏡片矯正，視力通常無法再進步。

18. 有關視網膜母細胞瘤（retinoblastoma）之敘述，下列何者正確？
(A)雖會導致患童視力受損甚至失明，幸而無生命威脅之風險
(B)簡單篩檢方法為觀察兒童瞳孔有無正常紅反射
(C)多數好發於六歲以上之學齡兒童
(D)此疾病的特色為大多數雙側發病、偶爾可觀察到眼球紅腫疼痛，早期發現治療非常重要

Ans:(B)
詳解:平常在照相的時候，一般人的瞳孔會顯示出紅色的反射光，但是萬一小朋友眼睛裡面長腫瘤的話，這些紅色的反射光會消失，相對的會反射出一些白色的反射光，這就是俗稱的『貓眼』。

19. 有關弱視（amblyopia）的發生原因，下列敘述何者正確？
(A)高度散光會造成弱視，但高度遠視不會造成弱視
(B)斜視不會造成弱視
(C)弱視兒童配戴眼鏡只要在上課時配戴即可
(D)兩眼視差過大，可能造成弱視

Ans:(D)
詳解:
(A)高度散光、高度遠視都有可能會造成弱視。
(B)斜視可能會造成弱視。
(C)弱視兒童除了洗澡睡覺或特殊情況時，建議一直配戴眼鏡。

20. 下列何種疾病不會產生視野的變化？
(A)視神經萎縮
(B)色素性視網膜失養症（retinitis pigmentosa）
(C)白化症
(D)青光眼

Ans:(C)

詳解:

(C)白化症患者眼睛的症狀如畏光、視力減退、視網膜中心窩發育不全、視網膜色素上皮與虹膜色素上皮減少、遠距離較近距離差、眼球震顫、雙眼視覺功能不佳、高度屈光不正與內斜視等等。

21. 下列何者不是視多障幼兒常用的視力評估工具？
(A)燈箱或手電筒
(B) Hiding Heidi 測驗
(C)劍橋低對比光柵測驗
(D) Bailey-Lovie 字彙閱讀視力表

Ans: (D)

詳解:

(D)Bailey-Lovie 字彙閱讀視力表較不適合視多障幼兒使用。

22. 當一位病人突然遭逢視力喪失，其心理轉變的順序，何者正確？①否認（denial）②悲痛（grief）③憤 怒（anger）④憂鬱（depression）⑤接受（acceptance）
(A)①②③④⑤
(B)③①②④⑤
(C)⑤①②③④
(D)②③①⑤④

Ans:(A)

詳解:

美國精神病學家庫伯樂．羅斯（Kubler-Ross）在 1969 年提出了「悲傷五階段」，包含否認、憤怒、討價還價、沮喪和接受，且悲傷五階段不是線性的，有可能會在一瞬間經歷每個階段，或是不斷循環。

此題較適合的順序為否認→悲痛→憤怒→憂鬱→接受。

23. 下列何者適合轉介定向行動師進行專業的訓練？①全盲或視力低於 0.05 的視障者 ②左或右半側視野 缺損 ③偏盲 ④上視野缺損轉介使用手杖 ⑤對比敏感度不佳 ⑥立體視不佳

(A)僅②

(B)僅①④⑤⑥

(C)僅①②③⑤⑥

(D)①②③④⑤⑥

Ans:(C)

詳解:

④上視野缺損可先使用稜鏡來輔助，尚不需要使用手仗。

24. 視覺能力在定向行動中所扮演的角色，下列敘述何者正確？

(A)利用視覺來閃避障礙物

(B)利用視覺來找出地面落差處（如：紅磚道與柏油路面之高度差）

(C)利用視覺來找出標的物（如：桌上的課本）

(D)訓練過程中，有剩餘視覺的患者在學習上是比較占優勢的

Ans:(D)

詳解:定向行動是指「視覺障礙者的方向判定與行動技巧的訓練，引導他們利用可用剩餘視力及其他感官了解自己所處的環境，並能正確運用各種輔具，以具備獨立安全行走的能力。

25. 因眼科疾病所造成的視覺功能下降，影響低視力患者生活品質之敘述，下列何者錯誤？

(A)對比敏感度不佳的低視力患者，其生活品質會比相同視力的患者還要差

(B)疾病所造成的視覺功能缺損，主要影響生活品質的症狀為視力下降及視野缺損

(C)有視野缺損的患者，其生活品質的下降並不亞於視力缺損的患者

(D)相較於全盲的患者，低視力患者本身的獨立行動及工作選擇上無嚴重影響

Ans:(D)

詳解:(D)相較於全盲的患者，低視力患者本身的獨立行動及工作選擇上影響較不嚴重，但也會使低視力患者在獨立行動及工作選擇上造成一定程度的影響。

26. 大疱性角膜病變（bullous keratopathy）主要是何種角膜結構發生病變？
(A)角膜上皮細胞
(B)角膜內皮細胞
(C)角膜基質
(D)前彈力層（Bowman's membrane）

Ans:(B)

詳解:在角膜內皮細胞形成水泡的狀態稱為大疱性角膜病變

27. 改善乾眼症的適宜生活習慣，不包括：
(A)避免眼表面直接的外在刺激
(B)養成適時眨眼潤濕眼表之習慣
(C)減少熬夜、戒菸
(D)每日冷敷

Ans:(D)

詳解:每日冷敷無效

28. 長期配戴隱形眼鏡可能的併發症包括那些？①角膜缺氧 ②眼表面過敏反應 ③眼壓升高
(A)僅①②
(B)僅②③
(C)僅①③
(D)①②③

Ans:(A)

詳解:長期配戴隱形眼鏡可能的併發症包括①角膜缺氧 ②眼表面過敏反應,眼壓不會上升。

29. 有關單純疱疹角膜潰瘍的治療，下列何者不適宜？
(A)利用棉花棒清除角膜表皮病灶
(B)口服 acyclovir
(C)固醇藥水點眼每天四次
(D)局部點 acyclovir 眼藥膏每天五次

Ans:(C)

詳解: (B)應該給予抗病毒的眼藥膏治療，acyclovir 大約一星期後就可以治癒，但是有時候病人自行使用類固醇的眼藥水反而造成角膜惡化引起嚴重的角膜炎。

30. 下列何種結膜炎與感染無關，不會接觸傳染？
(A)砂眼
(B)細菌性結膜炎
(C)病毒性結膜炎
(D)過敏性結膜炎

Ans:(D)

詳解:過敏性結膜炎不會接觸傳染

31. 有關白內障與系統性疾病之關聯，下列敘述何者錯誤？
(A)高血糖因為糖分代謝，會使糖尿病患者的水晶體滲透壓改變，進而呈現遠視趨向
(B)肌張性失養症（myotonic dystrophy）患者可能在 30 歲左右呈現水晶體皮質型混濁
(C)重度異位性皮膚炎（atopic dermatitis）患者可能在 20 至 40 歲間產生水晶體前囊下盾形混濁
(D)第二型神經纖維瘤（neurofibromatosis type 2）患者在青少年時期可能產生水晶體後囊下或皮質型白內障

Ans:(A)

詳解: (A)呈現近視。

(D)第二型神經纖維瘤（neurofibromatosis type 2）為雙側前庭神經鞘瘤、腦及脊椎神經多發性腫瘤。一般所稱的多發性神經纖維瘤症多半是分為兩大型，多發性神經纖維瘤症第一型與第二型。多發性神經纖維瘤症第一型又可稱為週邊神經型。一 發生病變的地方是週邊神經(腦與脊髓之外的神經組織)分佈的區域。臨床上的表現以多發性的表皮腫瘤與色素沉著斑塊為最大特徵。多發性神經纖維瘤症第二型則是中樞神經型。也就是說以腦與脊髓的神經腫瘤為主，尤其是雙側聽神經的神經腫瘤，皮膚的症狀比較輕微。常見視神經的神經膠質細胞瘤、眼睛虹彩上的色素缺陷瘤。

32. 有關併發性白內障之敘述，下列何者錯誤？
(A)復發性葡萄膜炎易造成併發性白內障
(B)通常開始於後囊區域
(C)隅角開放性青光眼易造成併發性白內障
(D)經常合併有瞳孔後沾黏

Ans:(C)

詳解:原發性慢性隅角開放性青光眼通常沒有明顯症狀，也最容易被忽略。

閉鎖性易青光眼。

33. 有關類肉瘤病之敘述，下列何者錯誤？

(A)原因不明，為多系統性肉芽腫性發炎疾病

(B)與種族、地域有關，白人的發生率為黑人的十倍

(C)眼部常見結膜肉芽腫、前葡萄膜炎及視網膜靜脈外膜炎

(D)治療可使用 NSAID、類固醇及低劑量細胞毒性藥物

Ans:(B)

詳解:與種族、地域有關，黑人的發生率為白人的十倍。

34. 眼底鏡所見之糖尿病視網膜病變，觀察到下列那一種病變，顯示其病況較嚴重？

(A)視網膜點狀出血

(B)玻璃體出血

(C)視網膜靜脈擴張

(D)棉絮狀滲出物

Ans:(B)

詳解: (A)視網膜點狀出血-輕微

(B)玻璃體出血其病況較嚴重，失明。

35. 有關糖尿病神經病變之敘述，下列何者錯誤？

(A)第三對腦神經麻痺的眼動功能，通常在發病後 3 個月會恢復

(B)自主神經病變會導致瞳孔反應減少

(C)造成的第三對腦神經麻痺會導致瞳孔放大

(D)有可能發生非動脈炎性前缺血性視神經病變（nonarteritic anterior ischemic optic neuropathy）

Ans:(C)

詳解:糖尿病是引起周邊神經病變最常見的原因，年紀較高者易發生。第三對腦神經病變，會造成眼瞼下垂，不會造成瞳孔放大。

36. 有關甲狀腺眼疾的葛瑞夫茲氏眼病變（Graves' ophthalmopathy）之敘述，下列何者錯誤？

(A)是屬於一種自體免疫性疾病

(B)所有病人皆會有甲狀腺亢進的現象

(C)眼外肌因為發炎與水腫而造成肥大的現象

(D)眼球會向外突出，造成眼瞼閉合不全

Ans:(B)

詳解:指自體免疫失衡、免疫細胞攻擊甲狀腺，導致甲狀腺分泌過多的甲狀腺素。眼睛周圍的組織和甲狀腺含有類似的蛋白質，所以當自體免疫失衡時，也經常會攻擊眼部組織。如果免疫系統攻擊眼周的結締組織以及眼部肌肉，當眼外肌肉及眼後脂肪組織 體積增加時，眼睛就被往外推而引起凸眼。而當眼睛外凸程度超過正常上限 2mm 時，，會使眼睛發炎、腫脹，引發各種眼疾問題：如果罹患甲狀腺眼病變，患者眼窩的肌肉及脂肪組織會腫脹，以至於眼球被推擠向前，影響到眼球的運動，如果症狀加劇、眼睛嚴重發炎，可能會需要服用免疫抑制劑，不是所有人。

37. 下列何種疾病比較不會造成滲出性視網膜剝離（exudative retinal detachment）？

(A)增殖性糖尿病視網膜病變

(B)全葡萄膜炎

(C)脈絡膜腫瘤

(D)中央漿液性視網膜剝離（central serous chorioretinopathy）

Ans:(A)

詳解:增殖性糖尿病視網膜病變發生率較少，因為比較不會滲出性視網膜剝離。

38. 下列何者不是造成黃斑部水腫常見的病因？

(A)眼內手術或雷射治療後

(B)甲狀腺凸眼症

(C)視網膜靜脈阻塞

(D)慢性葡萄膜炎

Ans:(B)

詳解:凸眼症為甲狀腺亢進，不會造成黃斑部水腫。

39. 有關色素性視網膜病變（retinitis pigmentosa），下列何者錯誤？
(A)周邊視網膜呈現像骨針（bone-spicule）一樣的色素叢結塊
(B)為最常見的遺傳性眼底失養症
(C)大多數病人主要是錐狀細胞（cone cell）功能受影響而有夜盲現象
(D)視野通常逐漸縮小

Ans:(C)
詳解:桿細胞而有夜盲症。

40. 下列何者不是造成早產兒視網膜病變相關的危險因子？
(A)新生兒出生體重過輕
(B)給予氧氣濃度過高，時間太久
(C)出生時阿普伽新生兒評分（Apgar score）分數太高
(D)合併其他全身性疾病

Ans:(C)
詳解:出生時阿普伽新生兒評分（Apgar score）分數太高是健康嬰兒，不會有早產兒視網膜病變。

41. 約有多少比例的先天性鼻淚管阻塞患者無法在出生後一年內自行痊癒？
(A)15%
(B)30%
(C)60%
(D)90%

Ans:(A)
詳解:15%先天性鼻淚管阻塞患者無法在出生後一年內自行痊癒

42. 下列何者是外展神經（CN VI）麻痺最可能的表現？
(A)眼瞼下垂
(B)瞳孔放大
(C)內斜視
(D)眼球震顫

Ans:(C)
詳解:第6對腦神經支配外直肌，內斜視為外展神經（CN VI）麻痺最可能的表現之一。

43. 有關青光眼的敘述，下列何者錯誤？

(A)慢性進行性視神經病變

(B)視網膜神經纖維層變薄

(C)進行性視網膜神經節細胞（ganglion cells）凋亡

(D)進行性視神經星狀膠細胞（astrocytes）數量減少

Ans:(D)

詳解:青光眼使進行性視神經星狀膠細胞（astrocytes）數量減少，但是星狀膠細胞功能為免疫反應，與青光眼無關。

44. 下列何者不是老年性黃斑部病變（age-related macular degeneration）的危險因子？

(A)抽菸

(B)高血壓

(C)糖尿病

(D)高脂肪攝取及肥胖

Ans:(C)

詳解:糖尿病為視網膜病變，與老化無關。

45. 下列何者不是目前青光眼藥物治療的作用機轉？

(A)減少玻璃體的體積

(B)降低房水的產量

(C)減少角膜水腫

(D)增加房水的排出

Ans:(C)

詳解: 減少角膜水腫不是目前青光眼藥物治療的作用機轉，主要為(Ｂ)+(Ｄ)，與（Ｃ）無關。

46. 有關類固醇引發青光眼的敘述，下列何者錯誤？

(A)任何形式的使用類固醇包括局部或全身使用都可能引起眼壓增高

(B)有青光眼的人或有家族史的人對類固醇引發眼壓增高更敏感

(C)口服全身性使用較少引發眼壓增高，與劑量及時間有關

(D)一旦發生，停止使用類固醇也無法改善眼壓

Ans:(D)

詳解:一旦停用，類固醇可以改善。

47. 有關外傷性青光眼，下列何者錯誤？
(A)通常單眼
(B)初期前房積血的量與之後引發的併發症具正相關
(C)初期眼壓增高通常是血塊或紅血球塞住小樑網（trabeculum）
(D)外傷性前房積血合併隅角退縮（angle recession）並不常見

Ans:(D)
詳解:（D）很常見。

48. 有關水晶體引起的青光眼，下列敘述何者錯誤？
(A)過度成熟性白內障造成的晶體溶解性青光眼（phacolytic glaucoma）屬於續發性隅角開放性青光眼
(B)水晶體過度腫脹（phacomorphic）引發的眼壓急性增高屬於續發性隅角閉鎖性青光眼
(C)先天性小水晶體（microspherophakia）引發急性眼壓增高屬於續發性隅角開放性青光眼
(D)外傷性水晶體脫位引發眼壓急性增高屬於續發性隅角閉鎖性青光眼

Ans:(C)
詳解:先天性小水晶體引發急性眼壓增高屬於續發性隅角閉鎖性青光眼。

49. 讓 50 歲以上成人視力不良的退化眼部疾病，下列何者較少見？
(A)老花眼、白內障
(B)眼翳
(C)老年性黃斑部病變
(D)滲出性視網膜病變，例如：Coats disease

Ans:(D)
詳解:黃斑部病變又會稱老年性黃斑部退化(Age-related Macular Degeneration ,AMD)。柯氏症 Coats' disease：柯氏症又稱為滲出性視網膜炎(exudative retinitis)或是視網膜末梢血管擴張症(retinal telangiectasis)，可以造成視力減退甚至失明，通常在年青男性發生。

50. 有關高度近視併發白內障之好發型態，下列何者正確？
(A)前囊下型和皮質型
(B)前囊下型和核心型
(C)皮質型和後囊下型
(D)核心型和後囊下型

Ans:(D)

詳解:

(1)核性白內障發展的比其他白內障早，但因為核性白內障發展很緩慢，所以大部份有核性白內障的人不會感覺自己看不清楚，甚至還會覺得自己「視力變好」，是因為「散光度數」增加的關係。

(2)後囊下白內障：眼睛的水晶體從胚胎時期就開始發育，與高度近視有關。

111 年專技普考【驗光生】

眼球構造與倫理法規概要 解析

1. 有關視神經的胚胎發育，下列何者錯誤？

(A)主要於視柄(optic stalk)發育成視神經

(B)視神經的軸突(axon)主要在視柄的外側(outer layer)發育

(C)包括寡突膠質細胞(oligodendrocyte)的神經膠質細胞主要在視柄的內側(inner layer)發育

(D)視神經髓鞘(sheath)主要由間質細胞(mesenchyme)所發育

Ans:(B)

解析: 視神經的軸突(axon)主要在視柄的內側發育

2. 下列何者為視網膜在胚胎發育過程之正確順序？①視杯(optic cup)②視溝(optic sulcus)③視泡(optic vesicle)

(A)①②③

(B)②③①

(C)①③②

(D)③②①

Ans:(B)

解析:

視網膜在胚胎發育過程之正確順序：視溝、視泡、視杯

3. 有關後天性溢淚的敘述，下列何者正確？

(A)分泌過多(例如乾眼間歇性溢淚或眼表發炎)，主要以藥物治療

(B)排放異常(例如淚小管外翻(ectropion))，主要以藥物治療

(C)三叉神經麻痺會造成淚液無法有效擠壓至淚管通道

(D)只有鼻淚管狹窄時才會有症狀

Ans:(A)

解析:

溢淚的成因：

（一）淚水分泌過多：

眼球表面的發炎疾病（如結膜炎、角膜炎等）、角結膜異物、角膜破皮、眼瞼疾病、睫毛倒插、藥物刺激，甚至乾眼症都會刺激主淚腺，增加淚水分泌，造成溢淚。

（二）淚水排流受阻：

眼瞼外翻造成淚點移位、淚點閉鎖、淚小管阻塞、淚囊阻塞、先天性或後天性鼻淚管阻塞都會造成溢淚的問題。

處理：

1.淚點阻塞：以淚點切開術治療。

2.淚小管阻塞：結膜淚囊鼻腔吻合手術(CDCR)

3.先天性鼻淚管阻塞：

好發於新生兒，在鼻淚管的鼻端有一個薄膜辦膜(Hasner Valve)阻塞所引起，發生率約50%。　有三分之一的新生兒是兩眼皆有。絕大部份的寶寶在4~6週大時，薄膜閉合處會自動打開，95%的寶寶在六個月前會自行改善。在出生後6個月前，可以先考慮淚囊按摩的方式來治療，但一定要確定按摩的位置是在眼窩眶內下方淚囊位置，而非鼻樑骨頭才有效。

6個月至1歲的病患，可用鼻淚管探針貫穿術，或併以鼻淚管氣球擴張術打通並擴大鼻淚管，其成功率約85~90%。若大於一歲半以上的病童，除了上述探針貫穿術及氣球擴張術外，建議再加上矽質管植入。排放異常以手術為主。

4. 下列那一條不是控制眼瞼運動(包括打開、閉合)的神經？

(A)顏面神經(第七對腦神經)

(B)三叉神經(第五對腦神經)

(C)動眼神經(第三對腦神經)

(D)交感神經

Ans:(B)

解析:

三叉神經（Trigeminal nerve）是第五對腦神經，為混合神經，也就是既含有運動神經又含有感覺神經。感覺部分收集來自面部和頭部的資訊，運動部分則控制咀嚼肌

5. 關於鞏膜生理的敘述，下列何者錯誤？

(A)新生兒的鞏膜較薄而呈現淡藍色

(B)鞏膜篩板(lamina cribrosa)由膠原蛋白纖維緊密交織構成無孔洞緊密的結構

(C)許萊姆氏小管(Schlemm's canal)結構位於角鞏膜組織內部交接處

(D)鞏膜組織富含膠原纖維

Ans:(B)

解析:

鞏膜由外而內分三層：

表層：與眼球筋膜相連

基質層：由不規則且相互交叉的纖維所組成

棕黑板：因脈絡膜的部分色素細胞蔓延至鞏膜，因此呈現棕色。鞏膜大孔：有前孔與後孔，前孔與角膜連接。而後孔又分為內層與外層，外層向後延伸包覆視神經，內層由視神經纖維穿過篩狀薄板，稱為鞏膜篩板。孔內有視神經纖維束、視網膜中央動、靜脈通過。由膠原蛋白纖維緊密交織構成多孔洞緊密的結構。

6. 角膜五層組織由外到內的排列，下列何者正確？①上皮層 ②內皮細胞層 ③基質 ④鮑曼氏膜(Bowman's membrane) ⑤德士密氏膜(Descemet's membrane)

(A)①④③⑤② (B)①⑤③④② (C)②⑤③④① (D)②④③⑤①

Ans:(A)

解析:

上皮層、鮑曼氏膜(Bowman's membrane)、基質、德士密氏膜(Descemet's membrane)、內皮細胞層。

7. 下列何種細胞的幹細胞位於角膜輪部？

(A)角膜表皮細胞 (B)角膜基質細胞

(C)角膜內皮細胞 (D)結膜基質細胞

Ans:(A)

解析:

角膜表皮細胞位於角膜輪部。

8. 有關房水由產生至排出的相關構造，下列途徑何者正確？①睫狀體 ②許萊姆氏小管(Schlemm's canal) ③瞳孔 ④小樑網

(A)①②③④

(B)①④②③

(C)①③④②

(D)①③②④

Ans:(C)

解析:

睫狀體、瞳孔、小樑網、許萊姆氏小管(Schlemm's canal)

9. 有關睫狀肌(ciliary muscle) 的調節作用，下列敘述何者正確？

(A)看近物時，睫狀肌收縮，懸韌帶(suspensory ligament)放鬆

(B)看近物時，睫狀肌收縮，懸韌帶收縮

(C)看遠物時，睫狀肌收縮，懸韌帶放鬆

(D)看遠物時，睫狀肌收縮，懸韌帶收縮

Ans:(A)

解析:

看近物時，睫狀肌收縮，懸韌帶(suspensory ligament)放鬆

10. 有關視網膜血管敘述，下列何者正確？

(A)內側 1/3 由視網膜血管供應

(B)外側 2/3 由脈絡膜血管(choriocapillaris)供應

(C)視網膜血管供應不包括內核層(inner nuclear layer)

(D)血管外膜細胞(pericytes)參與微血管循環的自體調節(autoregulation)

Ans:(D)

解析:

眼球的血供來自眼動脈。眼動脈自頸內動脈分出後經視神經管入眶，分成兩個獨立的系統：中央視網膜動脈進入眼睛後，會分出數條分枝視網膜動脈，所以視網膜動脈阻塞依阻塞位置又可分為中央動脈阻塞以及分枝動脈阻塞。其營養供應來自脈絡膜。顳上、下支向顳側伸展圍繞黃斑向中央分出毛細血管細支，但不到中心凹處，在黃斑區中心凹約 0.5 mm 直徑範圍內為無血管區。此處營養

主要依靠脈絡膜血管。

11. 有關人類眼睛感光細胞的敘述，下列何者正確？

(A)感光細胞有兩種，分別為錐狀細胞及桿狀細胞，其數量比值約為1：20

(B)錐狀細胞負責夜間視力或者在微暗照明的視力，分布於視網膜的中心部位

(C)感光細胞能將波長在200-400 nm 的可見光轉變成神經訊息

(D)視網膜內的錐狀細胞至少有3 種，分別為紅、綠和黃色的錐狀細胞，主要分布於黃斑部

Ans:(A)

解析:

感光細胞有兩種，分別為錐狀細胞及桿狀細胞，其數量比值約為1：20，視覺的三原色學說：視網膜上分佈有三種不同的視錐細胞，分別含有對紅、綠、藍三種光敏度的感光色素。錐細胞包含L(long)、M(middle)、S(short)三種，分別在波長630、475、400nm的光照射下都會產生相同強度的訊號。

12. 視覺傳遞路徑中，外側膝狀體直接和下列何處神經元細胞產生連結？①前頂蓋區(pretectum) ②視網膜神經節細胞 ③大腦視覺皮質區 ④E-W 核(Edinger-Westphal nucleus)

(A)①③ (B)①④ (C)②③ (D)②④

Ans:(C)

解析:外側膝狀體直接和視網膜神經節細胞、大腦視覺皮質區處神經元細胞產生連結。

13. 下列那個部位的病變會導致雙顳側偏盲(bitemporal hemianopia)？

(A)眼窩視神經

(B)視交叉(optic chiasma)

(C)丘腦的外側膝狀核(lateral geniculate nucleus)

(D)視覺皮質區 V1

Ans:(B)

解析:視交叉(optic chiasma) 病變會導致雙顳側偏盲(bitemporal hemianopia)。

14. 下列那一條眼外肌是由動眼神經支配，並且功能可以外旋、上轉、外展？

(A)內直肌(medial rectus muscle)

(B)下斜肌(inferior oblique muscle)

(C)上斜肌(superior oblique muscle)

(D)外直肌(lateral rectus muscle)

Ans:(B)

解析:

下斜肌可以外旋、上轉、外展。

15. 何者結構沒有通過總腱環(annulus of Zinn)之內？

(A)鼻睫神經(nasociliary nerve)

(B)動眼神經(oculomotor nerve)

(C)滑車神經(trochlear nerve)

(D)視神經

Ans:(C)

解析:

滑車神經沒有通過總腱環(annulus of Zinn)之內。

16. 關於睫狀視網膜動脈(cilioretinal artery)匯入視網膜黃斑區域的敘述，下列何者正確？

(A)由視神經盤的鼻側邊緣進入

(B)由視神經盤的顳側邊緣進入

(C)由中心小凹的鼻側邊緣進入

(D)由中心小凹的顳側邊緣進入

Ans:(B)

解析:睫狀視網膜動脈(cilioretinal artery)匯入視網膜黃斑區域，由視神經盤的顳側邊緣進入。

17. 視神經的動脈血液供應主要為下列那條動脈？

(A)內頸動脈(internal carotid artery)

(B)椎動脈(vertebral artery)

(C)前大腦動脈(anterior cerebral artery)

(D)中大腦動脈(middle cerebral artery)

Ans:(A)

解析:

內頸動脈血液供應主視神經的動脈

18. 有關光反射傳導的敘述，下列何者錯誤？

(A)第一級傳導為感覺(sensory)，連接視網膜和中腦

(B)第二級傳導為核間(internuncial)，於中腦的核間連接

(C)第三級傳導為神經節前感覺(preganglionic sensory)，連接中腦與睫狀神經節(ciliary ganglion)

(D)第四級傳導為神經節後運動(postganglionic motor)，連接睫狀神經節到虹膜

Ans:(C)

解析:

控制對光反射的傳入神經是視神經,即視網膜-下視丘束;傳出神經是動眼神經,感受器(視桿和視錐細胞)—第一級神經元(雙極細胞)-第二級神經元(節細胞)-視神經-視交叉(鼻側半纖維交叉，顳側不交叉)-視束-第三級神經元(外側膝狀體)-視輻射-內囊枕部-距狀溝周圍皮質。

19. 支配淚腺(lacrimal gland)功能之自律神經通過下列何種神經節組織？

(A)下頷下神經節(submandibular ganglion)

(B)三叉神經節(trigeminal ganglion)

(C)翼腭神經節(pterygopalatine ganglion)

(D)睫狀神經節(ciliary ganglion)

Ans:(C)

解析:

翼腭神經節支配淚腺、軟腭之腭腺、鼻腔黏液腺，為副交感神經節

20. 何種視網膜細胞的神經纖維會穿過鞏膜篩板(lamina cribosa)？

(A)神經節細胞(ganglion cells)的軸突

(B)神經節細胞的樹突

(C)雙極細胞(bipolar cells)的軸突

(D)穆勒氏細胞(Müller cells)的軸突

Ans:(A)

解析:

神經節細胞(ganglion cells)的軸突的神經纖維會穿過鞏膜篩板(lamina cribosa)

21. 有關視網膜感光細胞的敘述，下列何者錯誤？

(A)感光細胞主要可以分為桿狀細胞(rods)及錐狀細胞(cones)兩種

(B)桿狀細胞與錐狀細胞在視網膜上均勻分布

(C)明亮的光線有助於活化錐狀細胞，更能讓人眼辨別顏色與獲得更清晰的影像

(D)不論桿狀細胞或錐狀細胞在組織上皆可分為內節(inner segment)與外節(outer segment)

Ans:(B)

解析:

桿狀細胞與錐狀細胞在視網膜上不視均勻分布

22. 有關顏面神經之敘述，下列何者錯誤？

(A)顏面神經既是運動神經又是感覺神經

(B)顏面神經支配虹膜、臉部、頭皮和耳廓的肌肉

(C)顏面神經具有三個核：主運動核、副交感神經核以及感覺核

(D)淚腺的分泌運動神經起源於顏面神經的副交感神經核

Ans:(B)

解析:面神經是第七對腦神經，為混合神經，也就是既含有傳出神經纖維又含有傳入神經纖維。主要掌管臉部表情及眼皮開閉

23. 要維持角膜清澈及恆定得仰賴正常的角膜排水功能，在此過程中下列何者的角色最重要？

(A)鈉/鉀離子　(B)鎂離子　(C)氯離子　(D)鈣離子

Ans:(A)

解析:鈉/鉀離子可維持正常的角膜排水功能

24. 關於第七對腦神經敘述，下列何者正確？

(A)為感覺神經

(B)主要是負責流淚反射、面部表情及眨眼

(C)顏面神經跟味覺無關

(D)不含到鼻、頸腺的自律(autonomic)神經的衝動

Ans:(B)

解析:第七對腦神經主要是負責流淚反射、面部表情及眨眼

25. 光線在視網膜成像需要許多折射才能成像，下列何者正確？

(A)空氣進入角膜之處產生差異最大的成像折射

(B)從角膜進入水晶體之處不需要折射

(C)正常人光線從房水液進入玻璃體液之處不需要經過水晶體折射

(D)水晶體置換手術無法改變折射角度，也無法改變術前驗光度數

Ans:(A)

解析:

當光到達二透明介質的介面時，有一部分的光線被反射回到原來的介質中，而其餘部分的光則透射進入另一介質。透射的光其前進的方向與入射方向不同，這個現象稱為折射現象，空氣進入角膜之處產生差異最大的成像折射，將空氣與真空當作同一介質看待,眼屈光物質的折射率均指對空氣而言的折射率,如：角膜為 1.376，晶體為 1.4085 等。

26. 有關角膜螢光染色之敘述，下列何者錯誤？

(A)可用於硬式隱形眼鏡驗配　　(B)可測量淚膜破裂時間

(C)染色部位為表皮缺損處　　(D)應以綠色濾鏡觀察

Ans:(D)

解析:

角膜螢光染色．用親水性染劑滴入眼球，如果角膜有破損，染劑會附著在受傷的角膜，染色時不會有疼痛感，透過裂隙燈鈷藍光檢查。

27. 有關水晶體位置異常的敘述，下列何者錯誤？

(A)一般來說以外傷最常見

(B)如果是自發性的話則以糖尿病最常見

(C)可分為不完全脫位和完全脫位兩種

(D)會造成高度散光及單眼複視的現象

Ans:(B)

解析:水晶體異位依據位移的嚴重程度，可發生不同程度的視力模糊(遠視力模糊是因為散光或近視、近視力模糊是因為調節力喪失)；如果水晶體異位發生在幼兒時期，則還可能會造成弱視及斜視。 水晶體異位的可能併發症還包括白內障、青光眼、及視網膜剝離等，一般來說以外傷最常見

28. 有關巨細胞病毒視網膜炎(cytomegalovirus retinitis)之敘述，下列何者錯誤？

(A)正常人一旦被巨細胞病毒感染，就會發生巨細胞病毒視網膜炎

(B)巨細胞病毒視網膜炎若沒有治療，嚴重的視力喪失是不可避免的

(C)巨細胞病毒除眼睛外，也有可能會侵犯肺臟、中樞神經系統以及皮膚

(D)發生巨細胞病毒視網膜炎，初期可能無明顯症狀，但會隨時間病情漸漸嚴重

Ans:(A)

解析:免疫能力不佳一旦被巨細胞病毒感染，就會發生巨細胞病毒視網膜炎

29. 有關威爾森氏症(Wilson's disease)患者角膜上所形成之Kayser-Fleischer環，為下列何種離子沉積所致？

(A)銅離子　(B)鐵離子　(C)鋁離子　(D)鈣離子

Ans:(A)

解析:銅離子與威爾森氏症相關

30. 某位6、7 歲小朋友有下列眼屈光異常，何者比較會有弱視之虞？

(A)兩眼近視各-2.00 D

(B)兩眼遠視各+2.00 D

(C)一眼正視，另一眼近視-2.00 D

(D)一眼正視，另一眼遠視+2.00 D

Ans:(D)

解析:一般而言，六歲以上兒童，視力仍無法達到 0.8 以上，或是兩眼最佳矯正視力相差視力表兩行以上時，稱為弱視。

31. 缺乏下列那一種維生素，會造成夜盲症(nyctalopia)？

(A)維生素 A

(B)維生素 B6

(C)維生素 C

(D)維生素 D

Ans:(A)

解析:維生素A會造成夜盲症

32. 有關眼眶爆裂性骨折(blow-out fracture)的敘述，下列何者錯誤？

(A)眼睛受撞擊時，通常是眼眶外側壁(lateral wall)容易發生骨折

(B)眼睛受撞擊時，通常眼眶緣(orbital rim)是完整的

(C)眼眶爆裂性骨折發生後，常常會伴隨有複視現象

(D)眼眶爆裂性骨折可能會有眼眶周圍皮膚感覺麻木(anesthesia)的現象

Ans:(A)

解析:眼窩外爆骨折常見發生在眶下壁及內壁篩骨等部位。

33. 有關青光眼與人種的關係，下列何者錯誤？

(A)亞洲人罹患隅角閉鎖性青光眼的比例比白人高

(B)黑人罹患隅角開放性青光眼的比例比白人高

(C)日本人的青光眼最常見的是正常眼壓性青光眼(normal tension glaucoma)

(D)白人最常見的青光眼是隅角閉鎖性青光眼

Ans:(D)

解析:白人最常見的青光眼是隅角開放性青光眼

34. 下列何者不是屬於眼角膜基質失養症(dystrophy)？

(A)科根角膜失養症(，y)

(B)晶格狀角膜失養症(lattice corneal dystrophy)

(C)顆粒狀角膜失養症(granular corneal dystrophy)

(D)斑點狀角膜失養症(macular corneal dystrophy)

Ans:(A)

解析:

角膜內皮失養症（Corneal Dystrophy）是一組會導致內皮細胞功能不足的疾病，會令內皮細胞數量加快壞死和變形，引發角膜水腫問題。內皮失養症有幾種，其中以福斯氏(Fuchs’)角膜內皮失養症較為常見。福斯氏角膜內皮失養症(Fuch’ s Dystrophy）主要是原發性疾病。在細胞的層面上，當發病時，異常的內皮細胞會製造多餘的骨膠原，影響內皮細胞的功能。後天最常造成角膜內皮受損的原因包含外傷及眼內的手術，其中最常見的就是白內障手術，Cogan’s影響稱為上皮的表層角膜層。

35. 高度近視易造成的視網膜剝離，其相關因素較不包括下列何者？

(A)白內障形成的時間提早

(B)後玻璃體剝離機會增加

(C)沒有症狀的退化性視網膜裂孔發生率高

(D)較易形成晶格狀視網膜退化

Ans:(A)

解析：

高度近視易造成的視網膜剝離後玻璃體剝離機會增加、較易形成晶格狀視網膜退化、後鞏膜葡萄腫、沒有症狀的退化性視網膜裂孔發生率高、黃斑部病變(脈絡膜新生血管)機會高。

36. 驗光生公會有違反法令、章程者，人民團體主管機關及目的事業主管機關均得為下列何處分？①警告②撤銷其決議 ③撤免其理事、監事 ④限期整理

(A)①④ (B)②④ (C)①② (D)③④

Ans:(C)

詳解:

驗光人員法第 38 條

驗光師公會有違反法令、章程者，人民團體主管機關得為下列處分：

一、警告。

二、撤銷其決議。

三、撤免其理事、監事。

四、限期整理。

人民團體法第 58 條

人民團體有違反法令、章程或妨害公益情事者，主管機關得予警告、撤銷其決議、停止其業務之一部或全部，並限期令其改善；屆期未改善或情節重大者，得為左列之處分：

一、撤免其職員。

二、限期整理。

三、廢止許可。

四、解散。

前項警告、撤銷決議及停止業務處分，目的事業主管機關亦得為之。但為撤銷決議或停止業務處分時，應會商主管機關後為之。

37.驗光生為未滿六歲之兒童驗光，依規定可處？①處新臺幣三萬元以上十五萬元以下罰鍰 ②處六個月以上二年以下停業處分 ③其情節重大者，廢止其執業執照 ④其情節重大者，並處一個月以上一年以下停業處分

(A)①② (B)①③ (C)②③ (D)③④

Ans:(D)

詳解:

驗光人員法 第 45 條

驗光人員有下列各款情事之一者，處新臺幣二萬元以上十萬元以下罰鍰；其情節重大者，並處一個月以上一年以下停業處分或廢止其執業執照：

一、違反第十二條第一項第一款但書或第二項第一款但書規定，為未滿六歲之兒童驗光。

二、違反第十二條第三項規定，未將當事人轉介至醫療機構。

三、違反第十四條規定，為虛偽之陳述或報告。

38.驗光人員領驗光生執照五年以上，首次申請執業登記時須附上前一年內受繼續教育課程總積分達多少比例以上的證明文件？

(A)二分之一 (B)三分之一 (C)五分之一 (D)六分之一

Ans:(D)

詳解:

醫事人員執業登記及繼續教育辦法第 6 條

醫事人員申請執業登記，其依第四條第六款所定繼續教育證明文件，有下列情形之一者，得以該類醫事人員申請執業登記前一年內接受第十三條第一項各款繼續教育課程總積分達六分之一以上之證明文件代之：

39. 驗光人員法與施行細則中，驗光人員之隱形眼鏡之驗光與配鏡業務範圍包含下列何者？ ①近視和遠視用隱形眼鏡 ②散光用隱形眼鏡 ③老花用隱形眼鏡 ④弱視用隱形眼鏡 ⑤角膜或眼內術後矯正鏡片

(A)僅①②　(B)僅①②③　(C)僅①②③④　(D)①②③④⑤

Ans:(B)

詳解:

驗光人員法第 12 條

驗光師之業務範圍如下：

一、非侵入性之眼球屈光狀態測量及相關驗光，包含為一般隱形眼鏡配鏡所為之驗光；十五歲以下者應於眼科醫師指導下為之。但未滿六歲兒童之驗光，不得為之。

二、一般隱形眼鏡之配鏡。

三、低視力者輔助器具之教導使用。

四、其他依醫師開具之照會單或醫囑單所為之驗光。

驗光生之業務範圍如下：

一、一般性近視、遠視、散光及老花之驗光，包含為一般隱形眼鏡配鏡所為之驗光；十五歲以下者應於眼科醫師指導下為之。但未滿六歲兒童之驗光，不得為之。

二、一般隱形眼鏡之配鏡。

三、其他依醫師開具之照會單或醫囑單所為之驗光。

驗光人員執行業務，發現視力不能矯正至正常者，應轉介至醫療機構診治。

驗光人員法施行細則 第 6 條

本法第十二條第一項第一款及第二項第一款所定驗光人員為六歲以上十五歲以下者驗光，應於眼科醫師指導下，依下列方式之一為之：

一、由驗光人員與眼科醫師訂定契約合作。

二、由驗光人員參加中央主管機關委託專業法人、團體或機構辦理之特定課程訓練，取得完成訓練證明；發現有特定狀況時，應出具轉介單，至眼科醫師處檢查。

驗光人員對於六歲以上十五歲以下者第一次驗光及配鏡，應於醫師確診為非假性近視，始得為之。

驗光人員執行業務，發現視力不能矯正者，依本法第十二條第三項規定轉介至醫療機構診治時，應填具轉介單。

40. 有關繼續教育課程之敘述，下列何者正確？①包括專業相關法規 ②包括專業倫理 ③醫事人員受懲戒處分應接受一定時數繼續教育者，得以所定應接受之繼續教育抵充 ④醫事人員受懲戒處分應接受一定時數繼續教育者，不得以所定應接受之繼續教育抵充

(A)僅②④　(B)僅①③　(C)①②③　(D)①②④

Ans:(D)

詳解:

醫事人員執業登記及繼續教育辦法 第 13 條

醫事人員執業，應接受下列課程之繼續教育：

一、專業課程。　二、專業品質。

三、專業倫理。　四、專業相關法規。

醫事人員執業登記及繼續教育辦法 第 20 條

醫事人員受懲戒處分應接受一定時數繼續教育者，不得以本辦法所定應接受之繼續教育抵充。

41. 有關驗光人員之相關規定，下列何者正確？

(A)外國人不得應驗光人員考試

(B)領有中華民國驗光人員證書之外國人，依法經申請許可後，可在我國執行業務

(C)驗光人員考試及繼續教育，應由經中央主管機關認可之醫事人員團體辦理

(D)驗光生特種考試持續每年辦理一次

Ans:(B)

詳解:

驗光人員法 第 55 條

外國人得依中華民國法律，應驗光人員考試。

前項考試及格，領有驗光人員證書之外國人，在中華民國執行業務，應依法經申請許可後，始得為之，並應遵守中華民國關於驗光人員之相關法令、專業倫理規範及驗光師公會或驗光生公會章程。

驗光人員法 第 55 條

外國人得依中華民國法律，應驗光人員考試。

驗光人員法 第 56 條

本法公布施行前曾在醫療機構或眼鏡行從事驗光業務滿三年，並具專科以上學校畢業資格，經中央主管機關審查合格者，得應驗光師特種考試。
具下列資格之一，經中央主管機關審查合格者，得應驗光生特種考試：
一、本法公布施行前，曾在醫療機構或眼鏡行從事驗光業務滿三年，並具高中、高職以上學校畢業資格。
二、本法公布施行前，曾在醫療機構或眼鏡行從事驗光業務滿六年以上，並參加經中央主管機關指定相關團體辦理之繼續教育達一百六十小時以上。
前二項特種考試，以本法公布施行後五年內舉辦五次為限。

42. 驗光所收取驗光費用之標準如何決定？
(A)由驗光生公會全國聯合會核定
(B)由直轄市縣市主管機關核定
(C)由各地驗光生公會核定
(D)由驗光所決定

Ans:(B)
詳解:
驗光人員法第 21 條
驗光所收取驗光費用之標準，由直轄市、縣（市）主管機關核定之。
驗光所收取費用，應開給載明收費項目及金額之收據。
驗光所不得違反收費標準，超額或擅立項目收費。

43. 有位驗光生預計出國進修半年，他將在六月一日出國，則依驗光人員法之規定，正確辦理方式為何？
(A)應於同年五月三十一日前辦理備查，登記其停業日期及理由，發還其執業執照
(B)應於同年六月一日前辦理備查，登記其停業日期及理由，收回其執業執照
(C)應於同年六月三十日前辦理備查，登記其停業日期及理由，收回其執業執照
(D)應於同年六月三十日前辦理備查，登記其停業日期及理由，發還其執業執照

Ans:(D)

詳解:

驗光人員法 第 18 條

驗光所停業或歇業時，應自事實發生之日起三十日內，報請原發開業執照機關備查。

前項停業期間，以一年為限；逾一年者，應辦理歇業。

驗光所登記事項如有變更，應於事實發生之日起三十日內，報請原發開業執照機關核准變更登記。

驗光所遷移或復業者，準用關於設立之規定。

驗光人員法施行細則第 5 條

驗光人員停業、歇業，依本法第十條第一項規定報請備查時，應填具申請書，並檢附執業執照及有關文件，送由原發給執業執照機關依下列規定辦理：

一、停業：登記其停業日期及理由後，發還其執業執照。

二、歇業：註銷其執業登記，並收回執業執照。

驗光人員法施行細則第 13 條

驗光所停業、歇業或其登記事項變更，依本法第十八條第一項規定報請備查或依同條第三項規定辦理核准變更登記時，應填具申請書，並檢附開業執照及有關文件，送由原發給開業執照機關依下列規定辦理：

一、停業：於其開業執照註明停業日期及理由後發還。

二、歇業：註銷其開業登記，並收回開業執照。

三、登記事項變更：辦理變更登記。

前項第三款登記事項變更，如需換發開業執照，申請人應依規定繳納換發執照費。

44. 有關驗光所執行業務，下列何者正確？

(A)驗光所接到主管機關之通知，提出作業報告；應回答：因業務而知悉或持有他人秘密，不得無故洩漏

(B)驗光所執行業務之紀錄及醫師開具之照會單或醫囑單，應妥為保管，並至少保存七年

(C)驗光所對執行業務之紀錄、醫師開具之照會單或醫囑單，未妥為保管，處新臺幣一萬元以上五萬元以下罰鍰

(D)驗光所執行業務若有罰鍰，應由驗光所雇主負責

Ans:(C)

詳解:

驗光人員法第 24 條

驗光人員及其執業機構之人員，對於因業務而知悉或持有他人秘密，不得無故洩漏。

驗光人員法第 20 條

驗光所執行業務之紀錄及醫師開具之照會單或醫囑單，應妥為保管，並至少保存三年。

驗光人員法第 49 條

有下列各款情事之一者，處新臺幣一萬元以上五萬元以下罰鍰：

一、驗光人員違反第十三條規定，執行業務，未製作紀錄、未依當事人要求提供驗光結果報告、或未依規定於紀錄、驗光結果報告簽名或蓋章，並加註執行年、月、日。

二、驗光所違反第二十條規定，對執行業務之紀錄、醫師開具之照會單或醫囑單，未妥為保管或保存未滿三年。

驗光人員法第 47 條

驗光人員有下列各款情事之一者，處新臺幣一萬元以上五萬元以下罰鍰，並令其限期改善；屆期未改善者，處一個月以上一年以下停業處分：

一、違反第七條第一項規定，未辦理執業登記而執行業務。

二、違反第七條第二項規定，執業執照到期未辦理更新仍繼續執行業務。

三、無第九條但書規定情形，而在登記執業地點以外之其他地點執行業務。

四、違反第十條第一項規定，未於停業或歇業事實發生之日起三十日內，報請原發執業執照機關備查。

五、違反第十條第三項規定，變更執業處所或復業，未辦理執業登記。

六、違反第十一條第一項規定，執業時未加入所在地公會。

驗光師公會或驗光生公會違反第十一條第二項規定者，由人民團體主管機關處新臺幣一萬元以上五萬元以下罰鍰，並令其限期改善；屆期未改善者，按次處罰。

45. 醫療機構應督導其所屬驗光人員於執行業務時親自製作紀錄，有關記錄的規定，下列敘述何者錯誤？

(A)紀錄應加註執行年、月、日

(B)紀錄如有增刪應註明年、月、日

(C)刪改部分，應以畫線去除

(D)用立可白塗去記錄的地方，驗光人員應簽名

Ans:(D)

詳解: 醫療法第 68 條

醫療機構應督導其所屬醫事人員於執行業務時，親自記載病歷或製作紀錄，並簽名或蓋章及加註執行年、月、日。

前項病歷或紀錄如有增刪，應於增刪處簽名或蓋章及註明年、月、日；刪改部分，應以畫線去除，不得塗燬。

醫囑應於病歷載明或以書面為之。但情況急迫時，得先以口頭方式為之，並於二十四小時內完成書面紀錄。

46.驗光人員之業務範圍，下列敘述何者錯誤？ ①非侵入性之眼球屈光狀態測量及相關驗光，驗光師及驗光生皆可為之 ②驗光人員對於六歲以上十五歲以下者之驗光及配鏡，可由驗光人員參加中央主管機關委託專業法人、團體或機構辦理之特定課程訓練，取得完成訓練證明後為之 ③驗光人員對於六歲以上十五歲以下者第一次驗光及配鏡，應於醫師確診為非假性近視，始得為之 ④發現視力不能矯正者，驗光人員基於醫學倫理，應竭盡所學，為其找到較佳視力驗光

(A)僅①④　(B)僅①③　(C)僅③④　(D)①②④

Ans:(A)

詳解:

驗光人員法第 12 條

驗光師之業務範圍如下：

一、非侵入性之眼球屈光狀態測量及相關驗光，包含為一般隱形眼鏡配鏡所為之驗光；十五歲以下者應於眼科醫師指導下為之。但未滿六歲兒童之驗光，不得為之。

二、一般隱形眼鏡之配鏡。

三、低視力者輔助器具之教導使用。

四、其他依醫師開具之照會單或醫囑單所為之驗光。

驗光生之業務範圍如下：

一、一般性近視、遠視、散光及老花之驗光，包含為一般隱形眼鏡配鏡所為之驗光；十五歲以下者應於眼科醫師指導下為之。但未滿六歲兒童之驗光，不得為之。

二、一般隱形眼鏡之配鏡。

三、其他依醫師開具之照會單或醫囑單所為之驗光。

驗光人員執行業務，發現視力不能矯正至正常者，應轉介至醫療機構診治。

47. 下列何者在醫療法中視為醫療廣告？

(A)醫學中心的研究成果之發表

(B)個案衛生教育手冊

(C)醫師所發表的學術性刊物

(D)以電視採訪招徠醫療業務

Ans:(D)

詳解:醫療法第 87 條

廣告內容暗示或影射醫療業務者，視為醫療廣告。

醫學新知或研究報告之發表、病人衛生教育、學術性刊物，未涉及招徠醫療業務者，不視為醫療廣告。

48. 驗光所因故歇業時，下列何者正確？

(A)驗光人員停業或歇業時，應自事實發生之日起十日內，報請原發執業執照機關備查

(B)主管機關註銷其開業登記，並收回開業執照

(C)其所屬驗光人員執業不受影響

(D)歇業期間，以一年為限

Ans:(B)

詳解:

驗光人員法施行細則 第 5 條

驗光人員停業、歇業，依本法第十條第一項規定報請備查時，應填具申請書，並檢附執業執照及有關文件，送由原發給執業執照機關依下列規定辦理：

一、停業：登記其停業日期及理由後，發還其執業執照。

二、歇業：註銷其執業登記，並收回執業執照。

驗光人員法第 10 條

驗光人員停業或歇業時，應自事實發生之日起三十日內，報請原發執業執照機關備查。

前項停業之期間，以一年為限；逾一年者，應辦理歇業。

驗光人員變更執業處所或復業者，準用第七條關於執業之規定。

驗光人員死亡者，由原發執業執照機關註銷其執業執照。

49. 一切以病患為重，應關懷病患，以維護病患的健康利益為第一優先考量，

這是所有醫事人員的基本倫理理念，此為下列何種原則？

(A)隱私保護原則

(B)行善原則

(C)不傷害原則

(D)公平原則

Ans:(B)

詳解:

醫學倫理基本準則

1.尊重自主原則(the principle of respect for autonomy)

1.1 尊重一個有自主能力的個體所做的自主的選擇，也就是承認該個體擁有基於個人價值信念而持有看法、做出選擇並採取行動的權利。

1.2 有能力做決定的病人應當享有權利去選擇他所接受之醫療照顧方式，醫療人員則有尊重病人的決定。

1.3 尊重自主原則於醫療照顧範疇內有下列道德規則：

1.3.1 誠實：不隱瞞病人之病情及診斷，如此他們才能根據被告知的訊息做出決定。

1.3.2 守密：醫療專業人士有保護病人的隱私、對病人所告知事項保密的義務。

1.3.3 知情同意：應告知病人足夠的訊息，並獲得病人同意方可對病人進行醫療處置。

2.不傷害原則(the principle of nonmaleficence)

2.1 醫療專業行為無可避免地有可能傷害到病人，如何平衡利益與傷害是此原則最基本之考量。

2.2 進行任何醫療行為時，首先履行不傷害原則。

2.3 醫療照護人員維持本身有勝任的臨床知識及技術、謹慎地執業以達到「適當的照顧標準(standard of due care)」。

2.4 避免讓病人承擔任何不當傷害的風險。

3.行善原則 (the principle of beneficence)

3.1 行善為人性中驅動我們造福他人的力量，醫療人員應關心並致力提升他人的福祉。

3.2 一般而言，人們並不擁有必須造福所有人群的絕對義務，

3.3 但是在醫療專業人士與病人關係之範疇內，行善原則是醫療專業人員需遵從的基本義務。

4.正義原則(the principle of justice)

正義原則應用到醫療照護倫理時涉及三層面：

4.1 公平地分配有限的資源 (分配正義)

4.2 尊重病人的權利 (權利正義)

4.3 尊重道德允許的法律 (法律正義)

4.4 基本上乃為追求對相衝突的主張提供合乎道德的解決方法,以達社會上各種負擔、利益或資源能有公平合理的分配及處置。

50. 不具驗光人員資格者，擅自執行驗光業務，依法會受何種罰則？

(A)處新臺幣三萬元以上，十五萬元以下罰鍰

(B)處新臺幣二萬元以上，十萬元以下罰鍰

(C)處新臺幣一萬元以上，五萬元以下罰鍰

(D)處一年之停業處分，於處分期滿才能報考驗光人員考試

Ans:(A)

詳解:驗光人員法第 43 條

不具驗光人員資格，擅自執行驗光業務者，處新臺幣三萬元以上十五萬元以下罰鍰。但有下列情形之一者，不罰：

一、於中央主管機關認可之機構，在醫師、驗光師指導下實習之相關醫學、驗光或視光系、科學生或自取得學位日起五年內之畢業生。

二、視力表量測或護理人員於醫師指示下為之。

111 年專技普考【驗光生】

驗光學概要　(江建男老師編授)

1. 魏氏四點試驗(Worth 4 dot test)，紅色濾鏡放在右眼前，綠色濾鏡放在左眼前，患者看到下列圖案結果，代表的意義為何？●代表紅點◎代表綠點

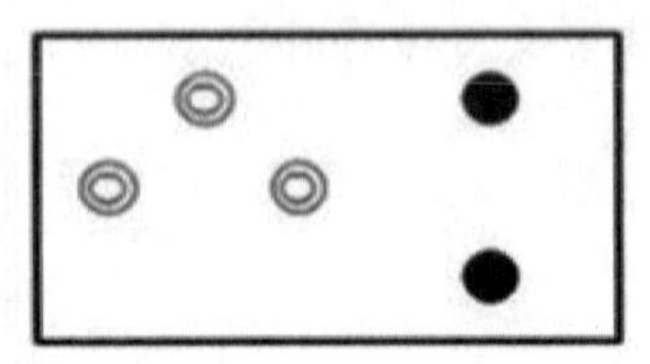

(A)融像
(B)左眼抑制
(C)內斜偏
(D)外斜偏移

Ans:(C)

詳解:

右眼戴紅色濾鏡→看到兩個紅點在右邊；左眼戴綠色濾鏡→看到三個綠點在左邊，**屬同側性內斜位**

2. 下列敘述何者正確？
(A)閱讀環境明暗度影響瞳孔大小，與景深無關
(B)兩個厚透鏡組合後的屈光力等於兩透鏡屈光力相加之和，與間距無關
(C)雙凸透鏡放在任何介質中都是正透鏡
(D)受檢者遠視可能是屈光性遠視

Ans:(D)

詳解:

(A)閱讀環境明暗度影響瞳孔大小，**與景深有關**

(B)兩個厚透鏡組合後的屈光力等於兩透鏡屈光力相加之和，**與間距有關**【$F=F_1+F_2-(t/n)F_1F_2$】

(C)雙凸透鏡放在**比透鏡折射率高的介質中**會形成發散，如同凹透鏡

3. 散光(astigmatism)的主要成因為何？
(A)眼軸過長　(B)眼軸過短
(C)角膜在不同方向之曲率不同　(D)角膜曲率不足

Ans:(C)

詳解:散光的主要成因是由於角膜在不同方向之曲率不同

4. 對於一些無法測量遠視力的患者，對其測量近視力，近視力表一般放置在受測者眼前約多少距離？
(A)1 m
(B)60 cm
(C)35 cm
(D)10 cm

Ans:(C)

詳解:近距離視標一般的檢查距離為 40 公分，**所以答案(C)**

5. 關於雙眼平衡的敘述，下列何者正確？
(A)使用交替遮蓋法時，雙眼需同時霧視＋0.75 D 或＋1.00 D
(B)使用垂直稜鏡分離法時，雙眼同時放置 3Δ 基底朝上稜鏡
(C)使用偏光眼鏡執行雙眼平衡，為非融像性檢查法
(D)使用交替遮蓋法執行雙眼平衡，為融像性檢查法

Ans:(A)

詳解:

(B)使用垂直稜鏡分離法時，雙眼同時放置 3Δ，**並且右眼放基底朝上稜鏡，左眼放基底朝下稜鏡**

(C)使用偏光眼鏡執行雙眼平衡是一種為**融像性檢查法**(有三排視標)

(D)使用交替遮蓋法執行雙眼平衡，為**非**融像性檢查法

6. 下列敘述何者錯誤？
(A)近視眼患者有可能是軸性近視
(B)正視眼看無限遠處時，不需要調節
(C)矯正遠方視力時，鏡片的物方焦點位置與眼睛的近點重合
(D)眼睛的調節範圍是指遠點和近點之間的距離

Ans:(C)

詳解:(C)矯正遠方視力時，鏡片的物方焦點位置與眼睛的**遠點重合**

7. 下列何者是混合型順散光(mixed with the rule astigmatism)？
(A)+3.00DS/–2.00DC×180
(B)+2.00DS/-3.00DC×090
(C)-3.00DS/+2.00DC×180
(D)-2.00DS/+3.00DC×090

Ans:(D)

詳解:

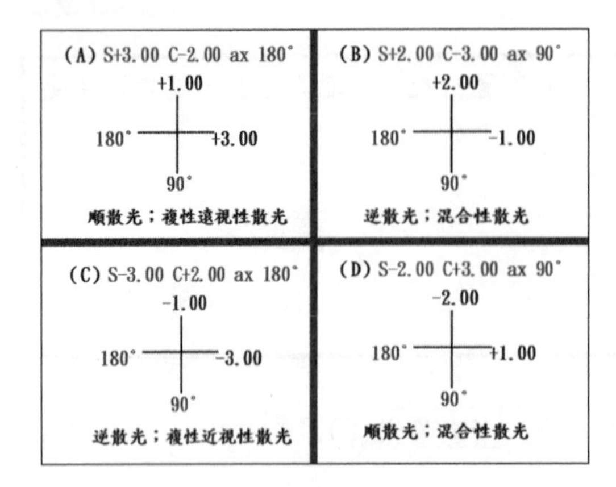

8. 操作史耐倫(Snellen)六公尺視力表檢查時，患者須前進到 1.5m 處才可辨認 20/100 視標，此時患者的視力為多少？ (A)20/400 (B)20/200 (C)20/100 (D)10/400

Ans:(A)

詳解:(20/100)×(1.5/6)＝20/400

9. 在 logMAR 視力表中，視標增加比率為 0.1 log 單位，每一行有 5 個字母視標，其中每一視標採用 logMAR 尺度值為多少？ (A)0.01 (B)0.02 (C)0.03 (D)0.04

Ans:(B)

詳解:$\log_{mar}$視標每一行有 5 個字母其每一行之間的增率為 0.1，所以每個字母的數值為 0.1／5＝0.02

10. 下列何者的視覺問題不屬於屈光不正所引起的？
(A)老花(presbyopia)
(B)近視(myopia)
(C)遠視(hyperopia)
(D)不等視(anisometropia)

Ans:(A)

詳解:屈光不正指的是近視、遠視、散光所組成的，不等視是近視、遠視、散光的其中一個項目，**而老花不算是屈光不正**

11. 進行遮蓋－去遮蓋測試(cover-uncover test)時，當遮蓋右眼，左眼不動；遮蓋左眼，右眼由顳側向鼻側移動。遮眼棒從左眼移開，觀察右眼，右眼不動。根據此檢查結果，下列診斷何者正確？
(A)左眼內斜視
(B)交替性外斜視
(C)右眼外斜視
(D)右眼外隱斜位

Ans:(B)

詳解:遮蓋－去遮蓋測試當遮蓋右眼，左眼不動；遮蓋左眼，右眼由顳側向鼻側移動。遮眼棒從左眼移開，觀察右眼，右眼不動為**交替性外斜視**

12. 有關阿姆斯勒方格表(Amsler grid)檢查，下列敘述何者錯誤？
(A)可以做為黃斑部病變的篩檢
(B)檢查距離一般為 6 m
(C)可用於當受檢者有視力下降或視物變形(metamorphopsia)等症狀時的篩檢
(D)檢查方法通常為單眼分別檢查

Ans:(B)

詳解:阿姆斯勒方格表為長寬各 10 公分的方格圖，每一小格為 0.5 公分，**其檢查距離為 30 公分**，可以檢查出單眼約 20 度的視野範圍

13. 散光鏡片度數的記載+1.00DS/-3.00DC×090，與下列何者相當？
(A)-1.00DS/+3.00DC×180
(B)-2.00DS/-3.00DC×090
(C)-2.00DS/+3.00DC×180
(D)-2.00DS/+3.00DC×090

Ans:(C)

詳解:

+1.00DS/-3.00C × 090 負散光處方轉為正散光處方為-2.00DS/+3.00DC × 180

14. 某患者兩眼均近視-5.50 D，使用調節負鏡片法(minus lens to blur)測量調節幅度(amplitude of accommodation)，測試時慢慢的加負鏡片，雙眼均在-12.00 D因持續性的模糊(sustained blur)而停止，其調節幅度為何？
(A)6.50 D
(B)7.00 D
(C)8.50 D
(D)9.00 D

Ans:(D)

詳解:

負鏡法的調節幅度公式：(-5.50)－(-12.00)+(+2.50)＝+9.00D

15. 下列何者不是眼球近反應(near reflex)的變化？
(A)調節力(accommodation)增加
(B)內聚(convergence)
(C)縮瞳(pupil constriction)
(D)水晶體韌帶(zonular ligament)縮緊

Ans:(D)

詳解:

(D)應該改為水晶體韌帶(zonular ligament)**放鬆**

16. 在赫希柏格檢查(Hirschberg test)，受檢者注視眼前燈光，右眼角膜反光點位於瞳孔的正中央，左眼角膜反光點在瞳孔中央偏顳側瞳孔緣，則顯示該受檢者為下列何種斜視？
(A)內斜視
(B)外斜視
(C)上斜視
(D)下斜視

Ans:(A)

詳解:赫斯柏格檢查，受檢者注視眼前燈光，右眼角膜反光點位於瞳孔的正中央，左眼角膜反光點在瞳孔中央偏顳側瞳孔緣為**內斜視**

17. 下列何種眼睛的病變較不會造成後天辨色力的異常？
(A)視神經病變
(B)脈絡膜病變
(C)視網膜病變
(D)眼角膜病變

Ans:(D)

詳解:眼角膜病變不會造成後天色覺異常

18. 高度外隱斜位的檢查，其稜鏡基底應朝何方向？
(A)基底朝下
(B)基底朝外
(C)基底朝上
(D)基底朝內

Ans:(D)

詳解:外斜需要**基底朝內**矯正

19. 理想的針孔直徑為多少？
(A)1.0-1.5 mm
(B)2.0-2.5 mm
(C)2.5-3.0 mm
(D)3.0-3.5 mm

Ans:(A)

詳解:理想的針孔直徑為 1.0-1.5 mm

20. 使用角膜弧度儀所測得的數據為 42.50@165/44.00@075，下列敘述何者錯誤？
(A)其角膜散光為 1.50 D
(B)可以允許簡化紀錄為 42.50/44.00@075
(C)屬於不規則散光
(D)測量時也可以順便評估淚液表面完整性

Ans:(C)

詳解:42.50@165/44.00@075 其兩條主徑線軸度相交於 90°，所以屬於**規則性散光**

21. 視網膜檢影鏡測量度數時，下列何者對檢查的過程影響最小？
(A)調節力大小
(B)視標的亮度
(C)瞳孔的大小
(D)弱視或斜視

Ans:(B)

詳解:**視標的亮度**對於視網膜檢影鏡測量度數的準確度影響較小

22. 角膜地圖儀(corneal topography)在臨床上可用於下列何者？
(A)檢查白內障
(B)監測視網膜病變
(C)評估翼狀贅片
(D)測量角膜厚度

Ans:(C)

詳解:翼狀贅片發生在角膜上引起牽扯，所以會影響角膜表面的形狀，故角膜地圖儀可以評估角膜表面形狀

23. 有關驗度儀(lensometer)的測量可以獲得下列何種資訊？①後頂點屈光度(back vertex power)②前表面弧度(front surface curvature)③光學中心位置(optical center position)
(A)僅①②
(B)僅②③
(C)僅①③
(D)①②③

Ans:(C)

詳解:驗度儀(lensometer)的測量可以獲得**後頂點屈光度及光學中心位置**，驗度移無法測量前表面弧度，鏡片前表面弧度需要用彎度計測量

24. 驗光時若試鏡架的頂點距離(vertex distance, VD)是 11 mm，驗光鏡片是 -10.00 D。配鏡時眼鏡鏡架之頂點距離若是 15 mm，則最靠近的處方應該是下列那一項？
(A)-14.00 D
(B)-9.50 D
(C)-10.00 D
(D)-10.50 D

Ans:(D)

詳解:

F_s＝F／(1－dF)＝(-10)／【1－(0.011－0.015)(-10)】＝-10.42D，答案為(D)-10.50D

25. 下列何者的眼鏡處方實際屈光度與其他三者不同？
(A)-4.00DS/+1.00DC×180
(B)-3.00DS/-1.00DC×090
(C)-3.00DC×180/-4.00DC×090
(D)-3.00DC×090/-4.00DC×180

Ans:(D)

詳解:

(A) -4.00DS/+1.00DC × 180 轉為負散光為【-3.00DS/-1.00DC × 090】

(B) 【-3.00DS/-1.00DC × 090】

(C) -3.00DC × 180/-4.00DC × 090 的處方式子為【-3.00DS/-1.00DC × 090】

(D) -3.00DC × 090/-4.00DC × 180 的處方式子為**【-3.00DS/-1.00DC × 180】**

所以答案(D)與其他三個不一樣

26. 遠視+4.00 D 合併軸度在 180 的散光-2.00 D，其等價球面(spherical equivalent)度數，下列何者正確？
(A)+2.00 D
(B)+6.00 D
(C)+4.00 D
(D)+3.00 D

Ans:(D)

詳解:等價球面＝(散光／2)＋(球面度數)＝(-2.00／2)＋(+4.00)＝+3.00D

27. 用驗度儀檢測到患者眼鏡的右眼鏡-5.00 D，戴上眼鏡之後，患者的視線軸在水平線上向外側偏離光學中心 4 mm，這稜鏡效應為：
(A)右眼 2 稜鏡度基底朝外
(B)右眼 2 稜鏡度基底朝內
(C)右眼 2 稜鏡度基底朝上
(D)右眼 2 稜鏡度基底朝下

Ans:(A)

詳解:

△＝度數 × 偏移量 cm＝(5) × 0.4cm＝2△BO

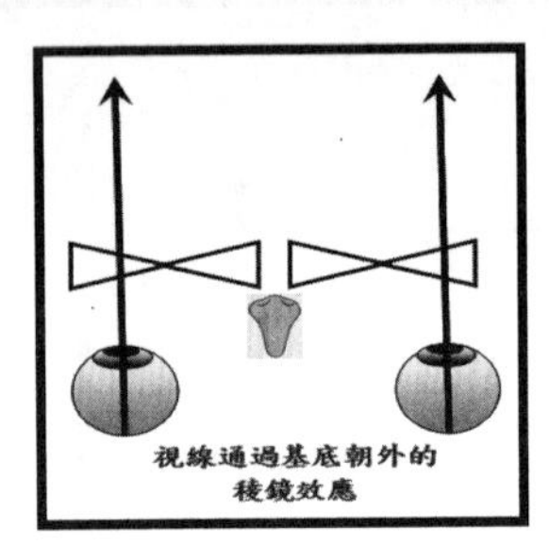

28. 進行靜態視網膜檢影時，受檢者戴用+1.50DS/-1.00DC×180 鏡片時反射光為完全中和，如工作距離為 67 cm，未放入工作距離輔助鏡片。此眼的實際屈光度數為下列何者？
(A)+1.50DS/-1.00DC×180
(B)-2.50DC×180
(C)-1.00DC×180
(D)-0.50DS/-2.50DC×180

Ans:(C)

詳解:

不加工作鏡片檢影的實際度數＝檢影度數＋工作距離的倒數變成負度數

不加工作鏡片檢影的實際度數＝(+1.50DS/-1.00DC × 180)＋(1/-0.67)＝

-1.00DC × 180

29. 視網膜檢影鏡的光束(light streak)與 100 度的方向平行時，反射光(light reflex)被-1.25 D 鏡片中和，而光束與 10 度的方向平行時，反射光(light reflex)被+0.50 D 鏡片中和。檢查者的工作距離為 57 cm。此受測者有那種類型的散光？
(A)混合性散光(mixed astigmatism)
(B)單純性遠視散光(simple hyperopic astigmatism)
(C)複合性近視散光(compound myopic astigmatism)
(D)複合性遠視散光(compound hyperopic astigmatism)

Ans:(C)

詳解:

光束與 100 度的方向平行時所檢影出來的軸度為 10°→【-1.25@10°】
光束與 10 度的方向平行時所檢影出來的軸度為 100°→【+0.50@100°】
-1.25@10°／+0.50@100°＝+0.50-175×100°
不加工作鏡片檢影，患者的實際度數＝檢影度數＋工作距離的倒數變成負度數
不加工作鏡片檢影，患者的實際度數＝(+0.50-175×100°)＋(1/-0.57)＝**－0.25－1.75 × 180**

答案：－0.25－1.75 × 180 為複合性近視散光

30. 自覺式驗光中，進行單眼最高正度數最佳視力(MPMVA)的敘述何者正確？
(A)透過雲霧法(fogging method)，避免取得過多不必要正度數
(B)一般以動態視網膜檢影鏡法(dynamic retinoscopy)檢查結果為起始點，逐步找到最正度數
(C)每調整 0.50 D 球面度時，詢問患者是否得到較好視力，以取得明顯的比較值
(D)當患者達到視力值 20/20，不一定為此部分的檢查終點

Ans:(D)

詳解:

(A)透過雲霧法(fogging method)，避免取得**過少**不必要正度數
(B)一般以**靜態**視網膜檢影鏡法檢查結果為起始點，逐步找到最正度數
(C)每**調整 0.25D 球面度**時，詢問患者是否得到較好視力，以取得明顯的比較值

31. 下列何者不是自覺式驗光項目？
(A)紅綠測試(red-green test)
(B)傑克森交叉圓柱鏡(JCC)
(C)動態視網膜檢影鏡法(dynamic retinoscopy)
(D)散光圖(鐘面圖)(fan chart/clock dial test)

Ans:(C)

詳解:

自覺式驗光為患者需要回答驗光師的檢查，而動態視網膜檢影鏡法是患者不需要回答就可以得到數據的檢查方法，所以動態視網膜檢影鏡法是屬於**【他覺式檢查方法】**

32. 紅綠(red-green)視標主要是應用於：
(A)確認球面度數
(B)確認散光度數
(C)確認散光軸度
(D)確認稜鏡度

Ans:(A)

詳解:紅綠視標主要應用在確認球面度數的檢查

33. 偏光圖平衡法(polaroid/vectographic balance)檢查的目的為下列何者？
(A)確認兩眼的屈光度是否一致
(B)確認兩眼的矯正視力是否一致
(C)確認兩眼都沒有抑制的現象
(D)確認兩眼對刺激的調節反應是否一致

Ans:(D)

詳解:偏光圖平衡法檢查的目的在確認兩眼對刺激的調節反應是否一致

34. 有關傑克森交叉圓柱鏡(Jackson cross cylinder)敘述，下列何者錯誤？
(A)JCC 鏡片整體等價球面度數為 0 度(平光)
(B)測量精準散光軸度時，將 JCC 鏡片上的「A」對準散光軸度
(C)測量精準散光度數時，將 JCC 鏡片上的「P」對準散光軸度
(D)JCC 鏡片會使最小模糊圈(circle of least confusion)移至視網膜前

Ans:(D)

詳解:(D)JCC 鏡片會使最小模糊圈**移至視網膜上**

35. 進行散光鐘(clock chart)檢測，霧視後當受測者回答 3 點鐘與 4 點鐘方向的線條較為清楚，受測眼的負散光軸度為何？
(A)75 度
(B)105 度
(C)135 度
(D)180 度

Ans:(B)

詳解:進行散光鐘檢測，霧視後當受測者回答 3 點鐘與 4 點鐘方向的線較為清楚，受測眼的負散光軸度為

3.5×30＝105°

36. 有關針孔板試片主要用途之敘述，下列何者正確？
(A)減低反射現象
(B)消除抑制
(C)確認利用鏡片能否提升視力
(D)改善眼球震顫

Ans:(C)

詳解:針孔板試片主要用途是確認利用鏡片能否提升視力

37. 下列何種雙眼平衡法因缺乏雙眼融像，較可能造成平衡結果的誤差？①隔板法(septumtechnique) ②偏光紅綠法(polarized duochrome) ③漢弗萊斯法(Humphrissmethod) ④交替遮蓋法(successive alternate occlusion) ⑤垂直稜鏡分離法(vertical prism dissociation)
(A)④⑤ (B)①③⑤ (C)②④⑤ (D)①②③⑤

Ans:(A)

詳解:**交替遮蓋法及垂直稜鏡分離法**會因為雙眼平衡法缺乏雙眼融像，較可能造成平衡結果的誤差

38. 下列那一項檢測，並不用於以「屈光配鏡」為主要目標的檢查？
(A)聚合近點(near point of convergence)
(B)視力
(C)瞳孔距離
(D)針孔視力

Ans:(A)

詳解:聚合近點不是屈光配鏡的檢查方法，而是雙眼視機能的檢查方法

39. 有關雙眼平衡，下列敘述何者錯誤？
(A)平衡的目的為使雙眼調節相等
(B)若兩眼無法平衡，以優眼稍微清晰為原則
(C)霧視後若受檢者反應右眼比較清晰，則在左眼加上負鏡片，以-0.25 為一單位逐步提升至兩眼清晰度相同
(D)受測者若有紅綠色盲，一樣可以使用紅綠平衡法

Ans:(C)

詳解:(C)霧視後若受檢者反應右眼比較清晰，**則在右眼降負度數**，以-0.25 為一單位逐步至兩眼模糊度相同

40. 如果經過單眼遠距自覺式驗光後，兩眼最佳視力有明顯差異，但有理由相信是因為兩眼的調節不同，此時建議使用何種平衡方法？
(A)交替遮蓋法
(B)垂直稜鏡分離法
(C)稜鏡分離紅綠法
(D)融像性交叉圓柱鏡法

Ans:(C)

詳解:單眼遠距自覺式驗光後，兩眼最佳視力有明顯差異，但有理由相信是因為兩眼的調節不同，此時建議使用**稜鏡分離紅綠法**

41. 若受檢者為正視眼，在其眼前加上交叉圓柱鏡，白點位於鏡片水平方向，於視網膜呈現的狀況為何？
(A)垂直方向的光線聚焦在視網膜之前，形成一條水平焦線
(B)垂直方向的光線聚焦在視網膜之後，形成一條水平焦線
(C)垂直方向的光線聚焦在視網膜之後，形成一條垂直焦線
(D)垂直方向的光線聚焦在視網膜之前，形成一條垂直焦線

Ans:(A)

詳解:眼前加上交叉鏡，白點鏡片水平方向→所以垂直為紅點【紅點為正度數】，所以**垂直主徑線為正度數會形成水平焦線落在視網膜前**

42. 受檢者看遠有+2.00 DS 的遠視，戴上全矯正眼鏡後進行測試，使用推進法測得近點為 20 cm，調節幅度應為多少？
(A)3.00 D (B)5.00 D (C)7.00 D (D)7.50 D

Ans:(B)

詳解:

遠視+2.00D 全矯正進行推進法的測試，得到近點為 20cm，所以**調節幅度＝(1/+0.2m)＝+5.00D**

43. 關於融像性交叉圓柱鏡(fused cross cylinder, FCC)測驗，下列說明何者錯誤？
(A)屬於近方試驗，應該給予充分照明
(B)一般設置是將交叉圓柱鏡的負散光軸設置在 90 度處
(C)如在測驗剛開始時，當受測者反應直線條較為清晰，可嘗試翻轉交叉圓柱鏡；如果翻轉後依然表示直線較清楚，記錄為垂直偏好(vertical preference)
(D)非老花眼者由於景深效應，可能依然會有些微調節遲滯，約為+0.50 D

Ans:(A)

詳解:(A)屬於近方試驗，應該給予**燈光偏暗**

44. 有關老花眼的敘述，下列何者正確？
(A)男人老花眼的年紀一般較女人來得早
(B)相同的矯正鏡片度數下，近視眼的人若戴眼鏡，其老花症狀較戴隱形眼鏡來得早
(C)未矯正的遠視眼老花的症狀較未矯正的近視眼來得早
(D)瞳孔較小的人老花症狀較瞳孔大的人來得早

Ans:(C)

詳解:

(A)男人老花眼的年紀一般較女人來得早，**這句話是不一定**

(B)相同的矯正鏡片度數下，近視眼的人若戴眼鏡，其老花症狀較戴隱形眼鏡**來得晚**

(D)瞳孔較小的人會有較大的景深，所以老花症狀較瞳孔大的人**來得晚**

45. 距離受檢者 40 cm 處進行諾特動態檢影(Nott dynamic retinoscopy)，以平行光觀察到眼睛的檢影反射光為順動(with motion)，下列何者正確？
(A)靠近受檢者，縮短檢影工作距離以找到中和點
(B)遠離受檢者，拉長檢影工作距離以找到中和點
(C)放入正球面(plus)鏡中和反射光
(D)放入負球面(minus)鏡中和反射光

Ans:(B)

詳解:諾特動態檢影，以平行光觀察到眼睛的檢影反射光為順動時**需要遠離受檢者，拉長檢影工作距離以找到中和點**

46. 有關動態視網膜檢影鏡單眼評估法(monocular estimation method, MEM)的敘述，下列何者錯誤？
(A)可用於測量調節反應(accommodative response)與診斷雙眼視覺異常
(B)檢查時要求受檢者注視嵌附在檢影鏡上之視標
(C)操作過程中無須遮蓋單眼
(D)若見順動光影，逐漸加多正球面度鏡片，留置於綜合驗光儀或試鏡架上，直至中和

Ans:(D)

詳解:動態視網膜檢影鏡單眼評估法的檢查速度需要在 1 秒內完成，所以看見順動光影時，需**快速**加多正球面度鏡片(直接使用**試鏡片**或**板鏡**)直至中和，**不需要**將鏡片留置於綜合驗光儀或試鏡架上來中和

47. 調節刺激(accommodative stimulus)與調節反應(accommodative response)多數情形下並非完全同步，但因下列何項功能、效應，影像仍然相對清晰可以接受？
(A)焦深(depth of focus)
(B)調節靈敏度(accommodative facility)
(C)史特爾姆間隔(interval of Sturm)
(D)對比敏感度(contrast sensitivity)

Ans:(A)

詳解:焦深本身的範圍都是相對清晰可以接受

48. 對於 46 歲有近視-0.50 D 的患者，置入遠用處方與暫時加入度(+0.75 D)於綜合驗光儀後，於 40 cm 標準距離執行正相對調節(positive relative accommodation, PRA)與負相對調節(negative relative accommodation, NRA)檢查，結果如下：NRA/PRA：+1.75/-1.25。調節平衡後，此患者在 40 cm 的近用處方為何？
(A)+0.50 DS
(B)+1.00 DS
(C)+1.50 DS
(D)+1.75 DS

Ans:(A)
詳解:
適合的加入度＝【(NRA＋PRA)／2】＋ADD＝【(+1.75)＋(-1.25)／2】＋(+0.75)＝+1.00
所以近用處方＝遠用處方＋適合的加入度＝(-0.50)＋(+1.00)＝+0.50D

49. 使用推進法與拉遠法測量調節幅度(amplitude of accommodation：push-up method and pull-away method)時，下列敘述何者正確？
(A)測量調節近點或遠點的距離依據，是以視標卡至角膜平面為基準
(B)記錄檢測結果時不是以公尺，而是以公分為單位
(C)為單眼進行測試
(D)於 Hofstetter's 公式中，期望幅度最小值為 18.5 -(0.25×年齡)

Ans:(C)
詳解:
(A)測量調節近點或遠點的距離依據，是以視標卡至**眼鏡平面**為基準
(B)記錄檢測結果時是**以公分為單位除以 100 來記錄調節幅度量**
(D)於 Hofstetter's 公式中，期望幅度最小值為 **15-(0.25 x 年齡)**

50. 正視眼用負鏡片測量眼球調節幅度，在 40 cm 距離用了-2.00 D 時，受檢者表示視標開始模糊，無法持續看清楚。則此眼的調節幅度是多少？
(A)1.50 D (B)2.50 D (C)3.50 D (D)4.50 D

Ans:(D)
詳解:患者看 40 公分時需要**調節+2.50D**，加入-2.00D 後無法持續看清楚視標，表示患者**又調節了+2.00D**
所以患者的**調節幅度＝(+2.50)＋(+2.00)＝+4.50D**

111 年專技普考【驗光生】

隱形眼鏡概要-黃柏緯、配鏡學-汪伯勳

1. 關於理想的軟式隱形眼鏡材質(hydrogel materials)之敘述，下列何者錯誤？
   (A)可以保持穩定、連續的淚膜
   (B)透氧以維持正常角膜代謝
   (C)對離子不具有滲透性，以保持鏡片滑動
   (D)提供清晰、穩定的視力

Ans:(C)

詳解:(C)對離子應具有滲透性，以增加濕潤性。

2. 關於軟式隱形眼鏡的邊緣缺陷(edge defects)，下列何者錯誤？
   (A)缺口(nick)：鏡片邊緣缺少一小塊鏡片材料
   (B)撕裂(tear)：邊緣連續的鏡片材料部分或全部分離
   (C)粗糙度(roughness)：邊緣輪廓不均勻
   (D)多餘的材料(excess material)：隱形眼鏡邊緣多餘的材料往內凹而非向外突

Ans:(D)

詳解:(D)多餘的材料(excess material)：鏡片品質或有多餘的材料超出鏡片周邊。

3. 下列何者是第一種使用在軟式隱形眼鏡的製造方法？
   (A)車床切削(lathe cutting)
   (B)旋轉鑄造(spin casting)
   (C)鑄造成形(cast molding)
   (D)吹製(blowing)

Ans:(B)

詳解:旋轉鑄造(spin casting) 是第一種使用在軟式隱形眼鏡的製造方法。

4. 有關等效氧百分比(equivalent oxygen percentage, EOP)的敘述，下列何者正確？
   (A)到達角膜及 Dk/t 之間的關係遵循 Fick 定律
   (B)在特定條件下角膜代謝所消耗的量
   (C)是測量鏡片和角膜之間氧氣含量的量度；當使用特定鏡片材料和設計，有多少氧氣量達到角膜前表面的預測指標
   (D)測量材料在壓力下抗變形的能力

Ans:(C)
詳解:
(A) **氧流量**：在一定時間內氧到達角膜表面區域的體積，用於量化氧傳送的量，氧流量到達角膜 (j) 及 Dk/t 之間的關係遵循 Fick 定律。
(B) **耗氧量**：在特定條件下角膜代謝所消耗氧的量。
(D) **彈性模數**：測量材料在壓力下抗變形的能力

5. 硬式隱形眼鏡 S/A(矽-甲基丙烯酸酯)材質含有矽、甲基丙烯酸酯、潤濕劑和交聯劑，下列何者不是以上成分的功能？
(A)增加材質硬性
(B)中和矽成分中的疏水性
(C)降低材質對溶劑敏感度
(D)增加鏡片材料的抗沉積性

Ans:(D)
詳解:

(A)增加材質硬性	對應 矽
(B)中和矽成分中的疏水性	對應 甲基丙烯酸酯
(C)降低材質對溶劑敏感度	對應 潤濕劑和交聯劑
(D)增加鏡片材料的抗沉積性	對應 氟化物，本題材質內未含

6. 有關水膠與矽水膠軟式隱形眼鏡材質，下列敘述何者錯誤？
(A)水膠材質氧氣的傳輸(oxygen transported)是由材質本身的聚合物來傳輸
(B)水膠鏡片的透氧率(oxygen permeability, Dk)的高低，與含水量成正比
(C)矽水膠鏡片與水膠相比，其親水性較差
(D)矽水膠鏡片在含水量較低時也可達到高透氧率

Ans:(A)
詳解:(A)水膠材質氧氣的傳輸(oxygen transported)是由鏡片中的水分來傳輸，含水量高氧氣傳輸較多。

7. 關於軟式隱形眼鏡材質，下列何種材質為疏水性(hydrophobic)？
(A)甲基丙烯酸(methacrylic acid, MAA)
(B)甲基丙烯酸甲酯(methyl methacrylate, MMA)
(C)N-乙烯基吡咯烷酮(N-vinyl pyrrolidone, NVP)
(D)甲基丙烯酸羥乙酯(2-hydroxyethyl methacrylate, HEMA)

Ans:(B)
詳解:甲基丙烯酸甲酯(methyl methacrylate, MMA)本身不親水，故為疏水性。

8. Harvitt and Bonanno(1999)的研究，配戴隱形眼鏡要避免角膜缺氧，在張開眼及閉眼時的傳氧率 Dk/t(oxygen transmissibility, Dk/t)，分別至少需達到？
(A)24、87
(B)32、120
(C)35、125
(D)45、140

Ans:(C)

詳解:

Dk/t	
125	預防輪部血管進入角膜(Papas)及因持續配戴型隱形眼鏡造成角膜水腫(Harvitt 和 Bonanno)
87	避免因持續配戴型隱形眼鏡造成角膜水腫(Holden 和 Mertz)
35	避免因日戴型隱形眼鏡造成整個角膜缺氧(Harvitt 和 Bonanno)
33	避免因日戴型隱形眼鏡造成角膜周邊水腫(Morgan 和 Efron)
24	避免因日戴型隱形眼鏡造成角膜水腫(Holden 和 Mertz)
20	避免因日戴型隱形眼鏡造成角膜中央水腫(Morgan 和 Efron)

9. 依 FDA 分類隱形眼鏡中，第幾類材質會有最多蛋白質沉積？
(A)第一類
(B)第二類
(C)第三類
(D)第四類

Ans:(D)

詳解:(D)第四類為高含水具有離子性鏡片，會吸引蛋白質沈積最多。

10. 有關隱形眼鏡材料－矽氧烷丙烯酸酯(silicone/acrylate)的敘述，下列何者正確？
(A)隱形眼鏡歷史上第一個軟式隱形眼鏡材質
(B)透氧度(Dk 值)約為 4 至 8
(C)通常會加入潤濕劑來增加鏡片親水性及濕潤度
(D)材質偏硬易產生偏位現象，且生物相容性低

Ans:(C)

詳解:

(A)隱形眼鏡歷史上第一個**高透氧硬式**隱形眼鏡材質

(B)透氧度(Dk 值)約為 **12**

(D)生物相容性高

11. 除了日拋型隱形眼鏡之外，所有的隱形眼鏡在每次使用之後都需要透過清潔與保養，鏡片必須安全地儲存在溶液中。為何需要消毒隱形眼鏡的理由，下列敘述何者錯誤？

(A)眼睛有許多抗感染的內在保護機制

(B)隱形眼鏡配戴者的感染風險比例是非配戴者的 60 倍

(C)有 5%的人口的淚膜中，無論何時均存在著潛在的病原體，但是眼睛表面有感染狀況者卻遠高於此比例

(D)淚膜和眨眼過程在抵抗感染中產生重要的作用。基礎淚液的產量為 1~2 μl/min，整體總淚液量為 7 μl，這證實淚液在眼睛表面的快速更新，可以隨之清除微生物

Ans:(C)

詳解:有 5%的人口的淚膜中，無論何時均存在著潛在的病原體，但是眼睛表面有感染狀況者卻遠**低於**此比例，因為眼睛有許多抗感染的內在保護機制。

12. 有關軟式隱形眼鏡保養系統的物理方法相關敘述，下列何者錯誤？

(A)軟式隱形眼鏡消毒的各種物理方法是以引起致命性的細胞變化，達到消毒效果

(B)物理清潔的消毒方法是 1972 年由美國食品和藥物管理局(FDA)批准的第一種軟式隱形眼鏡消毒方法

(C)物理清潔的消毒方法需要 80℃的溫度並保存至少維持 10 分鐘

(D)加熱消毒有許多優點，在加熱鏡片之後鏡片表面的蛋白質依然不會變性

Ans:(D)

詳解:加熱鏡片之後鏡片表面的蛋白質會產生變性，影響鏡片使用壽命。

13. 有關隱形眼鏡保養液中防腐劑的敘述，下列何者錯誤？

(A)氯己定(chlorhexidine)，常添加於軟式隱形眼鏡保養液中，一般使用濃度為 0.0005%

(B)與其他防腐劑相比較，硫柳汞(thiomersal)具有較高抗菌作用，也不容易引發敏感反應

(C)氯己定若單獨使用於透氣硬式隱形眼鏡(RGP lens)保養液，其殺菌效果不佳

(D)氯己定通常合併添加 EDTA(乙二胺四乙酸)以提高抗菌效果

Ans:(B)

詳解:硫柳汞(thiomersal)容易引發敏感反應。

14. 有關配戴透氣硬式隱形眼鏡(RGP lens)的適應(adaptation)，下列何者錯誤？
(A)通常第一天只能戴 4 小時
(B)配戴初期偶爾會流淚，對光線敏感，乃是正常現象
(C)如果有嚴重而持續的光暈(haloes)乃屬不正常現象
(D)一般而言，至少需要 28 天才能適應

Ans:(D)

詳解:配戴透氣硬式隱形眼鏡(RGP lens)的適應約為 7-10 天。

15. 關於硬式隱形眼鏡護理，下列敘述何者錯誤？
(A)清潔時應小心將鏡片置於指腹上以指尖搓揉
(B)在無法使用吸盤取下鏡片的緊急情況下，可將頭部放置於裝滿水的水槽中，眼睛打開使鏡片脫離眼睛
(C)使用高 Dk 材料之鏡片，清潔時較易發生鏡片翹曲(warpage)現象
(D)如果鏡片掉在堅硬的表面上，可以將一滴潤濕液放在手指上，輕輕地將鏡片從上面上抬起，以減少刮痕

Ans:(A)

詳解:清潔時應小心將鏡片置於一手掌上，以另一手指之指腹於鏡片後表面上下左右搓揉。

16. 下列何者不是診斷驗配法(diagnostic fitting)的優點？
(A)使用角膜地圖儀輔助鏡片設計
(B)更少再次訂片
(C)驗光師有信心的驗配
(D)配戴者滿意度高

Ans:(A)

詳解:診斷法或經驗法都會使用角膜地圖儀。

17. 關於透氣硬式隱形眼鏡持續向上偏位，眨眼也無法掉落的原因及處理方法，下列何者錯誤？
(A)如果是鏡片邊緣太厚造成的，可訂製周邊正透鏡片設計
(B)如果是鏡片太薄或太輕造成的，可增加中心厚度來改善
(C)如果是鏡片太陡造成的，可使用較平基弧的鏡片
(D)如果是鏡片過大導致眼皮接觸過多，可減少鏡片直徑

Ans:(C)

詳解:透氣硬式隱形眼鏡持續向上偏位，表示鏡片被上眼瞼夾住，應減少直徑，加陡弧度。

18. 關於驗配硬式隱形眼鏡時發生鏡片偏位(decentration)，下列何者錯誤？
(A)若角膜有順散光，易使鏡片偏向旁邊(sideway)
(B)若是鏡片的光學區仍有涵蓋瞳孔，原則上還可接受
(C)有可能是鏡片的基弧弧度太平
(D)可考慮換成較大片的鏡片

Ans:(A)

詳解:若角膜有順散光，表示角膜水平方向較平坦、定位較良好，鏡片不容易水平偏位。
若角膜有逆散光，表示角膜水平方向較陡峭，易使鏡片偏向旁邊(sideway)。

19. 在設計高度負屈光度透氣硬式隱形眼鏡鏡片時，所考量的參數，下列何者正確？
(A)選擇比角膜弧度更陡峭的基弧半徑
(B)選擇較大的鏡片直徑
(C)選擇較薄的中心厚度
(D)選擇負透鏡邊緣設計

Ans:(C)

詳解:

(A)因度數較高，周邊厚度較厚，使得傳氧量下降，應選擇比角膜弧度更**平坦**的基弧半徑，使鏡片變鬆，淚水交換較多。

(B) 因度數較高，周邊厚度較厚，使得傳氧量下降，應選擇**較小**的鏡片直徑，使鏡片變鬆，淚水交換較多。

(D) 因度數較高，周邊厚度較厚，使得傳氧量下降，應選擇**正透鏡邊緣設計**，使周邊厚度變薄，傳氧上升。

20. 關於幫病人配戴軟式隱形眼鏡的敘述，下列何者錯誤？
(A)先將鏡片放在食指與中指間，用消毒水沖洗潤濕
(B)請病人的眼睛看向對側，將隱形眼鏡放在球結膜(bulbar conjunctiva)處
(C)再請病人看回正中央
(D)若病人覺得不舒服，可能是在鏡片表面有異物，此時可以將鏡片移至球結膜再取出

Ans:(A)

詳解:要幫病人配戴前，不可使用消毒藥水沖洗，應使用生理食鹽水沖洗。

21. 有一受測者自覺式驗光結果為-1.00DS/-1.00DC×180，其角膜弧度儀檢查結果為 44.50D@180/46.00D@090，則眼內所殘餘的散光值為何？
(A)-0.50DC×180
(B)-1.00DC×180
(C)+0.50DC×180
(D)+1.00DC×180

Ans:(C)

詳解:受測者自覺式驗光結果為-1.00DS/-1.00DC×180，表示總散光為-1.00DC×180
角膜弧度儀檢查為 44.50D@180/46.00D@090，表示角膜散光為-1.50 DC×180
總散＝角散＋殘散
-1.00=-1.50+(+0.50)，故殘餘散光為+0.50DC×180。

22. 阿德目前試戴的硬式隱形眼鏡試片規格：基弧 7.80mm/-4.50 D 視力檢查 1.0，使用螢光染色檢查發現頂端接觸(apical bearing)，最後訂片建議何者最合適？
(A)7.70 mm/-5.00 D
(B)7.70 mm/-4.00 D
(C)7.90 mm/-5.00 D
(D)7.90 mm/-4.00 D

Ans:(A)

詳解:螢光染色檢查發現頂端接觸表示鏡片太鬆，需將原始弧度 7.80 mm 修改為 7.70 mm 變緊，此時產生＋0.50 D 淚鏡，原始處方－4.50－(＋0.50)=－5.00 D。

23. 有一受測者配戴度數為-3.00 DS，基弧為 7.90mm 之 RGP 隱形眼鏡後，以螢光染劑評估配戴之鬆緊度，結果觀察到鏡片中央有螢光蓄積(pooling)之現象，若不調整鏡片直徑而只改變基弧的狀況下更換新的 RGP 鏡片，以達到適當之鬆緊度，則下列何者可能為新的 RGP 鏡片之規格？
(A)-3.50 DS/8.00 mm
(B)-2.50 DS/8.00 mm
(C)-3.50 DS/7.80 mm
(D)-2.50 DS/7.80 mm

Ans:(B)

詳解:鏡片中央有螢光蓄積(pooling)表示鏡片太緊，需將原始弧度 7.90mm 改為 8.00 mm 變鬆，此時產生－0.50 D 淚鏡，
原始處方－3.00－(－0.50)=－2.50 D。

24. 以球面硬式隱形眼鏡初次驗配時，若水平虹膜直徑(HVID)為 11.8 mm，眼裂大小 10.8 mm，則須選用多大之試片？
(A)8.6 mm
(B)9.2 mm
(C)9.6 mm
(D)10.0 mm

Ans:(C)

詳解:水平虹膜直徑(HVID)為 11.8 mm，約選用 9.2 mm 大小鏡片，又眼裂大小 10.8 mm 屬於較大眼裂距，因此加大為 9.6 mm。

25. 關於使用單眼視覺法(monovision)為病人驗配隱形眼鏡，下列何者正確？
(A)選用此方法來治療老花者慢慢增加，因為比較不易出現像多焦點隱形眼鏡可能出現的鬼影或是視力不穩定的現象
(B)不管是高對比、低對比視力都比硬式多焦點隱形眼鏡和軟式雙焦點隱形眼鏡好，只是需要一段時間適應
(C)病人如是內向男性比較容易驗配成功，因為會更努力去適應
(D)驗配成功率達七到八成左右

Ans:(D)

詳解:

(A)單眼視覺法(monovision)可能**出現鬼影**或是視力不穩定的現象

(B)**低對比**視力比硬式多焦點隱形眼鏡和軟式雙焦點隱形眼鏡較差

(C)與性別無關

26. 關於軟式隱形眼鏡戴起來過鬆(loose fit)的敘述，下列何者錯誤？
(A)戴起來不舒服
(B)眨眼時鏡片滑動至少超過 0.5 mm
(C)上推鏡片時較不容易移位
(D)鏡片邊緣容易翹起，尤其在下緣

Ans:(C)

詳解:軟式隱形眼鏡戴起來過鬆(loose fit)時，上推測試表現會輕易推動，且快速滑下。

27. 有關最佳的硬式隱形眼鏡驗配，下列敘述何者錯誤？
(A)當眼睛睜開時，良好的鏡片配適鏡片定位會置中
(B)鏡片光學區可以完全覆蓋瞳孔
(C)在與眼瞼的互動情況下，鏡片邊緣將位於上眼瞼下方
(D)硬式鏡片設計較厚的邊緣並結合負載體(negative carrier)，也無利於鏡片的定位

Ans:(D)

詳解:硬式鏡片設計較厚的邊緣可使眼瞼與鏡片接觸較多穩定度提高。
結合負載體(negative carrier)，也會使鏡片邊緣變厚，可使眼瞼與鏡片接觸較多穩定度提高。

28. 下列那一個眼睛參數是決定軟式隱形眼鏡直徑的最重要參考？
(A)角膜最平 K 值
(B)角膜直徑
(C)角膜散光
(D)瞳孔直徑

Ans:(B)

詳解:角膜直徑又稱水平虹膜直徑(HVID)，對於鏡片直徑選擇影響最大。

29. 下列何者不是因透氣硬式隱形眼鏡(RGP lens)鏡片中心厚度太厚而造成的常見現象？
(A)鏡片較易變形
(B)較易往下偏位
(C)視力不穩定
(D)眼角膜乾燥

Ans:(A)

詳解:鏡片中心厚度較厚的鏡片，其穩定度較好不易變形。

30. 一位戴著硬式隱形眼鏡的患者，目前使用的鏡片規格如下：基弧 44.25 D、度數-6.25 DS、直徑 9.0 mm、光心 7.8 mm。但是，這鏡片戴在患者眼睛上出現明顯的鼻側位移，視力可達 1.2，可是需要改訂以下的處方才能改善鼻側位移的現象，更改的處方為：基弧 44.75 D、直徑 9.5 mm、光心 8.2 mm，這時更改處方後所需要的鏡片度數為何？
(A)-6.00 DS (B)-6.25 DS (C)-6.50 DS (D)-6.75 DS

Ans:(D)

詳解:鏡片基弧由 44.25 D 改為 44.75 D，產生＋0.50 D 淚鏡，
原始處方－6.25－(＋0.50)=－6.75 D。

31. 患者之屈光度為-3.50 DS，角膜弧度為 7.7mm，若使用基弧 7.85mm 的硬式隱形眼鏡矯正，則隱形眼鏡之屈光度應為何？
(A)-2.75 DS
(B)-3.25 DS
(C)-3.75 DS
(D)-4.25 DS

Ans:(A)

詳解:角膜弧度為 7.7mm，若使用基弧 7.85mm 鏡片，因為鏡片比角膜平，會產生負度數淚鏡－0.75 D，原始處方－3.50－(－0.75)=－2.75 D。

32. 有關選擇透氣硬式隱形眼鏡(RGP)之直徑，下列各項參考因素之敘述何者錯誤？
(A)瞳孔大小(pupil size, PS)再加 3.5~4.0 mm 等於後光學區直徑(BOZD)時，直徑建議選擇後光學區直徑(BOZD)加上 1.2~1.4 mm 之大小
(B)水平虹膜直徑(HVID)大於 12.5 mm，直徑建議選擇 9.0~9.3 mm
(C)瞼裂(palpebral aperture, PA)小於 8.0 mm，直徑建議選擇 9.0~9.3 mm
(D)瞼裂大於 11.5 mm，直徑建議選擇 9.7~9.9 mm

Ans:(B)

詳解:水平虹膜直徑(HVID)大於 12.5 mm，屬於較大類型，直徑建議選擇 9.6 mm 左右。

33. 有關角膜弧度測量(keratometry)，下列敘述何者錯誤？
(A)傳統的角膜弧度儀(keratometer)可以測量角膜中心頂點(apex)，無法測量周邊角膜的弧度
(B)角膜的弧度，以曲率半徑，單位為釐米(mm)或 K 值(屈光度)來表示
(C)使用同心環圓盤系統 Placido disc 測量角膜曲率，是由投射在角膜前表面的反射影像，運用公式計算出來的
(D)角膜弧度儀可以測量角膜曲率、角膜散光及散光軸度

Ans:(A)

詳解:傳統的角膜弧度儀(keratometer)可以測量角膜中心 3 mm 範圍內角膜平均值，無法單獨測量角膜頂點。

34. 下列何種隱形眼鏡併發症較不會有疼痛感產生？
(A)微生物性角膜炎(microbial keratitis)
(B)黏蛋白球(mucin balls)
(C)隱形眼鏡急性紅眼症(contact lens acute red eye, CLARE)
(D)角膜上皮皺褶(corneal epithelial wrinkle)

Ans:(B)

詳解:

黏蛋白球呈現珍珠色半透明顆粒狀或扁平甜甜圈狀（flatterned doughnut），黏蛋白球不會引發發炎或感染等嚴重併發症。

35. 巨大乳突性結膜炎不宜以下那種處置來獲得改善？
(A)頻繁更換鏡片
(B)強效類固醇
(C)抗組織胺
(D)減少配戴時間

Ans:(B)

詳解:

1. 治療以點藥為主，一般**首選為抗組織胺眼藥水**，此類眼藥水可抑制眼部組織的過敏反應，舒緩過敏引起的不適。若過敏情形非常嚴重時，有時會須要配合一些低效價的含類固醇藥水或藥膏，不過，此類藥物長期使用後較易產生副作用，所以一定要遵照醫師的指示使用。
2. 患者也可用局部性冷敷的方式緩解眼睛腫脹引起的不適。
3. 頻繁更換鏡片，減少鏡片沈積物引起過敏反應
4. 減少配戴時間，減少過敏後鏡片與乳突摩擦

36. 有關鞏膜鏡片配戴的問題和併發症敘述，下列何者錯誤？
(A)黏液會累積在角膜前區
(B)配戴鞏膜鏡片不常發生眼睛感染的問題
(C)結膜變白與充血表示鞏膜區有壓迫性的接觸
(D)鏡片後方所形成的氣泡可以使用擠壓鏡片方式使其完全消失

Ans:(D)

詳解:鏡片後方所形成的氣泡須於配戴時小心放入避免產生，因鞏膜鏡片矢高較高。

37. 角膜變形(corneal warpage)可能發生於隱形眼鏡配戴者之角膜，發生角膜變形主要是由於角膜當中的那一層產生改變？
(A)角膜上皮層(corneal epithelium)
(B)德士密氏膜(Descemet's membrane)
(C)角膜基質層(corneal stroma)
(D)內皮細胞層(corneal endothelium)

Ans:(C)

詳解:角膜基質層(corneal stroma)為最厚一層，發生變化時影響整個角膜形狀。

38. 有關隱形眼鏡併發症之敘述，下列何者錯誤？
(A)隱形眼鏡誘發之乳突狀結膜炎(contact lens papillary conjunctivitis, CLPC)較常發生在延長配戴型矽水膠隱形眼鏡配戴者中
(B)角膜上側上皮弧形損傷(superior epithelium arcuate lesions, SEALs)會有點狀螢光染色發生
(C)微生物性角膜炎(microbial keratitis)可能會導致視力缺損
(D)角膜新生血管(corneal neovascularization)較常發生在延長配戴型水膠隱形眼鏡配戴者中

Ans:(A)

詳解:隱形眼鏡誘發之乳突狀結膜炎(contact lens papillary conjunctivitis, CLPC)較常發生在**水膠隱形眼鏡**配戴者中，與矽水膠隱形眼鏡配戴者相關性較低。

39. 若配戴較緊的鞏膜硬式隱形眼鏡，則利用裂隙燈檢查時會發現患者眼部在下列何處會有壓迫痕跡？
(A)角膜周邊
(B)角膜頂點
(C)結膜靠近輪部的地方
(D)結膜靠近中周邊的地方

Ans:(D)

詳解:鞏膜硬式隱形眼鏡直徑較大，故配戴較緊時會在結膜處出現壓痕。

40. 關於上輪部角結膜炎(superior limbic keratoconjunctivitis)的敘述，下列何者錯誤？
(A)是一種慢性且局部的角膜結膜發炎疾病
(B)上輪部角結膜炎的症狀主要是眼紅、異物感與灼熱感
(C)通常以單眼發作為主
(D)症狀輕微者(第二級以下)，建議停戴隱形眼鏡 2-4 週

Ans:(C)
詳解:
上輪部角結膜炎(superior limbic keratoconjunctivitis)：
併發原因
(1) 角膜缺氧。
(2) 對藥水或鏡片後表面上的堆積物產生過敏、免疫反應。
是一種慢性且局部的角膜結膜發炎疾病所以應為雙眼產生。

41. 有關配戴軟式隱形眼鏡引起浸潤性角膜炎(infiltrative keratitis)之敘述，下列何者錯誤？
(A)軟式隱形眼鏡配戴者常發生此併發症，大多發生在角膜中央區域
(B)隱形眼鏡護理藥水產生之過敏反應會產生浸潤性角膜炎
(C)戴基弧太陡或無滑動的隱形眼鏡也會產生浸潤性角膜炎
(D)角膜會局部水腫及有發炎細胞的聚集，使上皮細胞浸潤而呈現混濁半透明狀態

Ans:(A)
詳解:浸潤性角膜炎(infiltrative keratitis)大都發生於角膜周邊區域。

42. 有關配戴透氣硬式隱形眼鏡與棘狀阿米巴角膜炎(*Acanthamoeba* keratitis)之敘述，下列何者正確？①隱形眼鏡配戴是造成棘狀阿米巴角膜炎的一種主要危險因子 ②夜戴型角膜塑形鏡片與棘狀阿米巴角膜炎的發生有相關性 ③用手指搓洗鏡片可以降低棘狀阿米巴菌在鏡面的附著
(A)僅①②
(B)僅①③
(C)僅②③
(D)①②③

Ans:(D)
詳解:
①隱形眼鏡配戴是造成棘狀阿米巴角膜炎的一種主要危險因子
→ 因淚水交換變少，棘狀阿米巴角膜炎無法及時排除。
②夜戴型角膜塑形鏡片與棘狀阿米巴角膜炎的發生有相關性
→ 因淚水交換變少，棘狀阿米巴角膜炎無法及時排除。
③用手指搓洗鏡片可以降低棘狀阿米巴菌在鏡面的附著
→ 手指搓洗鏡片可有效清除 90%左右微生物

43. 有一位配戴隱形眼鏡經常導致眼結膜充血不適的上班女性，你懷疑此患者可能有乾眼症，下列那一項的測試結果可以支持乾眼症的診斷？
(A)Schirmer's 淚液測試>10 mm/5 分鐘
(B)非侵入式淚液破裂時間(tear film break-up time)<10 秒
(C)下眼瞼淚稜鏡高度(tear meniscus height)>3 mm
(D)裂隙燈檢查發現角膜新生血管大約 1 個象限

Ans:(B)

詳解:

(A)Schirmer's 淚液測試>10 mm/5 分鐘表示淚水分泌量正常

(C)下眼瞼淚稜鏡高度(tear meniscus height)>3 mm，小於 1 mm 才屬於乾眼類型

(D)裂隙燈檢查發現角膜新生血管大約 1 個象限，表示角膜缺氧並不嚴重

44. 關於角膜塑型術(orthokeratology)併發角膜炎(keratitis)之敘述，下列何者正確？
(A)最常見的微生物感染為綠膿桿菌(*Pseudomonas aeruginosa*)和棘狀阿米巴原蟲(*Acanthamoeba*)
(B)角膜塑型術造成角膜炎的比例高出其他隱形眼鏡許多
(C)使用自來水沖洗不會有影響
(D)隱形眼鏡盒大約兩年更換一次即可

Ans:(A)

詳解:

(B)角膜塑型術造成角膜炎的比例與其他夜戴型隱形眼鏡發生機率接近

(C)使用自來水沖洗會使有棘狀阿米巴原蟲(*Acanthamoeba*)感染機會大增

(D)隱形眼鏡盒大約兩個月更換一次

45. 關於隱形眼鏡所造成的角膜乾燥(corneal desiccation)，下列何者錯誤？
(A)和鏡片材質和鏡片邊緣設計相關
(B)又叫做 6-12 點鐘角膜染色(6 and 12 o'clock staining)
(C)在硬式隱形眼鏡使用者發生率可高達 40%-90%
(D)長戴型(extended-wear)隱形眼鏡的發生率高於日戴型(daily-wear)隱形眼鏡

Ans:(B)

詳解:

隱形眼鏡所造成的角膜乾燥，會形成 3-9 點鐘角膜染色(3 and 9 o'clock staining)

46. 有關硬式非球面多焦隱形眼鏡，下列敘述何者錯誤？
(A)偏心率(eccentricity)愈高，可以矯正的老花度數愈高
(B)以後表面為非球面設計(back-surface aspheric design)的鏡片，愈往周邊愈平坦，可形成負球面像差
(C)非球面設計是運用同步視覺原理，遠和近的影像會同時進入瞳孔，有些人在晚上會出現光暈或鬼影
(D)配戴時眨眼，鏡片移動不要超過 1.5 mm，較平的角膜，對於老花的矯正，驗配較容易失敗

Ans:(B)

詳解:

以後表面為非球面設計(back-surface aspheric design)的鏡片，愈往周邊愈平坦，可形成**正球面像差**。

47. 有關老花隱形眼鏡之敘述，下列何者錯誤？
(A)材質的改變、透氧度的增加、可拋棄的特性，讓適合戴老花軟式隱形眼鏡的人越來越多
(B)軟式老花隱形眼鏡最常用的設計是同步視覺設計(simultaneous vision design)
(C)在硬式老花隱形眼鏡中，轉換(translating)設計對於增加看近的視力提供相當大的好處
(D)轉換設計的視力品質比同步視覺設計差，所以僅很少的軟式老花隱形眼鏡中使用轉換設計

Ans:(D)

詳解:

轉換設計的視力品質比同步視覺設計較佳，因一次只會看到一個度數，不會產生干擾。

48. 硬式轉換型雙焦隱形眼鏡(translating bifocal)之驗配評估，下列處理方式何者錯誤？
(A)評估硬式轉換型雙焦隱形眼鏡時，其鏡片的位置太高時，則可將鏡片的稜鏡(prism)增加 0.50^{Δ}
(B)評估硬式轉換型雙焦隱形眼鏡時，其鏡片過度旋轉(excessive rotation)，則可將鏡片的基弧調整更陡 0.50D
(C)評估硬式轉換型雙焦隱形眼鏡時，配戴者反應看遠方時的視力較為模糊，評估檢查時發現鏡片太小無法覆蓋瞳孔，則可將鏡片的總直徑加大
(D)評估硬式轉換型雙焦隱形眼鏡時，配戴者反應看近方時的視力較為模

糊，評估檢查時發現鏡片在轉換遠方及近方度數時轉換不理想，則可增加鏡片的邊緣間隙(edge clearance

Ans:(B)

詳解:

鏡片產生過度旋轉(excessive rotation)時，表示鏡片邊緣須改平坦，眼瞼與鏡片接觸增加，進而穩定鏡片。

49. 關於增強型單眼視(enhanced monovision)與改良型單眼視(modified monovision)、部份單眼視(partial monovision)之敘述，下列何者錯誤？
(A)增強型單眼視，最常見的方法是用單光(single-vision)看遠距離的度數鏡片配戴於優勢眼(dominant eye)，用多焦點鏡片配戴於非優勢眼
(B)增強型單眼視，可將優勢眼配戴看近距離的單光度數鏡片，非優勢眼配戴遠距離多焦點鏡片，藉以改善近距離視力
(C)改良型單眼視，為一眼配戴中心看遠的同步視覺設計(simultaneous design)的鏡片，另一眼為中心看近的同步視覺設計的鏡片
(D)對於中距離視力需求較大的配戴者，部份單眼視為最不建議之方法

Ans:(D)

詳解:部份單眼視可解決中距離及近距離需求問題。

50. 提高單眼視覺法老花隱形眼鏡的繼續使用率及成功率，是指當老花度數多少以上時，可考慮加以輔助眼鏡之使用？
(A)+0.75 D
(B)+1.00 D
(C)+1.50 D
(D)+2.00 D

Ans:(D)

詳解:

加入度+2.00 D 以上時，加以輔助眼鏡稱為部分單眼視。

111 年專技普考【驗光生】

眼鏡光學概要-李建泓、配鏡學-汪伯勵

1. 下列何種屈光狀態屬於順散光(with-the-rule astigmatism)？
   (A)-1.00DS/+1.00DC×180
   (B)-1.00DS/-1.00DC×180
   (C)+1.00DS/+1.00DC×180
   (D)-1.00DS/-1.00DC×090

Ans:(B)

詳解: 判定何種散光型態 ， 必先轉換成負散光形式 ,才做判斷

(A) -1.00DS/+1.00DC × 180 => 0.00-1.00 X 90 逆散

(B) -1.00DS/-1.00DC × 180 =>順散

(C) +1.00DS/+1.00DC × 180 => +2.00-1.00 X 90 => 逆散

(D) -1.00DS/-1.00DC × 090 => 逆散

2. 一眼有 3D 的調節幅度(amplitude of accommodation)時，其近點(near point)在眼前 25 cm 處，則此眼之遠點(far point)是在？
   (A)眼前 100 cm
   (B)眼前 50 cm
   (C)眼前 75 cm
   (D)眼前 125 cm

Ans:(A)

詳解:

【調節幅度：符號永遠是(正號)】【遠點：符號(有正號)、(有負號)】【近點：符號永遠是(正號)】

公式：調節幅度＝遠點＋近點

(+3)＝遠點＋(1/+0.25)，所以遠點＝－1.00D

3. 關於近視眼或遠視眼的遠點之敘述，下列何者正確？
(A)遠視眼的遠點落在角膜的後方，需要用凹透鏡矯正
(B)近視眼的遠點落在角膜前方，需要用凹透鏡矯正
(C)遠視眼的遠點落在視網膜的後方，需要用凹透鏡矯正
(D)近視眼的遠點落在視網膜前方，需要用凸透鏡矯正

Ans:(B)
詳解:

(A)遠視眼的遠點落在角膜的後方，需要用**凸**透鏡矯正

(C)遠視眼的遠點落在視網膜的後方，需要用**凸**透鏡矯正

(D)近視眼的遠點落在視網膜前方，需要用**凹**透鏡矯正

4. 有一位+3.00 D 遠視眼患者有 4 D 調節幅度，未經矯正時，此患者的近點位置為何？
(A)58.3 cm
(B)70 cm
(C)85 cm
(D)100 cm

Ans:(D)
詳解:
【調節幅度：符號永遠是(正號)】【遠點：符號(有正號)、(有負號)】【近點：符號永遠是(正號)】

公式：調節幅度＝遠點＋近點

(+4)＝(+3)＋近點，所以近點＝＋1.00D

f＝1/F＝1/(+1)＝+1m＝+1.00D

5. 關於非正視眼的視網膜影像大小，下列敘述何者錯誤？
(A)未矯正的屈光性近視網膜影像大小與正視眼相同
(B)未矯正的屈光性遠視網膜影像大小與正視眼相同
(C)用眼鏡矯正的屈光性近視網膜影像大小較正視眼為小
(D)用眼鏡矯正的屈光性遠視網膜影像大小與正視眼相同

Ans:(D)
詳解:

	軸性屈光不正	屈光性屈光不正
裸眼成像	近視＞正視＞遠視	近視＝正視＝遠視
眼鏡矯正成像	近視＝正視＝遠視	近視＜正視＜遠視
SCL矯正成像	近視＞正視＞遠視	近視＝正視＝遠視

6. 遠點為 1 m 的近視眼，如果需要看清楚眼前 50 cm 的物件，所需要使用的調節力為多少？
(A)1 D
(B)2 D
(C)0.5 D
(D)0 D

Ans:(A)
詳解:
【調節幅度：符號永遠是(正號)】【遠點：符號(有正號)、(有負號)】【近點：符號永遠是(正號)】

公式：調節幅度＝遠點＋近點

調節幅度＝(-1)＋(1/+0.5)，所以調節幅度＝＋1.00D

7. 隱形眼鏡配戴+10.00 D 的遠視眼，使用頂點 15 mm 的距離的遠視眼鏡，其度數應該約為多少？
(A)+10.00 D
(B)+11.00 D
(C)+8.70 D
(D)+5.00 D

Ans:(C)
詳解: 隱形眼鏡轉換眼鏡度數 $\frac{FS}{1 + d \times FS}$

$$\frac{+10}{1 + 0.015 \times (+10)} = +8.696\ D \fallingdotseq +8.70\ D$$

8. 下列何者是屬於斜散光的軸度範圍？
(A)75±15 度
(B)15±15 度
(C)165±15 度
(D)45±15 度

Ans:(D)

詳解: 順規則散光的負散光軸度：180°±30°（0°～30° 及 150°～180°）
逆規則散光的負散光軸度：90°±30°（60°～120°）

斜散光的負散光軸度：45°±15°及 135°±15°（30°～60° 及 120°～150°）

9. 以靜態視網膜檢影鏡法(static retinoscopy)測得 30°經線(meridian)度數為 -9.25D，120°經線度數為-7.50D，下列表示何者正確？
(A)-9.25DS/-1.75DC×030
(B)-7.50DS/-1.75DC×030
(C)-9.25DS/+1.75DC×030
(D)-7.50DS/+1.75DC×030

Ans:(C)

詳解: 視網膜鏡中和的方向為：-9.25@30°／-7.50@120°

所以答案為：**-9.25+1.75 X 30** 或 -7.50-1.75 X120

10. 假設眼球之折射率為 1.333，屈光度為 60 D，計算一眼球軸長(axial length)為 23.80mm 之眼球，其遠點(far point)為何？
(A)-25.06 cm
(B)-31.73 cm
(C)-45.01 cm
(D)-79.98 cm

Ans:(A)

詳解: 利用聚散度公式 V = U + F

$$U + (+60D) = \frac{1.333}{0.0238} \Rightarrow U + (+60) = +56D \quad U = -4\ D$$

$$U = \frac{n_1}{u} \Rightarrow -4 = \frac{1}{u} \Rightarrow u = -0.25m = -25\ cm$$

11. 當隱形眼鏡鏡片的直徑維持不變時，如果基弧曲率半徑增加，下列敘述何者正確？
(A)基弧曲率半徑增加會減少矢高，鏡片配適在角膜上的狀況會變比較鬆
(B)基弧曲率半徑增加會增加矢高，鏡片配適在角膜上的狀況會變比較緊
(C)基弧曲率半徑增加會增加矢高，鏡片配適在角膜上的狀況會變比較鬆
(D)只改變基弧曲率半徑不影響矢高，不需調整

Ans:(A)
詳解: 曲率半徑增加，鏡片變平，矢高減少，抓住眼球力道變小，故較鬆

曲率半徑減少，鏡片變彎，矢高增加，抓住眼球力道變大，故較緊

12. 光的全反射現象是發生在下列何者？
(A)當光線於光疏介質進入光密介質時，發生在入射角小於臨界角度時
(B)當光線於光疏介質進入光密介質時，發生在入射角大於臨界角度時
(C)當光線於光密介質進入光疏介質時，發生在入射角小於臨界角度時
(D)當光線於光密介質進入光疏介質時，發生在入射角大於臨界角度時

Ans:(D)
詳解: 全反射的條件需要以下兩點才能形成：

1. 光必由 **光密** 介質斜向射入 **光疏** 介質

2. 入射角須 **大於或等於** 臨界角。光自折射率 n_1 的介質進入 n_2 的介質（$n_1 > n_2$），則發生全反射

13. 當光線由折射率為 1.0 的空氣，以入射角度為 45 度角，進入折射率為 A 的介質，得到光線的折射角為 30 度，介質折射率 A 的數值最接近下列那個數字？

(A)1.8

(B)2.0

(C)1.1

(D)1.4

Ans:(D)

詳解: $n_1 \sin\theta_1 = n_2 \sin\theta_2$

n_1 為空氣，$\theta_1 = 45^\circ$，$n_2 = A$，$\theta_2 = 30^\circ$

$1 \times \sin 45^\circ = n_2 \sin 30^\circ \Rightarrow 0.707 = n_2 \times 0.5 \quad n_2 = 1.4142$

14. 承上題，當光線反向由折射率為 A 的介質進入空氣中時，會產生全反射的臨界角度與下列那個數值最接近？

(A)10 度

(B)30 度

(C)45 度

(D)60 度

Ans:(C)

詳解: n_1 為 1.4，$n_2 = 1$，$\theta_2 = 90^\circ$ 臨界角

$1.4 \times \sin\theta_1 = 1 \sin 90^\circ \Rightarrow 1.4 \times \sin\theta_1 = 1$

$\theta_1 = 0.714285 \sin^{-1} \Rightarrow \theta_1 = 45.58^\circ \fallingdotseq 45^\circ$

15. 關於常見材質折射率的大小，下列敘述何者正確？

(A)空氣<水<CR-39<聚碳酸酯

(B)空氣<CR-39<水<聚碳酸酯

(C)空氣<水<聚碳酸酯<CR-39

(D)空氣<CR-39<聚碳酸酯<水

Ans:(A)

詳解:（空氣折射率為 1）（水折射率為 1.333）（CR-39 折射率為 1.498）（聚碳酸酯折射率為 1.586）

16. 當選擇適當度數，軟式隱形眼鏡仍無法提供可接受的視力，下列何者為最不可能的原因？
(A)未矯正的散光
(B)鏡片沉積物
(C)鏡片太緊
(D)表面濕潤度不佳

Ans:(C)

詳解: 鏡片太緊會造成不易滑動，較無異物感當眨眼前為清晰視力，眨眼中為模糊，眨眼後為清晰
表面濕潤度不佳，淚液無法平均分佈而造成異物不適感，並非造成模糊

17. 下列何者經透鏡折射後，路徑偏移的角度最大？
(A)紅光(波長 780 nm)
(B)黃光(波長 597 nm)
(C)綠光(波長 577 nm)
(D)藍光(波長 490 nm)

Ans:(D)

詳解:三稜鏡中各種色光其中以 紅光最快(折射率小)，紫光最慢(折射率大)，故通過稜鏡後偏折的角度，紅光 最小，紫光最大
折射角：紅＜橙＜黃＜綠＜藍＜靛＜紫

18. 一高度為 20 cm 的物體，置於一個+15.00 D 的凸透鏡前方 20 cm，其成像應為下列何者？
(A)與物體在鏡片同側，高度 10 cm
(B)與物體在鏡片對側，高度 10 cm
(C)與物體在鏡片同側，高度 20 cm
(D)與物體在鏡片對側，高度 20 cm

Ans:(B)

詳解: 聚散度 V = U + F

$$\frac{1}{-0.2} + (+15) = +10.00D\ (V)$$

$$\frac{1}{+10} = +0.1\ m \Rightarrow +10\ cm$$ (成像在右側)

$$M_L = \frac{U}{V} = \frac{-5}{+10} = -0.5\ x$$(縮小倒立實像)

$$M_L \times O = I \Rightarrow 0.5 \times 20(cm) = 10\ cm$$ (像高 I)

19. 一個基弧(base curve)為 42.00 D 的硬式隱形眼鏡配於一個無散光的角膜，其角膜曲率測量為 43.00 D，所需矯正的度數為-3.00 D，則此硬式隱形眼鏡所需配的度數何者為佳？(假設隱形眼鏡和淚液層均是位於空氣中)
(A)-4.00 D
(B)-3.50 D
(C)-3.00 D
(D)-2.00 D

Ans:(D)

詳解: 淚鏡 = 鏡片基弧 - 角膜曲率 ; 需矯正度數 = 淚鏡 + C.L.

42 - 43 = -1.00 D (淚鏡)　　-1.00 D + C.L. = -3.00 D =>

C.L. = -2.00D

20. 一真實物體位在+4.00 D 鏡片前 80 cm，它所對應的影像為：①實像 ②正立 ③小於物體 ④位在鏡片的焦點後 ⑤位在物體的同側
(A)①②⑤
(B)①③④
(C)②③④
(D)②③⑤

Ans:(B)

詳解: 聚散度 $V = U + F \rightarrow (1/+0.8)+(+4.00) = +2.75\ D\ (V)$

$(1/+2.75) = +0.364\ m \Rightarrow +36.4\ cm$ （成像在右側）

$M_L = U/V = (-1.25/+2.75) = -0.455\ x$（縮小倒立實像）

21. 若一種隱形眼鏡片中心厚度為 0.2mm，前後表面曲率半徑皆為 7.5mm，鏡片折射率為 1.490，則其後頂點屈光力約為多少？
(A)+0.45 D
(B)+0.50 D
(C)+0.55 D
(D)+0.60 D

Ans:(D)

詳解: $F1 = \dfrac{n_2 - n_1}{r_1}$　　$F2 = \dfrac{n_1 - n_2}{r_2}$

$$\frac{1.490 - 1}{+0.0075} = +65.33D\ (F1)$$

$$\frac{1 - 1.490}{+0.0075} = -65.33D\ (F2)$$

$$\frac{F1}{1 - t/n \times F1} + F2 = \text{後頂點屈光力}$$

$$\frac{+65.33}{1 - 0.0002/1.49 \times +65.33} + -65.33 = +0.59\ D\ (\text{後頂點屈光力})$$

22. 關於隱形眼鏡的特性，下列敘述何者錯誤？
(A)計算時通常可以將隱形眼鏡視為一種透鏡
(B)對近視眼而言，同一隻眼睛配戴隱形眼鏡所需度數會比眼鏡鏡片高
(C)配戴隱形眼鏡比配戴玻璃鏡片有較大的視場(field of view)
(D)高度近視患者也適合配戴硬式隱形眼鏡

Ans:(B)

詳解: 隱形眼鏡換算公式 ： $\frac{FS}{1 - d \times FS}$ ，依公式 可理解

(B)對近視眼而言，同一隻眼睛配戴隱形眼鏡所需度數比眼鏡鏡片低

(C)隱形眼鏡的視場(視野)＞框架眼鏡的視場

(D)高度近視患者也適合配戴硬式隱形眼鏡，是因為可以減少像差

23. 一光點光源放在透鏡前 40 cm 處，經過實驗後的結果發現，光線經過透鏡後會以平行光離開透鏡，此透鏡的屈光度為何？
(A)+2.50 D
(B)-2.50 D
(C)+25.0 D
(D)-25.0 D

Ans:(A)

詳解: 聚散度 V = U + F　(1/+0.25) + F = 0.00 ，所以 F = +2.50 D

24. 有一新月型凹透鏡，折射率為 1.5，若前表面屈光度為+5.00 D，後表面曲率半徑為 5 cm，此鏡片的屈光度應為何？
(A)-3.00 D
(B)-4.00 D
(C)-5.00 D
(D)-6.00 D

Ans:(C)

詳解: $F2 = \frac{n_1 - n_2}{r_2}$ => $\frac{1 - 1.5}{+0.05}$ = -10.00D (F2)

F1 + F2 = F　=> +5.00 + (-10.00D) = -5.00 D (F)

25. 圖示之光學十字轉換為眼鏡處方應為下列何者？

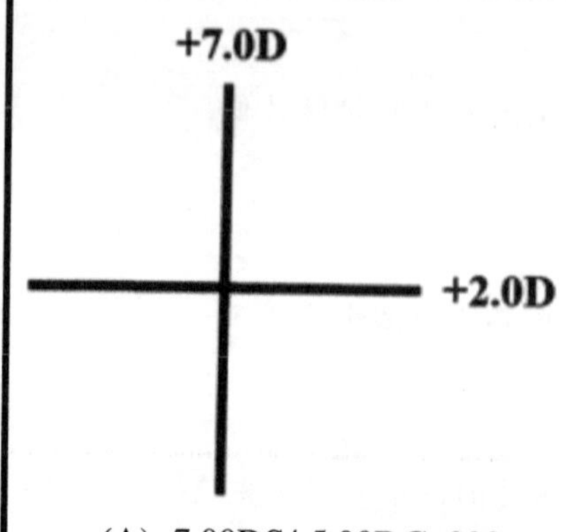

(A)+7.00DS/-5.00DC×090

(B)+7.00DS/-2.00DC×090

(C)+7.00DS/+5.00DC×180

(D)+7.00DS/+2.00DC×180

Ans:(A)

詳解: 光學十字度數轉換 +7.00DS/-5.00DC × 090 or +2.00DS/+5.00DC X 180

26. 某患者一隻眼睛配戴+8.00 D 眼鏡作為遠視矯正，而後頂點至角膜距離為 10 mm，若後頂點至角膜縮短為 5 mm，則後頂點屈光度(back vertex power)為多少？

(A)+8.13 D

(B)+8.23 D

(C)+8.33 D

(D)+8.43 D

Ans:(C)

詳解: $\frac{FS}{1 - d \times FS}$ => $\frac{+8.00\ D}{1 - (0.01-0.005) \times (+8.00)}$ =+8.33D

27. 一白光經過稜鏡產生色散現象，下列何種顏色光線會最靠近稜鏡頂端？

(A)紅

(B)黃

(C)藍

(D)紫

Ans:(A)

詳解:

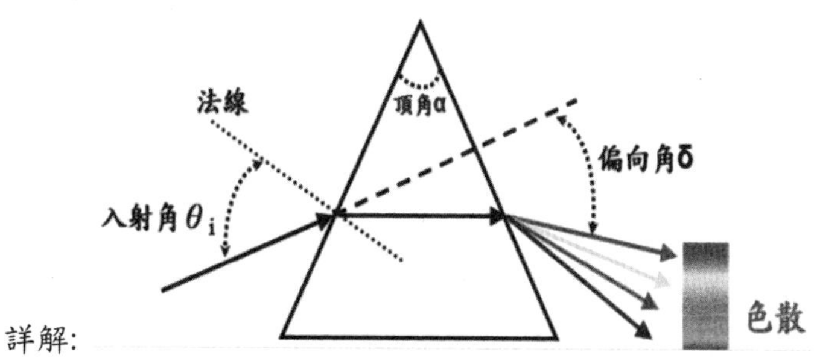

28. 有一位小朋友經過檢查，發現遠視度數增加，請問下列那一個方法可以用來增加遠視鏡片的矯正度數？
(A)增加鏡片的曲率半徑
(B)增加鏡片的尺寸
(C)增加鏡片材質的折射率
(D)減少鏡片與眼睛之間的距離

Ans:(C)

詳解:增加遠視度數矯正效果如下： 1.曲率半徑減少 2.折射率增加 3.鏡片厚度增加 4. 頂點距離增加

29. 以視網膜鏡(retinoscope)搭配工作鏡片檢查，在水平方向測得屈光度為-1.50 D，在垂直方向測得屈光度為+1.50 D，其處方為何？
(A)-1.50DS/+1.50DC×090
(B)-1.50DS/+3.00DC×090
(C)+1.50DS/-3.00DC×090
(D)+1.50DS/-1.50DC×180

Ans:(C)

詳解:視網膜鏡中和的方向為：+1.50@90°／-1.50@180°

+1.50DS/-3.00DC ×090 或 -1.50DS/+3.00DC X 180

30. 將+2.00DS/+5.00DC×180 轉變為負圓柱面透鏡形式，應為下列何者？
(A)+7.00DS/-5.00DC×090
(B)+7.00DS/-2.00DC×090
(C)+7.00DS/+5.00DC×180
(D)+7.00DS/+2.00DC×180

Ans:(A)

詳解: +2.00DS/+5.00DC × 180 正散光轉換負散光度數為 _

+7.00DS/-5.00DC × 090

31. 高度數鏡片配戴者，在選擇鏡框鏡片裝配時，下列何種鏡片選項最佳？
(A)冕牌玻璃光學鏡片
(B)低折射率鏡片
(C)大尺寸鏡片
(D)非球面或非複曲面鏡片

Ans:(D)

詳解:

高度數鏡片配戴者，使用非球面或複曲面鏡面可使鏡片更為輕薄。

32. 有關 CR-39 樹脂光學鏡片優於冕牌玻璃光學鏡片之特點，下列何者錯誤？
(A)CR-39 鏡片重量更輕
(B)CR-39 鏡片更耐衝擊
(C)CR-39 鏡片鍍膜後抗刮度可以增加
(D)CR-39 鏡片更防霧

Ans:(C)

詳解:

CR-39 鏡片鍍膜後抗刮度可以增加，但依舊不比冕牌玻璃光學鏡片更為耐刮。

33. 鏡片的阿貝數及稜鏡效應是影響視力的重要因素，已知某屈光不正的眼睛配戴-4.00 DS 時，如果眼睛的視線經由光學中心看視標，測得視力值為 1.0；當此眼睛的視線經由光學中心往鼻側偏移約 20mm 處看視標時，在鏡片的阿貝數約為 20 的情況下，推測此眼睛的視力值約為多少？

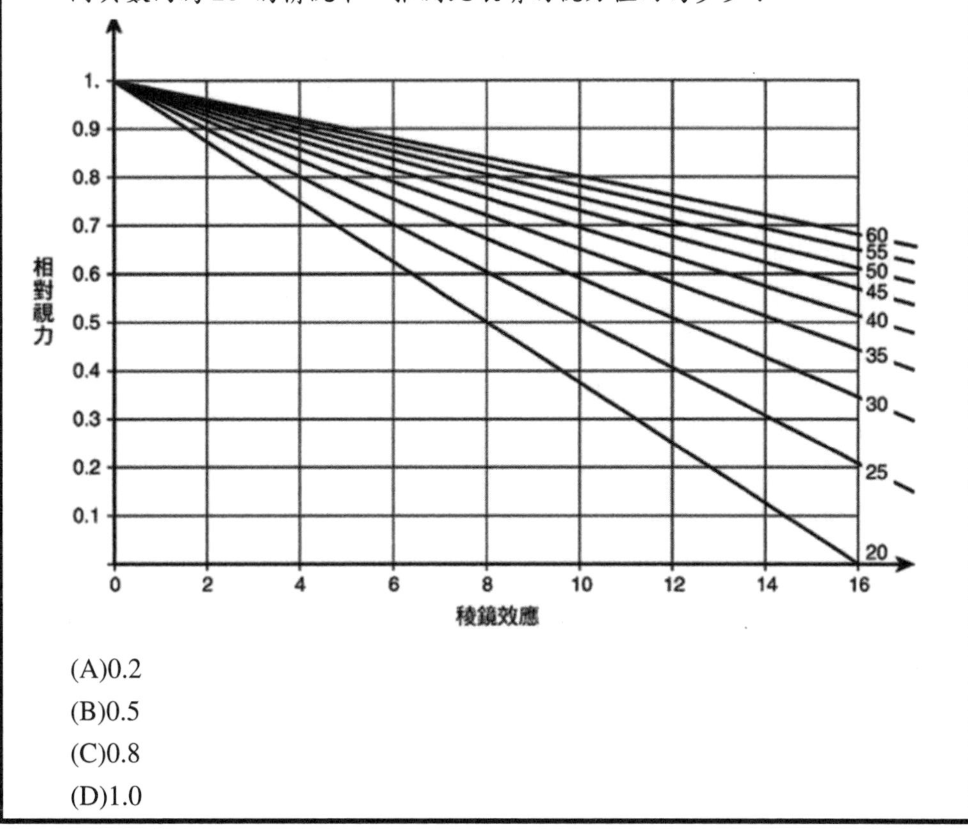

(A)0.2
(B)0.5
(C)0.8
(D)1.0

Ans:(B)

詳解:

光學中心往鼻側偏移約 20 mm 處看視標時，會產生

$$\Rightarrow p^{\Delta} = d \times F = 2cm \times 4D$$

得知會產生8^{Δ}，再找出阿貝數為 20 的線條，與8^{Δ}的線條交接的相對視力為 0.5

34. 在相同屈光度下，下列何種鏡片材質的阿貝數最低？

(A)冕牌玻璃

(B)CR-39 樹脂

(C)聚碳酸酯(polycarbonate)

(D)氨基甲酸乙酯聚合物(Trivex)

Ans:(C)

詳解:

(A)$V_d = 59$

(B)$V_d = 58$

(C)$V_d = 30$

(D)$V_d = 45$

35. 依照 ANSI Z80.3-2001 的標準，一般太陽眼鏡的顏色深度，最少應該要有多少百分比的遮光率？

(A)70%

(B)60%

(C)50%

(D)40%

Ans:(B)

詳解:

依照 ANSI Z80.3-2001 的標準，一般太陽眼鏡的光穿透率在 8~40%，也就是最多光穿透率為 40%。

光穿透率為 40%=60%的遮光率。

36. 一副只有藍色鏡面鍍膜(mirror coating)的太陽眼鏡，其眼鏡正面反射出藍色光，配戴者從鏡片內觀看白色天空，視覺會產生什麼顏色的色偏？
(A)紅色
(B)黃色
(C)綠色
(D)藍色

Ans:(B)

詳解:

藍色鏡面鍍膜的太陽眼鏡，其眼鏡正面反射出藍色光，會剩紅色光及綠色光通過，紅色光與綠色光加起來變成黃色光(對比色)，所以從鏡片內觀看白色天空，視覺會產生什麼顏色的黃色色偏。

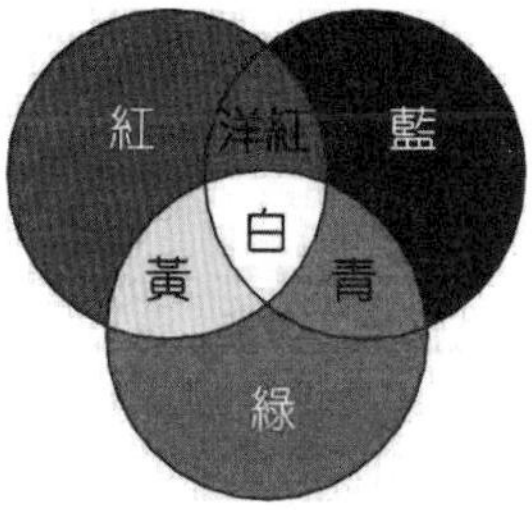

37. 學理上對於鏡框外形的挑選，下列何者錯誤？
(A)對於臉部較長者，應挑選較高端片的鏡腳以縮短臉型長度
(B)顏色深且全染色的鏡架比垂直漸層染色的鏡架易有縮短臉型長度的效果
(C)倒三角形臉型應儘可能挑選淺色鏡架
(D)橢圓形臉型可挑選任何類型的鏡架

Ans:(A)

詳解:

(A)對於臉部較長者，應挑選較低端片的鏡腳以縮短臉型長度，而針對寬臉，有較高端片的鏡腳則可增加臉部的長度。

38. 美國視覺協會(Vision Council of America, VCA)針對含鈦的鏡架建立了自發性標示準則，針對 Beta 鈦金屬的認證(certified Beta Titanium)，下列敘述何者正確？
(A)所有主要零件依據重量至少含 80%鈦，不含鎳成分
(B)所有主要零件依據重量至少含 80%鈦，可含鎳成分
(C)所有主要零件依據重量至少含 70%鈦，不含鎳成分
(D)所有主要零件依據重量至少含 70%鈦，可含鎳成分

Ans:(C)
詳解:
美國視覺協會針對含鈦的鏡架建立了自發性標示準則
⟹ 100%鈦認證：鏡架所有組成零件的重量至少有 90%是鈦，且不含鎳
⟹ β 鈦認證：鏡架所有組成零件的重量至少有 70%是鈦，且不含鎳

39. 一副鏡架，在方框系統法中，其尺寸規格為：A=52、B=49、C=50、DBL=18，若子片高度(seg height)為 21 mm，則其子片降距(seg drop)，即水平中線以下的距離應為何？
(A)2.5 mm
(B)3 mm
(C)3.5 mm
(D)5 mm

Ans:(C)
詳解:

$$\text{子片降距} = \frac{B}{2} - \text{子片高度} = \frac{49}{2} - 21$$

40. 學理上正方形的臉型比較短，下頷突出並有稜角，此臉型在選用鏡架時，下列何種較不適合？
(A)圓形或特別是底部圓形的鏡架
(B)較扁型且鏡腳位置比較高的鏡架
(C)鏡圈底邊較透明的鏡架
(D)鼻橋較低的鏡架

Ans:(D)
詳解:(D)應使用鼻橋較高的鏡架。

41. 驗光人員配好一副眼鏡前，必須將鏡架置於「對齊標準(standard alignment)」，這個名稱也稱為？
(A)調整(adjusting)鏡架
(B)成型(forming)鏡架
(C)校準(truing)鏡架
(D)前框 X 型扭曲鏡架

Ans:(C)

詳解:配好一副眼鏡前，必須將鏡架置於「對齊標準」，這個名稱也稱為「校準」鏡架。

42. 超音波清潔器是鏡片及鏡架清潔工具之一，下列何項最應避免使用超音波清潔器？
(A)金屬全框鏡架
(B)抗反射鍍膜鏡片
(C)環氧樹脂鏡架
(D)聚碳酸酯鏡架

Ans:(B)

詳解:

抗反射鍍膜鏡片比以往更加堅韌，然而它們仍不如普通眼鏡鏡片堅韌，因此必須做一些預防措施，讓鏡片維持在良好狀態。包括以下項目：

1. 避免使用超音波清洗機
2. 避免使用熱鹽或熱玻璃珠鏡架加熱器
3. 避免過度高熱(包括炎熱的汽車內部)
4. 避免腐蝕性化學物質及噴霧，例如丙酮、氨、氯、髮膠和其他噴霧劑
5. 避免用厚重的墨水標記鏡片

43. PD 為 62 mm 的患者選擇具有以下尺寸的鏡框標示：54□16 140。在這種情況下，每個鏡片的水平移心量是多少？
(A)2 mm
(B)4 mm
(C)8 mm
(D)16 mm

Ans:(B)

詳解:

$$\text{每片鏡片的水平移心量} = \frac{A + DBL - PD}{2} = \frac{54 + 16 - 62}{2}$$

44. 假如使用驗度儀去測量鏡片，右眼鏡片測量到 2^{Δ}BU 和左眼鏡片測量到 3^{Δ}BD，下列敘述何者正確？
(A)對於配戴者右眼來說產生 5^{Δ}BU
(B)對於配戴者左眼來說產生 5^{Δ}BU
(C)對於配戴者右眼來說產生 1^{Δ}BU
(D)對於配戴者左眼來說產生 1^{Δ}BU

Ans:(A)

詳解:右眼鏡片測量到 2^{Δ}BU 和左眼鏡片測量到 3^{Δ}BD

總垂直稜鏡 = 2 + 3

45. 下列何者不適合調窄鼻橋區域？
(A)鏡架配戴位置過低
(B)漸進多焦鏡片的十字過低
(C)鼻橋相對於鼻部過小
(D)睫毛常摩擦到鏡片背面

Ans:(C)

詳解:(C)鼻橋相對於鼻部過小，應調寬鼻橋。

46. 使用聚碳酸酯(n=1.586)製成-3.00 D 的鏡片，鏡框水平寬度為 40 mm，鏡片在鼻側邊緣厚度為 4.5 mm、在顳側邊緣厚度為 6.2 mm，求此鏡片中心產生的稜鏡度為那一種斜視的矯正處方？
(A)單眼上斜視
(B)單眼下斜視
(C)內斜視
(D)外斜視

Ans:(C)

詳解:

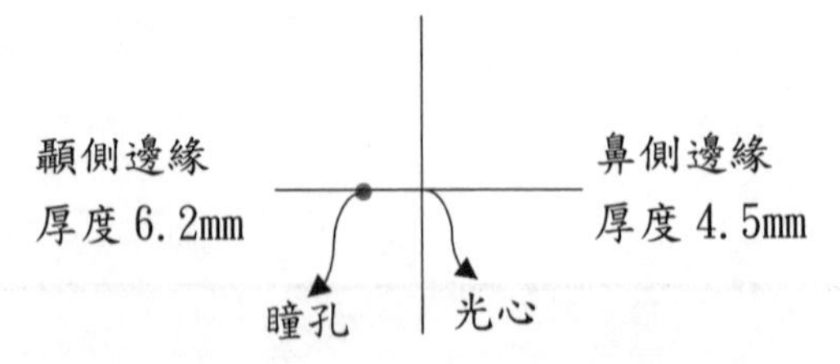

光心向鼻側偏移，所以鼻側的厚度較薄，會產生 BO 的稜鏡

BO 的稜鏡可用來矯正內斜視

47. 患者左眼鏡片處方+1.50DS/-2.50DC×090，右眼鏡片處方-1.00DS/-1.00DC×180，雙眼鏡片中心間距(DBOC)為 62 mm，雙眼配戴眼鏡後產生 0.4^{Δ} 基底朝外的稜鏡量，求患者的雙眼瞳距(PD)？
(A)58 mm
(B)60 mm
(C)64 mm
(D)66 mm

Ans:(D)

詳解:

OD $-1.00-1.00\times 180$　　　　OS $+1.50-2.50\times 090$

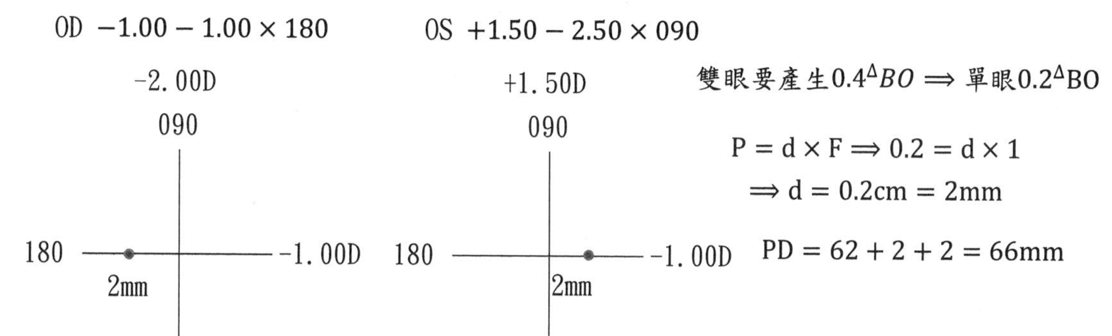

雙眼要產生$0.4^{\Delta}BO \Longrightarrow$ 單眼0.2^{Δ}BO

$\mathrm{P}=\mathrm{d}\times \mathrm{F}\Rightarrow 0.2=\mathrm{d}\times 1$

$\Rightarrow \mathrm{d}=0.2\mathrm{cm}=2\mathrm{mm}$

$\mathrm{PD}=62+2+2=66\mathrm{mm}$

48. 鏡片度數為-5.50 D，其向外偏移 2 mm，向下偏移 3 mm，其產生的稜鏡效應為何？
(A)1.1^{Δ} 基底朝內，1.65^{Δ} 基底朝下
(B)1.1^{Δ} 基底朝內，1.65^{Δ} 基底朝上
(C)1.65^{Δ} 基底朝外，1.1^{Δ} 基底朝上
(D)1.65^{Δ} 基底朝外，1.1^{Δ} 基底朝下

Ans:(B)

詳解:

-5.50D
090
3mm
180　-5.50D
2mm
外側　內側

水平 $\mathrm{p}=\mathrm{d}\times \mathrm{F}=0.2\times 5.5=1.1^{\Delta}\mathrm{BI}$

垂直 $\mathrm{p}=\mathrm{d}\times \mathrm{F}=0.3\times 5.5=1.65^{\Delta}\mathrm{BU}$

49. 使用 Vogel's 公式估算，下列基弧中，何者是製作+1.00 D 球面度數鏡片的最佳選擇？
(A)+4.00 D
(B)+5.00 D
(C)+6.00 D
(D)+7.00 D

Ans:(D)
詳解:

$$\mathrm{BC} = \text{等效球面} + 6.00\mathrm{D} = 1 + 6$$

50. 若稜鏡度數為 0.5^{Δ}，使物體位移了 50 mm，則該物體與稜鏡之距離為何？
(A)5 m
(B)50 cm
(C)100 cm
(D)10 m

Ans:(D)
詳解:

$$\mathrm{p} = \frac{\text{位移量(cm)}}{\text{距離(m)}} \Rightarrow 0.5^{\Delta} = \frac{50\mathrm{mm}(5\mathrm{cm})}{\text{距離}} \Rightarrow \text{距離}$$

112 年專技高考【驗光師】

眼球解剖-趙醫師、倫理法規-王義 解析

1. 下列何者不含有神經脊細胞分化來的組織？
(A)小樑網（trabecular meshwork）
(B)角膜內皮（corneal endothelium）
(C)睫狀體上皮（ciliary epithelium）
(D)虹膜基質（iris stroma）

Ans：(C)

詳解：

神經脊(Neural rest)組織構成間葉細胞，(A)(B)(D)都是分化而來組織，(C)由神經外胚層而來的。

2. 水晶體是發育自胚胎的那一層？
(A)內胚層（endoderm）　(B)中胚層（mesoderm）
(C)表面外胚層（surface ectoderm）　(D)神經外胚層（neural ectoderm）

Ans：(C)

詳解：

水晶體、角膜上皮細胞、結膜上皮細胞都屬表面外胚層。

3. 有關眼窩骨之敘述，下列何者正確？
(A)紙狀板（lamina papyracea）為蜂巢狀，是蝶骨（sphenoid bone）中較薄的一個部位
(B)眼窩骨的外側最薄，外傷時易骨折
(C)頂骨（parietal bone）為構成眼窩的骨頭之一
(D)淚囊窩（lacrimal sac fossa）位於上頜骨（maxillary bone）和淚骨（lacrimal bone）之間

Ans：(D)

詳解：

(A)為篩骨構成，可引起鼻竇炎。

(B)內側最薄，外側(外壁)最厚。

(C)額骨、蝶骨、篩骨、淚骨、上頜骨、顴骨、腭骨構成。

(D)對。淚囊窩（lacrimal sac fossa）位於上頜骨（maxillary bone）和淚骨（lacrimal bone）之間

4. 下列何種構造為眼瞼前板及後板的分界？ (A)麥氏腺（meibomian glands） (B)睫毛（lash line） (C)皮膚黏膜交界（mucocutaneous junction） (D)Riolan 肌肉（muscle of Riolan）

Ans：(D)

詳解：

雙眼皮手術在製造眼瞼皮膚與提上眼瞼肌腱膜連結，睜眼時皮膚形成皺褶。

(A)麥氏腺又叫瞼板腺，又叫馬克斯線(Marx)，管線約在睫毛後方淚膜脂質層由麥氏腺產生，為垂直排列。

(D)Riolan 由眼輪匝肌分出小肌束，將眼瞼分成前板及後板。

5. 有關淚液引流系統的敘述，下列何者正確？

(A)嬰兒鼻淚管阻塞常見的原因是鼻淚管終端的羅氏瓣膜（Rosenmüller valve）閉鎖

(B)多數人的上、下淚小管匯聚成總淚小管（common canaliculus），連接至淚囊 (C)鼻淚管開口位於鼻腔的中鼻道

(D)哈氏瓣膜（Hasner valve）位於總淚小管和淚囊之間，可避免淚液逆流

Ans：(B)

詳解：

(A)鼻淚管終端為 Hasner 氏瓣膜。

(B)對。

(C)位在下鼻道。

(D)哈氏瓣膜在鼻淚管開口。

6. 下列有關上斜肌的敘述何者正確？

(A)上斜肌是一細長的梭形肌，起始端位於眼窩的腱環內

(B)上斜肌的肌腱穿過附著在額骨的纖維軟骨的滑車窩，然後向下向後，並且向外彎曲

(C)上斜肌的肌腱從上直肌下方穿過，附著於眼球赤道前方的鞏膜

(D)上斜肌會使眼球往下，往外和外旋

Ans：(B)

詳解：

(A)上斜肌起端在蝶骨小翼眼窩頂點，止端在眼球後上外側。

(C)上斜肌附著處，在上直肌內緣。

(D)上斜肌主要功能為內旋，次要動作為下壓及外展。

7. 關於前房角的敘述，下列何者錯誤？
(A) Schwalbe 氏線（Schwalbe line）位於角膜內皮細胞與小樑網的交界處
(B)鞏膜棘（scleral spur）位於睫狀體與小樑網的交界處
(C)靠近鞏膜棘側的小樑網其色素沉積（pigmentation），通常比靠近 Schwalbe 氏線側的色素沉積多，因此可 用來作為觀察房角結構的參考點（landmark）
(D)房水的葡萄膜鞏膜流出通道（uveoscleral outflow）位於鞏膜棘與 Schwalbe 氏線之間

Ans：(D)

詳解：

水晶體將眼球分成眼前段與後段，虹膜將眼分成前房與後房，Descemet 層與鞏膜相連成 Schwalbe line，scleral spur 是鞏膜中膠原蛋白纖維外向延伸的地方，房水路徑有 2 種，其中之一是由葡萄膜、鞏膜外流，只有從前房外流，由睫狀體、脈絡膜上腔流到淋巴管或渦靜脈。

8. 角膜的感覺與下列那一條神經較沒有關係？
(A)三叉神經（trigeminal nerve）
(B)眼神經（ophthalmic nerve）
(C)鼻睫神經（nasociliary nerve）
(D)顏面神經（facial nerve）

Ans：(D)

詳解：

三叉、眼神經及鼻睫神經與角膜的感覺有關係。

9. 有關人類角膜的敘述，下列何者正確？
(A)角膜負責約四分之一的光學屈光力
(B)正常角膜充滿血管
(C)由前面的房水和後面的眼淚提供營養，並去除代謝產物
(D)角膜是體內神經密度較高的組織，角膜病變會產生明顯的疼痛、畏光和反射性流淚

Ans：(D)

詳解：

(A)角膜為主要屈光力。

(B)無血管覆蓋。

(C)養分及氧氣來源為前面淚液，角膜緣血管網、後面房水，代謝所需氧氣來自空氣占 80%。

(D)角膜是體內神經密度較高的組織，角膜病變會產生明顯的疼痛、畏光和反射性流淚

10. 有關鞏膜的敘述，下列何者錯誤？
(A)鞏膜有 3 個血管層：結膜血管、表層血管叢和深部血管叢
(B)鞏膜的結膜血管是最表淺的，動脈是曲折的而靜脈是直的
(C)表層血管叢在上鞏膜炎（episcleritis）的時候明顯充血（congestion），即使用 10%去氧腎上腺素 （phenylephrine）也不能使血管收縮
(D)深部血管叢在鞏膜炎（scleritis）的時候明顯充血，它的特徵是會使鞏膜呈現紫色色調（purplish hue）

Ans：(C)
詳解：
前鞏膜孔是角膜涵蓋,後鞏膜孔是視神經通過處,鞏膜營養來自上鞏膜、脈絡膜、長睫後動脈。
(C)上鞏膜帶可以自行消失，可用冰敷或人工淚液，可用非類固醇抗發炎藥，10% phenylephrine 可以收縮血管。

11. 有關水晶體的敘述，下列何者正確？
(A)當睫狀肌收縮，懸韌帶放鬆，水晶體變厚，屈光度減少
(B)當睫狀肌收縮，懸韌帶放鬆，水晶體變厚，屈光度增加
(C)當睫狀肌放鬆，懸韌帶收縮，水晶體變薄，屈光度增加
(D)當睫狀肌放鬆，懸韌帶放鬆，水晶體變薄，屈光度減少

Ans：(B)
詳解：
(B)對，睫狀肌與懸韌帶呈現相反的方位，水晶體變厚，屈光度會增加。

12. 有關水晶體的構造，由最外層到中心依序為何？①上皮組織 ②皮質 ③核 ④囊狀組織
(A)②①③④ (B)①③②④ (C)④③②① (D)④①②③

Ans：(D)
④囊狀組織→①上皮組織→②皮質→③核
詳解：
(1)水晶體囊狀組織
(2)上皮
(3)水晶體纖維(包含外層皮質及內層的晶狀核)

13. 下列何者位於前房（anterior chamber）？
(A)輪部（limbus） (B)鋸齒緣（ora serrata）
(C)隅角（angle） (D)懸韌帶纖維（zonule fiber）

Ans：(C)

詳解：

虹膜將眼分成前房與後房。

(C)隅角在前房，其餘位於後房。

14. 關於視網膜周邊的敘述，下列何者正確？
(A)視網膜手術最佳切口位置在鋸齒緣（ora serrata）
(B)視網膜與睫狀體的交界是眼坦部（pars plana）
(C)視網膜鋪石退化（paving stone degeneration）是較無害的視網膜退化
(D)格子狀變性（lattice degeneration）是無害的視網膜退化

Ans：(C)

詳解：

(A)平坦部為最佳切口位置，在後 2/3 位置，平坦部與脈絡膜相接之連接處為鋸齒緣。

(B)為鋸齒緣，在視網膜與睫狀體交界，較平坦部為後眼。

(C)鋪石退化為周邊視網膜退化，不會導致視網膜剝離。

(D)格子狀變性為周邊視網膜變性，與萎縮視網膜裂孔，與視網膜剝離有關。

15. 在視網膜分層中何種細胞向內達內界膜（internal limiting membrane），向外達外界膜（external limiting membrane）？
(A)雙極細胞（bipolar cell）　(B)神經節細胞（ganglion cell）
(C)穆勒細胞（Müller cell）　(D)無軸突細胞（amacrine cell

Ans：(C)

詳解：

Müller 氏細胞為大型神經膠細胞，可以含蓋視網膜大部份，也會調節 K 離子濃度。

16. 有關脈絡膜的敘述，下列何者錯誤？
(A)脈絡膜是眼球組織中血管豐富之處
(B)脈絡膜前方於鋸齒緣移行至睫狀體，後方則延長至視神經
(C)脈絡膜內面與視網膜色素上皮層連接，外面乃藉脈絡膜上板（suprachoroidal）與鞏膜相接
(D)玻璃體的營養不是由脈絡膜供給

Ans：(D)

詳解：

脈絡膜由鋸齒緣延伸到視神經，脈絡膜上板層是結締組織，與鞏膜相接，脈絡膜其質層含有色素與血管的疏鬆結締組織，提供營養物質給視網膜，脈絡膜供應眼部大部分營養。

17. 一個在大腦左後上枕葉（occipital lobe）的病灶，最可能造成右眼那一區塊視野缺損？
(A)鼻側上方 (B)鼻側下方 (C)顳側上方 (D)顳側下方

Ans：(D)

詳解：

大腦左後上方枕葉投射到外側膝狀體，經過視交叉到右側眼外(顳側)下方視野受損。

18. 以下何種檢查可用來評估支配顱內段視覺路徑相關之血管問題？①腦部斷層掃描血管造影（computed tomography angiography） ②視網膜螢光血管攝影（retinal fluorescein angiography） ③循血綠眼底血管攝影（indocyanine green angiography） ④核磁共振血管造影（magnetic resonance angiography）
(A)僅①④ (B)僅①② (C)②③ (D)①②④

Ans：(A)

詳解：

顱內段視覺路徑與血管有關可以做CTA(腦部斷層掃描血管攝影)及MRA(核磁共振血管造影)。

19. 有關視覺的傳導途徑，下列何者正確？
(A)視神經→視徑→視交叉→外側膝狀體→視覺皮質
(B)視神經→視交叉→視徑→外側膝狀體→視覺皮質
(C)視神經→視交叉→外側膝狀體→視徑→視覺皮質
(D)視神經→視交叉→視徑→視覺皮質→外側膝狀體

Ans：(B)

詳解：

(B)到視覺皮質(位於枕葉)。

20. 下列何組肌肉的主要運動（primary action）作用是眼球旋轉運動（torsion or cycloduction），且互為拮抗肌 （antagonist）？
(A)上直肌（superior rectus muscle）與下直肌（inferior rectus muscle）
(B)下直肌（inferior rectus muscle）與下斜肌（inferior oblique muscle）
(C)上斜肌（superior oblique muscle）與下斜肌（inferior oblique muscle）
(D)外直肌（lateral rectus muscle）與內直肌（medial rectus muscle）

Ans：(C)

詳解：

與旋轉有關的為斜肌，上、下斜肌為拮抗肌。

21. 單眼先天性眼瞼下垂長大後雖經眼瞼手術矯正改善，但該眼之最佳矯正視力仍不如另一沒有眼瞼下垂之眼睛而有弱視情形，這種弱視最可能屬於何種類型？
(A)斜視性弱視（strabismic amblyopia）
(B)不等視性弱視（anisometropic amblyopia）
(C)刺激剝奪性弱視（stimulus deprivation amblyopia）
(D)雙側的屈光不正性弱視（bilateral ametropic amblyopia）

Ans：(C)

詳解：

長大後才改善，通常手術效果較差，因為先天性的刺激被剝奪，必須在 7、8 歲前完成手術矯正，否則視網膜無法接受影像，造成刺激剝奪性弱視。

22. 下列有關第三對腦神經的支配，何者錯誤？
(A)控制內直肌和外直肌 (B)控制虹膜括約肌
(C)控制下斜肌 (D)控制上直肌和下直肌

Ans：(A)

詳解：

三叉視神經未支配外直肌。

23. 睫狀視網膜動脈（ciliary retinal artery）由下列那條眼部血管分支而來？
(A)睫狀後短動脈（short posterior ciliary artery）
(B)睫狀後長動脈（long posterior ciliary artery）
(C)睫狀前動脈（anterior ciliary artery）
(D)中心視網膜動脈（central retinal artery）

Ans：(A)

詳解：

睫狀體後動脈是眼動脈分支，睫後短動脈供應睫狀視網膜動脈。

24. 有關眼睛淋巴系統之敘述，下列何者錯誤？
(A)眼部淋巴系統從血管攜帶淋巴液到組織中，當組織發炎的時候，這些淋巴微管也輸送細胞碎屑和病原體
(B)淋巴液通過淋巴結的時候，微小的病原體會被過濾出來
(C)眼瞼和結膜的淋巴排泄系統匯流至耳前淋巴結和下頜下淋巴結
(D)當淋巴結變得疼痛或可觸摸到時，通常可用來當一種相應對部位感染的指標

Ans：(A)

詳解：

淋巴液通過時，細菌、病毒、細胞碎屑會被阻擋，避免感染到身體其他部位。

25. 下列何者在正常眼球中，是屬於沒有血管構造的組織？①眼角膜 ②水晶體 ③玻璃體 ④上鞏膜
(A)①②③④　(B)僅①②③　(C)僅②④　(D)僅①

Ans：(B)

詳解：

上鞏膜有血管的結構。

26. 下列何者與眼部的交感神經（sympathetic nerves）之功能相關？
(A)負責脈絡膜血管擴張（choroidal vasodilation）
(B)負責瞳孔收縮（pupil constriction）
(C)協助眼調節（accommodation）
(D)協助眼瞼收縮（lid retraction）

Ans：(D)

詳解：

眼瞼收縮與交感神經有關。

27. 淚腺神經對外界刺激反射的輸出神經以下列何者為主？
(A)副交感神經　(B)交感神經　(C)第五對腦神經　(D)第九對腦神經

Ans：(A)

詳解：

副交感神經管淚腺控制。

28. 關於桿狀細胞的特徵，下列何者錯誤？
(A)主要與暗視覺有關
(B)中心凹（fovea）處分布較少
(C)外節（outer segment）較短粗，呈圓錐狀
(D)主要內含色素為視紫質（rhodopsin）

Ans：(C)

詳解：

(C) 外節（outer segment）較短粗，呈圓錐狀為錐細胞特色。

29. 有關視網膜的構造與生理，下列何者錯誤？
(A)外界膜（external limiting membrane）介於視網膜及玻璃體間
(B)內網狀層（inner plexiform layer）包含雙極細胞（bipolar cells）、無軸突細胞（amacrine cells）的軸突（axon）

(C)內核層（inner nuclear layer）由水平細胞（horizontal cells）、雙極細胞（bipolar cells）及無軸突細胞（amacrine cells）所構成
(D)外核層（outer nuclear layer）為感光細胞之細胞核（the nuclei of the photoreceptors）組成

Ans：(A)

詳解：

外界膜是由感光細胞與 Müller 氏細胞之間黏著小帶構成，在感光層之下。

30. 王先生兩眼同時平行往左轉，此時有那些神經在控制這種動作？①第三對腦神經 ②第四對腦神經 ③第五對腦神經 ④第六對腦神經
(A)①④ (B)僅① (C)①② (D)③④

Ans：(A)

詳解：

動眼神經與外展神經(外直肌)。

31. 關於第三對腦神經，下列敘述何者正確？
(A)神經核位於中腦（midbrain）的下丘（inferior colliculus）
(B)通常受傷、動脈瘤（aneurysm）等外科疾病所造成的第三對腦神經損傷，不太會影響瞳孔（pupil）的反應
(C)第三對腦神經受傷的病患眼睛會無法緊閉
(D)發生單一第三對腦神經麻痺的病灶，通常位於神經的基底部（basilar portion）

Ans：(D)

詳解：

(A)在中腦上丘的 EW 神核
(B)會影響瞳孔反射
(C)剩下外直與上斜肌作用，眼球向外下方偏移，有複視無法張開。
(D)正確
發生單一第三對腦神經麻痺的病灶，通常位於神經的基底部（basilar portion）

32. 有關眼外肌發育的敘述，下列何者錯誤？
(A)控制眼球運動的眼外肌共有 6 條，由間質層（mesenchyme）的同一塊組織分化而成
(B)下斜肌（inferior oblique muscle）由第三對腦神經支配運動
(C)提瞼肌（levator palpebrae superioris）與上斜肌（superior oblique muscle）同源，所以眼瞼下垂的病人常會合併上斜肌麻痺
(D)外直肌（lateral rectus muscle）由第六對腦神經支配運動

Ans：(C)

詳解：

提瞼肌與下斜肌同源，眼皮下垂，眼珠不能內轉。

33. 有關動眼神經的敘述，下列何者錯誤？
(A)是 12 對腦神經之中的第三對
(B)負責控制眼球的轉動及瞳孔的縮放
(C)支配上瞼提肌、上直肌、上斜肌、下斜肌及下直肌
(D)經由眶上裂（supraorbital fissure）進出顱腔

Ans：(C)

詳解：

上直、下直、內直、下斜肌

34. 有關白內障之敘述，下列何者錯誤？
(A) 65 歲正視病人產生晶核性白內障（nuclear sclerosis）時，此病人老花眼症狀會增加
(B)一般而言水晶體約提供眼睛大約 20 屈光度的折射
(C)囊外摘除的白內障手術，需要保留囊袋
(D)白內障手術後最好讓病人有點近視，可減少看近物的不適

Ans：(A)

詳解：

晶核性白內障（nuclear sclerosis）時，近視度數增加，老花眼變輕。

35. 下列何者不是眼動脈（ophthalmic artery）的分支？
(A)淚腺動脈（lacrimal artery）
(B)眶下動脈（infraorbital artery）
(C)眶上動脈（supraorbital artery）
(D)鼻背動脈（dorsal nasal artery）

Ans：(B)

詳解：

(B)眶下動脈起源於上頜動脈(外頸動脈分支)。

36. 有關驗光師公會之規定，下列敘述何者錯誤？①公會之目的事業應受人民團體主管機關之指導、監督 ②公會任何一位會員均具有選派參加驗光師公會全國聯合會代表之資格 ③公會每年至少須召開會員（會員代表）大會 1 次 ④各級驗光師公會理事長的產生方式是由會員選舉理事，理事互選常務理事，再由常務理

事互選理事長 ⑤公會全國聯合會之設立，應由該轄區域內驗光師21人以上發起組織之 ⑥公會之主管機關為人民團體主管機關

(A)①④⑤　(B)②③⑥　(C)①③⑤　(D)②④⑥

Ans:(A)

詳解:

①驗光人員法第 26 條驗光師公會由人民團體主管機關主管。但其目的事業，應受主管機關之指導、監督。

④驗光人員法第 31 條

理事、監事名額在三人以上時，得分別互選常務理事及常務監事；其名額不得超過理事或監事總額三分之一，並應由理事就常務理事中選舉一人為理事長；其不置常務理事者，就理事中互選之。常務監事在三人以上時，應互選一人為監事會召集人。

⑤驗光人員法第 30 條

驗光師公會全國聯合會之設立，應由三分之一以上之直轄市、縣（市）驗光師公會完成組織後，始得發起組織。

37. 有關兒童驗光之規定，下列敘述何者正確？①6歲以上15歲以下經眼科醫師確診為假性近視或有其他眼睛病變引起視力不良者，由驗光人員於醫院、診所與眼科醫師合作，或與眼科醫師訂定契約合作後逕行驗光 ②6歲以上15歲以下者經眼科醫師確診為假性近視或有其他眼睛病變引起視力不良者，持醫師證明文件，由驗光人員逕為驗光 ③6歲以上15歲以下者經眼科醫師確診為非假性近視者，由驗光人員參加主管機關委託專業團體辦理之訓練取得證明後逕行驗光 ④驗光師執行業務時，發現視力不能矯正至正常者，卻未將當事人轉介至醫療機構診治，處新臺幣3萬元以上15萬元以下罰鍰；其情節重大者，並處 1 個月以上1年以下停業處分或廢止其執業執照 ⑤驗光師若為未滿6歲之兒童驗光者，處新臺幣2萬元以上10萬元以下罰鍰；其情節重大者，並處1個月以上1年以下停業處分或廢止其執業執照

(A)僅①⑤　(B)①②④　(C)②③④　(D)①③⑤

Ans:(A)

詳解:

②③

驗光人員法施行細則 第 6 條

驗光人員對於六歲以上十五歲以下者第一次驗光及配鏡，應於醫師確診為非假性近視，始得為之。

④驗光人員法 第 45 條

驗光人員有下列各款情事之一者，處新臺幣二萬元以上十萬元以下罰鍰；其情節重大者，並處一個月以上一年以下停業處分或廢止其執業執照：

一、違反第十二條第一項第一款但書或第二項第一款但書規定，為未滿六歲之兒童驗光。

二、違反第十二條第三項規定，未將當事人轉介至醫療機構。

38. 有關驗光人員考試及格證書及執照的敘述，下列何者正確？①考試院頒發驗光人員考試及格證書 ②中央主管機關核發驗光人員證書 ③縣（市）主管機關核發驗光人員執業執照 ④驗光所之負責驗光師私自委 託同所其他驗光師代理驗光所之業務，但未報備原發開業執照之機關備查，可處新臺幣 2 萬元以上 10 萬元以下罰鍰

(A)僅①④　(B)僅①②③　(C)僅③④　(D)①②③④

Ans:(B)

詳解:

④驗光人員法 第 48 條

驗光所有下列各款情事之一者，處新臺幣一萬元以上五萬元以下罰鍰，並令其限期改善；屆期未改善者，處一個月以上一年以下停業處分：

四、違反第十七條第一項規定，負責驗光人員因故不能執行業務，未指定符合資格者代理或代理期間超過四十五日未報請主管機關備查。

39. 隱形眼鏡屬於醫療器材，下列有關醫療器材之敘述何者正確？①醫療器材廣告核准文件有效期間為 3 年， 自核發證明文件之日起算 ②醫療器材於說明書載明須由醫事人員使用，或經中央主管機關公告者，其廣告以登載於專供醫事人員閱聽之書刊、文件，或專供醫事人員參閱保證其效能或性能之資料為限 ③非醫療器材商不得為醫療器材廣告，違反者處新臺幣 20 萬元以上 500 萬元以下罰鍰 ④醫療器材廣告期滿有繼續刊播之必要者，應於期滿前 6 個月內，申請原核准機關展延之；每次展延期間，不得超過 1 年 ⑤非醫療器材不得為醫療效能之標示或宣傳，違反者處新臺幣 60 萬元以上 2500 萬元以下罰鍰

(A)①③⑤　(B)①④⑤　(C)①②④　(D)②③⑤

Ans:(A)

詳解:

②醫療器材管理法第 44 條

醫療器材於說明書載明須由醫事人員使用，或經中央主管機關公告者，其廣告以登載於專供醫事人員閱聽之醫療刊物、傳播工具，或專供醫事人員參與之醫療學術性相關活動為限。

④醫療器材管理法第 43 條

醫療器材廣告核准文件有效期間為三年，自核發證明文件之日起算。期滿有繼續刊播之必要者，應於期滿前六個月內，申請原核准機關展延之；每次展延期間，不得超過三年。

40. 申請認可辦理繼續教育課程與積分審查認定及採認之驗光人員團體，應符合下列那些規定？①為全國性之驗光人員學會或公會 ②設立滿 2 年 ③會員中驗光人員全國執業人數應達 20%以上

(A)僅①②　(B)僅②③　(C)僅①③　(D)①②③

Ans:(C)

詳解:

醫事人員執業登記及繼續教育辦法 第 15 條

申請認可辦理前二條繼續教育課程與積分審查認定及採認之各該類醫事人員團體，應符合下列規定：

一、為全國性之醫事人員學會、各該類醫事人員相關學會或公會。

二、設立滿三年。

三、會員中各該類醫事人員全國執業人數，應達下列各目比率或人數之一：

（一）醫師及助產人員：百分之十以上。

（二）中醫師及醫事放射師：百分之四十以上。

（三）護理人員：三千人以上。

（四）前三目以外醫事人員：百分之二十以上。

41. 開業執照在下列何種狀況下，驗光所應填具申請書，並繳納開業執照費，向原發給開業執照機關申請補發？ ①毀損 ②滅失 ③遺失 ④逾期

(A)①④　(B)②③　(C)①②　(D)①③

Ans:(B)

詳解:

驗光人員法施行細則 第 3 條

驗光人員證書滅失或遺失者，應填具申請書，並繳納證書費，向中央主管機關申請補發。

42. 依驗光所設置標準，眼鏡公司（商號）內設置之驗光所，下列敘述何者錯誤？

(A)需設有驗光室

(B)需設有手部衛生設備

(C)驗光所，不以獨立出入口為限

(D)等候空間及執行業務紀錄之保存設施，不得與眼鏡公司（商號）共用

Ans:(D)

詳解:

驗光所設置標準第 5 條

眼鏡公司（商號）內設置之驗光所，其總樓地板面積，不得小於五平方公尺，並設有下列設施、設備：

一、第三條第一款之驗光室。

二、等候空間及執行業務紀錄之保存設施，並得與眼鏡公司（商號）共用。

43. 有關驗光人員停業或歇業，下列何者正確？①驗光人員停業或歇業時，應自事實發生之日起之60日內， 報請原發執業執照機關備查 ②逾60日者，應辦理歇業 ③驗光人員變更執業處所或復業者，準用關於執業之規定 ④驗光人員死亡者，由原發執業執照機關註銷其執業執照

(A)①③　(B)①②④　(C)②③　(D)③④

Ans:(D)

詳解:

①驗光人員法 第 10 條

驗光人員停業或歇業時，應自事實發生之日起三十日內，報請原發執業執照機關備查。

②驗光人員法 第 10 條

驗光人員停業或歇業時，應自事實發生之日起三十日內，報請原發執業執照機關備查。

前項停業之期間，以一年為限；逾一年者，應辦理歇業。

44. 低視力者為依身心障礙者鑑定作業辦法，其視覺功能之障礙程度至少達多少等級以上者？

(A) 0　(B) 1　(C) 2　(D) 3

Ans:(B)

詳解:

驗光人員法施行細則 第 8 條

本法第十二條第一項第三款所稱低視力者，指依身心障礙者鑑定作業辦法第五條附表二身心障礙類別、鑑定向度、程度分級與基準，其視覺功能之障礙程度達 1 以上者。

45. 有關低視力者輔助器具下列敘述何者正確？①視覺障礙者使用的輔具依感官媒介可區分為視覺輔具、觸覺 輔具、聽覺輔具 ②驗光人員法所稱低視力者輔助器具，指以驗光輔助視覺功能之各式光學器具 ③低視力者輔助器具中的光學輔具是指利用光學原理擴大角膜屈光的設施或工具 ④低視力者輔助器具之教導使用屬於驗光師之業務範圍 ⑤放大鏡作為助視器的原理是利用尺寸放大，透過物體在視網膜上形成放大的像，使更多的感光細胞產生刺激從而改善視覺效果
(A)①②④ (B)①②③ (C)②④⑤ (D)③④⑤

Ans:(A)

詳解:

常見的視障輔具包括放大鏡、擴視機、點字觸摸顯示器、電腦語音合成系統、以及視障電腦資訊系統。

46. 有關驗光所的執業人員之規定，下列何者正確？①驗光所執行業務之紀錄及醫師開具之照會單或醫囑單，應妥為保管，並至少保存 3 年 ②驗光所轉介至醫療機構診治時，所填具之轉介單，必須至少保存 3 年 ③驗光所未依法保存驗光紀錄，可處新臺幣 1 萬元以上 5 萬元以下罰鍰 ④驗光人員執行業務，應製作紀錄，並應依當事人要求，予以提供驗光結果報告，並必須加註驗光人員證書號碼
(A)①②④ (B)①③④ (C)①②③ (D)②③④

Ans:(C)

詳解:

驗光人員法 第 13 條

驗光人員執行業務，應製作紀錄，簽名或蓋章及加註執行年、月、日，並應依當事人要求，提供驗光結果報告及簽名或蓋章。

47. 驗光人員執行業務，發現視力不能矯正至正常者，應該如何處理？
(A)轉介至醫療機構診治
(B)逕行教導使用低視力輔助器具
(C)逕予一般眼鏡之配鏡
(D)遊說購買健康食品

Ans:(A)

詳解:

驗光人員法 第 12 條

驗光人員執行業務，發現視力不能矯正至正常者，應轉介至醫療機構診

48. 有關成人之一般隱形眼鏡，下列敘述何者正確？
(A)驗光師可以配鏡及驗光
(B)驗光師可以配鏡但不能驗光
(C)驗光師不能配鏡但可以驗光
(D)驗光師不能配鏡及驗光

Ans:(A)

詳解:

驗光人員法第 12 條

驗光師之業務範圍如下：

一、非侵入性之眼球屈光狀態測量及相關驗光，包含為一般隱形眼鏡配鏡所為之驗光；十五歲以下者應於眼科醫師指導下為之。但未滿六歲兒童之驗光，不得為之。

二、一般隱形眼鏡之配鏡。

三、低視力者輔助器具之教導使用。

四、其他依醫師開具之照會單或醫囑單所為之驗光。

49. 醫療法所稱醫療廣告，必須符合下列那些規範？①非醫療機構，不得為醫療廣告 ②利用廣播、電視之醫療廣告，得以口語化方式為之 ③醫療廣告應先經所在地直轄市或縣（市）主管機關核准 ④得摘錄醫學 刊物內容為宣傳
(A)①③④ (B)①②③ (C)②③④ (D)①②④

Ans:(B)

詳解:

醫療法 第 9 條

本法所稱醫療廣告，係指利用傳播媒體或其他方法，宣傳醫療業務，以達招徠患者醫療為目的之行為。

第 84 條

非醫療機構，不得為醫療廣告。

第 85 條

醫療廣告，其內容以下列事項為限：

一、醫療機構之名稱、開業執照字號、地址、電話及交通路線。

二、醫師之姓名、性別、學歷、經歷及其醫師、專科醫師證書字號。

三、全民健康保險及其他非商業性保險之特約醫院、診所字樣。

四、診療科別及診療時間。

五、開業、歇業、停業、復業、遷移及其年、月、日。

六、其他經中央主管機關公告容許登載或播放事項。

利用廣播、電視之醫療廣告，在前項內容範圍內，得以口語化方式為之。但應先經所在地直轄市或縣（市）主管機關核准。

醫療機構以網際網路提供之資訊，除有第一百零三條第二項各款所定情形外，不受第一項所定內容範圍之限制，其管理辦法由中央主管機關定之。

50. 有關驗光師執業應接受繼續教育之規定，下列敘述何者正確？①繼續教育應包括專業倫理及專業相關法規之課程 ②領得驗光師證書逾 5 年首次申請執業登記，得以前 1 年內接受繼續教育課程總積分達六分之一以上之證明文件代之 ③繼續教育之課程，除了感染管制及性別議題之外，專業之積分每 6 年應至少達 96 點以上 ④於澎湖、金門、馬祖、綠島、蘭嶼等離島地區執業者，其繼續教育課程之積分 1 點得以 1.5 點計
(A)①②④　(B)①③④　(C)①②③　(D)②③④

Ans:(C)

詳解:

④醫事人員執業登記及繼續教育辦法第十四條附表修正規定 醫事人員繼續教育之實施方式及積分表：於離島地區執業期間除參加本表第十點之繼續教育外，其各點實 施方式之積分數，得以二倍計。

112 年專技高考【驗光師】

視覺光學-李建泓 解析

1. 某人右眼裸視遠點在角膜後方 20 cm，若配戴頂點距離 12 mm 之框架眼鏡，此鏡片之第一焦點及第二焦點與角膜之相對位置為何？
(A)第一焦點在角膜前 22.4 cm，第二焦點在角膜後 20 cm
(B)第一焦點在角膜前 22.4 cm，第二焦點在角膜後 22.4 cm
(C)第一焦點在角膜前 20 cm，第二焦點在角膜後 20 cm
(D)第一焦點在角膜前 20 cm，第二焦點在角膜後 22.4 cm

Ans:(A)

詳解: 鏡片的第二焦距為$k + d = 20cm + 1.2cm = 21.2$cm，考慮頂點距，即在角膜後方 20cm。

鏡片的第一焦距為-21.2cm，考慮頂點距，即在角膜前方 22.4cm。

2. 某正視眼且絕對老花，若不考慮景深，想觀看眼前 20 cm 物體，配戴+5.50 D 鏡片，其頂點距離應為多少？
(A) 10.2 mm (B) 14.2 mm (C) 16.2 mm (D) 18.2 m

Ans:(D)

詳解: 頂點距等於眼前距離減去鏡片焦距$d = 200mm - \frac{1}{+5.5D} \times 1000mm =$ 18.2(mm)。

3. 某眼其眼軸長 21 mm，眼內總屈光力+62.00 D，眼內平均折射率 1.333，此人需配戴何種眼鏡及其屈光度數為何？
(A)近視眼鏡 1.48 D (B)遠視眼鏡 1.48 D
(C)近視眼鏡 2.48 D (D)遠視眼鏡 2.48 D

Ans:(B)

詳解: $U = \frac{n_2}{v} - F = \frac{1.333}{0.021m} - 62D = +1.48D$，正號代表遠視。

4. 下列有關屈光不正之眼成像敘述，何者錯誤？
(A)近視眼的遠點 MR（far point）成像於視網膜前方
(B)遠視眼的遠點 MR 成像於視網膜後方
(C)具有未矯正散光度數的眼睛，其第一焦線（first focal line）成像會恰好落在最小模糊圈（circle of least confusion）的後方
(D)未矯正眼之視力值會取決於模糊圈（blur circle）之大小或最小模糊圈之位置

Ans:(C)

詳解: (C)第一焦線應落於最小模糊圈的前方。

5. 瞳孔與角膜的距離 3.6 mm，瞳孔直徑 3 mm，房水折射率 1.333，角膜曲率半徑為 7.8 mm，請問瞳孔看起來距離角膜多遠？其大小看起來為何？
(A)瞳孔距離角膜 3.32 mm，大小 3.46 mm
(B)瞳孔距離角膜 3.05 mm，大小 3.39 mm
(C)瞳孔距離角膜 3.85 mm，大小 3.52 mm
(D)瞳孔距離角膜 3.73 mm，大小 3.28 mm

Ans:(B)

詳解: $\frac{1}{v}=\frac{1.333-1}{7.8mm}+\frac{1.333}{-3.6mm}\rightarrow v=-3.05mm$；

$$I=\frac{1.333\times(-3.05)}{1\times(-3.6)}\times 3mm=3.39mm$$ 。

6. 某患者赴眼科診所做視力檢查，當水晶體在放鬆時的前表面曲率半徑為 10 mm，後表面曲率半徑為-6 mm， 水晶體厚度為 3.6 mm，房水及玻璃體折射率為 1.336，水晶體平均折射率為 1.4085，則此時水晶體的屈光力約為何？
(A) 18.41 D (B) 18.76 D (C) 19.11 D (D) 19.46

Ans:(C)

詳解: $F_1=\frac{n_2-n_1}{r}=\frac{1.4085-1.336}{0.01m}=7.25D$，$P_2=\frac{1.336-1.4085}{-0.006m}=12.08D$。

$$F_e=F_1+F_2-\frac{t}{n}F_1F_2=7.25D+12.08D-\frac{0.0036m}{1.4085}\times 7.25\times 12.08=19.11D$$ 。

7. 下列敘述何者正確？
(A)遠視眼的前或第一焦點（anterior or first focal point）落在「眼球之後」
(B)遠視眼的遠點（far point）落在無限遠（infinity）處
(C)遠視眼的近點（near point）有可能會落在無限遠處
(D)近視眼的遠點（far point）落在無限遠處

Ans:(C)

詳解: (A)遠視眼相當於正鏡片，所以第一焦點在眼前。
(B)遠視眼的遠點在眼後。
(C)遠視眼的近點可能在眼後、無窮遠或眼前。
(D)近視眼的遠點在眼前。

8. 光在某材質之行進速度為 2×108 m/s，此材質於水中單一面反射率為下列何者？（光在空氣中的行進速度為 3×108 m/s）
(A) 3.4%　(B) 1.5%　(C) 0.35%　(D) 0.72%

Ans:(C)

詳解:

$n=\frac{3\times10^8}{2\times10^8}=1.5$。

$R=\left(\frac{1.5-1.333}{1.5+1.333}\right)^2=0.0035=0.35\%$。

9. 檢查隅角時，為有效觀察，會加上隅角鏡檢查，請問使用隅角鏡時加入生理食鹽水主要可降低下列何項光學特性，使得更容易觀察？
(A)干涉　(B)繞射　(C)色散　(D)全反射

Ans:(D)

詳解: (D)發生全反射。

10. 下列圖形中，球面圓柱透鏡的半徑是 20 cm，則球面圓柱透鏡的屈光度（power）為何？

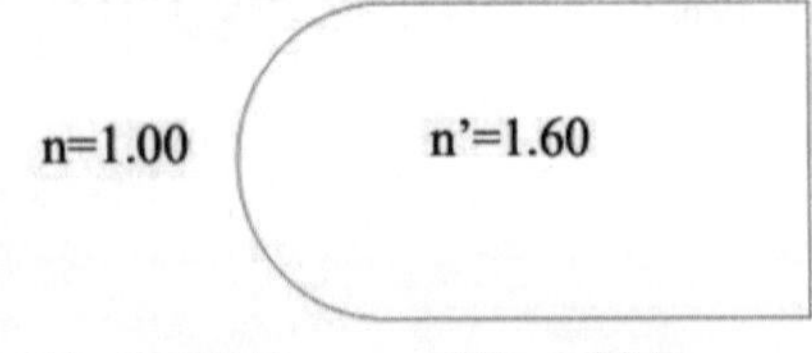

(A)+30.00 D　(B)+3.00 D　(C)-30.00 D　(D)-3.00 D

Ans:(B)

詳解: $F=\frac{n_2-n_1}{r}=\frac{1.6-1}{0.2m}=3D$。

11. 造成入射眼球的光線發生散射（light scatter）的來源最不包括下列那一項？
(A)周邊視網膜及脈絡膜反射的斜向光
(B)眼內部多重反射（視網膜與水晶體或角膜間的反射）
(C)玻璃體
(D)水晶體

Ans:(C)

詳解: (C)玻璃體主要由水（99%）和膠原支架及透明質酸組成，無色且高度透明，對光線散射極少

12. 下列何者不是減少配鏡時低阿貝數（Abbe value）鏡片引起色像差（chromatic aberration）的方法？
(A)使用較長的頂點距離
(B)使用單眼瞳距（monocular interpupillary distance）
(C)足夠的傾斜角，但也不要過大
(D)注意邊緣厚度

Ans:(A)

詳解: (A)使用較長的頂點距離，使得視野容易看到鏡片邊緣因色像差產生的彩色條紋。

13. 同一病患配眼鏡與隱形眼鏡度數之比較，下列敘述何者錯誤？
(A)若為遠視者，則眼鏡較隱形眼鏡配的度數低
(B)若為近視者，則隱形眼鏡較眼鏡配的度數高
(C)若為遠視者，眼鏡遠離角膜則愈清楚
(D)若為近視者，在完全矯正下配戴眼鏡須較多之調節力

Ans:(D)考選部改 BD 都給分

詳解: (B)近視者，隱形眼鏡度數較眼鏡度數低。
(D)近視者，眼鏡矯正的調節需求較隱形眼鏡矯正的調節需求少。

14. 一透鏡第一焦距長為+25 公分，透過光學中心上方 4 公分處觀看物體時，會產生多少稜鏡效應？
(A) 1.6^{Δ} 基底朝下　(B) 1.6^{Δ} 基底朝上
(C) 16^{Δ} 基底朝下　(D) 16^{Δ} 基底朝上

Ans:(D)

詳解: $Z = \frac{1}{0.25m} \times 4cm = 16\Delta$。

第一焦距為正，為負鏡片，因此其光學中心的上方產生基底朝上稜鏡。

15. 下列何者不是瑞利散射之敘述？
(A)散射光與光波長有關
(B)造成天空為藍色的原因
(C)散射光具有獨特的方向性
(D)散射體較光波長為短時容易產生

Ans:(C)
詳解: (C)散射光不具方向獨特性。

16. 手工中和鏡片度數時（hand neutralization），若手持圓柱鏡片-2.00 DC 置於眼前，當透鏡與人眼的距離小於其焦距，觀察一條垂直線，不可能看到下列何種變化？
(A)透鏡內的影像移動和鏡片水平移動方向相反
(B)透鏡內的影像不隨著鏡片移動
(C)透鏡內的影像在鏡片中央和周邊部分的位移程度不同
(D)透鏡內的影像會傾斜

Ans:(A)
詳解: 因為是負度數，所以可能產生順動，不是逆動。

17. 空氣中，在一透鏡前 50 公分處有一點光源，若其光線形成的最小模糊圈（circle of least confusion）距離透鏡 33 公分，下列何種鏡片組合不可能為此透鏡？
(A)+5.00DS/-2.00DC×090
(B)+6.00DS/-2.00DC×180
(C)+6.50DS/-3.00DC×090
(D)+7.00DS/-4.00DC×180

Ans:(A)

詳解: $SpEq = \frac{1}{0.33m} - \frac{1}{-0.5m} = 5D$。

(A)的等價球面為 4.00D，所以不可能。

18. 有關光經過平面之折射定律及反射定律，下列何者錯誤？
(A)折射定律之入射光、折射光在法線的兩側
(B)反射定律之入射光、折射光和法線都在入射面上
(C)反射定律也可看成是折射定律的一個特例
(D)反射定律之入射角與折射角不相等

Ans:(D)(有爭議)

詳解: (B)反射定律之入射光、反射光和法線都在入射面上
(D)反射定律之入射角等於反射角。

19. 未鍍膜的樹脂透鏡（n=1.72），約有多少百分比的入射光線，可通過其前表面不被反射？
(A) 91.7% (B) 93.0% (C) 94.9% (D) 96.0%

Ans:(B)

詳解: $R=\left(\frac{1.72-1}{1.72+1}\right)^2=0.07=7\%$，$T=1-R=93\%$。

20. 承上題，若該未鍍膜的樹脂透鏡（n=1.72），需要鍍抗反射膜，請問該薄膜的折射率約為何？
(A) 1.22 (B) 1.26 (C) 1.31 (D) 1.37

Ans:(C)

詳解: $n=\sqrt{1\times1.72}=1.31$。

21. 有一散光眼患者，其兩個軸位之屈光度（principal powers）分別為+ 64.00D@045 與+ 68.00D@135，此眼球之影像聚散度為+61.00 D，其光學十字處方應為：
(A)-3.50DS/-2.00DC×045
(B)-3.50DS/-2.00DC×135
(C)-3.00DS/-4.00DC×045
(D)-3.50DS/-4.00DC×135

Ans:(C)

詳解: 處方為-3D@045/-7D@135 → -3.00DS/-4.00DC×045。

22. 有一原頂點距離為 14 mm 的處方為+12.50DS/+3.50DC×170，若將頂點距離調整為 10 mm，則此處方改變後最接近下列那一鏡片度數？
(A)+11.50DS/+3.25DC×170
(B)+12.25DS/+3.75DC×170 (
C)+13.25DS/+4.00DC×170 (D)+14.50DS/+3.50DC×170

Ans:(C)

詳解: 170 方向：$\frac{12.5D}{1-0.004m\times 12.5D} = 13.16D$；80 方向：$\frac{16D}{1-0.004m\times 16D} = 17.09D$。

處方為+13.25DS/+4.00DC×170。

23. 關於此透鏡系統的光束聚散度敘述，下列何者錯誤？

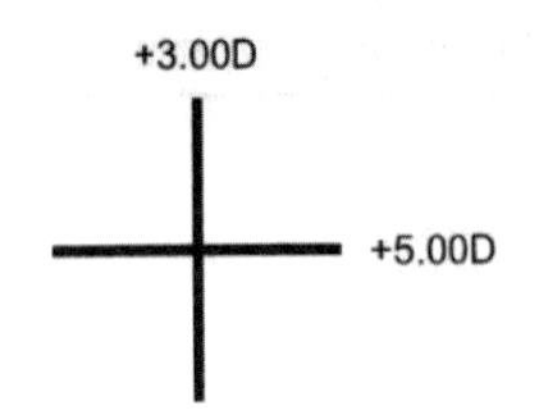

(A)位於無窮遠的點光源經過此透鏡垂直子午面的折射，會形成聚散度+3.00 D
(B)位於無窮遠的點光源經過此透鏡水平子午面的折射，會形成聚散度+5.00 D
(C)位於 1m 遠的點光源經過此透鏡垂直子午面的折射，會形成聚散度+2.00 D (D)位於 1m 遠的點光源經過此透鏡垂直子午面的折射，會形成聚散度+4.00 D

Ans:(D)

詳解: (A)垂直子午面：$V = 0D + 3D = 3D$。
(B)水平子午面：$V = 0D + 5D = 5D$。
(C)(D)垂直子午面：$V = (-1D) + 3D = 2D$。

24. 散光度數可依空間維度再細分為兩個向量 J0 及 J45。則 -2.75DS/+1.50DC×010 鏡片的 J0 及 J45 的值分別為何？
(A) J0= -0.705；J45= -0.257
(B) J0= -0.628；J45= -0.287
(C) J0= -0.809；J45= -0.311
(D) J0= -0.645；J45= -0.264

Ans:(A)

詳解: $J_0 = \frac{-C\cos 2\theta}{2} = \frac{-1.5D\times\cos 20^o}{2} = -0.705D$；

$J_{45} = \frac{-C\sin 2\theta}{2} = \frac{-1.5D\times\sin 20^o}{2} = -0.257D$。

25. 一鏡片處方為-2.50DS/+1.75DC×165，若選擇以負圓柱鏡型式（minus cylinder form）製作，基弧（base curve） 為+2.25 D，則鏡片前、後表面弧度下列何者正確？

(A)前表面軸度 75 度處-0.25 D，軸度 165 度處+4.00 D；後表面軸度 75 度處-0.75 D，軸度 165 度處-2.50 D

(B)前表面軸度 75 度處+2.25 D，軸度 165 度處+2.25 D；後表面軸度 75 度處-3.00 D，軸度 165 度處-4.75 D

(C)前表面軸度 75 度處+2.25 D，軸度 165 度處+2.25 D；後表面軸度 75 度處-0.25 D，軸度 165 度處+4.00 D

(D)前表面軸度 75 度處-3.00 D，軸度 165 度處-4.75 D；後表面軸度 75 度處+2.25 D，軸度 165 度處+2.25 D

Ans:(B)

詳解: $-2.50DS/+1.75DC\times165=-0.75DS/-1.75DC\times75=\frac{+2.25DS}{-3.00DC\times165/-4.75DC\times75}=\frac{+2.25DS}{-3.00D@75/-4.75D@165}$。

26. 一透鏡前、後表面屈光力分別為+8.00 D、-3.00 D，中心厚度為 5 mm，折射率為 1.6，其後頂點屈光力為多少？

(A)+4.60 D (B)+4.80 D (C)+5.00 D (D)+5.20

Ans:(D)

詳解: $F_b=\frac{F_1}{1-\frac{t}{n}F_1}+F_2=\frac{8D}{1-\frac{0.005m}{1.6}\times8D}+(-3D)=5.21D$。

27. 下列處方都代表相同的光學效果，何者例外？

(A)-5.00DS/-2.00DC×180

(B)-7.00DS/-2.00DC×090

(C)-5.00DC×090/-7.00DC×180

(D)-7.00DS/+2.00DC×090

Ans:(B)

詳解: (C)$-5DC\times090/-7DC\times180=-5DS/-2DC\times180$。與(A)同。

(D)$-7DS/+2DC\times090=-5DS/-2DC\times180$。與(A)同。

28. 患者配戴眼鏡處方為-5.00DS/-1.00DC×175，頂點距離為 1.2 cm，想要改戴球面度數(無散光)的隱形眼鏡，則改成下列何種隱形眼鏡處方比較適合？ (A)-4.75 DS (B)-5.25 DS (C)-5.50 DS (D)-6.00 DS

Ans:(B)

詳解: $\frac{-5D}{1-0.012m\times(-5D)}=-4.72D$，$\frac{-6D}{1-0.012m\times(-6D)}=-5.60D$。

等價球面為$\frac{(-4.72D)+(-5.60D)}{2}=-5.16D\cong-5.25D$

速算：$\frac{-5.5D}{1-0.012m\times(-5.5D)}=-5.16D\cong-5.25D$。

29. 下圖光學十字之處方度數為何？

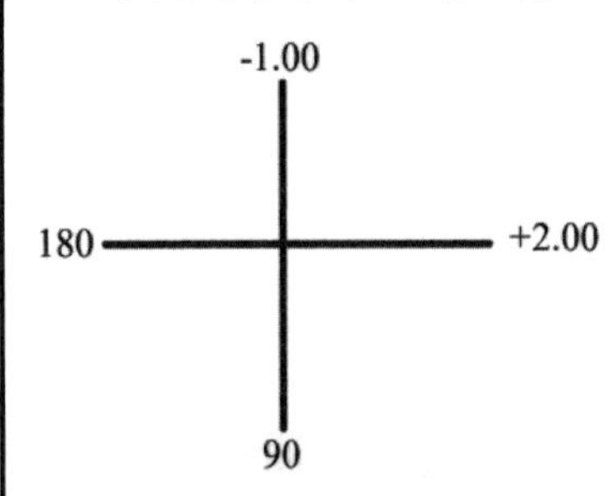

(A)+2.00DS/-3.00DC×180 或-1.00DS/+3.00DC×090
(B)+2.00DS/-1.00DC×180 或-1.00DS/+2.00DC×090
(C)+2.00DS/-3.00DC×090 或-1.00DS/+3.00DC×180
(D)+2.00DS/-1.00DC×090 或-1.00DS/+2.00DC×180

Ans:(A)

詳解: -1.00+3.00X90 或 +2.00-3.00X180

30. 根據 Prentice's rule，若一眼睛透過處方+2.50DS/-4.00DC×180 的鏡片，觀看眼前方 100 cm 處的目標物， 則當視線往內偏移鏡片中心 2 mm 時會產生多少稜鏡度？

(A) 0.25^{Δ} (B) 0.5^{Δ} (C) 1.25^{Δ} (D) 2.0^{Δ}

Ans:(B)

詳解: $Z=2.5D\times0.2cm=0.5\Delta$。

31. 一患者右眼的稜鏡處方為 6 $^{\Delta}$B135，若要使用稜鏡合成的方式來矯正患者，需要下列何者的搭配？(sin45o =cos45o =0.71)
(A) 4.26$^{\Delta}$BI、4.26$^{\Delta}$BD (B) 4.26$^{\Delta}$BO、4.26$^{\Delta}$BU
(C) 4.26$^{\Delta}$BI、4.26$^{\Delta}$BU (D) 4.26$^{\Delta}$BO、4.26$^{\Delta}$BD

Ans:(B)

詳解: 右眼 135 方向，朝外且朝上。

水平稜鏡：$6\Delta \times \cos 45^{o} = 4.24\Delta(BO)$，

垂直稜鏡：$6\Delta \times \sin 45^{o} = 4.24\Delta(BU)$。

32. 謝先生遠用處方為右眼度數-10.50 DS；左眼度數為-12.00 DS，光學中心與瞳孔距離皆為 64 mm。若用此眼鏡看近時，近用瞳孔距離為 60 mm，其產生的稜鏡效應為何？ （BO：base out；BI：base in）
(A) 0.3$^{\Delta}$BI (B) 0.3$^{\Delta}$BO (C) 4.5$^{\Delta}$BI (D) 4.5$^{\Delta}$BO

Ans:(C)

詳解: 右眼：$Z = 10.5D \times 0.2cm = 2.1\Delta(BI)$；

左眼：$Z = 12D \times 0.2cm = 2.4\Delta(BI)$。

合併：$4.5\Delta(BI)$。

33. Snellen chart 之視力為 6/30 的患者，其萬國視力、最小分辨角及 logMAR 值分別為多少？（log1=0, log2=0.3, log5=0.7, log10=1）
(A) 0.2、5.0、0.3 (B) 0.2、5.0、0.7
(C) 0.2、0.2、0.7 (D) 5.0、0.2、0.7

Ans:(B)

詳解: 小數 0.2，$MAR = \frac{1}{0.2} = 5.0$，$\log MAR = \log 5 = 0.7$。

34. 有關 Purkinje 影像的敘述，下列何者錯誤？
(A) Purkinje I、II、III 影像為正立虛像，Purkinje IV 影像為倒立實像
(B)當眼球在調節時，水晶體前表面的曲率半徑減小，Purkinje III 影像的尺寸也會縮小
(C)透過觀察 Purkinje II 影像，可以量測斜視角度
(D)角膜地形圖是藉由 Purkinje I 影像來測定角膜的形狀

Ans:(C)

詳解: (B)曲率半徑減小，反射負屈光力增強，反射影像變小。

(C)應觀察 Purkinje I 影像。

35. 一個簡化眼的總屈光力為+60.00 D，剛好被眼前 12 mm 處的-12.50 D 鏡片完全矯正，則此眼球的眼軸長為何？
(A) 27.52 mm (B) 27.13 mm (C) 26.52 mm (D) 25.95 mm

Ans:(B)

詳解: $\frac{n_2}{v} = F + U_{FP} \rightarrow \frac{1.333}{v} = 60D + \frac{-12.5D}{1-0.012m\times(-12.5D)} \rightarrow$

$v = 0.02713m = 27.13mm$。

36. 某光源位於角膜前表面 50 cm，假設角膜前表面的半徑為 7.80 mm，其 Purkinje I 影像的位置，在角膜後幾 mm？
(A) 3.90 mm (B) 3.87 mm (C) 3.83 mm (D) 3.75 m

Ans:(B)

詳解: $\frac{1}{v} = \frac{2}{r} + \frac{-1}{u} \rightarrow \frac{1}{v} = \frac{2}{-7.80} + \frac{-1}{+500} \rightarrow v = -3.87$(mm)。

(採用向左為正符號規定)

37. 一個病患的眼鏡（plano/-2.00DC×180）相對瞳孔中心往鼻側位移了 5mm，往下方位移 3mm。這時將引起多少稜鏡效應？
(A) 1 稜鏡度 BO 及 0.6 稜鏡度 BU
(B) 1 稜鏡度 BI 及 0.6 稜鏡度 BU
(C) 0.6 稜鏡度 BU
(D) 0.6 稜鏡度 BD

Ans:(C)

詳解: 水平稜鏡：0Δ；垂直稜鏡：$Z = 2 \times 0.3 = 0.6\Delta$。

眼鏡向下拉，視線在光學中心上方，負度數產生基底朝上。

38. 一般正常人眼，每增加 1 mm 眼軸長度，大約會改變多少屈光度？
(A)-1.50 D (B)-2.70 D (C)-3.50 D (D)-4.50 D

Ans:(B)

詳解: 軸長增長 1 mm 大約產生-3D。

39. 下列敘述何者錯誤？
(A)當眼睛調節時，聚焦在近處時，水晶體的前表面是比較彎曲的，屈光力是會提高的
(B)當眼睛聚焦於遠處時，放鬆調節時，屈光力會是比較小的
(C)當眼睛調節時，聚焦在近處時，水晶體的前表面是比較平的，屈光力是會提高的
(D)當眼睛聚焦於遠處時，放鬆調節時，水晶體的前表面是比較平

Ans:(C)

詳解: (C)當眼睛調節時，聚焦在近處時，水晶體的前表面是比較彎曲，屈光力是會提高的

40. 一位未矯正的-2.00 D 近視眼，若要看清楚距離眼前 33.33 cm 的物體時，需要做多少調節力？
(A) 1.00 D (B) 2.00 D (C) 3.00 D (D) 4.00

Ans:(A)

詳解: $A_D = (-2D) - \frac{1}{-0.3333m} = +1D$。

41. 一位配戴雙焦眼鏡的老花眼患者有-6.00 D 的近視且已完全矯正，其總景深為 1.00 D。該患者透過雙焦近附加子片觀看時，清晰的範圍介於 66.67 cm 到 25.00 cm。若患者沒有配戴眼鏡時，調節近點為何？
(A) 11.11 cm (B) 12.50 cm (C) 14.29 cm (D) 16.67 cm

Ans:(B)考選部改一律送分

詳解: 眼前 66.67cm 至 25.00cm 相當於-1.5D 至-4D，所以表觀調節振幅為 2.5D，真正調節振幅為 1.5D。未戴眼鏡時，遠點在-6D 對應處，所以調節近點在-7.5D 對應處，即眼前 13.33cm 處。選(B)較接近。

42. 眼睛調節作用的兩個因素是：
(A)水晶體的厚度及眼角膜細胞數目
(B)水晶體的大小及視網膜厚度
(C)水晶體的可塑性及睫狀肌的收縮力量
(D)視網膜厚度及眼角膜細胞數目

Ans:(C)

詳解: (C)看近方調節時，睫狀體收縮，懸韌帶放鬆，水晶體往前面膨脹，近處來的光線會在視網膜上，眼球可以看清楚近方的物體。。

43. 三位分別為正視眼、近視-4.00 D 及遠視+3.00 D 的 40 歲成年人，假設每人的調節力均為 4.00D，他們的調節近點（near point of accommodation）依序分別為多少？
(A) 25/12.5/100 公分　(B) 25/無窮遠/14.3 公分
(C) 50/16.7/20 公分　(D) 50/16.7/無窮遠

Ans:(A)

詳解: 正視眼近點：$\frac{1}{-4D}=-0.25(\text{m})$；近視眼近點：$\frac{1}{-4D-4D}=-0.125(\text{m})$；

遠視眼近點：$\frac{1}{+3D-4D}=-1(\text{m})$。

44. 當眼鏡鏡片有傾斜或鏡框彎弧時，會誘發球面及柱面屈光力，這是那一類型的像差？
(A)球面像差　(B)畸變　(C)場曲　(D)斜向像散

Ans:(D)

詳解: (D) 斜散像差:斜向入射光線通過鏡片後產生的像差,形成的是一彌散像，而不是一個聚焦點。從光軸外發出的光，與鏡片呈斜向入射時，在含有鏡片的光軸和物點的平面(主子午面或切線面)內光線的集合位置，會與其垂直平面(弧矢面)內光線集合發生偏離。

45. 有關彗星像差（coma）的敘述，何者錯誤？
(A)大多數是因光線傾斜於光軸產生
(B)光束的寬度不會影響像差大小
(C)可分成正彗星像差和負彗星像差
(D)可調整透鏡弧度減少像差

Ans:(B)

詳解: (B)光束寬度會影響彗差彗尾之大小。

46. 欲測量眼睛的總像差應使用何種儀器？
(A)波前感測儀　(B)角膜地形圖儀
(C)自動驗光儀　(D)光學同調斷層掃描儀

Ans:(A)

詳解: 波前感測設備可測量波前誤差和高階像差。

47. 有關眼的色像差（chromatic aberration）的敘述，下列何者錯誤？
(A)波長 400 nm 和 700 nm 在人眼的縱向（longitudinal or axial）色像差約 2 D (B)橫向（lateral or transverse）色像差比縱向色像差更會影響視力
(C)超過±8.00 D 鏡片才會造成橫向色像差
(D)人眼會適應色像差

Ans:(C)

詳解: 橫向色像差=$\frac{F\times h}{Abbe}$，所以任何屈光度皆會產生橫向色像差。

48. 有關眼的球面像差（spherical aberration）的敘述，下列何者錯誤？
(A)周邊的光線是正的（positive）球面像差
(B)瞳孔很大時，球面像差約有 0.5 D 至 1.0 D
(C)視網膜檢影時會造成剪刀反射（scissors reflex）
(D)近視雷射手術後，球面像差會減少

Ans:(D)

詳解: (D)近視雷射手術會增加球面像差。

49. 某患者有一個位在角膜前 10 cm 的真實遠點（real far point），假設頂點距離為 15 mm，其遠視力眼鏡鏡片的矯正度數為多少？
(A)-4.00 D (B)-8.70 D (C)-11.76 D (D)-20.00

Ans:(C)

詳解: 鏡片度數為$F=\frac{1}{k+d}=\frac{1}{-0.1m+0.015m}=-11.76D$。

50. 當+3.00DS/-5.00DC×090 的鏡片從瞳孔中心朝鼻側偏移 4 mm，合併朝上側偏移 2 mm，在水平面和垂直面會產生多少稜鏡效應？
(A)水平面 0.6^{Δ}、垂直面 0.8^{Δ}
(B)水平面 0.8^{Δ}、垂直面 0.6^{Δ}
(C)水平面 1.2^{Δ}、垂直面 0.4^{Δ}
(D)水平面 0.4^{Δ}、垂直面 1.2^{Δ}

Ans:(B)

詳解: 水平稜鏡：$Z=2D\times 0.4cm=0.8\Delta$；垂直稜鏡：$Z=3D\times 0.2cm=0.6\Delta$。

112 年專技高考【驗光師】

視光學-江建男 解析

1. 當水平聚焦線（horizontal focal line）比垂直聚焦線（vertical focal line）靠近眼球前端時，這是何種散光，而平 K（flat K）值位於那一子午線？
(A)逆規（against-the-rule）；水平子午線（horizontal meridian）
(B)順規（with-the-rule）；垂直子午線（vertical meridian）
(C)逆規（against-the-rule）；垂直子午線（vertical meridian）
(D)順規（with-the-rule）；水平子午線（horizontal meridian）

Ans:(D)
詳解:

水平聚焦線離角膜近，需用垂直主徑線矯正…因為離角膜近所以垂直主徑線為強主徑線

垂直聚焦線離角膜遠，需用水平主徑線矯正…因為離角膜遠所以垂直主徑線為弱主徑線

因此水平主徑線比較弱會形成順規則散光

而平 K 指的是弱主徑線位置，所以答案為水平主徑線

2. 一患者視力為 0.4，若此視標為 4 公尺用視標，請問其視標高度為何？
(A) 2.328 mm　(B) 8.73 mm　(C) 14.55 mm　(D) 18.61 m

Ans:(C)
詳解:

(1.454 × 4) ÷ 0.4 =14.45…所以答案(C)

3. 眼睛發育與屈光不正的說明，下列何者錯誤？
(A)新生兒的屈光不正狀態約為遠視 2 D（±2 D）
(B)成年人的正視眼眼軸長約為 24 mm
(C)正視化的過程中，屈光不正相對往近視方向變化（relative myopic shift）
(D)正視化的過程大約在 3 歲左右完成

Ans:(D)
詳解:

正視化的過程大約在 6 至 8 歲左右完成

4. 患者右眼前方放置紅色片（red lens test），看到紅光點在他的右下方，則患者有：
(A)右眼上外隱斜位
(B)右眼下內隱斜位
(C)左眼上內隱斜位
(D)右眼上內隱斜位

Ans:(D)
詳解:

右眼看到紅點並且在右下方，所以水平同側為<u>內斜</u>，垂直為<u>上斜</u>

5. 有關調節作用看近時的原理，下列何者錯誤？
(A)睫狀肌收縮 (B)懸韌帶收縮 (C)水晶體變厚 (D)屈光度增加

Ans:(B)
詳解:

眼睛看近時產生調節，期調節作用為睫狀肌收縮、<u>懸韌帶放鬆</u>、水晶體往前膨脹

6. 有關 Pelli-Robson 對比敏感度測試之敘述，下列何者錯誤？
(A)採用 Sloan 字體作為視標，測試距離為 1 m
(B)可量測的對比敏感度範圍為 0.00 至-2.25 log
(C)視標大小由上而下逐漸變小，直到受測者無法辨識為止
(D)適用於偵測低空間頻率（low spatial frequency）對比敏感度之喪失

Ans:(C)
詳解:

Pelli-Robson 對比敏感度測試的視標大小不變，只是字母的顏色深度逐漸變淺

7. 有關瞳孔對光線的神經傳導性檢查，下列何者最不適當？
(A)需要一個近的注視目標
(B)利用筆燈（penlight）輪流照射兩眼，讓光線在每個眼睛停留約 3 到 5 秒鐘，觀察瞳孔的反應，如此反覆 2 到 3 個完整循環，可以檢查是否有傳入性瞳孔反應缺損（afferent pupillary defect）
(C)需要記錄其大小、形狀與位置
(D)需要觀察其收縮的速度

Ans:(A)
詳解:

瞳孔對光線的神經傳導性檢查是需要看遠方，避免看近時瞳孔縮小影響到觀察（因為瞳孔縮小的狀態其筆燈檢查就會影響到筆燈照射時瞳孔無法收縮）

8. 有關立體視覺檢查，下列何者不適當？
(A)通常會需要偏光眼鏡或紅綠眼鏡
(B)一般比較建議使用帝特瑪斯試驗（Titmus test），因為此檢查較不易測出單眼的線索（monocular cues）
(C)藍氏立體測試（Lang stereotest）不需要偏光眼鏡或紅綠眼鏡
(D)也可以測試遠距離立體視覺

Ans:(B)
詳解:

立體視覺檢查使用帝特瑪斯檢查（Titmus test），不小心會出現單眼的線索的情況

9. 有關眼外肌運動檢查，下列何者最不適當？
(A)通常會請病人戴著他的眼鏡
(B)可以請病人跟著看筆燈的光，但是頭不要動
(C)正前方我們稱之為注視的基本位置（primary position of gaze）
(D)除了正前方，一般還會測試 8 個方位

Ans:(A)
詳解:

眼外肌運動檢查是不用配戴眼鏡

10. 有關角膜地形圖儀檢查（topographical keratoscopy）的說明何者錯誤？
(A)目前常用的二種檢查方法是角膜弧度攝像地形檢查（videokeratoscopy），以及裂隙掃描角膜弧度檢查（scanning slit keratoscopy）
(B)可以精確地分析大部分角膜表面的形態和曲率的變化
(C)可以早期診斷圓錐角膜
(D)角膜弧度攝像地形檢查（videokeratoscopy）可以分析眼角膜前表面、後表面的形態及角膜厚度

Ans:(D)
詳解:

角膜弧度攝像地形檢查（videokeratoscopy）可以分析眼角膜前表面、但是後表面的形態及角膜厚度是無法評估的

11. 有關調節靈敏度(accommodative facility)期望值之敘述,下列何者錯誤? (A)正常期望值在青少年後為單眼測試 11cycles per minute(cpm),雙眼測試 8 cpm 至 10 cpm
(B)兩眼測驗結果相差大於 2 cpm 且伴隨近距離視覺症狀發生者,應注意是否有調節困難情形
(C) 6~12 歲年齡族群之調節靈敏度測驗結果明顯較成人差
(D)孩童之測試,雙眼測試結果比單眼測試結果更加可信賴

Ans:(D)

詳解:

調節靈敏度檢查單眼測試結果比雙眼測試結果更加可信賴,因為單眼檢查可以直接評估調節有沒有出問題,而雙眼檢查包含調節功能及聚散功能,所以雙眼出問題還要排查哪個功能出問題

12. 失能眩光(disability glare)是由於周邊眩光光源,造成散射光線進入患者眼內,因而降低視網膜影像之對比度。下列那種情況較不易受到其影響?
(A)白內障 (B)第六對腦神經麻痺 (C)角膜上皮水腫 (D)色素性視網膜炎

Ans:(B)

詳解:

失能眩光是指屈光介質或視網膜出現異常導致疾病所產生的現象,而第六對腦神經麻痺對於失能炫光沒有關係

13. 有關先天性色彩視覺缺陷(congenital color deficiency)患者所遭遇之困難,下列敘述何者錯誤?
(A)先天性紅綠色盲患者易將紅色、橘色及綠色混淆看成黃色
(B)三色盲(trichromats)患者因三種視錐細胞皆受影響,造成色彩容易被混淆 (C)先天性紅綠色盲患者在日常生活中,判斷肉類是否煮熟時會有辨識困難
(D)在英國,若先天性色彩視覺缺陷患者無法通過 Ishihara test,則無法擔任交通管制、消防人員及航空 引導人員

Ans:(A)

詳解:

紅綠色盲可以辨別出黃色,但不是用紅綠混淆看出來的

14. 有關檢查儀器原理的說明，下列何者正確？
(A)角膜地形圖儀檢查（topographial keratosopy）相較角膜弧度測量（keratometry），其測量的範圍較廣
(B)前導波影像分析對於高階像差（higher-order aberrations）可以精確檢查，但低階像差（lower-order aberrations）較不易測出
(C)角膜弧度攝像地形檢查（videokeratoscopy）重現性高，不易受角膜表面淚液影響
(D)電腦驗光機使用遠紅外線進行測量，其穿透力高，比較不易受到角膜混濁、白內障或是玻璃體出血的影響

Ans:(A)
詳解:

(B)前導波影像分析對於<u>高階像差及低階像差</u>都可以精確檢查

(C)角膜弧度攝像地形檢查重現性高，<u>會</u>受角膜表面<u>淚液影響</u>

(D)電腦驗光機使用遠紅外線進行測量，其穿透力高，<u>會</u>受到角膜混濁、白內障或是玻璃體出血的影響

15. 若在距離受測者眼前 50 公分處進行靜態視網膜檢影法（static retinoscopy），並輔以+2.00 DS 之工作輔助鏡片做檢測，當以垂直光條掃視眼底時，再以+2.00 DS 可達到中和眼底，若將+2.00 DS 移除，並改用水平光條掃視眼底，結果可用-1.00 DS 達到中和眼底，則該眼的實際屈光異常度數為何？
(A) PL/-3.00DC×090
(B) PL/-3.00DC×180
(C)+2.00DS/-3.00DC×090
(D)+2.00DS/-3.00DC×180

Ans:(D)
詳解:

垂直光條掃視眼底時用+2.00D 中和，<u>表示+2.00D 在水平主徑線 180˚</u>

水平光條掃視眼底時用-1.00D 中和，<u>表示-1.00D 在垂直主徑線 90˚</u>

<u>+2.00@180˚／-1.00@90˚</u>→→→得到處方式子＝+2.00DS/-3.00DC×180˚

16. 被檢者 45 歲，以暫時性閱讀附加鏡片+1.50 D 檢查，NRA/PRA：+1.00D/-0.50D，其最終近距離附加度數應為：
(A)+1.25 D (B)+1.50 D (C)+1.75 D (D)+2.00 D

Ans:(C)
詳解:

近距離附加度數＝【(NRA＋PRA)÷2】＋ADD

所以【｛(+1.00)＋(-0.50)｝÷2】＋1.50＝+1.75

17. 以視網膜檢影鏡（retinoscope）驗光，驗光距離為 50 cm，利用光學十字標示法得到的結果為+1.75D@120；-2.00D@030，其最後配鏡處方下列何者正確？
(A)+1.75DS/-3.75DC×120
(B)-2.00DS/+3.75DC×120
(C)-2.00DS/+3.75DC×030
(D)-0.25DS/-3.75DC×120

Ans:(D)
詳解:

+1.75D@120°，因為沒有加工作鏡片，所以真正度數為為(-2.00)+(+1.75)＝-0.25@120°

-2.00D@030°，因為沒有加工作鏡片，所以真正度數為為(-2.00)+(-2.00)＝-4.00@030°

-0.25@120°／ -4.00@030°→→→得到處方式子＝-0.25DS/-3.75DC×120°

18. 除了調節（accommodation）以外，影響視網膜檢影鏡測量結果的因素不包括下列何者？
(A)色彩像差（chromatic aberration）
(B)介質混濁（media opacities）
(C)傾斜角（obliquity）
(D)光條粗細（light width）

Ans:(D)
詳解:

光條粗細不會影響視網膜檢影鏡測量結果

19. 有關紅綠雙色檢查（bichrome test），下列敘述何者錯誤？
(A)紅綠雙色檢查是用於檢驗最佳球面度數的一種方法
(B)測驗時需在室內較暗的條件下檢查
(C)指引患者看一行視力 20/20 紅綠背景視標
(D)雖然要辨識紅綠背景下的視標是否一樣清楚，色覺異常患者仍可以使用此種方法檢查

Ans:(C)
詳解:

指引患者看一行視力為<u>20/25(0.8)</u>或<u>最佳視力再大一行</u>的紅綠背景視標

20. 自覺式驗光步驟中，有關第二次球面度確認的敘述，下列何項錯誤？
(A)前步驟可能調整了散光軸或散光度數，故需第二次球面度確認
(B)第二次球面度確認時，常用的霧視鏡片為+0.75 DS 至+1.00 DS
(C)紅綠測試需於半暗室中進行，盡可能避免影響顏色飽和度
(D)若紅綠測試與最正球面度最佳視力（MPMVA）檢查結果有誤差，則以紅綠測試結果為準

Ans:(D)
詳解:

若紅綠測試與最正球面度最佳視力（MPMVA）檢查結果有誤差，則以<u>最正球面度最佳視力（MPMVA）</u>結果為準

21. 運用傑克森交叉圓柱鏡幫患者檢測散光時，檢查技巧的敘述下列何者錯誤？
(A)針對逆規（against-the-rule）散光患者，選用 E、F、L、H 等直線明顯的視標，較能精確檢測散光
(B)為維持最小模糊圈（the circle of least confusion）位於視網膜上，選用圓形視標（circular target）檢查
(C)當患者有大於 1.00 D 未矯正散光或低視力者，放上±0.25 D 交叉圓柱鏡檢查時，較不容易決定那一鏡面比較清晰
(D)有短暫記憶障礙患者較不適合使用此法檢查散光度數與軸度，除非驗光室使用可產生兩圖比較的綜合驗光儀（phoropter）

Ans:(A)
詳解:

驗散光時必須紅綠視標的<u>紅色視標比綠色視標清楚</u>的情況下來使用，此時未矯正時的逆規則散光的水平焦線比較接近視網膜，所以比較容易辨別水平方向的線條

22. 用傑克森交叉圓柱鏡檢測法（Jackson Cross Cylinder test, JCC）檢測散光度數時，下列敘述何者不適當？
(A)若欲檢測的散光值大於 3.00 D，則測量散光的角度軸時，應以小角度移動來修正角度軸，例如以 5 度角慢慢移動檢查，不適合以 15 度大角度移動檢查
(B)散光度數越高時，角度軸越需以小角度表示。若散光度數大於 5.00 D，角度軸應以 1 度角表示；若小於 2.00 D 散光值，角度軸可以 5 度角表示
(C)確認散光度數值測量過程時，無須考量等效球面概念做散光度的測量調整
(D)測量散光時，應先測量散光角度軸後，再測量散光度數，才會檢測正確

Ans:(C)

詳解:

確認散光度數值測量過程時，需要考量等效球面概念做散光度的測量調整

23. 以±0.25 D 之交叉圓柱鏡驗證散光度數，如初始驗光度數為 -1.50DS/-1.50DC×100，當重複翻轉兩次交叉圓柱鏡，修正兩次圓柱鏡度數，發現紅點位置在 10 度時，視標都會比較清楚，則驗光度數宜修正為何？
(A)-1.50DS/-1.00DC×100
(B)-1.50DS/-2.00DC×100
(C)-1.75DS/-1.00DC×100
(D)-1.25DS/-2.00DC×100

Ans:(C)
詳解:

當重複翻轉兩次交叉圓柱鏡，修正兩次圓柱鏡度數，發現紅點位置在 10° 時，視標都會比較清楚，則軸度 100°的位置是白點，所以必須降兩次負散光度數(-0.50DC)，並且增加負球面度數(-0.25DS)，因此得到正確處方為 (C)-1.75DS/-1.00DC×100

24. 針孔視力的提升，對於下列何者情況不顯著？
①視網膜病變 ②圓錐角膜 ③白內障 ④輕度近視散光
(A)僅①④　(B)僅②④　(C)僅①③　(D)①②③

Ans:(C)
詳解:

圓錐角膜→會形成不規則散光，所以加上針孔其視力會提升

輕度近視→加上針孔其視力會提升

視網膜病變及白內障屬於疾病，所以加上針孔其視力不會提升

25. 交叉圓柱視標（cross cylinder target）除了可以用來決定老花眼暫定加入度（presbyopic tentative ADD）以外，它也可以用來評估調節（accommodation）的那一方面？
(A)速度（speed）
(B)彈性（elasticity）
(C)幅度（amplitude）
(D)準確性（accuracy）

Ans:(D)
詳解:

交叉圓柱視標加上近方 40 公分的柵欄視標可以確定患者是調節滯後或調節超前，所以可以準確性的知道焦點是落在視網膜前還是視網膜後

26. 若根據受測者的遠方瞳距與平時的近用閱讀距離進行計算，下列選項何者之近用眼鏡瞳距最大？
(A)遠方瞳距為 60 mm，平時近用閱讀距離為 40 cm
(B)遠方瞳距為 62 mm，平時近用閱讀距離為 30 cm
(C)遠方瞳距為 64 mm，平時近用閱讀距離為 20 cm
(D)遠方瞳距為 66 mm，平時近用閱讀距離為 50 cm

Ans:(D)
詳解:

遠用瞳距越大其看近相同距離的瞳距越大，而看距離越遠的物體其瞳距會大於距離最近的物體……所以不用計算，答案(D)，因為瞳距最大且距離也最遠

27. 下列那一項檢查，不是常用的老花閱讀附加度的測量方法？
(A)閱讀物的大小
(B)年齡與工作距離
(C)近點調節幅度測量
(D)融像性交叉圓柱鏡測量

Ans:(A)
詳解：**閱讀物的大小不是常用的老花閱讀附加度的測量方法**

28. 老花度數會隨年齡增長而增加，請問具備良好矯正（或裸視）視力之老花眼患者，其所需最高之近用 加入度約為多少？且至幾歲後其加入度將達到最大值趨於穩定？
(A)+3.25 D；55 歲
(B)+3.00 D；60 歲
(C)+3.50 D；65 歲
(D)+2.50 D；70 歲

Ans:(B)
詳解：**絕對老花的年齡約 60 歲開始，並且其最高的近用加入度不超過+3.00D**

29. 有關老花眼近用加入度（near ADD）的敘述，下列何者錯誤？
(A)加入度選擇後，須讓患者試戴並量測視覺表現
(B)理想的加入度，在令患者的偏好工作距離落於清晰視區範圍中央
(C)減少加入度，將令清晰視區與患者距離變遠

(D)增加加入度，將使清晰視區範圍變大

Ans:(D)

詳解：**增加加入度就是加入凸透鏡，會使清晰視區範圍變小**

30. 研究指出，人類能持續使用的調節力約為調節幅度（amplitude of accommodation）的 50%。根據此理論，遠視+0.50 D、調節幅度為 2 D 的患者，為了長時間使用電腦（工作距離 50 公分），宜配戴下列何處方？
(A)+1.00 D (B)+1.50 D (C)+2.00 D (D)+2.50 D

Ans:(B)

詳解:

暫時加入度＝【(工作距離的度數)－(調節幅度一半的度數)】，所以暫時加入度＝【(1/0.5)－(2.00/2)】＝+1.00

近用處方度數＝暫時加入度＋遠方度數＝(+1.00)＋(+0.50)＝+1.50

31. 馬竇氏鏡置於右眼前，使用改良式 Thorington 檢測，患者回應發現一個亮點在橫線下方，而橫線在亮點上方標示 3 的位置，假設設置及距離都符合規範，則此患者隱斜位量為何？
(A)右眼上隱斜位 3 稜鏡度
(B)右眼外隱斜位 3 稜鏡度
(C)左眼上隱斜位 3 稜鏡度
(D)左眼內隱斜位 3 稜鏡度

Ans:(C)

詳解:

右眼看到的水平線條在光點的上方，所以右眼下斜位或稱左眼上斜位，又因為水平線條在 3 的位置，因此答案為左眼上隱斜位 3 稜鏡度

32. 下列視覺機能測量，何者無法測得隱斜位的垂直方向偏移？
(A)托林頓（Thorington）測量 (B)馮格雷夫（von Graefe）測量
(C)馬竇氏鏡（Maddox rod）測量 (D)霍威爾（Howell）測量

Ans:(D)

詳解:**霍威爾（Howell）檢查只能檢查水平斜位無法檢查垂直斜位**

33. 有關魏氏四點檢查說明，下列何者錯誤？
(A)用來檢查深度知覺（depth perception）
(B)檢查第二級融像
(C)手持式魏氏四點可用於檢查是否有小量的單側性盲區（scotoma）

(D)正常融像者應該看到四個點，上面紅色，左右綠色，下方紅綠互換

Ans:(A)

詳解:

魏氏四點檢查是檢查二級平面融合，而深度知覺是屬於三級立體視

34. 下列檢查中，何者較不可直接或間接評估融像性聚散（fusional vergence）能力？

(A)正負相對調節檢查（NRA/PRA）

(B)單眼評估檢影鏡法（MEM retinoscopy）

(C)赫希柏格檢查（Hirschberg test）

(D)內聚近點（near point of convergence）

Ans:(C)

詳解:

赫希柏格檢查（Hirschberg test）是檢查顯斜視的眼位偏移，無法直接或間接評估融像性聚散能力

35. 馬竇氏鏡（Maddox rod）是由那一系列鏡片所組成的？

(A)平行平面凹柱面透鏡（parallel plano-concave cylinder lenses）

(B)平行平面凸柱面透鏡（parallel plano-convex cylinder lenses）

(C)平行基底朝外稜鏡（parallel base-out prisms）

(D)平行基底朝內稜鏡（parallel base-in prisms）

Ans:(B)

詳解：**馬竇氏鏡（Maddox rod）是由平行平面凸柱面透鏡組成**

36. 有關近融像性聚散靈敏度（near fusional vergence facility）測試的目的與方法，下列敘述何者正確？

(A)為測試調節帶動聚散的能力，運用反轉正負鏡片，當兩眼遇到正鏡片（plus lens），促使眼睛聚合， 遇到負鏡片（minus lens），促使眼睛開散

(B)為測試調節帶動聚散的能力，運用反轉正負鏡片，當兩眼遇到正鏡片（plus lens），促使眼睛開散， 遇到負鏡片（minus lens），促使眼睛聚合

(C)為測試主動融像聚散能力，運用反轉底內與外稜鏡，當兩眼遇到基底向內稜鏡，促使眼睛聚合，遇到基底向外稜鏡，促使眼睛開散

(D)為測試主動融像聚散能力，運用反轉底內與外稜鏡，當兩眼遇到基底向內（base-in）稜鏡，促使眼睛開散，遇到基底向外（base-out）稜鏡，促使眼睛聚合

Ans:(D)

詳解:

近融像性聚散靈敏度(稜鏡反轉拍)是測量融像聚散能力，運用反轉底內與外稜鏡，當兩眼遇到基底向內（base-in）稜鏡，促使眼睛開散，遇到基底向外（base-out）稜鏡，促使眼睛聚合

37. 下列何種檢測法不是用在測量水平及垂直的隱斜位量？
(A)遮蓋測試合併使用稜鏡
(B)馬竇氏鏡（Maddox rod）測量
(C)托林頓（Thorington）測量
(D)魏氏四點（Worth 4-dot）測量

Ans:(D)
詳解:

魏氏四點（Worth 4-dot）測量的主要目的是檢查平面融合，間接可以觀察到抑制或眼位偏移，但是魏氏四點不適合做定量檢查

38. 有關固視偏差（fixation disparity, FD）的敘述，下列何者錯誤？
(A)是雙眼融像情況下，兩眼視線與注視物的落差
(B)固視偏差（FD），不受眼睛融像續力的補償
(C)用稜鏡量測的固視偏差（FD）矯正量等於一般的隱斜位量
(D)內斜固視偏差（eso fixation disparity）是兩眼視線交點落在所見視標平面之前

Ans:(C)
詳解:

用稜鏡量測的固視偏差（FD）矯正量為患者融像需求的補償量

39. 下列何者不是在雙眼融像（binocular fusion）的情況下進行檢測？
(A)固視偏差（fixation disparity）
(B)隱斜位（heterophoria）
(C)聚散靈敏度（vergence facility）
(D)正負相對調節（negative relative accommodation/positive relative accommodation）

Ans:(B)
詳解:

隱斜位（heterophoria）必須完全破壞融像來檢查

40. 處理雙眼視覺的異常，如何給予恰當的稜鏡度數，下列何者是不合宜的敘述？
(A)關聯性（associated）與非關聯性（disassociated）的隱斜位檢測，都可以提供緩解稜鏡的稜鏡值
(B)非關聯性檢測，如 von Graefe 直接測量的稜鏡值較低，可直接以此稜鏡當緩解稜鏡配鏡
(C)關聯性檢測，如固視偏差（fixation disparity），是最合宜配緩解稜鏡的方式
(D)開散不足（divergence insufficiency）有內斜者，適合配戴基底朝外的緩解稜鏡

Ans:(B)
詳解:

von Graefe(水平稜鏡檢查法)所測出來的稜鏡量為隱斜量，還需要測出融像儲備力在經過三大法則(謝爾德、柏西華、1：1 法則)的計算才能得出最合宜配緩解稜鏡的量，所以 von Graefe 檢查出來的稜鏡量不適合直接當稜鏡處方

41. 聚合不足（convergence insufficiency）與假性聚合不足（pseudoconvergence insufficiency）的差異，下列何者錯誤？
(A)兩者都可在看近時表現外隱斜位
(B)前者 AC/A 值低，後者 AC/A 值高
(C)前者調節幅度正常，後者調節幅度低
(D)前者的首選治療方式是視覺訓練，後者是近用附加正球鏡

Ans:(B)
詳解:

【聚合不足】是指聚散系統出問題，而調節沒有問題(所以調節沒有問題，是聚合有問題表現出外隱斜且 AC/A 值低)。【假性聚合不足】是指調節系統出問題而導致聚合系統出問題，所以這個聚合系統表現出外隱斜且 AC/A 值低，其出問題是因為調節導致形成聚散假性的(所以調節有問題，聚合系統沒有問題)。因此答案(B)兩者的 AC/A 值都是低

42. 有關垂直平衡失調，下列何者錯誤？
(A)可能症狀包括眼周牽拉感、頭痛、視覺疲勞、閱讀時跳行、複視
(B)檢查方法包括遮蓋試驗、von Graefe 法、馬竇氏鏡檢查
(C)在高度屈光不正的病人，眼鏡傾斜也可能引發垂直平衡失調
(D)治療首選方法為視覺訓練，其次為正附加球鏡和稜鏡處方

Ans:(D)

詳解:

垂直平衡失調最佳的解決方法就是直接給予稜鏡，其次為視覺訓練(但訓練的效果並不顯著)

43. 有關雙眼視功能異常的處理建議，下列何者錯誤？
(A)內聚不足首選利用稜鏡矯正
(B)隱性遠視引起的內隱斜位可利用屈光矯正方式改善
(C)內隱斜位的眼睛運動訓練會比外隱斜位困難
(D)補償性外隱斜位可以利用附加負鏡片（minus add）改善

Ans:(A)
詳解:

內聚不足為遠方斜位量接近標準值，近方斜位量有中高度的外隱斜，而外隱斜最佳的處置方式為視覺訓練

44. 有雙眼視覺相關之症狀者，比較不會出現下列何種固視偏差曲線圖（fixation disparity curve）特性？
(A)大量的關聯性隱斜位
(B)較陡的傾斜率（slope）
(C)較平的傾斜率（slope）
(D)大量的固視偏差（fixation disparity）

Ans:(C)
詳解:

固視偏差曲線圖較平的傾斜率是指沒有雙眼視覺相關之症狀者

45. 一位患者，其遠方有 10^{Δ} 外隱斜位（exophoria），基底朝外 BO 在 10 個稜鏡度時會模糊，根據謝爾德（Sheard's criterion）法則，可以緩解症狀的稜鏡度約為多少？
(A) 3^{Δ}BI　(B) 3^{Δ}BO　(C) 5^{Δ}BI　(D) 5^{Δ}BO

Ans:(A)
詳解:

緩解稜鏡＝(2 倍斜位量－反方向融像力)÷3

【(2×10)－10】÷3＝3.33△BI

46: 利用 Park 三步驟(Park's 3-step)檢查患者，當左眼為上偏位眼(hyperdeviated eye)，向左看時眼位更偏移，且頭歪向左側偏移更大，患者是那一條眼外肌麻痺？
(A)左下斜肌　(B)右下斜肌　(C)右上斜肌　(D)左上斜肌

Ans:(B)

詳解:

1. **右眼上斜（圈下面）；左眼下斜（圈上面）**
2. **患者向右看與向左看，哪邊偏斜大（圈哪邊）**
3. **患者頭部向右傾斜與向左傾斜，哪邊偏斜大(圈哪邊)**

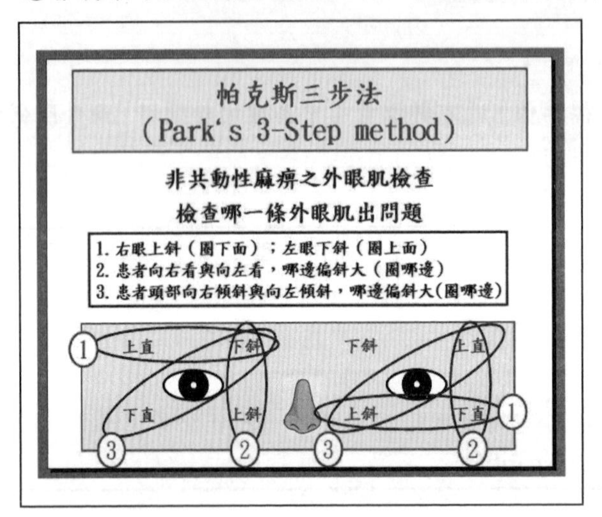

47. 有關弱視的說明，何者錯誤？
(A)若眼睛沒有器質性的疾病（organic diseases），雙眼視力相差史奈倫視力表（Snellen chart）二行或以上，則視力差的眼睛可能有弱視
(B)弱視眼睛在閱讀時，看單一個字會比看一行字要來得吃力
(C)弱視眼通常為單側，但是偶而會有雙側弱視
(D)弱視治療一般越早開始，效果越顯著

Ans:(B)

詳解:

弱視眼睛在閱讀時，看單一個字會比看一行字要來得容易

48. 一孩童看遠方呈現 30$^{\Delta}$ 間歇性外斜視，看近物有 15$^{\Delta}$ 間歇性外斜視。經過單眼遮蔽 1 小時後再測量， 看遠方呈現 30$^{\Delta}$ 間歇性外斜視，看近物為 25$^{\Delta}$ 間歇性外斜視。最可能的診斷是：
(A)假性開散過度型間歇性外斜視（pseudodivergence excess intermittent exotropia）
(B)開散過度型間歇性外斜視（divergence excess intermittent exotropia）
(C)間歇性外斜視合併高 AC/A 比值（intermittent exotropia with a high accommodative convergence/accommodation ratio）
(D)單純型間歇性外斜視（basic intermittent exotropia）

Ans:(A)
詳解:

看遠方 30Δ 間歇性外斜視，看近物 15Δ 間歇性外斜視，<u>此患者為開散過度的症狀</u>，經過單眼遮蔽 1 小時後再測量，看遠方 30Δ 間歇性外斜視，看近方為 25Δ 間歇性外斜視，經過 1 小時單眼遮蔽又成為<u>基本型間歇性外斜</u>，因此這位患者為<u>假性開散過度型間歇性外斜視</u>

49. 下列何者可用來形容斜視（heterotropia），但不適合形容隱斜位（heterophoria）？
(A)頻率（frequency）
(B)偏側（laterality）
(C)量（magnitude）
(D)方向（direction）

Ans:(A)
詳解:**只有顯斜視才會有頻率現象，隱斜位沒有頻率現象**

50. 有關屈光發展與屈光不正的敘述，下列何者正確？
(A)剛出生的嬰兒大部分約有低度數的近視（-2 D）
(B)幼兒正視化的過程中角膜弧度與眼軸長互相搭配
(C)隨年紀的增加，成年人的水晶體厚度會越來越薄
(D)眼軸過度生長造成的屈光不正，稱為屈光性近視

Ans:(B)
詳解:

(A)剛出生的嬰兒大部分會有<u>遠視</u>

(C)隨年紀的增加，成年人的水晶體厚度會<u>越來越厚</u>

(D)眼軸過度生長造成的屈光不正，稱為<u>軸性近視</u>

112 年專技高考【驗光師】

隱形眼鏡學-黃柏緯、配鏡學-汪伯勵解析

1. 矽氧烷丙烯酸（siloxane acrylates, SAs）與氟矽氧烷丙烯酸（fluoro-siloxane acrylates, FSAs）的比較敘述，下列何者錯誤？
(A)矽氧烷丙烯酸有較差的傳氧性
(B)氟矽氧烷丙烯酸有較高的抗沉澱作用
(C)氟矽氧烷丙烯酸有較佳的抗變形與抗刮傷
(D)氟矽氧烷丙烯酸有較低的表面電荷

Ans:(C)
詳解:氟矽氧烷丙烯酸材質鏡片容易刮傷

2. 下列何者為美國食品藥物管理局（FDA）核准可用於作為 7 天延長配戴型隱形眼鏡之材質？
(A) Boston EO（fluorosilicone acrylate）
(B) Boston Equalens（fluorosilicone acrylate）
(C) Optacryl 60（silicone acrylate）
(D) Hybrid FS（fluorosilicone acrylate）

Ans:(B)
詳解:美國食品藥物管理局（FDA）核准可用於作為 7 天延長配戴型隱形眼鏡之為 Boston Equalens（fluorosilicone acrylate）

3. 有一軟式隱形眼鏡材質含水量 38%，如果想提高其含水量，下列何種材質單體最不合適？
(A)乙二醇二甲基丙烯酸酯（ethylene glycol dimethacrylate）
(B)甲基丙烯酸（methacrylic acid）
(C) N-乙烯基吡咯烷酮（N-vinyl pyrrolidone）
(D)聚乙烯醇（polyvinyl alcohol）

Ans:(A)
詳解:添加乙二醇二甲基丙烯酸酯(ethylene glycol dimethacrylate)會降低含水量，增加穩定度

4. 硬式材質 fluoro-silicone/acrylate（F-S/A）與 silicone/acrylate（S/A）相比較，下列敘述何者錯誤？
(A) F-S/A 鏡片淚液破裂點較慢

(B) S/A 鏡片沉澱物較多
(C) F-S/A 鏡片表面張力較低
(D) S/A 鏡片尺寸較穩定

Ans:(D)

詳解: S/A 鏡片孔洞多，較脆且易破裂

5. 水膠鏡片的表面特性將直接影響其與淚膜的相互作用，並因此影響其在眼睛環境中的生物相容性，下列何者正確？
(A)眼瞼和鏡片表面之間的摩擦會導致隱形眼鏡相關的乳頭狀結膜炎（contact lens related papillary conjunctivitis）和眼瞼摩擦的上皮病變（lid wiper epitheliopathy）
(B)如果不能在眼睛中維持穩定的淚液層，會降低視覺品質，且不易有沉積物在鏡片上
(C)矽水凝膠材質鏡片潤濕性極佳，幫助維持穩定的淚液層
(D)穩定的淚液層與鏡片配戴舒適性無關

Ans:(A)

詳解:

(B)如果不能在眼睛中維持穩定的淚液層，會降低視覺品質，且容易有沉積物在鏡片上

(C)矽水凝膠材質鏡片潤濕性不佳

(D)穩定的淚液層與鏡片配戴舒適性極為相關

6. 好的防腐劑（preservative）應具備之功能，不包括下列何者？
(A)提供必要程度的殺菌或抑菌功能
(B)避免產生毒性反應
(C)增加鏡片表面潤濕性
(D)增強與淚膜的相容性

Ans:(C)

詳解: 鏡片表面潤濕性與濕潤劑相關，與防腐劑（preservative）無關

7. 有關軟式隱形眼鏡保養的敘述，下列何者錯誤？
(A)戴著隱形眼鏡淋浴容易增加感染阿米巴角膜炎的機會
(B)根據統計，使用消毒液搓揉隱形眼鏡最多可以去除 50%在隱形眼鏡的阿米巴病原菌
(C)戴隱形眼鏡游泳容易增加感染阿米巴角膜炎的機會
(D)雖然新型的保養液殺菌力強，但是搭配指腹搓洗隱形眼鏡可以達到更好的殺菌效果

Ans:(B)

詳解: 搓揉隱形眼鏡可去除 90%在隱形眼鏡上之微生物

8. 有關軟式隱形眼鏡的熱消毒（thermal disinfection），下列敘述何者錯誤？

(A)可能會縮短隱形眼鏡壽命

(B)使用此消毒方法所造成巨大乳突性結膜炎的機會減少

(C)廠商現在已經不提供此消毒系統給個人使用（individual use），而僅提供用於醫療院所內隱形眼鏡的消毒（in-office disinfection）

(D)當短期使用時，熱消毒為最便宜且最有效率的消毒系統

Ans:(B)

詳解:熱消毒（thermal disinfection）會使蛋白質沈積物不易去除，使得巨大乳突性結膜炎的機會增加

9. 若以球面硬式隱形眼鏡試裝配於一隻眼上，所得螢光染色圖形如下圖，則下列推測何者正確？

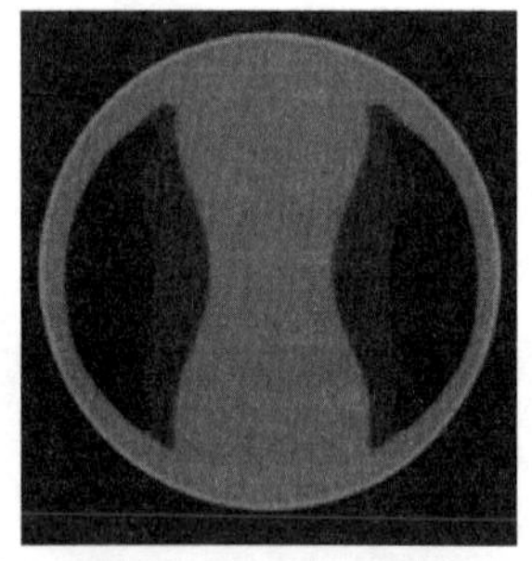

(A)此角膜有逆向散光

(B)鏡片基弧對角膜弧度而言相對陡峭

(C)將鏡片基弧變平可得下圖

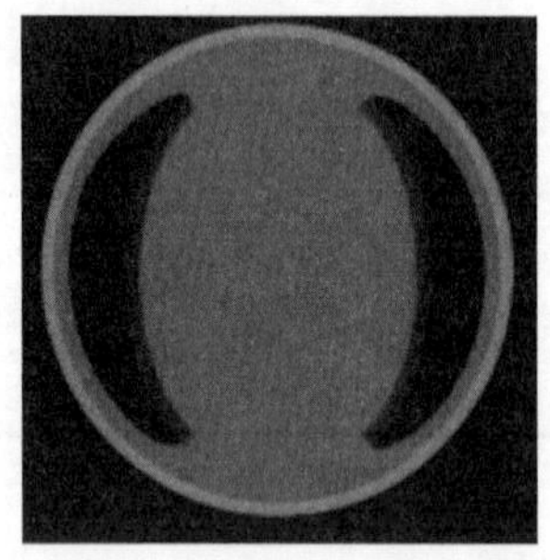

(D)一樣設計的試片，選擇不同基弧，用於此角膜上之最佳螢光圖形為下圖

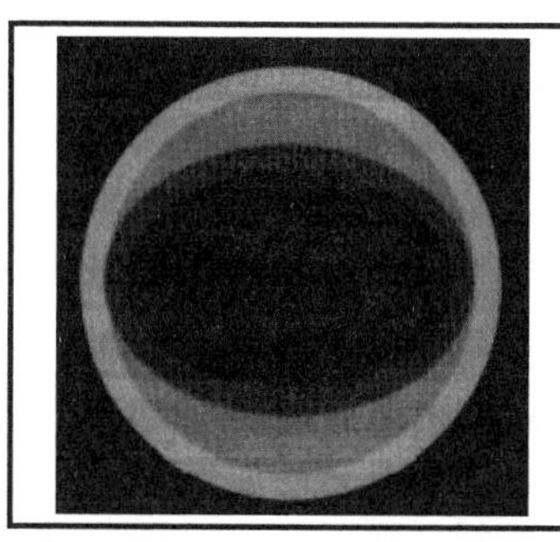

Ans:(B)

詳解:

(A)水平方向較平，為順向散光

(C)將鏡片基弧變平，黑色接觸區會變多變大

(D)最佳螢光圖形應為各區域均勻染色

10. 有關散光硬式隱形眼鏡，下列敘述何者錯誤？

(A)對齊雙散鏡片（alignment bitoric lens）之前後散光軸是呈 90 度夾角的

(B)後表面散光鏡片適用於當殘餘散光與誘發散光可互相抵銷時

(C)前散光鏡片要發揮功能，要避免鏡片發生旋轉

(D)斜向雙散鏡片（oblique bitoric lens）製作困難，很少使用

Ans:(A)

詳解:雙散鏡片（alignment bitoric lens）之前後散光軸是呈 0 度夾角，因前後散光需相互抵銷

11. 有關影響硬式隱形眼鏡鏡片下滑的因素，何者錯誤？

(A)凸透鏡較凹透鏡易下滑

(B)鏡片愈大愈易下滑

(C)邊緣愈薄愈不易下滑

(D)弧度較陡愈不易下滑

Ans:(B)

詳解:鏡片愈大表示直徑越大，鏡片較緊，不易下滑

12. 一個 K 值 7.70/7.80 近視-3.00 DS 的人試戴高透氣硬式球面隱形眼鏡，觀察到以下三個螢光圖型，則下列敘述何者較正確？

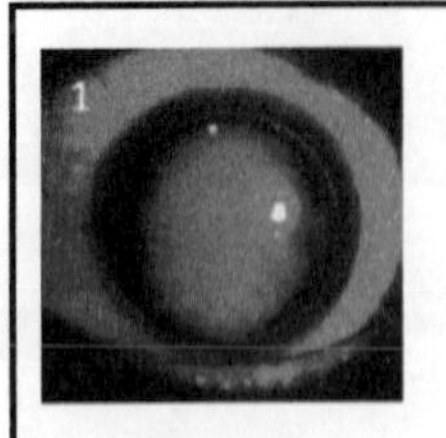

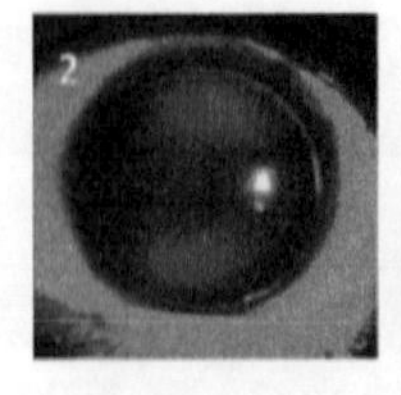

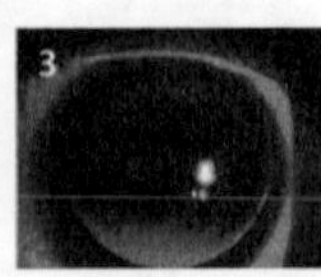

(A)選擇圖1 則所需之矯正度數應為-3.00DS 近視隱形眼鏡度數
(B)選擇圖2 則所需之矯正度數應為-3.00DS 近視隱形眼鏡度數
(C)選擇圖3 則所需之矯正度數應為-3.00DS 近視隱形眼鏡度數
(D)選擇圖1 則所需之矯正度數應少於-3.00DS 近視隱形眼鏡度數

Ans:(B)

詳解:

(A) (D)選擇圖 1，中央積水產生正淚鏡，則所需之矯正度數應為-3.50DS

(C)選擇圖 3，中央接觸產生負淚鏡，則所需之矯正度數應為-2.50DS

13. 下列那一種隱形眼鏡對第一次配戴隱形眼鏡者較易操作？
(A) FDA 第四類
(B)高含水水膠
(C)矽水膠
(D)中央鏡片厚度 0.05 m

Ans:(C)

詳解:矽水膠材質較硬，戴上與拔除操作較容易

14. 單純考慮屈光狀態，下列何者配軟式散光片的成功率最低？
(A)-2.00DS/-2.50DC×180
(B)-0.50DS/-2.50DC×180
(C)-0.50DS/-2.50DC×045
(D)-3.00DS/-2.50DC×170

Ans:(C)

詳解: -0.50DS/-2.50DC×045 為斜散患者，鏡片定位較不容易

15. 下圖為配戴硬式隱形眼鏡的角膜螢光染色，下列敘述何者錯誤？

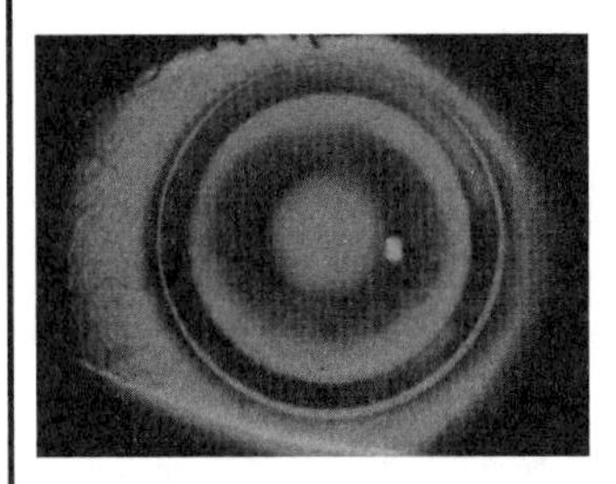

(A)螢光染色呈現標準的牛眼型態，為角膜塑型片，可矯正近視
(B)螢光劑堆積的中央區，顯示鏡片的基弧較角膜陡
(C)鏡片定位良好、對稱，適當的邊弧翹角（edge clearance）有利於淚液交換
(D)中心旁區沒有螢光液堆積的區域，是角膜塑型片將角膜上皮壓平的設計

Ans:(A)

詳解:螢光染色顯示中央積水狀態，表示鏡片中央比角膜陡，無法壓平矯正近視

16. 有關夜戴型角膜塑型片驗配的螢光染色觀察如下圖，下列敘述何者錯誤？

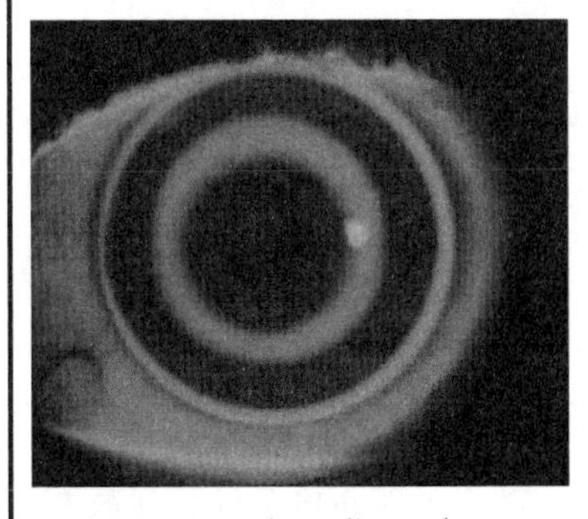

(A)顯示鏡片為反幾何（reverse geometry）的設計，中心弧度比角膜弧度平坦
(B)此為矯正近視的角膜塑型片
(C)周邊最外圍螢光液堆積的間隙為 edge clearance，作為角膜淚液交換，以避免角膜缺氧
(D)中心螢光染色較少區（central fluorescein thinning）若小於 4 mm，代表鏡片的矢深（sagittal depth）太淺

Ans:(D)

詳解:中心螢光染色較少區（central fluorescein thinning）若小於 4 mm，表示鏡片中央弧度不夠平坦，無法壓平角膜，因此矢深（sagittal depth）為太深。

17. 有關隱形眼鏡引起的眼瞼下垂（contact-lens-induced ptosis），下列何者錯誤？
(A)大約有 10%的 RGP 配戴者會發生
(B)通常在配戴後 4-6 週表現最明顯
(C)可能發生的原因和隱形眼鏡引起的眼瞼水腫有關
(D)通常不需停戴 RGP，因為眼瞼下垂會自己好

Ans:(D)

詳解:眼瞼下垂需停戴硬式隱形眼鏡，或修改鏡片弧度後改善

18. 下列何種情況較不會讓軟式鏡片過度滑動？
(A)鏡片沉澱物太多
(B)鏡片太鬆
(C)鏡片內外翻轉
(D)鏡片太大

Ans:(D)

詳解:鏡片愈大表示直徑越大，鏡片較緊，不易下滑

19. 有關角膜邊緣乾燥（peripheral corneal desiccation）之敘述，下列何者錯誤？
(A)是配戴硬式高透氣隱形眼鏡常見的一種併發症
(B)病人通常會覺得眼乾，而且眼睛會發紅
(C)鏡片後表面採用球面設計可能有助於改善此現象
(D)裂隙燈對這類患者之檢查相當有幫助

Ans:(C)

詳解:鏡片後表面採用非球面設計可能有助於改善此現象，因為與角膜弧度較為服貼

20. 有關隱形眼鏡配戴者所產生的黏蛋白球（mucin balls），下列敘述何者錯誤？
(A)夜戴和鏡片材質為矽水膠（silicone hydrogel）是比較容易出現此種情況的
(B)通常產生在鏡片後方
(C)大多數病患很不舒服
(D)一般認為產生黏蛋白球不太會引起其他臨床併發症

Ans:(C)

詳解:黏蛋白球（mucin balls）大多不產生異物感

21. 有關隱形眼鏡材質含水量的敘述，下列何者錯誤？
(A)缺氧現象（hypoxia）較常與含水量低於 50% 的材質相關
(B)含矽水膠（silicone hydrogel）的軟式隱形眼鏡有較高的傳氧率（oxygen transmissibility）
(C)含水量高的水膠（hydrogel）軟式隱形眼鏡也能提高傳氧率
(D)含水量高的軟式隱形眼鏡模數（modulus）較低，因此不易操作

Ans:(C)
詳解:水膠鏡片含水量受到限制，雖然提高含水量會提高透氧率，但鏡片不能太高含水，因容易破損。

22. 有關配戴軟式隱形眼鏡引起角膜微笑型染色（smile stain）之敘述，下列何者錯誤？
(A)因配戴軟式隱形眼鏡眨眼不完全，會導致水分流失引起角膜上皮的染色
(B)因配戴高含水量的軟式隱形眼鏡，若配戴時間過久易使淚水流失引起角膜上皮受損染色
(C)彈性較好的薄鏡片易造成角膜上側邊緣的上皮弧形受損染色，稱為微笑型染色
(D)配戴軟式隱形眼鏡因水分流失，引起角膜下側點狀上皮糜爛染色

Ans:(C)
詳解:微笑型染色出現於角膜下側邊緣的上皮弧形受損染色

23. 下列何者不是造成巨大乳突結膜炎（giant papillary conjunctivitis）的常見原因？
(A)隱形眼鏡沉積物
(B)角膜新生血管
(C)眼內義眼片置放
(D)手術後角膜縫線突出

Ans:(B)
詳解:巨大乳突結膜炎（giant papillary conjunctivitis）與摩擦較為相關，角膜新生血管則與缺氧現象相關

24. 有關隱形眼鏡急性紅眼症（contact lens acute red eye, CLARE），下列敘述何者正確？
(A)較常發生於兩眼
(B)常見於急性病毒感染
(C)病灶多位於角膜中央
(D)為細菌內毒素引起之發炎反應

Ans:(D)
詳解:
(A)通常為單側發生，雙側較少
(B)常見於革蘭氏陰性菌內毒素引起之發炎反應
(C)整個球結膜（360°）明顯發紅

25. 有關鞏膜片的併發症，下列敘述何者錯誤？
(A)由於鏡片較大，使用高透氣鏡片（high gas-permeable lens）亦無法改善缺氧的狀況
(B)常於鏡片後有黏液存在
(C)常於鏡片後有氣泡存在
(D)常造成結膜壓迫變白

Ans:(A)
詳解:因鏡片較大，常使用高透氣鏡片來改善缺氧的狀況

26. 配戴鞏膜片（scleral lenses），如因角膜缺氧的早期症狀所產生之不適感，根據 Ortenberg et al.（2013） 研究建議每日配戴鞏膜片的患者，每配戴多少小時後暫時休息一下，就可有明顯的改善？
(A) 4~5 小時 (B) 6~7 小時 (C) 8~9 小時 (D) 10~12 小時

Ans:(A)
詳解:
文章內文：
Patients who took brief breaks every 4 to 5 continuous wearing hours had a significantly higher success rate (P<0.001) among all diagnosis groups.
在所有組別中，發現每連續佩戴 4 至 5 小時短暫休息一次的患者的成功率顯著較高（P<0.001）

27. 有關老花眼以單眼視法（monovision）矯正之敘述，下列何者正確？
(A)65 歲以上的遠視患者配老花眼，最適合採用此法矯正
(B)多數以利眼（dominant eye）矯正近方視力，用非主力眼（non-dominant eye）矯正遠方視力為主， 且適用於有屈光參差（anisometropia）者
(C)以單眼視法矯正老花眼的機制是視覺系統會抑制較模糊不清晰的影像，因此能看到遠方或近方的事物
(D)此法的優點包括經濟實惠、球面及散光的屈光度皆可矯正，所以遠近視力皆好、對比敏感度不受影響，缺點是只適用於輕度老花者，其立體視覺不會改變且雙眼視覺舒適度變差

Ans:(C)
詳解:
(A)65 歲以上的遠視患者配老花眼，應較適合部分單眼視覺法矯正
(B)多數以利眼（dominant eye）矯正遠方視力，用非主力眼（non-dominant eye）矯正近方視力為主，但不適用於有屈光參差（anisometropia）者
(D)立體視覺會受到影響

28. 有關動態穩定設計之軟式散光鏡片，下列敘述何者錯誤？
(A)目前軟式散光片最常用的穩定方法
(B)重力對穩定性影響不大
(C)鏡片厚度分布與眼瞼的相互作用是主要穩定因素
(D)對低球面度數的散光片而言，動態穩定設計優於垂重稜鏡設計

Ans:(D)
詳解:低球面度數的散光片因鏡片本身重量較輕，需使用垂重稜鏡設計增加厚度加強穩定。

29. 患者想要配硬式透氣隱形眼鏡。他以前的醫生在 1 年前給他配軟式鏡片，由於鏡片表面沉積物和指甲易撕裂鏡片，他經歷了視力模糊和頻繁更換鏡片。 OD K 44.00D@180/44.25D@090 RX -3.25DS/-1.25DC×180
OS K 43.50D@180/44.00D@090 RX -3.00DS/-1.25DC×180
該患者下個鏡片應配戴什麼材質較適合？
(A)超厚又低 DK 硬式球面透氣鏡片
(B)年拋水膠
(C)雙散硬式透氣鏡片
(D)薄又高 DK 硬式球面透氣鏡片

Ans:(D)
詳解:
(A)超厚又低 DK 硬式球面透氣鏡片，透氧低不適合配戴

指甲易撕裂鏡片因此不能選擇(B)年拋水膠

角膜散光低不適合使用(C)雙散硬式透氣鏡片，此患者適合硬式前散透氣鏡片

30. 最常見的散光硬式隱形眼鏡（rigid toric lens），鏡片弧度設計為何？
(A)後表面光學區複曲面設計（toroidal back optic zone），邊區（peripheral zone）複曲面設計
(B)後表面光學區球面設計（spherical back optic zone），邊區複曲面設計
(C)後表面光學區複曲面設計，邊區球面設計
(D)後表面光學區及邊區球面設計，前表面光學區複曲面設計（toroidal front optic surface）

Ans:(A)

詳解:散光硬式隱形眼鏡之後表面，中央區域及周邊區域皆為複曲面設計，目的為服貼角膜，使定位良好以及矯正角膜散光

31. 下列有關畸變（distortion）像差的敘述，何者最為適當？
(A)鏡片周邊區域各點至光學中心距離不同，使放大率有差異所造成
(B)物體在光軸外，穿透鏡片上不同區域的光線其放大率不同所造成
(C)離軸的一束光線斜向穿透鏡片進而形成正切和矢狀影像
(D)當光入射鏡片周邊區域，無法聚焦在理想位置

Ans:(A)

詳解:

畸變又稱失真，是因鏡片周邊區域各點至光學中心距離不同，使放大率有差異所造成。

32. 若患者需要預防高色像差的問題，使用下列何種材質的鏡片最不恰當？
(A) CR-39　(B)聚碳酸酯　(C)聚氨酯　(D)冕牌玻璃

Ans:(B)

詳解:

阿貝數(V_d)越大，色像差越小；阿倍數越小，色像差越大。

(A)$V_d = 58$　(B) $V_d = 30$　(C) $V_d = 36$　(D) $V_d = 59$

33. 塑膠鏡片進行染色時，下列敘述何者錯誤？
(A)鏡片浸泡在染劑裡越久，顏色越深
(B)染色的顏色深淺，與鏡片度數及鏡片厚度並無關聯
(C)進行漸層染色時，每次浸泡鏡片需於不同高度
(D)一旦染色後無法再恢復成透明

Ans:(D)

詳解:
(D)如果對染色不滿意，已經染色的鏡片只要尚未進行後續的抗反射鍍膜製程，都可以再度脫色並重新染色。

34. 鏡片訂製度數為-2.00DS/-1.50DC×115，配鏡人員軸度做成 180 水平軸，則此鏡片在驗度儀（lensmeter）檢驗 115 位置時的實際度數約為何？（$\sin^2 25=0.1786$，$\sin^2 65=0.8213$）
(A)-3.25 D (B)-3.75 D (C)-4.25 D (D)-4.50 D

Ans:(A)
詳解:

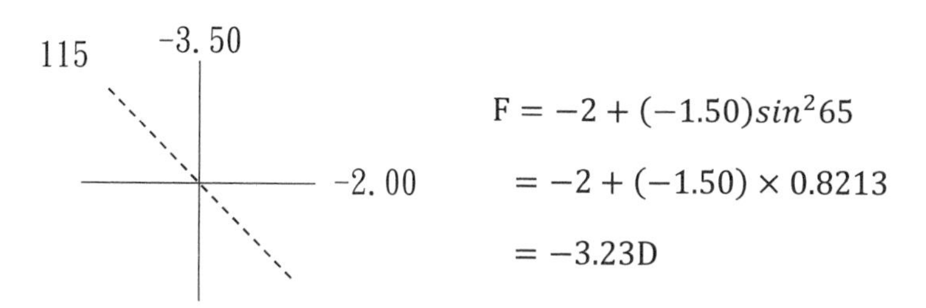

$$F = -2 + (-1.50)\sin^2 65$$
$$= -2 + (-1.50) \times 0.8213$$
$$= -3.23D$$

35. 下列選項中，何者會影響樹脂與玻璃變色鏡片的光線穿透率與變色速率？①光線強度 ②溫度 ③先前曝光時間 ④鏡片厚度
(A)僅③④ (B)僅①② (C)僅①②③ (D)①②③④

Ans:考選部答案(B)、(D)皆給分
詳解:
①光線強度②溫度③先前曝光時間④鏡片厚度，都會影響樹脂與玻璃變色鏡片的光線穿透率與變色速率。

36. 有關染色鏡片的特性，下列何者錯誤？
(A)淺色的染色鏡片可減輕部分的反射光，效果一般和抗反射鍍膜相同
(B)粉紅染色鏡片在可見光譜中有均勻的穿透率，因此不會造成色彩失真
(C)黃色鏡片可吸收藍光，有助於降低眩光
(D)對於辨色力有缺陷的人而言，佩戴灰色鏡片，相對於其他的顏色鏡片，比較不會誤判色彩（辨色誤差）

Ans:(A)
詳解:
(A)淺色的染色鏡片可減輕部分的入射光，效果和抗反射鍍膜不同。

37. 於鏡片裝框時，若鏡架材料為丙酸纖維素（cellulose propionate），應使用何種崁入方式為最佳？
(A)冷扣法或少量空氣加熱　(B)熱鹽加熱　(C)高溫熱空氣　(D)浸入熱水加熱

Ans:(A)

詳解:

丙酸纖維素的鏡架材料，嵌入鏡片時應使用冷扣法或少量空氣加熱的方式。

38. 有一患者鏡框配製完成時，鏡框框面的鏡片會緊貼在患者睫毛上，造成鏡框上的光學鏡片會與睫毛產生摩擦，造成患者睫毛的敏感不舒服，若要改善患者配戴時所產生睫毛摩擦鏡片後表面，則要使用何 種方式來改善此患者不舒適的狀況？
(A)增加前傾角　(B)增加鏡框彎弧　(C)減少鼻墊臂的有效長度　(D)調寬鼻墊

Ans:(A)

詳解:

鏡框框面的鏡片會緊貼在患者睫毛上，造成鏡框上的光學鏡片會與睫毛產生摩擦，造成患者睫毛的敏感不舒服，可透過增加前傾角的調整方式來改善。

39. 患者瞳距為 64 mm，選擇一副標記為 54□14-138 的鏡架，此鏡架的有效直徑為 61 mm，若為單光鏡片時，則其最小鏡坯尺寸為何？
(A) 59 mm　(B) 64 mm　(C) 67 mm　(D) 69 m

Ans:(C)

詳解:

$$\begin{aligned}\text{MBS} &= \text{ED} + \text{A} + \text{DBL} - \text{PD} + 2 \\ &= 61 + 54 + 14 - 64 + 2 = 67\text{mm}\end{aligned}$$

40. 某患者處方為 OD：-4.00 DS，OS：-2.00 DS，遠用瞳距為 64 mm，單眼瞳距為 OD：34 mm，OS：30 mm，當鏡片依照配戴者單眼瞳距為 OD：32 mm，OS：32 mm 來製作時，此錯置的鏡片將導致何種稜鏡效應？
(A) 0.2^{Δ} 基底向內
(B) 0.2^{Δ} 基底向外
(C) 0.4^{Δ} 基底向內
(D) 0.4^{Δ} 基底向外

Ans:(D)

詳解:

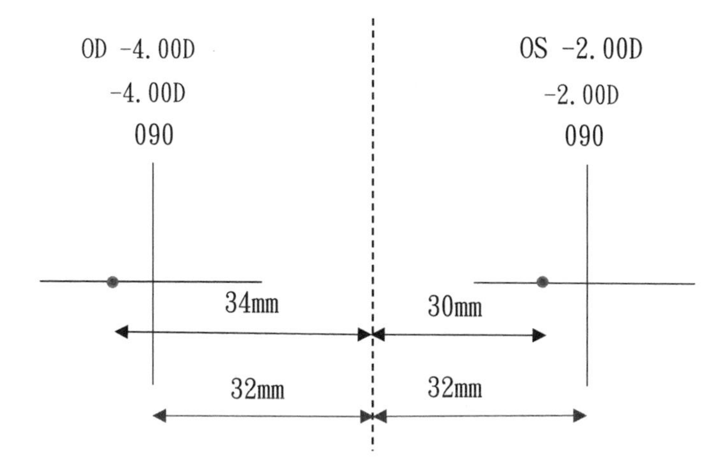

$p^{\Delta} = 0.2 \times 4 = 0.8^{\Delta}BO$　　　　$p^{\Delta} = 0.2 \times 2 = 0.4^{\Delta}BI$

總$p^{\Delta} = 0.8^{\Delta} - 0.4^{\Delta} = 0.4^{\Delta}BO$

41. 一眼鏡的右眼鏡片球面度數為+4.75 D，鏡片折射率為 1.65。從主要參考點向顳側偏移 20 mm 處量得鏡片厚度為 7.8 mm，若由主要參考點向鼻側偏移 20 mm 處的鏡片厚度為 5.4 mm，則在主要參考點的 稜鏡效應和基底方向為何？

(A) 3.9^{Δ} 基底向內

(B) 3.9^{Δ} 基底向外

(C) 4.7^{Δ} 基底向內

(D) 4.7^{Δ} 基底向外

Ans:(B)

詳解:

$$\mathrm{t} = \frac{p^{\Delta} \times \emptyset}{100(n-1)}$$

$$7.8 - 5.4 = \frac{p^{\Delta} \times 20}{100(1.65-1)} \Rightarrow 2.4 = \frac{20p^{\Delta}}{65} \Rightarrow p^{\Delta} = 7.8^{\Delta}$$

基頂到基底為7.8^{Δ}，基頂到主要參考點(中間)的稜鏡度為

$$\Rightarrow \frac{7.8^{\Delta}}{2} = 3.9^{\Delta}BO(基底朝外)$$

+4.75D

(遠視度數中光心厚度較厚)

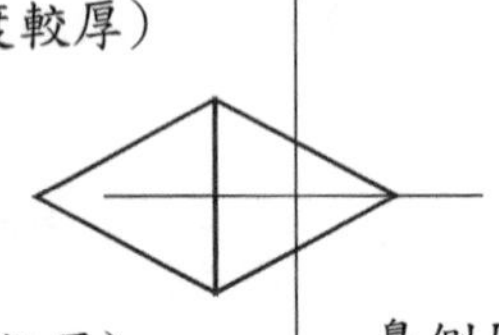

顳側厚度 7.8mm（較厚）　鼻側厚度 5.4mm（較薄）

42. 有一患者需配製稜鏡鏡片，依開立處方者的方法，若此稜鏡位於配戴右眼，基底方向朝向檢查者之右邊，另一稜鏡位於配戴左眼，基底方向朝向檢查者之左邊，則此眼用稜鏡眼鏡的基底方向為何？
(A)右眼基底向內（BI），左眼基底向內（BI）
(B)右眼基底向內（BI），左眼基底向外（BO）
(C)右眼基底向外（BO），左眼基底向外（BO）
(D)右眼基底向外（BO），左眼基底向內（BI）

Ans:(A)

詳解:

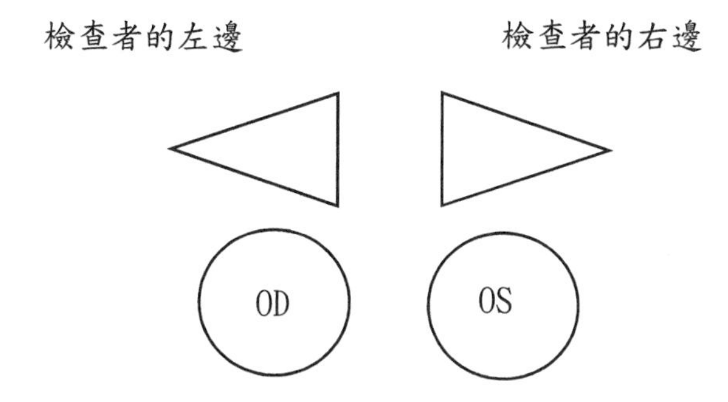

43. 光學十字在 045 子午線上的屈光度為+2.00 D，在 135 子午線上的屈光度為 -2.00 D，則此鏡片的處方為何？
(A)+2.00DS/-4.00DC×135
(B)+2.00DS/-4.00DC×045
(C)+2.00DS/-2.00DC×045
(D)+2.00DS/-2.00DC×135

Ans:(B)

詳解:

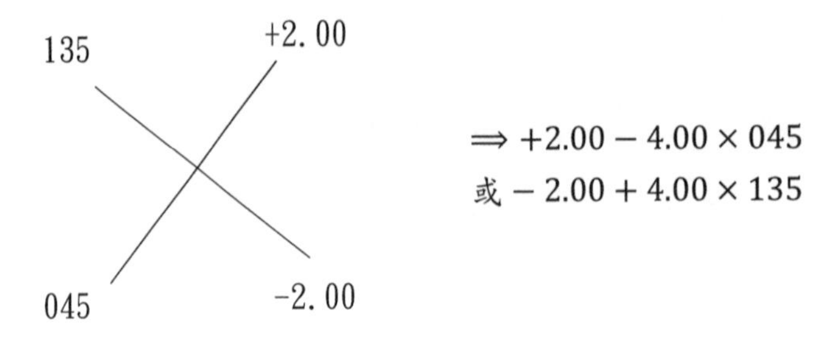

44. 有一-4.00DS/-1.00DC×090 鏡片之光學中心點，從瞳孔中心向外偏移 5 mm，則其產生的稜鏡效應及基底方向為何？
(A) 2^{Δ}BI (B) 2^{Δ}BO (C) 2.5^{Δ}BI (D) 2.5^{Δ}BO

Ans:(C)

詳解:

-4.00

-5.00

5mm

內 外

$p^{\Delta} = d \times F = 0.5 \times 5 = 2.5^{\Delta} BI$

45. 若是屈光性不等視，我們可以從眼鏡處方大約估計兩眼眼鏡放大率的差異。依據現在公認的經驗法則，每一屈光度的不等視有多少的放大率差異？
(A) 1% (B) 2% (C) 3% (D) 4%

Ans:(A)

詳解:

依據現在公認的經驗法則，每一屈光度的不等視有 1%的放大率差異。

46. 有關納普定律（Knapp's Law）的敘述，下列何者錯誤？
(A)當矯正鏡片第二主平面與眼睛前焦點重疊時成立
(B)眼睛為軸性與屈光性屈光不正皆成立
(C)當條件成立時，屈光不正的視網膜影像將與正視眼的視網膜影像尺寸一致
(D)當條件成立時，視網膜影像的尺寸可能因視網膜成長不均等導致不等像

Ans:(B)

詳解:

(B)眼睛為軸性屈光不正時成立。

47. 有一處方配製弧頂雙鏡片，其子片尺寸如下：子片寬度 30 mm、子片深度 19.5 mm、加入度+2.25 D， 其產生的像跳量為何？
(A) 3.38_{Δ} 基底向下
(B) 3.38^{Δ} 基底向上
(C) 1.01^{Δ} 基底向下
(D) 1.01^{Δ} 基底向上

Ans:(C)

詳解:

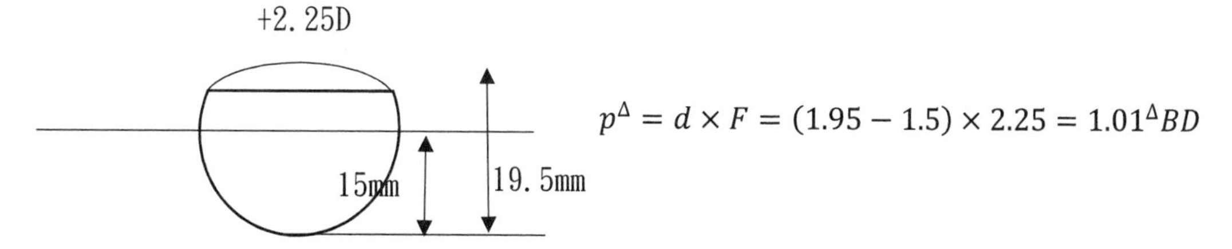

$$p^{\Delta} = d \times F = (1.95 - 1.5) \times 2.25 = 1.01^{\Delta} BD$$

48. 下列何種雙光（bifocal）鏡片設計最能減低影像跳躍（image jump）的副作用？

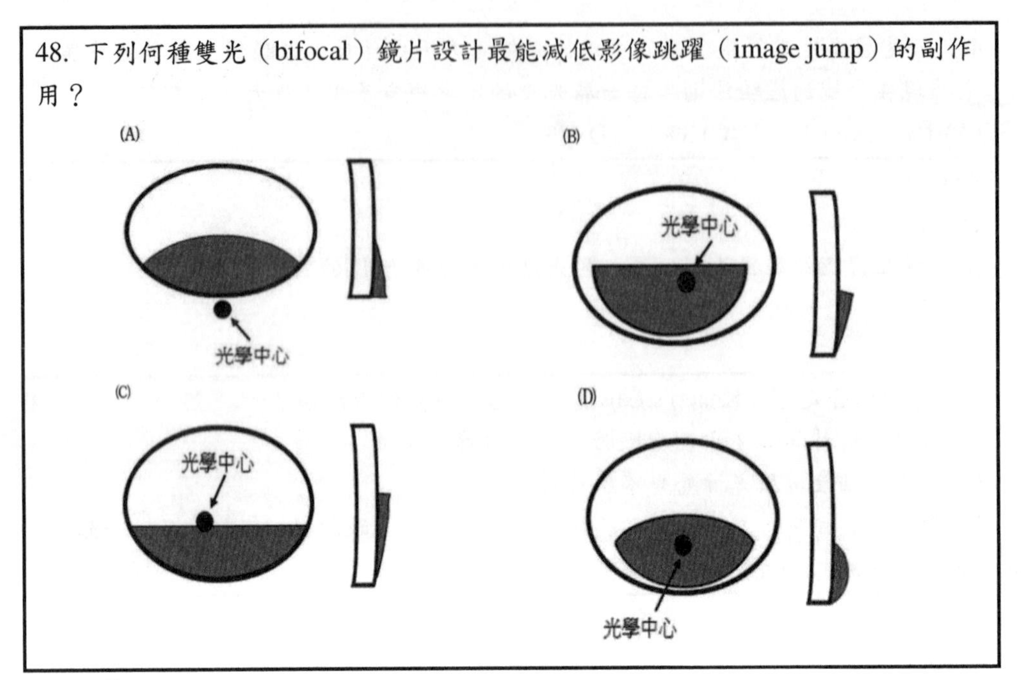

Ans:(C)

詳解:

光心與子片上緣越接近，偏心量越少，稜鏡度越少。

49. 患者說現在戴的三光眼鏡度數沒問題，但中間區域的可視範圍不夠大，想以中間區域及近用區為主即可。驗光師決定改用雙光鏡片，讓其在工作時配戴。舊眼鏡處方右眼：-3.75DS/-1.00DC×180；左眼： -4.00DS/-1.25DC×010；ADD：+2.00 DS，新的處方應為下列何者？

(A)右眼：-3.25DS/-1.00DC×180；左眼：-3.50DS/-1.25DC×010；ADD：+1.50 DS
(B)右眼：-2.75DS/-1.00DC×180；左眼：-3.00DS/-1.25DC×010；ADD：+1.00 DS
(C)右眼：-2.25DS/-1.00DC×180；左眼：-2.50DS/-1.25DC×010；ADD：+0.50 DS
(D)右眼：-1.75DS/-1.00DC×180；左眼：-2.00DS/-1.25DC×010；ADD：+2.00 DS

Ans:(B)

詳解:

$\text{ADD} = +2.00\text{D}$，中距離 ADD 為 $+1.00\text{D}$

所以中距離度數為右眼 $-3.75+1.00\text{DS}/-1.00\text{DC}\times 180$

$= -2.75\text{DS}/-1.00\text{DC}\times 180$

左眼 $-4.00+1.00\text{DS}/-1.25\text{DC}\times 010$

$= -3.00\text{DS}/-1.25\text{DC}\times 010$

ADD 為 $+2.00-1.00 = +1.00\text{D}$

50. 下列鏡框的參數中，影響漸進多焦點鏡片（PAL）中距離與近距離的可視寬度的程度最小？

(A)頂點距離（vertex distance）

(B)鏡框的水平寬度

(C)前傾角（pantoscopic angle）

(D)框面彎弧（face form）

Ans:(B)

詳解:

鏡框的水平寬度對漸進多焦點鏡片中距離與近距離的可視寬度影響程度，與頂點距離、前傾角、框面彎弧相比，影響最小。

112年專技高考【驗光師】

低視力學-汪伯勵、眼疾病-趙醫師 解析

1. logMAR 視標為一方便記錄病人視力變化的工具，當病人可辨識的最小分角加倍時(如視力從 20/40 變成 20/80)，其 logMAR 視力量測結果會差多少？ (A) 0.01 logMAR (B) 0.15 logMAR
(C) 0.3 logMAR (D) 0.45 logMAR

Ans:(C)

詳解:

$$\text{視力}\ \frac{20}{40} \Longrightarrow \text{視角} = \frac{40}{20} = 2 \Longrightarrow \log MAR = \log 2 = 0.30$$

$$\text{視力}\ \frac{20}{80} \Longrightarrow \text{視角} = \frac{80}{20} = 4 \Longrightarrow \log MAR = \log 4 = 0.60$$

$$\Longrightarrow \text{相差}\ 0.3 \log MAR$$

2. 下列何者，不常用於低視力的視力檢查表？
(A)貝利洛維最小分辨角的對數視力（Bailey-Lovie logMAR）視力表
(B)早期治療糖尿病檢影研究（ETDRS）視力表
(C)費恩布魯姆（Feinbloom）視力表
(D)紅綠視力表

Ans:(D)

詳解:

(D)紅綠視力表不常用在低視力患者的視力檢查。

3. 下列何者不是評估低視能的重要指標？
(A)視力優劣 (B)對比敏感度 (C)固視能力 (D)眼軸長度

Ans:(D)

詳解:

視力值、對比敏感度、固視能力皆為評估低視力的指標，眼軸長度並非評估低視力的重要指標。

4. 世界衛生組織對於最佳矯正視力小於多少就是低視力（low vision）？

(A) 6/6　(B) 6/12　(C) 6/18　(D) 6/60

Ans:(C)

詳解:

根據國際疾病及相關健康問題分類標準第十一版(ICD-11)，視力值低於 6/18 歸類為低視力。

5. 處方單眼望遠鏡的典型初始目標，是提供個案使用望遠鏡時具有 20/40（萬國視力表 0.5）的視力值；那麼一個具有 20/80 視力值的個案，挑選下列那一個望遠鏡使用可恰好符合這個目標？

(A) 2×12　(B) 4×12　(C) 3×20　(D) 5×10

Ans:(A)

詳解:

$$TM = \frac{\frac{20}{40}}{\frac{20}{80}}$$

6. 有關伽利略（Galilean）望遠鏡以及克卜勒（Keplerian）望遠鏡在視障復健應用上的比較，下列敘述何者正確？

(A)兩種望遠鏡的最大放大倍率相比，伽利略望遠鏡的最大放大倍率較高倍

(B)兩種望遠鏡的影像品質相比，伽利略望遠鏡的影像品質較好

(C)兩種望遠鏡的結構複雜度相比，伽利略望遠鏡的複雜度較高

(D)使用伽利略望遠鏡應用於屈光不正的近視病人時，應延長鏡筒，使望遠鏡光線利於視網膜上聚焦

Ans:考選部此題送分，全部選項都錯

詳解:

(A)兩種望遠鏡的最大放大倍率相比，克卜勒望遠鏡的最大放大倍率較高

(B)兩種望遠鏡的影像品質相比，克卜勒望遠鏡的影像品質較好。

(C)兩種望遠鏡的結構複雜度相比，克卜勒望遠鏡的複雜度較高

(D)使用伽利略望遠鏡應用於屈光不正的近視病人時，應縮短鏡筒，使望遠鏡光線利於視網膜上聚焦

7. 有關對比敏感度的測量，下列敘述何者錯誤？
(A)人類的視覺系統在 3-5 cpd（cycles per degree）最為敏感
(B)追蹤對比敏感度時必須注意環境的光照度須為恆定
(C)視力正常者，無須再做對比敏感度的檢查
(D)對比敏感度的視力表除了字體也能用符號或圖形呈現

Ans:(C)
詳解:
(C)即使視力正常，也須做對比敏感度的檢查。

8. 有關低視力病人屈光檢查的敘述，下列何者錯誤？
(A)屈光檢查的大原則與正常人無異
(B)需詳細了解病人的病史、社交需求、教育程度和職業
(C)約有 8-10%的病人經由適當的配鏡即可獲得改善
(D)不必詢問病人的需求或遭遇的困難

Ans:(D)
詳解:
(D)最重要的就是要了解病人的需求或遭遇的困難，才能讓患者得到適當的幫助。

9. 下列何種方式可以將物體投射到視網膜上的影像放大？①將視物距離縮短 ②增加物體本身的大小 ③利用電子的方式將物體的影像放大，例如閉路電視 ④將視物距離延長
(A)①②③ (B)①③④ (C)②③④ (D)①②④

Ans:(A)
詳解:
④將視物距離延長會讓物體射到視網膜上的影像縮小。

10. 有關手持式放大鏡的敘述，下列何者正確？
(A)無法內建光源
(B)價錢昂貴，不易取得
(C)只能夠在固定距離下使用
(D)通常輕便，易攜帶

Ans:(D)
詳解:
(A)可以內建光源
(B)相較於其它輔具，價格便宜

(C)可在不同的距離使用

11. 下列何者不屬於低視力非光學輔具的應用？
(A)望遠鏡系統
(B)在屋內裝設語音系統
(C)將電話上的按鈕放大，並增加按鈕上數字的對比度
(D)將藥盒上的字改為可經由觸碰辨識的字或加上點字

Ans:(A)
詳解:
(A)望遠鏡系統屬於光學輔具

12. 將一個固定距離的站立式放大鏡（fixed focus stand magnifier）放在桌面上，發現在放大鏡表面放上一個+2 D 的鏡片，可以將天花板日光燈的影像清晰地投影在桌面上。利用該放大鏡閱讀時，書本的文字通過該放大鏡的聚散度（vergence）是多少？
(A)+3 D (B)-3 D (C)+2 D (D)-2 D

Ans:(D)
詳解:
站立式放大鏡出來的光線是發散光，可在其立式放大鏡上方疊一個正鏡片中和。

$$\text{像聚散度} + 2 = 0 \Longrightarrow \text{像聚散度} = -2\text{D}$$

13. 在 25 公分的閱讀距離，可以看 5 M 的單字，若想閱讀 1 M 的單字，需要多少的放大度數？
(A)+5.00 D (B)+10.00 D (C)+15.00 D (D)+20.00 D

Ans:(D)
詳解:

$$\text{EVD} = \text{VA} \times \text{目標字型} = \frac{0.25m}{5M} \times 1 = 0.05m$$

$$\text{EVP} = \frac{1}{EVD} = \frac{1}{0.05} = +20D$$

14. 有一先天中樞性視覺障礙（cerebral visual impairment）的低視力幼兒，為其檢查瞳孔的光反射，最有可能的結果是：
(A)異常的瞳孔反應（paradoxical pupillary response）
(B)雙側遲鈍的瞳孔反應（bilateral sluggish reactive pupils）
(C)單側相對性瞳孔傳入障礙（unilateral relative afferent pupillary defect）
(D)正常的瞳孔反應（normal pupillary response）

Ans:(D)
詳解:
先天中樞性視覺障礙(CVI)又稱皮質盲，是大腦枕葉皮質受到毒素影響或血管痙攣缺血而引起的一種中樞性視功能障礙，以血管痙攣性損害最為常見。臨床表現為，瞳孔光反射正常，眼底正常，可能有偏癱等。

15. 使用手持式放大鏡時，下列敘述何者錯誤？
(A)手持式放大鏡與眼睛的距離越近，像差會減少，視野會增加
(B)戴雙光眼鏡使用手持式放大鏡，若眼睛到放大鏡的距離大於放大鏡焦距，用雙光上方遠用度區域看放大鏡，取得較高的放大
(C)戴雙光眼鏡使用手持式放大鏡，若眼睛到放大鏡的距離小於放大鏡焦距，用雙光下方近用度區域看放大鏡，取得較高的放大
(D)手持式放大鏡的倍率越高時，需將放大鏡離物體越遠才看得清楚

Ans:(D)
詳解:
(D)手持式放大鏡的倍率越高時，需將放大鏡離物體越近才看得清楚。

16. 低視力老年人使用高正度數+12.00 D 眼鏡，為能夠維持雙眼單一視覺及舒服使用眼鏡，可以使用下列何種方法來補償？
(A)加水平稜鏡度　(B)加垂直稜鏡度
(C)加正球面度數　(D)加圓柱鏡度數

Ans:(A)
詳解:
使用高正度數眼鏡，為能夠維持雙眼單一視覺及舒服使用眼鏡，可使用 BI 的水平稜鏡來補償。

17．一個有-5.00 D 近視的低視力病人，在不戴眼鏡的狀況下，使用一個物鏡為+10 D，目鏡為+20 D 的望遠鏡：
(A)需要鏡筒長度為 14 公分
(B)得到的放大倍率為 1.5×
(C)需要鏡筒長度為 15 公分
(D)得到的放大倍率為 2×

Ans:(A)
詳解:

$$-5.00\text{D 近視不戴眼鏡，使用目鏡} + 20\text{D} \Rightarrow \text{目}_{\text{新}} = 20 - (-5) = +25D$$

$$M_{\text{新}} = -\frac{\text{目}_{\text{屈光度}}}{\text{物}_{\text{屈光度}}} = -\frac{25}{10} = -2.5x$$

$$d_{\text{新}} = \frac{1}{\text{目}_{\text{屈光度}}} + \frac{1}{\text{物}_{\text{屈光度}}} = \frac{1}{25} + \frac{1}{10} = 0.04 + 0.1 = 0.14m = 14cm$$

18. 有關兒童低視力概況的敘述，下列何者正確？
(A)兒童低視力或致盲的病因與國家經濟發展情況無明顯相關
(B)臺灣兒童低視力常見原因為維生素 A 缺乏、麻疹眼病變
(C)兒童低視力的病因無論是先天遺傳或是後天獲得，都對兒童日後的生理及心理發生重大影響
(D)早期預防治療，對於防治兒童低視力沒有改善效果

Ans:(C)
詳解:
(A)兒童低視力或致盲的病因與國家經濟發展情況有明顯相關
(B)兒童低視力的原因分為:
1. 先天性疾病：如視神經發育不全、白內障、青光眼
2. 遺傳疾病：如色素性視網膜炎視神經萎縮
3. 後天疾病：如青光眼、眼外傷、早產兒視網膜病變腦/皮質視力障礙
(D)早期預防治療，對於防治兒童低視力有較好的改善效果

19. 有一低視力患者，其看遠的配鏡處方雙眼皆為平光（plano），而近用眼鏡的處方為雙眼皆為+6.00 DS，為增加雙眼視力，加上稜鏡後的建議處方為何？
(A)右眼及左眼皆為+6.00 DS 及 8^{Δ} 基底朝外稜鏡（base-out prism）
(B)右眼及左眼皆為+6.00 DS 及 2^{Δ} 基底朝內稜鏡（base-in prism）
(C)右眼及左眼皆為+6.00 DS 及 8^{Δ} 基底朝內稜鏡（base-in prism）
(D)右眼及左眼皆為+6.00 DS 及 2^{Δ} 基底朝外稜鏡（base-out prism）

Ans:(C)

詳解:

$$\text{為維持雙眼視所需的稜鏡} = \text{ADD} + 2^{\Delta}BI = 6 + 2$$

20. 有關兒童低視力患者的特色，下列敘述何者錯誤？
(A)兒童低視力患者能自然地運用剩餘視力，因而不自覺自身視力低下
(B)兒童低視力患者因心理因素較為敏感，容易拒絕使用輔具
(C)兒童低視力患者的復健計畫必須依照年齡不斷變化
(D)兒童低視力患者進行視力復健時，應主要以父母的期待為主，而非以病童的自身要求為主

Ans:(D)

詳解:

(D)兒童低視力患者進行視力復健時，應以病童的自身要求為主。

21. 某 75 歲個案平時戴+2.50 D 老花眼鏡搭配一立式放大鏡閱讀；在不更換放大鏡的前提下，若該個案欲擴大 FOV（field of view），下列方式何者可行？（設定個案已無有效調節力 – no efficient accommodation）
(A)不改變原本工作距離，直接配戴比原本較高的近用加入度
(B)不改變原本工作距離，直接配戴比原本較低的近用加入度
(C)建議個案貼近放大鏡鏡片，同時依相應縮短的工作距離增加近用加入度
(D)個案無遠方屈光不正，實可拿掉老花眼鏡以裸眼貼近放大鏡鏡片得到最大 FOV

Ans:(C)

詳解:

縮短與放大鏡的距離，可以讓視野範圍變大．縮短與放大鏡的距離，應依相應縮短的工作距離增加近用加入度。

22. 想評估低視力嬰幼兒的視力檢查時，那項檢查較不適合？
(A)優先注視檢查法　(B) Lea Symbol 測試法
(C)追隨目標法　(D)眼電圖（electro-oculogram）

Ans:(D)

詳解:

眼電圖是測量在視網膜色素上皮和光感受器細胞之間存在的視網膜靜電位，根據在明、暗適應條件下視網膜靜止電位的變化，可反映光感受器細胞的光化學反應和視網膜外層的功能狀況，也可用於測定眼球位置及眼球運動的生理變化。並非作為視力檢查的項目。

23. 有關低視力視覺損傷的定向行動（orientation and mobility）的敘述，下列何者錯誤？
(A)學習定向行動技巧，能夠幫助低視力者，在其生活環境中安全活動
(B)定向行動技能學習，無需了解和使用殘留視力、距離以及低視力輔具
(C)對無行動視覺低視力者，可使用白手杖當視覺行動技能，或作為確保安全接觸周遭環境的工具
(D)定向行動訓練需學習空間和環境概念，以及使用感官接收到的信息來建立、保持或重新獲得方向和行進路線

Ans:(B)

詳解:

(B)定向行動技能學習，需先了解和使用殘留視力、距離以及低視力輔具。

24. 造成兒童弱視的病理原因主要為那種組織發育不良？
(A)視覺皮質層（visual cortex）
(B)視網膜神經節細胞（retinal ganglion cells）
(C)視網膜神經纖維層（nerve fiber layer）
(D)外側膝狀體（lateral geniculate body）

Ans:(A)

詳解:

造成兒童弱視的病理原因主要為視覺皮質層發育不良。

25. 下列專業職責何者不屬於身具戊類輔具評估人員資格的驗光人員？
(A)完成「輔具評估報告書」
(B)確認負責個案輔具使用教導的計劃轉銜
(C)確認建議配適的輔具有連結個案的活動及參與
(D)確認個案的輔具是向驗光師指定的廠商購買

Ans:(D)

詳解:

輔具是向驗光師指定的廠商購買，並非身具戊類輔具評估人員資格的驗光人員的專業職責。

26. 有關眼翳之敘述，下列何者錯誤？
(A)眼翳如果遮蔽視軸，將會影響視力品質
(B)會產生散光
(C)常侵犯角膜的德士密氏（Descemet）膜
(D)眼翳前端的 Stocker 線為鐵離子在角膜上皮之沉澱

Ans：(C)

詳解：

眼翳是一種血管纖維化組織(贅肉)，常通生長在角膜內側，稱為 pterygium，可能與免疫、發炎、UV 病毒有關，stocker 附近鐵離子是慢性病証據，通常在角膜內緣，由眼角膜內緣向中央生長，影響 Bownau 層。

27. 有關角膜老人環（arcus senilis）的敘述，下列何者錯誤？
(A)老年病患應抽血檢查膽固醇及三酸甘油酯
(B)常見於角膜周邊近輪部處
(C)脂肪沉澱所造成
(D)常是兩側性

Ans：原始答案為(A) →後經申訴後 (A)與(C)均給分

詳解：

老年環是最常見雙側周邊性變性，無自覺症狀，約在 50 歲以上，若是在青壯年時期則要抽 TG 與膽固醇，因脂質代謝異常。本來考選部答案是(A)，但與(C)相似，最後決定送分。

28. 一位中年女性主訴最近幾日雙眼紅癢並有分泌物，平時使用長戴型軟式隱形眼鏡但常常會忘記清洗，檢查時發現在上瞼結膜有許多巨大乳突，最有可能的診斷為何？
(A)史蒂芬斯－強森症候群（Steven-Johnson syndrome）
(B)隱形眼鏡引起的結膜炎
(C)異位性角膜結膜炎（atopic keratoconjunctivitis）
(D)眼睛的瘢痕性類天疱瘡（ocular cicatricial pemphigoid）

Ans：(B)

詳解：

隱形眼鏡若長期未清洗，常引起巨乳突結膜炎，尤其是長期戴軟式隱形眼鏡。

29. 下列那些儀器檢查有助於診斷圓錐角膜？①角膜弧度儀 ②角膜內皮細胞儀 ③角膜地形圖儀
(A)僅①② (B)僅②③ (C)僅①③ (D)①②③

Ans：(C)

詳解：

②內皮角膜儀只能檢查角膜內皮細胞大小及受損，因錐角膜有不規則散光及高度近視，與全身疾病有關(例如 Down's syndrome)可用角膜弧度儀、裂隙燈，角膜地圖儀檢查。

30. 新生兒經產道感染的結膜炎較少見的是下列何者？
(A)葡萄球菌（staphylococci） (B)披衣菌（C. trachomatis）
(C)淋球菌（N. gonorrhoeae） (D)單純疱疹病毒（herpes simplex virus）

Ans：(A)

詳解：

葡萄球菌通常在皮膚表面。

31. 下列何者不是產生白內障的原因？
(A)老化 (B)糖尿病 (C)使用類固醇 (D)高血壓

Ans：送分

詳解：

(A)、(B)、(C)、(D)都與後天白內障有關。

32. 下列有關水晶體移位之敘述，何者錯誤？
(A)遺傳性結締組織疾病相關水晶體移位通常是單側
(B)可能造成高度散光
(C)會有姿勢性的視覺變化
(D)可能誘發青光眼

Ans：(A)

詳解：

懸韌帶纖維破裂，使水晶體位置不正常。Marfan syndrome 常見，遺傳性水晶體位移通常雙側。

33. 下列有關全身性疾病相關之白內障敘述，何者錯誤？
(A)常為雙側性白內障
(B)糖尿病患者高血糖常導致遠視
(C)可見於特異性皮膚炎與半乳糖血症患者
(D)可見於低鈣血症與唐氏症患者

Ans：(B)

詳解：

(B)為高度近視。

34. 有關糖尿病所造成的眼部病變，下列何者最為常見？
(A)視網膜病變（retinopathy）
(B)加速老年性白內障（accelerated senile cataract）
(C)角膜敏感度下降（reduced corneal sensitivity）
(D)新生血管性青光眼（neovascular glaucoma）

Ans：(A)

詳解：

糖尿病所造成的眼部病變最常見為(A) 視網膜病變（retinopathy）。

35. 對葡萄膜炎的敘述，下列那些正確？①可依發炎位置分類為前、中、後部葡萄膜炎 ②症狀為畏光、視力 模糊 ③有時和免疫疾病有關 ④局部類固醇藥物為主要治療選擇
(A)①②③④　(B)僅①③　(C)僅②③④　(D)僅①②④

Ans：(A)

詳解：全對。

36. 有關最常轉移至眼部的原發性腫瘤，下列何者正確？
(A)女性為乳癌　(B)男性為肝癌
(C)女性為卵巢癌　(D)男性為腦癌

Ans：(A)

詳解：

男性來自肺癌，女性來自乳癌。

37. 下列何者不是造成老年性黃斑部病變相關的危險因子？
(A)年齡增加　(B)抽菸　(C)高血壓　(D)糖尿病

Ans：原始答案為(D) ，後經申訴改為” 一律給分”

詳解：

年紀大、抽菸、高血壓、糖尿病都是危險因子。送分考題。

38. 下列何者是牽引性視網膜剝離（tractional retinal detachment）的最常見原因？
(A)糖尿病　(B)高血壓　(C)高血脂　(D)氣喘

Ans：(A)

詳解：

(A)小血管阻塞造成增生性血管病變。

39. 有關裂孔性視網膜剝離（rhegmatogenous retinal detachment, RRD），下列敘述何者正確？
(A)只有高度近視患者會發生
(B)絕大部分可以自行痊癒，不需雷射或手術治療
(C)只要有飛蚊症（vitreous floater）現象，眼底一定有視網膜剝離
(D)病理機轉大多是由於變性的視網膜被玻璃體拉出裂孔後，液化的玻璃體由裂孔處流入所造成

Ans：(D)

詳解：

危險因子：老化、高度近視、眼內發炎、外傷致視網膜有裂孔。

(A)為錯。

(B)雷射光凝固療法或氣體網膜固定術。

(C)飛蚊症成因很多，不一定有視網膜剝離，大多是玻璃體混濁、年齡老化等原因。

40. 有關視網膜與疾病之相關性，下列敘述何者正確？
(A)高度近視會造成視網膜剝離全是外傷造成
(B)糖尿病造成視網膜剝離通常發生於非增殖性視網膜病變
(C)視網膜剝離的預後取決於黃斑部影響與否
(D)有急性飛蚊症出現只需要觀察，不需要至眼科檢查

Ans：(C)
詳解：
(A)不全然是外傷造成，與鞏膜、脈絡膜、視網膜退化有關。
(B)DM 常發生濕性或滲出性視網膜病變(10%)。
(C)立即到眼科門診檢查。

41. 下列那些眼睛疾病可能同時造成視網膜剝離的機會最高？
(A)白內障 (B)青光眼 (C)角膜潰瘍 (D)全葡萄膜炎

Ans：(D)
詳解：
原田氏症為一種自體免疫疾病，造成雙側全葡萄膜炎，易復發，可能造成滲出性視網膜剝離。

42. 有關斜視的敘述，下列何者錯誤？
(A)顯性斜視（manifest strabismus）是指雙眼一起看時即可看出一眼斜視
(B)隱性斜視（latent strabismus）是指雙眼注視目標被中斷，例如遮擋一眼時才出現偏斜（deviation）
(C)小孩斜視應及早治療以免影響視力的發育與雙眼立體視覺功能的發育
(D)先天性內斜視治療以手術為主

Ans：原始答案為(D) ，後經申訴改為” 一律給分”
詳解：
(A)可以從外觀可見為顯性斜視。
(B)隱性斜視屬於先天性的，以內外斜視常見，以內斜視為最常見。
(C)出生後 6 個月內出現的內斜視比例大於外斜視，若需手術應在 2 歲以內。
(D)可配帶雙焦點眼鏡矯正，不一定要手術。
全部送分

43. 有關視野的敘述，下列何者錯誤？
(A)從視野缺損的形式可看出視覺傳導途徑受損的可能部位
(B)視神經疾病造成的視野變化可能造成中心盲區（central scotoma）
(C)視野呈現雙顳側（外側）偏盲（bitemporal hemianopia）有可能是腦下垂體腫瘤造成的
(D)同側偏盲（homonymous hemianopia）通常是同側的大腦損害造成的

Ans：(D)
詳解：
同側偏盲為異側視徑受損。

44. 正常眼壓性青光眼（normal tension glaucoma）與下列何種疾病相關？
(A)高血壓
(B)阻塞型睡眠呼吸中止症（obstructive sleep apnoea syndrome）
(C)高度遠視眼
(D)慢性肝炎

Ans：(B)
詳解：
眼壓≦21mmHg，但晝夜波動超過正常範圍，與呼吸中止症，易有心血管、缺氧，而致正常1或稱低眼壓青光眼。

45. 青光眼的分類，包括：①隅角閉鎖性青光眼 ②隅角開放性青光眼 ③續發性青光眼 ④先天性青光眼
(A)僅①②　(B)僅①③④　(C)僅②③④　(D)①②③④

Ans：(D)
詳解：
①②③④及原發性青光眼都可以當分類標準

46. 有關青光眼的雷射治療，下列何者錯誤？
(A)雷射周邊虹膜造孔術（laser peripheral iridotomy）常運用在隅角開放性及隅角閉鎖性青光眼
(B)雷射周邊虹膜成形術（argon laser peripheral iridoplasty）主要運用在隅角閉鎖性青光眼
(C)雷射小樑成形術（laser trabeculoplasty）主要運用在隅角開放性青光眼
(D)對藥物及手術無法控制的青光眼可以考慮二極體雷射睫狀體破壞術（diode laser cyclodestruction）

Ans：(A)

詳解：

只用在閉鎖性青光眼。

47. 杯盤比（cup/disc ratio, C/D ratio）與中央角膜厚度（central corneal thickness,CCT）可作為青光眼發展之風險預測，下列何者風險最高？
(A) C/D ratio≧0.50，CCT<555μm
(B) C/D ratio≧0.50，CCT>588μm
(C) C/D ratio<0.30，CCT<555μm
(D) C/D ratio<0.30，CCT>588μm

Ans：(A)

詳解：

正常杯盤比在 0.1~0.4，眼底鏡下 C/D 越高越危險，故刪除(C)、(D)，中央角膜厚度越薄危險性高，故選(A)。

48. 下列有關圓錐角膜（keratoconus）之敘述，何者錯誤？
(A)為進展性疾病，伴隨有不規則散光
(B)用裂隙燈檢查可以發現細小、深層、水平走向的基質深部直線-Vogt 線（Vogt striae）
(C)向下看時下眼瞼會突出，稱為 Munson 氏徵候（Munson sign）
(D)圓錐底部環繞著上皮的鐵沉積（Fleischer 氏環），用鈷藍的濾光鏡可以清楚看到

Ans：(B)

詳解：

角膜中央部基質變薄，角膜頂點外突，Vogt striae 為垂直走向細白線。

49. 色素性視網膜炎（retinitis pigmentosa）的主要症狀，不包括：
(A)夜盲 (B)暗適應缺失 (C)進行性視野縮小 (D)畏光

Ans：(D)

詳解：

色素性視網膜炎早期侵犯桿狀細胞，晚期錐狀細胞退化通常為體隱性遺傳，(A)(B)(C)都對，但不包含畏光。

50. 高度近視失明的原因複雜，包含下列那些項目？①黃斑部出血 ②視網膜剝離 ③飛蚊症 ④青光眼
(A)①②③ (B)①②④ (C)②③④ (D)①③④

Ans：(B)

詳解：

高度近視眼軸長>25mm，常有外斜視、唐氏症、馬凡氏症、stickler syndrome、黃斑部出血、視網膜剝離及青光眼都有相關。

112 年專技普考【驗光生】

眼球構造-趙醫師、倫理法規-王義 解析

1. 有關水晶體的胚胎發育，下列敘述何者正確？
(A)次級水晶體纖維（secondary lens fiber）融合的前後縫合（anterior and posterior suture）形成 Y 字型
(B)前後縫合（anterior and posterior suture）形成 Y 字型方向一樣
(C)水晶體外囊（capsule）與水晶體的內皮細胞（endothelium）有關
(D)初級水晶體纖維（primary lens fiber）主要位在水晶體的後緣（posterior layer）

Ans：(A)
詳解：
109 年也有類似水晶體胚胎考題，水晶體發育階段：先有板(4 周) → 凹(5 周) → 泡(6 周)。
(A)對。
(B)前縫為正 Y，後縫為倒 Y。
(C)上皮細胞分泌(血管內：稱內皮細胞)，上皮細胞為器官內表面。
(D)在水晶體最中心處。

2. 關於小樑網（trabecular meshwork）的生理敘述，下列何者錯誤？
(A)小樑網位於眼後房
(B)年齡因素會引起小樑網結構的改變
(C)隅角鏡檢查（gonioscopy）可觀察到小樑網
(D)若細胞碎片或色素顆粒堆積於小樑網內可能會干擾房水的排出

Ans：(A)
詳解：
(A) 小樑網位於眼前房，其他都對。

3. 下列有關眼窩壁的骨頭結構之敘述，何者錯誤？
(A)頂部由額骨和蝶骨小翼組成
(B)基底由上頜骨、顴骨和顎骨組成
(C)外側壁由顴骨和蝶骨大翼組成
(D)內側壁由額骨、淚骨、篩竇和蝶骨體部組成

Ans：(D)
詳解：
內側壁由上頜骨，不是額骨。

4. 一位 60 歲的女性抱怨常會不自主的快速眨眼，無法控制，影響到她閱讀及開車的功能，醫師診斷為眼瞼痙攣症。有關此疾病之敘述，下列何者錯誤？
(A)眨眼是因為眼輪匝肌（orbicularis oculi）間歇性的過度收縮造成的
(B)治療的方法可以用肉毒桿菌素（botulinum toxin）注射眼周
(C)肉毒桿菌素注射過度或過深，可能會影響到提瞼肌（levator palpebrae superioris）的功能，進而造成眼瞼 外翻（ectropion）、溢淚（epiphora）
(D)病人大多是中老年人，常伴隨有乾眼症

Ans：(C)
詳解：
眼輪匝肌，不是提瞼肌。

5. 關於結膜生理的敘述，下列何者錯誤？
(A)杯狀細胞負責製造及分泌淚液膜的黏液層
(B)杯狀細胞的數目隨著年齡增加而減少
(C)交感神經與副交感神經不會介入杯狀細胞的分泌調節
(D)維生素 A 的缺乏會造成杯狀細胞的退化

Ans：(C)
詳解：交感神經與副交感神經會介入杯狀細胞的分泌調節
杯狀細胞可以分泌黏液，為淚膜中黏液層(最內層)主要結構，交感神經由上頸神經參與，副交感由延腦之上延核參與。

6. 有關鞏膜的敘述，下列何者正確？
(A)鞏膜組織基質主要組成分為彈力纖維
(B)鞏膜組織基質主要組成分為第 I 型膠原纖維
(C)鞏膜組織位於結膜組織的外層
(D)鞏膜組織是由膠原纖維及彈力纖維 1：1 混合組成

Ans：(B)
詳解：
(A)sclera 鞏膜內彈性纖維很少，由蛋白聚醣組成(proteoglycan)。
(B)type I、III、V、VI 膠原蛋白存在鞏膜中，以 I 型比例最高。約 90%的膠原蛋白是第 1 型。這是強度最強的類型，因為它是由密集的纖維組成的。它是骨骼、皮膚、肌腱、軟骨、牙齒和其他結締組織的結構成分。而且可以伸展得非常長而不會斷裂。
(C)內層。
(D)膠原纖維為主。

7. 下列何者與角膜（cornea）能夠呈現透明度（transparency）有關？①組成分含有彈性纖維（elastic fiber） ②角膜膠原纖維排列規則 ③由膠原蛋白（collagen）組成 ④組織中無血管（avascularity）
(A)①② (B)①④ (C)②③ (D)②④

Ans：(D)
詳解：②＋④
排列在上皮層以均勻規則方式排列。
角膜組織沒有血管及色素細胞，由結締組織形成。

8. 房水液是由以下何種組織所產生？
(A)睫狀體的平坦部（pars plana）
(B)睫狀體的皺褶部（pars plicata）
(C)角膜的內皮細胞
(D)角膜的上皮細胞

Ans：(B)
詳解：
1.由睫狀體上皮細胞分泌，皺褶部充滿血管，稱為睫狀突。
2.房水 VitC 含量豐富。

9. 水晶體約可提供眼球正 15 屈光度（diopter），一個先天性白內障的小朋友，在摘除水晶體後，若沒有裝人工水晶體，屈光狀態會變成 A。隨著年齡漸長眼球前後徑增長，度數會逐漸 B。A，B 應各自為何？
(A)高度近視，減少 (B)高度遠視，減少
(C)高度遠視，增加 (D)高度近視，增加

Ans：(B)
詳解：
1.先天性白內障沒有裝人工水晶體，屈光度會形成高度遠視，年齡越大屈光度會下降，剛出生正常約 15-20D，屈光度由睫狀肌調整。
2.先天性白內障 2/3 為雙側性，與 TORCH 有關。代謝性疾病及多數為體染色體顯性遺傳，無水晶體眼睛大多為遠視，建議 4-10 週手術，雙眼先天性白內障預後較佳。

10. 有關玻璃體的敘述，下列何者正確？
(A)不具有再生能力，所以當玻璃體剝離後則由房水來填充
(B)不具有血管但富含神經，且透明無色的組織，其營養來自於房水

(C)玻璃體中除了 80%是水外，其他還含有第 II 型的膠原蛋白及玻尿酸等物質
(D)位於眼球後部的玻璃體腔內，約佔眼球的 50%，其膠原蛋白是維持眼球形狀及保持眼內壓的重要成分

Ans：(A)

詳解：

玻璃體無血管無神經，沒有再生能力，99%為水，其餘為膠原蛋白及玻尿酸及高濃度 VitC。

玻璃體若有缺損，其空間由房水充填，玻璃體占眼球 4/5，玻璃體基部是面積最大附著處(在前腔)，由脈絡膜與房水供應養分。

11. 有關脈絡膜的說明，下列何者錯誤？
(A)脈絡膜血管內皮細胞間有緊密連接（tight junction），對眼球具保護作用
(B)脈絡膜對視網膜的氧氣與養分供應非常重要
(C)脈絡膜含有很多黑色素細胞（melanocytes）
(D)脈絡膜具有調節眼球溫度的作用

Ans：(A)

詳解：

脈絡膜與微血管之間具有窗孔，可吸收光線稱為色素上皮細胞。

12. 腦下垂體腫瘤造成的視野缺損，最常見的是下列那種型態？
(A)兩眼對側偏盲（contralateral homonymous hemianopia）
(B)兩眼全盲（bilateral blindness）
(C)兩眼同側偏盲（ipsilateral homonymous hemianopia）
(D)兩眼顳側偏盲（bitemporal hemianopia）

Ans：(D)

詳解：

視交叉在腦下垂體之上方，易雙顳側偏盲。

13. 瞳孔光反射所需要的視覺路徑，不包括下列何者？
(A)視網膜 (B)眼窩視神經 (C)視交叉 (D)丘腦的外側膝狀核

Ans：(D)

詳解：

光反射又叫瞳孔反射(PLR)，傳入神經為視神經，傳出神經為動眼神經，繞開了外側膝狀核由短睫神經控制括約肌。

14. 下列關於眼球運動術語的敘述，何者錯誤？
(A)眼球的原發位置意味著眼睛往前直視時的位置，眼球的次發位置則表示當眼睛向上、向下、往外或往內時的位置
(B)眼睛的所有運動都與角膜中心或瞳孔中心作為基準，根據橫向（transverse）、縱向（vertical）或矢狀 （sagittal）三個軸中的任何一個方向轉動
(C)沿著縱軸轉動，眼睛會往外展或往內收
(D)沿著橫軸轉動，眼球會向內旋轉和向外旋轉

Ans：(D)
詳解：
X 軸是水平或橫向的軸線，由內側鼻到外側顳部。
Y 軸是矢狀的軸線，由眼前極到後極。
Z 軸是垂直的軸線，由上方到下方，眼球運動都以眼球前極作參考點。
D 為橫軸移動，上提與下壓。

15. 下列那一條眼外肌功能可以下轉、內收及外旋，且這一條眼外肌的神經是由動眼神經支配？
(A)外直肌 (B)下斜肌 (C)上直肌 (D)下直肌

Ans：(D)
詳解：
下直肌主要動作為眼球下壓，次要動作為內收及外旋。

16. 淚腺靜脈血管可匯入何種血管系統？
(A)視網膜中央靜脈
(B)渦靜脈
(C)眼上靜脈（superior ophthalmic vein）
(D)眼下靜脈（inferior ophthalmic vein）

Ans：(C)
詳解：
眼眶靜脈沒有瓣膜，眼眶有一條眼動脈，但有二條眼靜脈：上眼靜脈較大，淚靜脈注入到上眼靜脈。

17. 虹彩（iris）血液供應的主動脈環（major arterial circle），主要由下列何者支配？
①中心視網膜動脈 （central retinal artery）
②眼角動脈（angular artery）
③長後睫狀動脈（long posterior ciliary artery）

④ 前睫狀動脈（anterior ciliary artery）
(A)僅①③④　(B)僅②③　(C)僅③④　(D)僅④

Ans：(C)

詳解：

虹膜(虹彩)大動脈環是環形動脈，由睫狀體後部長動脈與前睫狀動脈支配。

18. 有關支配淚腺分泌的副交感神經，與下列那一條腦神經有關？
(A)第三對腦神經　(B)第五對腦神經
(C)第七對腦神經　(D)第九對腦神經

Ans：(C)

詳解：

副交感神經：3、7、9、10，選擇先刪去(B)。

第七對腦神經與唾液、淚液、鼻液分泌有關。

19. 有關光反射神經傳導路徑，與下列何者無關？
(A)視網膜　(B)中腦
(C) E-W 核（Edinger–Westphal nucleus）　(D)下視丘

Ans：(D)

詳解：光反射沒有經過下視丘。

20. 最接近視網膜色素上皮細胞（retinal pigment epithelium）的前後為那二層組織？①神經視網膜（neurosensory retina） ②玻璃體（vitreous body） ③布魯赫膜（Bruch membrane） ④脈絡膜血管層（choroid vascular layer）
(A)①③　(B)②③　(C)②④　(D)③④

Ans：(A)

詳解：

Bruch 氏膜為脈絡膜最內膜，與視網膜融合，介於脈絡膜與視網膜之間，而視網膜色素上皮在最外層，故選項③布魯赫膜一定要有，色素上皮細胞之內層為各種神經視網膜。

21. 下列何者與視網膜色素上皮細胞（retina pigment epithelium）相接？
(A)錐狀感光細胞核（nucleus）
(B)桿狀感光細胞內節（inner segment）
(C)桿狀感光細胞突觸區（synaptic region）
(D)錐狀感光細胞外節（outer segment）

Ans：(D)

詳解：

錐細胞外節與色素上皮細胞相接，外節主要將光轉成神經電位。

22. 下列有關動眼神經之敘述，何者錯誤？
(A)動眼神經的上支支配上直肌
(B)動眼神經的下支分為三個分支，支配內直肌和下直肌和下斜肌
(C)支配下斜肌的神經分支，進入睫狀神經節。該分支包含交感神經纖維
(D)支配下斜肌的神經分支也支配瞳孔括約肌和睫狀肌

Ans：(C)

詳解：

動眼神經下分支有三條，第三條分支分出副交感神經，支配下斜肌。

23. 下列那一條神經損害會造成複視且同時喪失眼睛向下和向內旋轉的能力？
(A)視神經　(B)動眼神經　(C)外展神經　(D)滑車神經

Ans：(D)

詳解：

滑車神經由中腦出發，唯一由中樞神經背側離開的腦神經，為腦神經之中最細的，支配上斜肌，如果受損會使眼喪失內旋、向下、向外能力。

24. 下列何者為臨床視野檢查之目的？①監測疾病發生之進程 ②視野評估結果提供疾病診斷之依據 ③評估治療之效果 ④判斷視野缺失位置
(A)僅①④　(B)僅②③　(C)僅①③④　(D)①②③④

Ans：(D)

詳解：

①監測疾病發生之進程 ②視野評估結果提供疾病診斷之依據 ③評估治療之效果 ④判斷視野缺失位置
以上都可以有的功能。

25. 有關視野之敘述，下列何者錯誤？
(A)正常人鼻側視野較顳側視野狹窄
(B)視野背景光與測試點的亮度會影響視野結果
(C)靜態視野儀（static perimetry）測得視野較動態視野儀（kinetic perimetry）寬廣
(D)腦下垂體腫瘤最常造成雙眼顳側視野缺損

Ans：(C)

詳解：

動態較寬廣，一般視野檢查為動態。
顳側最寬，動態視野檢查可以記錄視野周邊輪廓。

26. 有關單純疱疹病毒角膜炎（HSV keratitis）之敘述，何者為錯誤？
(A)此病毒引起的角膜炎比較不會影響視力
(B)單純疱疹病毒角膜炎可能復發
(C)可能會引起青光眼的併發症
(D)可以口服抗病毒藥物（acyclovir）治療

Ans：(A)

詳解：

HSV 會影響視力。

27. 系統性疾病將會導致白內障提早發生，但下列何者除外？
(A)糖尿病 (B)高血壓 (C)肌張性失養症 (D)異位性皮膚炎

Ans：(B)

詳解：

(A)血糖過高易使白內障提早發生。

(C)肌張力失養症，多為遺傳性，肌肉張力低下及關節攣縮為體染色體顯性遺傳疾病，症狀會逐漸惡化，肌肉經常收縮、白內障、心律不整。

(D)異位性皮膚炎與遺傳環境有關，在嬰兒期四肢伸側(手肘、膝蓋)較易受影響，易併發白內障、角膜結膜炎。

28. 下列何者不是形成滲出性視網膜剝離（exudative retinal detachment）主要的原因？
(A)糖尿病視網膜病變 (B)脈絡膜腫瘤（choroidal tumor）
(C)後鞏膜炎（posterior scleritis） (D)原田氏病症（Harada disease）

Ans：(A)

詳解：

滲出性又叫溼性視網膜剝離，脈絡膜液體滲出堆積在網膜下空腔，糖尿病視網膜病變最易侵犯為小血管病變，以非增殖性視網膜病變為多，原田氏症為自體免疫疾病，與 HLA-DR1 及 HLA-DR4 相關，以雙眼葡萄膜炎伴隨滲出性視網膜剝離。

29. 下列何者較不會合併有角膜乾燥症狀？
(A)修格蘭氏症候群（Sjögren syndrome）
(B) vitamin B 缺乏
(C)史蒂文斯-約翰遜症候群（Stevens-Johnson syndrome）
(D)顏面神經麻痺（facial nerve palsy）

Ans：(B)

詳解：

Vitamin A 缺乏夜盲及乾眼症。

30. 有關光學同調斷層掃描，下列敘述何者錯誤？
(A)是非接觸式、非侵入性的眼科影像診斷技術
(B)檢查過程中有輻射線，孕婦最好不要接受檢查
(C)解像力極佳，可達 5–7 微米
(D)可用於追蹤糖尿病黃斑部水腫的治療效果

Ans：(B)
詳解：
OCT 利用紅外線波長的雷射進行眼科影像，不具輻射性。

31. 有關重症肌無力（Myasthenia Gravis）之敘述，下列何者錯誤？
(A)可能同時存在甲狀腺疾病
(B)不會有單眼眼球運動障礙，表現皆為雙眼眼瞼下垂
(C)可能因 β-受體阻斷劑加重症狀
(D)可以只有複視症狀

Ans：(B)
詳解：
MG 為自體免疫疾病，眼外肌無力最常見，常併發胸腺瘤，以內直肌最常見，可能單眼或雙眼運動障礙。

32. 有關壓迫性第三對腦神經病變的敘述，下列何者錯誤？
(A)病患的瞳孔散大
(B)可能併有內眼肌麻痺及眼瞼下垂
(C)瞳孔無直接光反射
(D)瞳孔仍保有近反射

Ans：(D)
詳解：
動眼神經病變，包含副交感神經、眼狀肌收縮消失、無近反射。

33. 下列何者為視網膜剝離的主要危險因子？
(A)遠視眼　(B)視網膜裂孔　(C)斜視　(D)角膜潰瘍

Ans：(B)
詳解：
視網膜裂孔造成為主要危險因子。

34. 有關青少年 X 染色體串聯視網膜劈裂症（juvenile X-linked retinoschisis）的敘述，下列何者錯誤？
(A)通常雙眼皆會受到影響
(B)發病者大多為女性
(C)視網膜劈裂的位置是在視網膜神經纖維層與其餘神經視網膜之間
(D)視力預後通常不好

Ans：(B)

詳解：

男性為主，以雙眼視力受損、黃斑部病變、斜視遠視為主、視網膜剝離、玻璃體出血等併發症。

35. 下列有關高度近視容易發生的併發症何者錯誤？
(A)視網膜黃斑部退化
(B)視網膜剝離
(C)周邊視網膜格子狀退化（lattice degeneration）而引起視網膜裂孔
(D)外斜視（exotropia）

Ans：(D)

詳解：

與外斜視無關。

36. 某直轄市驗光生公會目前有會員數 462 人，下列敘述何者正確？①由會員（會員代表）選舉之理事不得超過 21 人 ②每年應召開會員（會員代表）大會 1 次，必要時得召集臨時大會 ③理事、監事名額在 3 人以上時，得分別互選常務理事及常務監事，其名額不得超過理事或監事總額 1/2 ④得依規定就會員分布 狀況劃定區域，按其會員人數比率選出代表，召開會員代表大會 ⑤得置候補理事、候補監事，其名額不得超過各該公會理事、監事名額 1/2 ⑥常務監事在 3 人以上時，應互選 1 人為監事會召集人
(A)②④⑤ (B)②④⑥ (C)①②④ (D)③⑤⑥

Ans:(B)

詳解:

①驗光人員法 第 31 條

驗光師公會置理事、監事，均於召開會員（會員代表）大會時，由會員（會員代表）選舉之，並分別成立理事會、監事會，其名額如下：

一、縣（市）驗光師公會之理事不得超過二十一人。

二、直轄市驗光師公會之理事不得超過二十七人。

③驗光人員法 第 31 條

理事、監事名額在三人以上時，得分別互選常務理事及常務監事；其名額不得超過理事或監事總額三分之一，並應由理事就常務理事中選舉一人為理事長；其不

置常務理事者，就理事中互選之。常務監事在三人以上時，應互選一人為監事會召集人。

⑤驗光人員法 第 31 條

各級驗光師公會得置候補理事、候補監事，其名額不得超過各該公會理事、監事名額三分之一。

37. 某驗光所之驗光生在家長要求下為其 4 歲的小孩驗光，此驗光生依法可能受到何種處分？①於醫師、驗光師指導下，不罰 ②依醫師開具之眼鏡處方配鏡，不罰 ③其情節重大者，處 1 個月以上 1 年以下停業處分 ④其情節重大者，廢止其驗光人員證書 ⑤其情節重大者，廢止其執業執照 ⑥處新臺幣 1 萬元以上 5 萬元以下罰鍰 ⑦處新臺幣 2 萬元以上 10 萬元以下罰鍰 ⑧處新臺幣 3 萬元以上 15 萬元以下罰鍰

(A)①②③⑦ (B)②③④⑥ (C)①④⑤⑧ (D)②③⑤⑦

Ans:(D)

詳解:

驗光人員法 第 12 條

驗光師之業務範圍如下：

一、非侵入性之眼球屈光狀態測量及相關驗光，包含為一般隱形眼鏡配鏡所為之驗光；十五歲以下者應於眼科醫師指導下為之。但未滿六歲兒童之驗光，不得為之。

二、一般隱形眼鏡之配鏡。

三、低視力者輔助器具之教導使用。

四、其他依醫師開具之照會單或醫囑單所為之驗光。

驗光生之業務範圍如下：

一、一般性近視、遠視、散光及老花之驗光，包含為一般隱形眼鏡配鏡所為之驗光；十五歲以下者應於眼科醫師指導下為之。但未滿六歲兒童之驗光，不得為之。

二、一般隱形眼鏡之配鏡。

三、其他依醫師開具之照會單或醫囑單所為之驗光。

驗光人員執行業務，發現視力不能矯正至正常者，應轉介至醫療機構診治。

驗光人員法 第 45 條

驗光人員有下列各款情事之一者，處新臺幣二萬元以上十萬元以下罰鍰；其情節重大者，並處一個月以上一年以下停業處分或廢止其執業執照：

一、違反第十二條第一項第一款但書或第二項第一款但書規定，為未滿六歲之兒童驗光。

二、違反第十二條第三項規定，未將當事人轉介至醫療機構。

三、違反第十四條規定，為虛偽之陳述或報告。

38. 有關驗光所之敘述，下列何者正確？
(A)申請設立驗光所之驗光生，以在法定之機構執行業務 3 年以上者為限
(B)驗光所之名稱使用、變更，應以所在地直轄市、縣（市）主管機關核准者為限
(C)驗光所之名稱使用與變更、申請條件、程序及設置標準，應以所在地直轄市、縣（市）主管機關定之
(D)驗光所之負責驗光人員因故不能執行業務時，可由具驗光人員執照者代理之

Ans:(B)

詳解:

(A) 驗光人員法 第 15 條

前項申請設立驗光所之驗光師，以在第九條所定之機構執行業務二年以上者為限；申請設立驗光所之驗光生，以在第九條所定之機構執行業務五年以上者為限。

(C) 驗光人員法 第 15 條

驗光所之名稱使用與變更、申請條件、程序及設置標準，由中央主管機關定之。

(D) 驗光人員法 第 17 條

驗光所之負責驗光人員因故不能執行業務時，應指定合於第十五條第二項規定資格者代理之。代理期間超過四十五日者，應由被代理者報請原發開業執照機關備查。

前項代理期間，最長不得逾一年。

39. 衛生福利部不是驗光人員法之：
(A)中央主管機關　(B)驗光人員證書之核發單位
(C)驗光人員執業執照之發給單位　(D)驗光師證書之廢止單位

Ans:(C)

詳解: 驗光人員法 第 7 條

驗光人員應向執業所在地直轄市、縣（市）主管機關申請執業登記，領有執業執照，始得執業。

40. 下列有關隱形眼鏡之敘述何者正確？①日拋、月拋、季拋等拋棄式隱形眼鏡需要醫師處方 ②隱形眼鏡屬於醫療器材 ③角膜塑形片等客製化隱形眼鏡民眾配戴需要醫師驗配 ④日戴型隱形眼鏡，第一次配戴由醫師或驗光師服務為宜
(A)①②③④　(B)僅②③④　(C)僅①③④　(D)僅①②③

Ans:(B)

詳解:

日戴型隱形眼鏡包含日拋、月拋、季拋等，被食藥署列為「第二級醫療器材」，依規定須經醫師建議使用。吳亭瑤表示，一月底已全面取消日戴型隱形眼鏡說明書上「本器材須經眼科醫師處方使用」規定，日戴型隱形眼鏡僅需第一次配戴時，由醫師或驗光師確認度數，後續依確定度數購買即可，無需持有處方。

41. 下列團體何者最具資格可申請認可辦理驗光人員繼續教育課程與積分審查認定及採認?
(A)全國性之驗光人員學會，已設立滿 1 年，且會員中驗光執業人數達 3000 人以上
(B)全國性之驗光人員公會，已設立超過 4 年，且會員中全國驗光執業人數達 40%以上
(C)全國性之驗光人員公會，已設立滿 3 年，且會員中全國驗光執業人數達 10%
(D)台北市驗光人員公會，已設立滿 3 年，且會員中驗光執業人數達 20%以上

Ans:(B)

詳解:

醫事人員執業登記及繼續教育辦法 第 15 條

申請認可辦理前二條繼續教育課程與積分審查認定及採認之各該類醫事人員團體，應符合下列規定：

一、為全國性之醫事人員學會、各該類醫事人員相關學會或公會。

二、設立滿三年。

三、會員中各該類醫事人員全國執業人數，應達下列各目比率或人數之一：

（一）醫師及助產人員：百分之十以上。

（二）中醫師及醫事放射師：百分之四十以上。

（三）護理人員：三千人以上。

（四）前三目以外醫事人員：百分之二十以上。

42. 下列何者不具驗光人員考試資格？①6 年前被發現曾有冒名頂替公務人員考試之情事者 ②被發現 3 年內曾在公務人員考試中有偽造或變造應考證件之情事者 ③經廢止驗光人員執業執照未滿 1 年者 ④被發現將驗光人員證照租借他人使用者
(A)僅①② (B)③④ (C)僅②④ (D)①②④

Ans:(C)

詳解:

專門職業及技術人員高等暨普通考試驗光人員考試規則 第 5 條

應考人有公務人員考試法第二十二條第二項、專門職業及技術人員考試法第十九條第二項或驗光人員法第六條情事者，不得應本考試。

公務人員考試法 第 22 條

應考人有下列各款情事之一，考試前發現者，撤銷其應考資格。考試時發現者，予以扣考。考試後榜示前發現者，不予錄取。考試訓練階段發現者，撤銷其錄取資格。考試及格後發現者，撤銷其考試及格資格，並註銷其考試及格證書。其涉及刑事責任者，移送檢察機關辦理：

一、有第十二條第一項但書各款情事之一。

二、冒名頂替。

三、偽造或變造應考證件。

四、以詐術或其他不正當方法，使考試發生不正確之結果。

五、不具備應考資格。

應考人有前項第二款至第四款情事之一者，自發現之日起五年內不得應考試院舉辦或委託舉辦之各種考試。

驗光人員法 第 6 條

曾受本法所定廢止驗光人員證書處分者，不得充驗光人員。

驗光人員法 第 8 條

有下列情形之一者，不得發給執業執照；已領照者，撤銷或廢止之：

一、經撤銷或廢止驗光人員證書。

二、經廢止驗光人員執業執照未滿一年。

三、有客觀事實認不能執行業務，經直轄市、縣（市）主管機關邀請相關專科醫師、驗光人員及學者專家組成小組認定。

前項第三款原因消失後，仍得依本法規定申請執業執照。

驗光人員法 第 41 條

驗光人員將其證照租借他人使用者，廢止其驗光人員證書。

43. 有關驗光所之規定，下列敘述何者正確？①驗光室須有明顯區隔之獨立空間，其空間之高度距離至少 5 公尺 ②驗光所收取費用須開給載明收費項目及醫囑單，應妥為保管，並至少保存 3 年 ③驗光人員之姓名 及證書字號不得為驗光所之廣告事項 ④驗光所歇業或受撤銷、廢止開業執照處分者，應將其招牌拆除 ⑤眼鏡公司（商號）內設立驗光所者，該驗光所得與眼鏡公司（商號）共用招牌
(A)僅①④　(B)②③④　(C)僅④⑤　(D)①②⑤

Ans:(C)

詳解:

①

驗光所設置標準 第 3 條

驗光所應有下列設施：

一、驗光室：
（一）明顯區隔之獨立空間，且不得小於五平方公尺。
（二）空間之直線距離至少五公尺；採鏡子反射法者，直線距離至少二點五公尺。
（三）驗光必要設備：
1. 電腦驗光機或檢影鏡。
2. 角膜弧度儀或角膜地圖儀。
3. 鏡片試片組或綜合驗度儀。
4. 鏡片驗度儀。
5. 視力表。
二、等候空間。
三、執行業務紀錄之保存設施。
四、手部衛生設備。
②<u>驗光人員法 第 20 條</u>
驗光所執行業務之紀錄及醫師開具之照會單或醫囑單，應妥為保管，並至少保存三年。
③<u>驗光人員法 第 22 條</u>
驗光所之廣告，其內容以下列事項為限：
一、驗光所之名稱、開業執照字號、地址、電話及交通路線。
二、驗光人員之姓名及證書字號。
三、其他經中央主管機關公告容許登載或宣播事項。
非驗光所，不得為驗光廣告。

44. 依法規定，驗光人員停業或歇業時，下列敘述何者錯誤？
(A)驗光人員死亡者，應由原發執業執照機關註銷其執業執照
(B)辦理停業者，應由原發給執業執照機關登記其停業日期及理由後，發還其執業執照
(C)驗光人員變更執業處所者，應於事實發生之日起 30 日內，報請原發執業執照機關核准變更登記
(D)辦理歇業者，應由原發給執業執照機關註銷其執業登記，並收回執業執照

Ans:(C)
詳解:
<u>驗光人員法 第 10 條</u>
驗光人員變更執業處所或復業者，準用第七條關於執業之規定。
<u>驗光人員法 第 7 條</u>
驗光人員應向執業所在地直轄市、縣（市）主管機關申請執業登記，領有執業執照，始得執業。

45. 驗光所違反驗光人員法第20條規定，對執行業務之紀錄、醫師開具之照會單或醫囑單，未妥為保管規定年限者，其罰則為何？
(A)廢止執業執照處分
(B)處1個月以上1年以下停業處分
(C)處新臺幣1萬元以上5萬元以下罰鍰
(D)處新臺幣3萬元以上15萬元以下罰鍰

Ans:(C)

詳解:

驗光人員法 第 49 條

有下列各款情事之一者，處新臺幣一萬元以上五萬元以下罰鍰：

一、驗光人員違反第十三條規定，執行業務，未製作紀錄、未依當事人要求提供驗光結果報告、或未依規定於紀錄、驗光結果報告簽名或蓋章，並加註執行年、月、日。

二、驗光所違反第二十條規定，對執行業務之紀錄、醫師開具之照會單或醫囑單，未妥為保管或保存未滿三年。

46. 有關驗光人員相關法規，下列何者錯誤？
(A)不具驗光人員資格，擅自執行驗光業務者，處新臺幣3萬元以上15萬元以下罰鍰
(B)不具驗光人員資格者，執行視力表量測，不罰
(C)驗光所，不得為驗光廣告
(D)驗光生之業務範圍包含一般隱形眼鏡配鏡

Ans:(C)

詳解:

驗光人員法 第 22 條

驗光所之廣告，其內容以下列事項為限：

一、驗光所之名稱、開業執照字號、地址、電話及交通路線。

二、驗光人員之姓名及證書字號。

三、其他經中央主管機關公告容許登載或宣播事項。

非驗光所，不得為驗光廣告。

47. 醫療廣告，係指利用傳播媒體或其他方法，宣傳醫療業務，下列何者正確？
(A)臺北市的醫療廣告受衛生福利部管轄
(B)隱形眼鏡可以宣傳未經證實的療效
(C)醫療機構及人員得依其業務之便，獲取不正當利益
(D)醫療廣告，是經過宣傳以達招徠患者醫療為目的之行為

Ans:(D)

詳解:

醫療法 第 9 條
本法所稱醫療廣告，係指利用傳播媒體或其他方法，宣傳醫療業務，以達招徠患者醫療為目的之行為。
第 84 條
非醫療機構，不得為醫療廣告。
第 85 條
醫療廣告，其內容以下列事項為限：
一、醫療機構之名稱、開業執照字號、地址、電話及交通路線。
二、醫師之姓名、性別、學歷、經歷及其醫師、專科醫師證書字號。
三、全民健康保險及其他非商業性保險之特約醫院、診所字樣。
四、診療科別及診療時間。
五、開業、歇業、停業、復業、遷移及其年、月、日。
六、其他經中央主管機關公告容許登載或播放事項。
利用廣播、電視之醫療廣告，在前項內容範圍內，得以口語化方式為之。但應先經所在地直轄市或縣（市）主管機關核准。
醫療機構以網際網路提供之資訊，除有第一百零三條第二項各款所定情形外，不受第一項所定內容範圍之限制，其管理辦法由中央主管機關定之。
第 86 條
醫療廣告不得以下列方式為之：
一、假借他人名義為宣傳。
二、利用出售或贈與醫療刊物為宣傳。
三、以公開祖傳秘方或公開答問為宣傳。
四、摘錄醫學刊物內容為宣傳。
五、藉採訪或報導為宣傳。
六、與違反前條規定內容之廣告聯合或並排為宣傳。
七、以其他不正當方式為宣傳。
第 87 條
廣告內容暗示或影射醫療業務者，視為醫療廣告。
醫學新知或研究報告之發表、病人衛生教育、學術性刊物，未涉及招徠醫療業務者，不視為醫療廣告。

48. 驗光所收取驗光費用，下列何者錯誤？
(A)驗光所收取驗光費用之標準，由中央主管機關核定之
(B)驗光所收取驗光費用，應開給載明收費項目及金額之收據
(C)違反收費標準，處新臺幣 2 萬元以上 10 萬元以下罰鍰
(D)驗光所不得超額或擅立項目收費

Ans:(A)
詳解:

驗光人員法 第 21 條

驗光所收取驗光費用之標準，由直轄市、縣（市）主管機關核定之。

49. 美國學者 Beauchamp 及 Childress 提出的醫學倫理四項原則，不涵蓋下列何者？
(A)不傷害原則 (B)行善原則 (C)正義原則 (D)責任原則

Ans:(D)

詳解:

1. 尊重自主原則（The principle of respect for autonomy）
2. 不傷害原則（The principle of nonmaleficence）
3. 行善原則（The principle of beneficence）
4. 正義原則（The principle of justice）

50. 驗光人員或其執行機構之人員違反驗光人員法，無故洩漏因業務知悉或持有之他人秘密者：
(A)處新臺幣 3 萬元以上 15 萬元以下罰鍰
(B)處新臺幣 2 萬元以上 10 萬元以下罰鍰
(C)處新臺幣 1 萬元以上 5 萬元以下罰鍰
(D)處 1 個月以上 1 年以下停業處分

Ans:(A)

詳解:

驗光人員法 第 44 條

有下列各款情事之一者，處新臺幣三萬元以上十五萬元以下罰鍰：
一、違反第五條規定，未領有驗光人員證書，使用驗光人員名稱。
二、違反第十五條第五項規定，非驗光所，使用驗光所或類似名稱。
三、違反第二十二條第二項規定，非驗光所，為驗光廣告。
四、違反第二十四條規定，驗光人員或其執業機構之人員無故洩漏因業務知悉或持有之他人秘密。

112 年專技普考【驗光生】

驗光學概要-江建男 解析

1. 患者初步驗光值為-5.00DS/-0.75DC×180 利用紅、綠雙色視標進行驗光終點確認檢查；主述紅色背景的數 字較黑、較清楚，則度數應修正為下列何者？ (A) -4.75DS/-0.75DC×180
(B) -5.00DS/-0.50DC×180
(C) -5.00DS/-1.00DC×180
(D) -5.25DS/-0.75DC×180

Ans:(D)

詳解:

主述紅色背景的數字較黑、較清楚，則度數應增加負球面-0.25DS，因此處方為 5.25DS/-0.75DC × 180

2. 關於 LogMAR（Logarithm of the Minimum Angle of Resolution）視力表施測預期結果的表現，下列何者錯誤？
(A)健康的成年人最佳矯正視力可達比 0 logMAR 好一至兩行，標準差（SD）0.1 logMAR
(B)兩隻眼睛之間的視力值差異不應大於 0.16 logMAR
(C)健康的 3 歲兒童視力可達+0.30 logMAR 以上，等同 Snellen 20/60 以上
(D)健康的 4 歲兒童視力可達+0.20 logMAR 以上，等同 Snellen 10/16 以上

Ans:(C)

詳解:

+0.30 logMAR→logMAR＝0.3，所以 MAR＝2，VA＝1／MAR＝1／2＝0.5＝20／40，所以 C 錯

3. 進行對數視力表檢查時（LogMAR chart），受檢者 0.6 之前的全數正確，0.5 錯 1 個，0.4 錯 1 個，0.3 對 3 個，0.2 對 1 個。則最終視力應紀錄為何？
(A) 0.52 (B) 0.44 (C) 0.36 (D) 0.28

Ans:(C)

詳解:

對數視力＝(從錯誤那行開始+0.1)－(0.02 × 對的數量)＝(0.5＋0.1)－(0.02 × 12)＝0.36

4. 被檢者注視 6 m 標準視標，檢查者距離被檢者 50 cm 處使用視網膜鏡平行光檢查，並加入鏡片-3.00 DS 為中和現象，則被檢者未矯正屈光時本身原來的遠點，距離被檢者幾 cm 處，下列何者為正確？
(A) 20 cm (B) 22.2 cm (C) 33.3 cm (D) 40 cm

Ans:(A)

詳解:

患者真正的屈光度數：(-3.00)＋(1／-0.5)＝-5.00D

1／-5.00＝0.2m＝20cm

5. 下列關於針孔視力（pinhole acuity）測試的敘述，何者錯誤？
(A)當患者的矯正視力小於 20/30 時，可以用針孔測量視力
(B)針孔測試的原理，在於減少視覺的景深，增加患者的視力
(C)針孔視力比原有的矯正視力改善，表示患者有殘餘的屈光異常
(D)針孔視力比原有的矯正視力一樣或更差，表示患者有屈光以外異常，如視網膜或視覺傳導路徑異常

Ans:(B)

詳解:

(B)針孔測試的原理，在於增加視覺的景深，增加患者的視力

6. 下列有關手指數檢查（finger counting visual fields test）在測試的過程中，檢查者不宜比出幾根手指頭？
(A)一根 (B)二根 (C)三根 (D)四根

Ans:(C)

詳解:

手指數檢查在測試的過程中，檢查者不宜比出三根手指頭，因為三隻手指頭容易與兩根手指頭及四根手指頭混淆

7. 受檢者矯正度數為：+4.00DS/-2.00DC×085，其最大屈光力與最小屈光力主徑線（子午線）互相垂直。此受檢者的散光為下列何種型態？
(A)順規散光（with-the-rule astigmatism）
(B)逆規散光（against-the-rule astigmatism）
(C)斜軸散光（oblique astigmatism）
(D)不規則散光（irregular astigmatism）

Ans:(B)

詳解:

+4.00DS/-2.00DC×085 為逆規則散光

8. 某近視-5.00 D 的患者，其遠點位於眼前何處？
(A) 50 cm　(B) 25 cm　(C) 20 cm　(D) 10 cm

Ans:(C)

詳解:

1／-5.00＝0.2m＝20cm

9. 一鏡片可將遠處而來的光線發散，在鏡片前方形成一虛焦點，該鏡片屬於何種類型？
(A)稜鏡　(B)正鏡片　(C)柱面鏡片　(D)負鏡片

Ans:(D)

詳解:

遠處而來的光線發散，在鏡片前方形成一虛焦點為負球面鏡片

10. 看遠方時需要配戴-2.00DS/+4.00DC×090 的眼鏡矯正，可以得到最佳視力。此受測者為下列何者？
(A)複合性近視散光（compound myopic astigmatism）
(B)複合性遠視散光（compound hyperopic astigmatism）
(C)混合性散光（mixed astigmatism）
(D)簡單性近視散光（simple myopic astigmatism）

Ans:(C)

詳解:

-2.00DS/+4.00DC×090 在垂直方向為-2.00D，在水平方向為+2.00，所以為混合散光

11. 一名正視眼患者，使用推進法(push-up)檢查，推測其單眼調節幅度(amplitude of accommodation）為 7 D， 請問他的調節近點（near point of accommodation）為下列何者？
(A) 14.29 cm　(B) 28.57 cm　(C) 40 cm　(D) 7.14 cm

Ans:(A)

詳解:

1／7.00D＝0.1429m＝14.29cm

12. 下列那些立體視覺檢查，患者不需配戴額外輔助眼鏡(偏光鏡或紅綠眼鏡)，較適合年齡較小的孩童及無法配戴眼鏡的患者？①Bernell 立體視覺檢查 ②Frisby 立體視覺檢查 ③Lang 立體視覺檢查 ④Random Dot E 立體視覺檢查 ⑤Titmus 立體視覺檢查 ⑥TNO 立體視覺檢查
(A)僅②③ (B)僅①⑥ (C)僅④⑤ (D)④⑤⑥

Ans:(A)

詳解:

Frisby 立體視覺檢查及Lang 立體視覺檢查其患者不需配戴額外輔助眼鏡(偏光鏡或紅綠眼鏡)

13. 對病人做遮蓋測試（cover test），雙眼直視未見明顯偏位，遮蓋左眼時可見右眼稍微向外移動，打開左眼時 可見右眼稍微向內移動，遮蓋右眼時可見左眼無移動，打開右眼時可見左眼無移動，病人有下列何種疾病？
(A)交替性內斜視
(B)右眼內隱斜位
(C)右眼內斜視
(D)左眼外隱斜位

Ans:(C)

詳解:

雙眼直視未見明顯偏位，遮蓋左眼時可見右眼稍微向外移動，打開左眼時可見右眼稍微向內移動，遮蓋右眼時可見左眼移動，打開右眼時可見左眼無移動，則患者為右眼恆定性內斜視

14. 關於內聚力（convergence）與調節力（accommodation）何者正確？
(A)眼睛看近時內聚力增加，內隱斜位不變
(B)調節力下降，調節性內聚力（accommodative convergence or accommodative fusional reserve）下降
(C)若在眼前持續增加基底朝內稜鏡直到影像模糊，可測得內聚力幅度(amplitude of convergence)
(D)若在眼前持續增加基底朝內稜鏡直到產生複視，可測得調節性內聚力（accommodative convergence or accommodative fusional reserve）

Ans:(B)

詳解:

(A)眼睛看近時內聚力增加，內隱斜位增加

(C)若在眼前持續增加基底朝內稜鏡直到影像模糊，可測得融像性開散儲備力

(D)若在眼前持續增加基底朝內稜鏡直到產生複視，可測得調節性開散力

15. 右眼上斜視（hypertropia）個案進行後續的帕克三步驟檢查（The Park's three-step procedure），下列何者正確？
(A)往右看時，右眼上斜偏位量增加，可能為右上斜肌（right superior oblique）或左上直肌（left superior rectus）異常
(B)往左看時，右眼上斜偏位量增加，可能為右下直肌（right inferior rectus）或左下斜肌（left inferior oblique）異常
(C)若右看時，右眼上斜偏位量增加，且頭往右傾時，右眼上斜偏位量增加，為左下斜肌麻痺
(D)若右看時，右眼上斜偏位量增加，且頭往右傾時，右眼上斜偏位量增加，為右下直肌麻痺

Ans:(C)
詳解:
(A)往右看時，右眼上斜偏位量增加，可能為右下直肌或左下斜肌異常
(B)往左看時，右眼上斜偏位量增加，可能為右上斜肌或左上直肌異常
(D)若右看時，右眼上斜偏位量增加，且頭往右傾時，右眼上斜偏位量增加，為左下斜肌麻痺

16. 患者雙眼視力 20/20，當你遮蓋右眼時，觀察到他的左眼向外移動；右眼去遮蓋時，左眼不動；當你遮蓋左眼時，右眼向外移動，左眼去遮蓋時，右眼不動，這表示患者有那種異常？
(A)交替性外斜視（alternating exotropia）
(B)內斜位（esophoria）
(C)間歇性內斜視（intermittent esophoria）
(D)交替性內斜視（alternating esotropia）

Ans:(D)
詳解:
當你遮蓋右眼時，觀察到他的左眼向外移動；右眼去遮蓋時，左眼不動；當遮蓋左眼時，右眼向外移動，左眼去遮蓋時，右眼不動，這表示患者有交替性內斜視

17. 執行魏氏四點檢查時，患者右眼配戴紅色鏡片、左眼配戴綠色鏡片，於 40 cm 檢查處表示看到四個亮點； 隨後逐漸將視標遠離受試者，於 2 m 處患者表示綠色亮點消失，此時若是遮蔽右眼，綠色亮點會再次出現，試問此檢查結果該如何記錄？
(A)左眼抑制，雙眼注視情況下有中央抑制性暗點
(B)右眼抑制，雙眼注視情況下有中央抑制性暗點
(C)在 40 cm 處平面融像，左眼於 2 m 處抑制，雙眼注視情況下有中央抑制暗點
(D)在 40 cm 處平面融像，左眼於 2 m 處抑制，左眼有單側性中央抑制暗點

Ans:(C)

詳解:

結果記錄：在 40 cm 處平面融像，左眼於 2 m 處抑制，此時若是遮蔽右眼，綠色亮點會再次出現雙眼注視情況下有中央抑制暗點

18. 驗光師採用眼球轉動外部肌肉的測試（配合使用紅色鏡片）主要是檢查以下何種狀況？
(A)判斷是否有視神經病變
(B)判斷是否有固視偏移
(C)判斷是否有斜位
(D)判斷視線偏移是否為共動性或非共動性

Ans:(D)

詳解:

眼球轉動外部肌肉的測試(配合使用紅色鏡片)主要是檢查判斷視線偏移是否為共動性或非共動性

19. 關於立體視覺測驗，下列敘述何者正確？
(A)隨機亂點立體視覺具有最少的單眼線索，為測驗首選
(B) TNO 立體視覺不用配戴試驗眼鏡，適合抗拒配戴眼鏡的幼童實施測試
(C)立體視覺的單位是分角（minutes of arc）
(D)立體視覺的測驗距離可依據受測者閱讀習慣與手的長度進行調整，不影響測驗結果

Ans:(A)

詳解:

(B) TNO 立體視覺需要配戴試驗眼鏡，不適合抗拒配戴眼鏡的幼童實施測試
(C)立體視覺的單位是秒角
(D)立體視覺的測驗距離會依據不同的檢測視標來設定檢查距離

20. 調節正常患者，兩眼均遠視+2.00 D 在未矯正狀態下看 33 cm 距離時，須使用多少的調節力？
(A)2 D (B) 3 D (C) 5 D (D) 7 D

Ans:(C)

詳解:

(1／0.33)+(+2.00)=+5.00

21. 使用鏡片驗度儀（lensometer）量測患者的眼鏡時，發現其光學中心點不在十字標線的中心點上，此鏡片上最可能有何種效果？
(A)稜鏡（prism） (B)柱狀鏡（cylindrical lens）
(C)凹透鏡（concave lens） (D)凸透鏡（convex lens）

Ans:(A)

詳解:

使用鏡片驗度儀(lensometer)量測患者的眼鏡時，發現其光學中心點不在十字標線的中心點上，此鏡片上最可能產生稜鏡效應

22. 有關角膜圖像分析，下列何者錯誤？
(A)角膜地形圖儀測量範圍大，可達角膜總面積的 95%以上
(B)角膜地形圖儀要有良好的淚膜表面，淚液過多，會形成下方角膜局部變陡的假像
(C)角膜地形圖儀能早期偵測到圓錐角膜變化，常見的是角膜頂點向上偏移
(D)前房 OCT 可以測量角膜真實的矢狀面高度（sagittal height）變化

Ans:(C)

詳解:

(C)角膜地形圖儀能早期偵測到圓錐角膜變化，常見的是角膜頂點向下偏移

23. 驗光師執行視網膜檢影鏡進行驗光時，維持工作距離 50 cm，同時將光條擺放於 30 度時用-2.00 D 觀察到中和；而將光條擺放於 120 度時用-3.50 D 也觀察到中和，下列敘述何者正確？
(A)此患者正確處方為-2.00DS/-1.50DC×120
(B)此患者正確處方為-2.00DS/-1.50DC×030
(C)此患者正確處方為-4.00DS/-1.50DC×120
(D)此患者之散光度數為 3.50

Ans:(C)

詳解:

將光條放於 30 度時用-2.00 D 觀察到中和，所以度數為-2.00@120°
將光條擺放於 120 度時用-3.50 D 也觀察到中和，所以度數為-3.50@30°
因為沒有加入工作鏡片，所以-2.00@120°需加入-2.00，得到-4.00@120°
因為沒有加入工作鏡片，所以-3.500@30°需加入-2.00，得到-5.50@30°
最後處方＝-4.00DS/-1.50DC × 120

24. 使用視網膜檢影鏡測量被檢者的遠方屈光不正時，當開始測量右眼時，應同時使左眼反射光的屈光狀態調 整為何種狀態為佳？
(A)順動 (B)逆動 (C)中和 (D)不須調整

Ans:(B)
詳解:
答案為逆動，因為這樣才不容易產生調節

25. 視網膜檢影鏡（retinoscope）檢查，距離病患眼睛 66 cm 投射平行光，當加入-4.50DS/-1.75DC×090 時呈現中和，則此眼屈光度數為多少？
(A)-6.00DS/-1.75DC×090
(B)-3.00DS/-3.25DC×090
(C)+1.50DS/-1.75DC×180
(D)-3.00DS/-1.75DC×090

Ans:(A)
詳解:
-4.50DS/-1.75DC×090 加上(1／-0.66＝-1.50DS)＝-6.00DS/-1.75DC × 090

26. 有關角膜檢查的敘述，下列何者錯誤？
(A)角膜弧度儀是應用雙像分離原理（the principle of doubling）來測量角膜表面弧度
(B)角膜弧度儀測量的角膜弧度是表示整個角膜表面的弧度
(C)角膜地形圖儀提供角膜表面的形狀圖
(D)角膜地形圖儀可用來分析角膜的變化，如圓錐角膜或角膜塑型

Ans:(B)
詳解:
(B)角膜弧度儀測量角膜弧度的範圍為角膜中心 3mm 範圍

27. 關於角膜弧度儀測量之敘述，下列何者錯誤？
(A)屈光不正的患者，透過角膜弧度儀測量角膜，可有助於了解為軸性或屈光性
(B)驗配隱形眼鏡搭配角膜弧度儀，可得知患者的角膜曲率半徑（corneal radius of curvature）
(C)角膜弧度儀實際上測得的為前、後角膜弧度平均值
(D)角膜弧度與屈光度換算公式 F =（ n' - n ）/ r，其中 n 為空氣折射率，n' 為角膜折射率

Ans:(C)
詳解:
(C)角膜弧度儀實際上測得的為前角膜弧度平均值

28. 動態視網膜鏡檢影法（單眼評估法）的目的是找到被檢眼的何種變化？ (A)近點的變化 (B)遠點的變化
(C)近距離用眼時的調節反應情形 (D)聚合近點

Ans:(C)

詳解:

動態視網膜鏡檢影法(單眼評估法)的目的是檢查調節反應情形

29. 使用視網膜檢影鏡的工作距離之補助鏡片，其目的是相當於在何種距離做視網膜檢影鏡檢查？
(A) 67 cm (B) 100 cm (C) 50 cm (D)無限遠

Ans:(D)

詳解:

使用視網膜檢影鏡的工作距離之補助鏡片，其目的是相當於無限遠做視網膜檢影鏡檢查

30. 以角膜弧度儀測量檢查發現角膜弧度 H：7.95@180；V：7.85@090，此患者的角膜散光屬於下列何者？
(A)順散光 (B)逆散光 (C)斜散光 (D)不規則散光

Ans:(A)

詳解:

角膜散光軸度在較大的曲率半徑(R 值)或在較小的角膜屈光度(K 值)，所以較大的曲率半徑(R 值)為 H：7.95@180，因此為順規則散光

31. 關於自覺驗光使用之紅綠雙色檢查法（duochrome test）之原理，下列敘述何者錯誤？
(A)是利用色相差之原理來設計此一檢查項目
(B)紅色波長較長，會落在視網膜後
(C)綠色波長較短，會落在視網膜前
(D)若患者表示紅色之視標較綠色清楚，則表示影像較偏向視網膜前，需增加+0.25D 之度數

Ans:(D)

詳解:

(D)若患者表示紅色視標較綠色清楚，則表示影像較偏向視網膜前，增加-0.25D 之度數

32. 利用時鐘刻度表示的散光圖形表，在適當的霧視後，受檢者指出三點鐘到四點鐘中間的線條最明顯，顏色最深以負圓柱透鏡矯正時，矯正軸度應放置於：
(A) 45 度　(B) 75 度　(C) 105 度　(D) 165 度

Ans:(C)

詳解:

負散光 30 法則：3.5×30˚＝105˚

33. 己知受驗者的遠點在無限遠而近點在 20 cm，則其調節幅度為：
(A) 6 D　(B) 5 D　(C) 4 D　(D) 3 D

Ans:(B)

詳解:**(1／0.2)－(0.00)＝+5.00D**

34. 有關進行傑克森交叉圓柱鏡（Jackson cross cylinder, JCC test）測試，下列敘述何者最適當？
(A)標示比受測者單眼自覺式驗光的最佳視力小一行的視標
(B)通常先確認散光軸度再確認散光度數，除非電腦驗光散光不超過 0.50 D
(C)先進行 JCC 測試再測單眼最大正球面度最佳視力（maximum plus to maximum visual acuity, MPMVA）的球面度數
(D)如果 JCC 散光結果和初始相差 1 D，只要重新確認散光度數即可

Ans:(B)

詳解:

(A)標示比受測者單眼自覺式驗光的最佳視力大一行的視標

(C)先進行單眼最大正球面度最佳視力的球面度數再測 JCC

(D)如果 JCC 散光結果和初始相差 1D，則自覺式驗光重新測

35. 關於裂孔板驗光（stenopaic slit refraction）的敘述，下列何者錯誤？
(A)和針孔視力一樣，裂孔板也可以當作確認視力潛在能力的測量
(B)對視力不良或不規則散光是有效的再確認測量
(C)設置整面視標，讓最佳視力剛好在最下排
(D)旋轉裂孔板找到最佳視力，裂孔垂直於處方的負圓柱鏡軸

Ans:(D)

詳解:

(D)旋轉裂孔板找到最佳視力，然後再霧視，使最小模糊圈落於視網膜前，裂孔平行於處方的負圓柱鏡軸度

36. 使用裂孔板驗光的敘述，下列何者最為正確？
(A)裂孔板驗光是用以決定最佳球面度的方法
(B)使用裂孔板驗光前，需先找最佳球面度，然後再霧視，使最小模糊圈落於視網膜前
(C)使用裂孔板驗光，不需先找最佳球面度，直接旋轉裂孔板尋找最佳視力時的裂孔縫線位置
(D)使用裂孔板驗光前，需先找最佳球面度，不可霧視，保持最小模糊圈落於視網膜上

Ans:(B)

詳解:

(A)裂孔板驗光是用以決定<u>最佳球面然後再霧視</u>方法

(C)裂孔板驗光<u>需要</u>先找最佳球面度，<u>然後再霧視</u>，再旋轉裂孔板尋找最佳視力時的裂孔縫線位置

(D)使用裂孔板驗光前，需先找最佳球面度，<u>需要霧視</u>，保持最小模糊圈落於視網膜<u>前</u>

37. 下列何者不是採用試鏡框驗光（trial frame refraction）的優點？
(A)檢者可調整頂點距離（vertex distance）與前傾角（pantoscopic tilt）以類似實際配戴眼鏡框
(B)有助確定斜頸者（torticollis）的屈光異常度數
(C)提供被檢者戴試鏡框自由的望出窗外和走動以更確定屈光異常度數
(D)被檢者的調節與聚散系統發現值在綜合驗光儀（phoropter）的處方比試鏡框的處方更具真實體驗（realistic experience）

Ans:(D)

詳解:

<u>答案(D)</u>

被檢者的調節與聚散系統發現值在<u>試鏡框的處方</u>比<u>綜合驗光儀的處方</u>更具真實體驗

38. 受測者起始度數為+1.00DS/-1.50DC×180，進行傑克森交叉圓柱鏡散光度確認時，連續兩次修正度數都表達為紅點較清楚，此時度數應改變為：
(A)+0.75DS/-2.00DC×180
(B)+0.75DS/-1.00DC×180
(C)+1.25DS/-2.00DC×180
(D)+1.25DS/-1.00DC×180

Ans:(C)

詳解:

連續兩次修正度數都表達為紅點較清楚，表示要加入-0.25DC 兩次，並且降-0.25DS(或加入+0.25DS)，因此處方為(C)+1.25DS/-2.00DC ×180

39. 以交叉圓柱鏡檢查法檢查散光的度數，檢測時當白點位置在散光軸 180 度患者反應清楚，則檢查者應如何處置？
(A)散光軸在 90 度，散光度數增加-0.25 D
(B)散光軸在 180 度，散光度數增加-0.25 D
(C)散光軸在 180 度，散光度數減少-0.25 D
(D)不必變動散光度數

Ans:(C)
詳解：**(有爭議)(A、C 都對)**
(A) 散光軸在 90 度，散光度數增加-0.25 D (因為紅點在 90 度,所以是對的)
(C)以交叉圓柱鏡檢查法檢查散光的度數，檢測時當白點位置在散光軸 180 度患者反應清楚，則散光軸在 180 度，散光度數減少-0.25D

40. 角膜地形圖儀（corneal topography）利用普拉希多盤（Placido's disc）照射在角膜前端部位，所反射的光是下列浦肯頁影像（Purkinje image）的那一種？ (A)浦肯頁影像（Purkinje image）I
(B)浦肯頁影像（Purkinje image）Ⅱ
(C)浦肯頁影像（Purkinje image）Ⅲ
(D)浦肯頁影像（Purkinje image）Ⅳ

Ans:(A)
詳解:
角膜地形圖儀利用普拉希盤(Placido, s disc)照射在角膜前端部位，所反射的光是下列浦肯頁影像(Purkinje image)的影像 I

41. 下列何項檢查方法可用來評估患者的調節靈敏度（accommodative facility）？
(A)球面翻轉鏡法（flippers） (B)負鏡片法（minus lens to blur）
(C)推近法（push-up） (D)拉遠法（pull-away）

Ans:(A)
詳解:
(A)球面翻轉鏡法(flippers)是用來評估患者的調節靈敏度

42. 受檢者有+1.00 D 遠視眼，在未配戴矯正眼鏡下，以負鏡片法（minus lens to blur）進行調節幅度測試。當視標置於 40 cm 處，逐漸加入負球面度直到 -8.00 D 時，受檢者開始感到視標持續模糊，則該眼的調節幅度為下列何者？ (A) 7 D (B) 8 D (C) 10.5 D (D) 11.5 D

Ans:(D)

詳解:

(+1.00)+(1／+0.4)+(+8.00)=+11.50D

43. 在測量近用加入度（near ADD）時，以負相對調節力（negative relative accommodation, NRA）及正相對調節力（positive relative accommodation, PRA）對初始暫定加入度（initial tentative ADD）進行微調。若受檢者首次持續看不清楚（first sustained blur）視標時，加入度為+2.00 D 以及+0.50 D，而初始暫定加入度（initial tentative ADD）為+1.00 D。下列何者正確？

(A) NRA 為+1.00 D，PRA 為-1.00 D

(B) NRA 為+1.50 D，PRA 為-0.50 D

(C)最終暫定加入度（final tentative ADD）+1.50 D

(D)最終暫定加入度（final tentative ADD）+1.25 D

Ans:(D)

詳解:

NRA 及 PRA 的起始點為暫時加入度 ADD

NRA 為+1.00……到+2.00 模糊，所以 NRA 數值為(+2.00)－(+1.00)=+1.00D

PRA 為+1.00……到+0.50 模糊，所以 PRA 數值為(+0.50)－(+1.00)=-0.50D

【(NRA+PRA)÷2】＋ADD ＝【(+1.00 + -0.50)÷2】＋+1.00=+1.25D

44. 檢影鏡跟屈光檢查後顯示：雙眼+4.00 DS，慣用眼鏡度數是+3.00 DS，調節幅度是 5.75 D，透過慣用眼鏡 時的近點調節（near point of accommodation）距離最接近多少？

(A) 10 cm (B) 15 cm (C) 20 cm (D) 25 cm

Ans:(C)

詳解:

調節幅度＝遠點(D)＋近點(D)

+5.75=(4.00-3.00)＋近點(D)，所以近點度數=+4.75，調節近點=1／4.75=約 20 公分

45. 有關於雙眼平衡步驟，下列何者為正確的操作？
(A)即使是 60 歲以上已然毫無調節力的病人，也應該進行平衡測試
(B)當使用單眼雲霧法（monocular fogging）時，雲霧度數越多越好
(C)執行漢弗萊斯立即對比法（Humphriss immediate contrast）時，正鏡片與負鏡片的測試時間都是各 1 秒鐘為宜
(D)對於雙眼最佳矯正視力不等的患者可使用稜鏡分離紅綠測試（prism-dissociated duochrome test）進行雙眼平衡

Ans:(D)

詳解:

(A)60 歲上已然毫無調節力的病人，不用進行平衡測試，因為雙眼平衡的主要目的是雙眼的調節平衡

(B)當使用單眼雲霧法(monocular fogging)時，雲霧要適當(約+1.00D)

(C)漢弗萊斯立即對比法時，正鏡片與負鏡片的測試時間都是各 1 秒鐘以內為宜

46. 已知 45 歲正視眼（emmetropia）受檢者的調節幅度為 3.5 D，配戴著+0.75 D 閱讀眼鏡。若不考慮焦深（depth of focus），則其最大清晰視覺範圍（range of clear vision）最接近下列何者？
(A) 15～80 cm (B) 40～130 cm (C) 25～130 cm (D) 25～80 cm

Ans:(C)

詳解:

最大清晰視覺範圍＝(1／0.75)到(1／0.75+3.50)＝133.33cm 到 23.53cm，所以答案(C)

47. 受檢者於 40 cm 進行融像性交叉柱鏡測試(fused cross cylinder)，發現有 0.75 D 調節遲滯（lag of accommodation），則該距離的調節反應（accommodative response）為何？
(A) 0.75 D (B) 1.75 D (C) 2.50 D (D) 3.25 D

Ans:(B)

詳解:

(1／0.4)－0.75＝1.75

48. 受檢者的遠點位於眼後 2 m，當其注視眼前 50 cm 處電腦螢幕時，理論上須使用的調節力為下列何者？
(A) 0.50 D (B) 1.00 D (C) 2.00 D (D) 2.50 D

Ans:(D)

詳解: **(1／2m)＋(1／0.5m)＝0.50＋2.00＝+2.50D**

49. 受檢者配戴-2.50 D 的眼鏡，以推進法(push-up)檢查得知調節近點(near point of accommodation, NPA) 位於眼前 8 cm。若已知該眼實際的調節幅度為 10 D，則其原有的遠距屈光不正為下列何者？
(A)近視-4.50 D (B)近視-5.00 D (C)近視-5.50 D (D)近視-6.00 D

Ans:(B)
詳解:
假設遠點在眼前為 X(D)，X(D)－2.50＋10＝1/+0.08m，所以 X(D)＝+5.00D

50. 眼睛要能持久近距離工作，一般應保留多少的調節幅度？
(A)保留 1/5 的調節幅度 (B)保留 1/4 的調節幅度
(C)保留 1/3 的調節幅度 (D)保留 1/2 的調節幅度

Ans:(D)
詳解:
眼睛要能持久近距離工作，一般應保留 1/2 調節幅度

112年專技普考【驗光生】

隱形眼鏡學概要-黃柏緯 解析

1. 下列關於硬式及軟式隱形鏡片之淚液交換何者錯誤？
(A)水凝膠鏡片每次眨眼只能交換大約1%的淚液體積
(B)硬式鏡片每次眨眼最多可以交換20%的淚液體積
(C) GP（gas permeable）鏡片與同等厚度的水凝膠鏡片相比，GP 鏡片能夠向角膜輸送2至3倍的氧氣
(D)水凝膠鏡片與同等厚度的GP鏡片相比，水凝膠鏡片比GP鏡片較能夠向角膜輸送8至10倍的氧氣

Ans:(D)

詳解: GP鏡片比水凝膠鏡片較能夠向角膜輸送8至10倍的氧氣。

2. 下列何者較不適合戴 low Dk F-S/A（fluoro-silicone/acrylate）硬式透氣鏡片？
(A)長期GP配戴者，TBUT為8秒，鏡片有黏蛋白膜（mucoprotein film）
(B)度數-4.00DS/-3.00DC×180者
(C)軟式鏡片配戴者，經歷過鏡片沉積物問題（引起發紅、發癢和配戴時間減少）導致巨大乳突結膜炎
(D)雙眼度數+8.00DS/-1.00DC×180者

Ans:(D)

詳解: 雙眼度數+8.00DS/-1.00DC×180者為高度遠視，鏡片中心較厚，不適合戴 low Dk 鏡片。

3. 根據ISO 18369-3國際標準對含水量的定義，在室溫20°C的環境下測量到隱形眼鏡未水合前的質量為0.03g，水合後的質量為0.09g，則此軟式隱形眼鏡片的含水量為何？
(A) 30%　(B) 33%　(C) 43%　(D) 67%

Ans:(D)

詳解: 水合後減去水合前重量等於水的重量，水的重量除以水合後重量等於含水量，$\frac{0.09-0.03}{0.09}=0.67$

4. 水凝膠材料其特性表現下列敘述何者錯誤？
(A)在水合狀態下，水凝膠大多柔軟且有彈性，其彈性模量較硬式隱形眼鏡高 (B)軟式鏡片在水合狀態下，模量約0.2~1.5 MPa的範圍內

(C)軟式隱形眼鏡經過烤箱輔助脫水後，其特性會變得較未脫水前硬且脆
(D)大部分的水凝膠材質製作之軟式隱形眼鏡具有黏彈性，當施加應力時，會隨著時間而變形，在應力消除後，可逐漸恢復

Ans:(A)

詳解:水凝膠大多柔軟且有彈性，其彈性模量較硬式隱形眼鏡低。

5. 隱形眼鏡材料之透氧性（DK）與傳氧性（DK/t）在同材質與度數的隱形眼鏡中心厚度變薄後，下列何者正確？
(A)透氧性（DK）值不變，傳氧性（DK/t）值變低
(B)傳氧性（DK/t）值不變，透氧性（DK）值變高
(C)透氧性（DK）值不變，傳氧性（DK/t）值變高
(D)傳氧性（DK/t）值不變，透氧性（DK）值變低

Ans:(C)

詳解:中心厚度變薄會使氧性（DK/t）值變高，但透氧性（DK）值不變

6. 由 Otto Wichterle 於 1951 年發明，第一種用於製造軟性隱形眼鏡的方法為何？
(A)旋轉成形　(B)鑄造成形　(C)車削法　(D)混和成形

Ans:(A)

詳解:第一種用於製造軟性隱形眼鏡的方法為旋轉成形

7. 有一軟式隱形眼鏡材質表現出較低的蛋白質沉積但不可使用加熱消毒，此隱形眼鏡在 FDA 分類最可能是屬於第幾類材質？
(A)第一類　(B)第二類　(C)第三類　(D)第四類

Ans:(B)

詳解:

較低的蛋白質沉積為非離子鏡片特性，不可使用加熱消毒為高含水鏡片，因此為高含水非離子鏡片，為 FDA 分類第二類。

8. 下列何種交互作用或鍵結不是淚液能濕潤鏡片的原因？
(A)氫鍵結（hydrogen bonding）
(B)疏水交互作用（hydrophobic interaction）
(C)靜電交互作用（electrostatic interaction）
(D)共價鍵結（covalent bonding）

Ans:(D)

詳解:

是指兩個電負度相差不大或相等的兩原子共用電子對而形成之化學鍵。即原子與原子在形成鍵結時，採用電子相互共用，使得個別的電子組態，達到最穩定的狀

態。共價鍵具有強烈的方向性。在半導體中，相鄰兩原子最外層軌道的電子互相結合成一價鍵，這種共價結合將使半導體變成不導電性

9. 下列何種材質常運用在眼用的舒適滴劑（comfort drops），目前也運用在拋棄式軟式隱形眼鏡來增加鏡片的舒適度？
(A)聚乙烯醇（polyvinyl alcohol, PVA）
(B)甲基丙烯酸甲酯（methyl methacrylate, MMA）
(C)甲基丙烯酸（methacrylic acid, MAA）
(D)乙二醇二甲基丙烯酸酯（ethylene glycol dimethacrylate, EGDMA）

Ans:(A)
詳解:聚乙烯醇（polyvinyl alcohol, PVA）為常用濕潤劑。

10. 有關隱形眼鏡含水量的敘述，下列何者正確？
(A)鏡片含水量越高，越適合眼睛乾澀者使用
(B)鏡片含水量越高，所需搭配之鏡片厚度要相對較厚，以保持一定耐用度
(C)水膠隱形眼鏡的含水量越低，透氧度較高
(D)鏡片含水量越低，越容易產生蛋白質沉積物

Ans:(B)
詳解:
(A)鏡片含水量越高，不適合眼睛乾澀者使用，因鏡片水分容易蒸發，乾澀狀況更嚴重
(C)水膠隱形眼鏡的含水量越低，透氧度較低
(D)鏡片含水量越低，越不容易產生蛋白質沉積物

11. 關於硬式鏡片（RGP）的保養，下列何者正確？
(A)當過氧化氫護理液被中和後，溶液中有硫柳汞鈉（thimerosal sodium）
(B)硬式鏡片多功能保養液（MPS）可以清潔、消毒、保濕、去除蛋白質且不含防腐劑
(C)當過氧化氫護理液被中和後，鏡片在溶液中浸泡超過 5 天，不用在戴鏡片前重複消毒和中和程序
(D)過氧化氫護理方式比多功能保養液更能溶解鏡片表面的蛋白質和脂質

Ans:(D)
詳解:
(A)當過氧化氫護理液被中和後，變成水與氧氣，且沒有防腐劑，如硫柳汞鈉（thimerosal sodium）
(B)硬式鏡片多功能保養液（MPS）可以清潔、消毒、保濕、去除蛋白質，但含防腐劑，易造成過敏反應。

(C)當過氧化氫護理液被中和後，鏡片在溶液中浸泡超過 5 天，戴鏡片前重複消毒和中和程序確保鏡片完全乾淨。

12. 戴軟式鏡片有 8 年經歷的配戴者，目前鏡片使用 3 個月，在一次複檢時，鏡片檢查發現一個小的圓形橙色污點（rust spot）。下列那一項較不可能或處置不適當？

(A)配戴者可能使用自來水浸泡或沖洗鏡片

(B)配戴者可能眼睛（eye and lid）有金屬異物嵌入

(C)建議用雙氧水隱形眼鏡清潔液，不用更換鏡片

(D)建議更換成日拋隱形眼鏡片

Ans:(C)

詳解:鏡片檢查發現一個小的圓形橙色污點（rust spot）為鏽斑表徵，無法去除建議更換鏡片。

13. 下列何者不是硬式隱形眼鏡保養液現在或以前常用的防腐劑？

(A)氯化苯甲烴胺（benzalkonium chloride）

(B)氯己定（chlorhexidine）

C)硫柳汞（thimerosal）

(D)聚乙烯醇（polyvinyl alcohol）

Ans:(D)

詳解:聚乙烯醇（polyvinyl alcohol, PVA）為常用濕潤劑。

14. 隱形眼鏡護理液的基本成分為緩衝液，其 pH 值需保持在多少才能維持隱形眼鏡配戴所需之酸鹼值？

(A) 2～5　(B) 4～6　(C) 6～8　(D) 8～10

Ans:(C)

詳解:緩衝液為維持藥水 pH 值與淚液接近之功能，約為 6～8

15. 有關雙氧保養液（hydrogen peroxide），下列何者正確？

(A)雙氧保養液主要包含 5%的雙氧水以及中和錠（neutralizing tablet）

(B)中和錠需至少作用 12 小時後才能配戴隱形眼鏡

(C)使用雙氧保養液（hydrogen peroxide）的隱形眼鏡保存盒應該每 6 個月更換一次

(D)雙氧保養液（hydrogen peroxide）通常是無防腐劑的

Ans:(D)

詳解:

(A)雙氧保養液主要包含 3%的雙氧水以及中和錠（neutralizing tablet）

(B)中和錠需至少作用 6 小時後才能配戴隱形眼鏡
(C)使用雙氧保養液（hydrogen peroxide）的隱形眼鏡保存盒應該每 3 個月更換一次

16. 有關軟式隱形眼鏡之敘述，下列何者錯誤？
(A)將軟式隱形眼鏡從室溫的保存盒取出戴至眼睛表面時，離子型（ionic）的軟式隱形眼鏡較非離子型（nonionic）的會更縮小
(B)一般來說，為了方便配戴，高含水（60%以上）的軟式隱形眼鏡（hydrogel）的鏡片中央厚度（centre thickness）會做得比中含水（50-59%）的軟式隱形眼鏡來的厚
(C)軟式隱形眼鏡的邊緣較厚（thicker edge）的，通常戴起來會較鬆（looser fit）
(D)軟式隱形眼鏡的邊緣形狀為較薄的刀型和鑿型設計通常提供較好的舒適度

Ans:(A)
詳解:將軟式隱形眼鏡從室溫的保存盒取出戴至眼睛表面時，離子型（ionic）的軟式隱形眼鏡較非離子型（nonionic）的會更縮小

17. 隱形眼鏡片的適配性，可以藉由以下幾個特徵來評估，有關配戴相對較鬆的鏡片的表現何者錯誤？
(A)相較於偏緊的鏡片，較鬆的鏡片異物感較輕微
(B)當下眼瞼縮回時，鏡片會快速落下
(C)邊緣可能發生翹起，尤其是在顳部下緣
(D)有時會在眨眼時，出現偏心和過度運動（≥ 0.5 mm）

Ans:(A)
詳解:較鬆的鏡片異物感較大，因為滑動量大

18. 為眼睛具高散光（大於 2.50 D）的病患驗配隱形眼鏡必須做許多方面的考量，下列敘述何者錯誤？
(A)在高角膜散光病患即使使用球面硬式隱形眼鏡（spherical gas-permeable lenses），也是可以成功
(B)若眼睛散光最主要由水晶體造成，角膜是沒散光的，那麼球面硬式隱形眼鏡較不適合使用
(C)在散光來源為角膜的病患，後表面曲面鏡片設計（back surface toric lens design）與雙曲面鏡片設計（bitoric lens design）具有使後鏡片表面與角膜更好地貼合的優點，也因此，鏡片在角膜上比較不易偏移，也不易產生一些不良視覺現象
(D)目前，質量控制的改進、視力質量的提高和氧氣透過率的提高使得軟式散光隱形眼鏡成為一種選擇。因此角膜的高度不規則散光，目前也傾向使用軟式隱形鏡片矯正

Ans:(D)

詳解:

角膜的高度不規則散光，使用硬式隱形鏡片矯正，因有淚鏡補償

19. 下列那項不是配適良好的軟式鏡片？

(A)良好地居中在角膜中央，並表現出大約 0.50 mm 的移動

(B)與其他視線相比，在向上視線中，通常鏡片移動得較多

(C)當向上看時，鏡片向下落，且沒有覆蓋上角膜

(D)正的鏡片向上推測試（positive push-up test）

Ans:(C)

詳解:

軟式隱形眼鏡看任何方向時，應完整覆蓋角膜

20. 鏡架度數為 OD -4.75 D/OS-4.50 D，當兩眼戴上隱形眼鏡鏡片度數-4.00 D 後，且插片驗光為 OD -0.50 D VA 1.0/OS -0.25 D VA1.0，兩眼應訂多少隱形眼鏡度數，以達到每眼視力 1.0？

(A) OD -4.75 D/OS-4.50 D

(B) OD -4.75 D/OS-4.25 D

(C) OD -5.00 D/OS-4.50 D

(D) OD -4.50 D/OS-4.25 D

Ans:(D)

詳解:試片度數加上插片驗光度數後，為最後訂單度數。

21. 軟式隱形眼鏡裝配太鬆時，可以見到眨眼時鏡片移動超過多少範圍？

(A) 0.10 mm (B) 0.20 mm (C) 0.50 mm (D) 1.0 mm

Ans:(C)

詳解:軟式隱形眼鏡滑動量期望值約為 0.25-0.75 mm，且軟式隱形眼鏡鏡片較大，較少滑動至 1 mm，因此選擇 0.50 mm

22. 在軟式鏡片上施加的作用力，下列敘述何者錯誤？

(A)擠壓與鏡片在眼睛上移動所需之力的大小，與鏡片的合適程度有關

(B)因淚液具黏性，鏡片為與眼睛形狀相貼合而產生的形變，造成後淚膜的壓力

(C)移動鏡片所需的力，也與鏡片前淚膜的黏度有關

(D)與硬式鏡片相比，軟式鏡片的滯留力相對較大，因此重力的影響較小

Ans:(C)

詳解:鏡片<u>後</u>淚膜的黏度與鏡片滑動相關。

23. 有關軟式散光鏡片的動態穩定（dynamic stabilization）設計，下列敘述何者錯誤？
(A)眼瞼的作用將使鏡片穩定在正確的方位
(B)透氧率比其他定位設計低
(C)高屈光度較適合此設計方式
(D)屬鏡片上下厚度較薄，中心較厚

Ans:(B)

詳解:軟式散光鏡片的動態穩定設計為上下削薄，因此比垂重型設計傳氧率較高

24. 驗配軟式鏡片時，關於厚度有一些需要考量的地方，下列敘述何者錯誤？
(A)近視度數越重，鏡片中間越薄
(B)遠視鏡片通常中間厚度較近視鏡片厚
(C)中心較薄的鏡片，鏡片滑動會比較少
(D)較厚、高含水鏡片在水蒸發後鏡片會變得更平，所以戴一段時間後要觀察一下鏡片的鬆緊狀況

Ans:(D)

詳解:高含水鏡片在水蒸發後鏡片會變得更緊。

25. 若驗配硬式隱形眼鏡鏡片直徑為 9.00 mm，度數為-3.00 D，後弧半徑 BOZR 為 8.10 mm，鏡片中心定位良好，有包覆瞳孔，但螢光染色型態中心（central zone）稍微偏陡，插片驗光（OR）平光為視力 1.0，若訂片直徑為 9.00 mm，BOZR 為 8.15 mm，度數 BVP 要訂多少？
(A)-4.00 D　(B)-3.50 D　(C)-3.00 D　(D)-2.75

Ans:(D)

詳解: 後弧半徑 BOZR 8.10 mm 改為 8.15 mm，鏡片變平產生-0.25 D 淚鏡
-3.00-(-0.25)=-2.75 D

26. 若患者鏡架眼鏡為-3.00DS/-3.00DC×180（VD =12 mm），應選軟式散光鏡片試戴片為下列何者？
(A)-3.00DS/-3.00DC×180
(B)-3.00DS/-2.50DC×180
(C)-3.00DS/-3.50DC×180
(D)-3.00DS/-2.75DC×180

Ans:(B)

詳解:

畫出光學十字後，180 度方向為-3.00 換算為隱形眼鏡度數為-3.00，090 度方向為-6.00 換算為隱形眼鏡度數為-5.50，最終隱形眼鏡處方為-3.00DS/-2.50DC×180

27. 理想的軟式隱形眼鏡驗配，下列敘述何者錯誤？
(A)軟式隱形眼鏡驗配應該是舒適的
(B)軟式隱形眼鏡的定位應該是完全置中，重疊角膜緣至少 1 mm
(C)軟式隱形眼鏡驗配在眨眼和類似的視線滯後時，大約會有 0.3 mm 的移動
(D)軟式隱形眼鏡驗配時，鏡片邊緣與鞏膜貼合需產生結膜壓痕

Ans:(D)
詳解:產生結膜壓痕表示鏡片可能太緊

28. 有關硬式隱形眼鏡驗配螢光染色的評估，下列敘述何者錯誤？ (A)螢光染色的評估對硬式鏡片的驗配，提供了鏡片與眼睛形狀之間有用的資訊 (B)過量的螢光會干擾鏡片驗配的評估 (C)螢光染色的評估配合三個主要環形區域做有系統性的評估，包括中央、周邊及邊緣間隙 (D)對於角膜染色的評估，使用黃色濾鏡對螢光的評估無幫助

Ans:(D)
詳解:黃色濾鏡會使螢光染色對比更明顯，觀察更明顯

29. 硬式隱形眼鏡配戴後出現 3 和 9 點鐘方位角膜螢光點狀染色，下列何種不是正確處理方式？
(A)增加鏡片邊弧厚度
(B)鼓勵多完整眨眼
(C)換成片徑較大之鏡片
(D)若無法解決，可考慮改成軟式隱形眼鏡

Ans:(A)
詳解:增加鏡片邊弧厚度會使摩擦增多，角膜螢光點狀染色現象更明顯

30. 正常眼角膜屈度非正球面，其從中央到周邊變平的程度稱作 e-value（eccentricity value），一般正常角膜 e-value 平均值最接近下列何者？
(A) 0.10～0.30 (B) 0.25～0.35 (C) 0.40～0.50 (D) 0.65～1.0

Ans:(C)
詳解:
e-value 等於零表示角膜是完美球面，正常的人體角膜 e-value 大於 0，正常的 e-value range 介於 0.40 至 0.57 之間。

31. 在使用角膜地形圖儀（keratoscopy 或 placido disc）時，當觀察或測量之環狀線間距離愈靠近則代表角膜的弧度愈：
(A)平坦 (B)陡 (C)愈不規則 (D)愈規則

Ans:(B)

詳解:正常角膜環狀線間距離相等，陡峭角膜環狀線間距離較窄

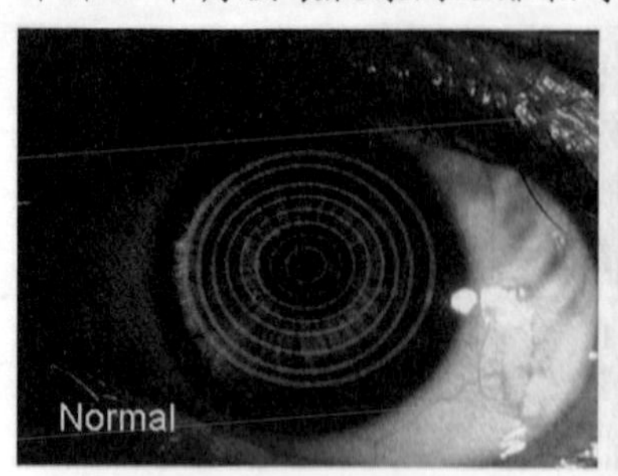

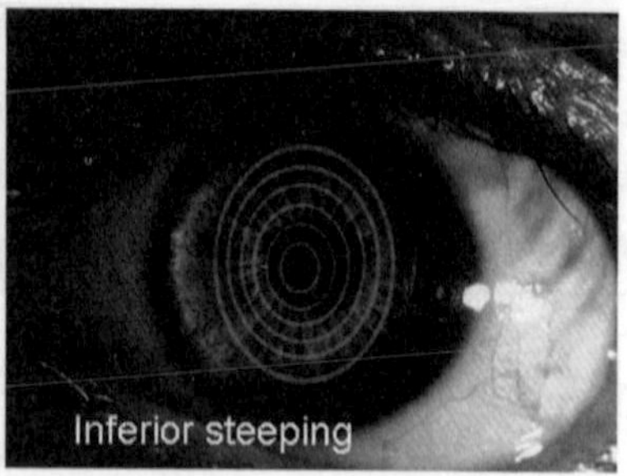

32. 選擇適合配戴軟式隱形眼鏡的患者，下列敘述何者錯誤？
(A)若眼前段檢查無眼疾及全身性的疾病，測試淚膜 BUT 平均值為 15 秒，則患者可配戴軟式隱形眼鏡
(B)有服用抗組織胺藥物（antihistamine）或有自體免疫（autoimmune）性疾病的患者，只適合配戴軟式隱形眼鏡
C)每周只間歇性配戴 1~2 次隱形眼鏡的運動員，適合配戴軟式隱形眼鏡
(D)角膜有中高度不規則散光者，可配戴球面硬式透氣隱形眼鏡（RGP）

Ans:(B)

詳解:有服用抗組織胺藥物患者表示身體呈現過敏狀態，配戴軟式隱形眼鏡沈積物較多更易引起過敏

33. 有關硬式隱形眼鏡驗配與螢光染劑，下列敘述何者錯誤？
(A)建議請病人看下方，螢光染劑由上方結膜滴下
(B)螢光染色的分布型態，可以判斷角膜散光及軸性
(C)鏡片中心若有過多的螢光液堆積，代表鏡片弧度比角膜陡
(D)螢光染色區域若呈現有氣泡，表示鏡片接觸到角膜

Ans:(D)

詳解:螢光染色區域若呈現有氣泡，表示鏡片與角膜之間有空隙

34. 隱形眼鏡的清潔方法有許多種類，使用下列何者之防腐劑相對無法進入軟式隱形眼鏡，使得其間接引起眼睛表面產生毒性及過敏反應風險較低？
①過氧化氫　②硫柳汞（thiomersal）　③polyhexanide　④polyquad
(A)①④　(B)②③　(C)①②　(D)③④

Ans:(D)

詳解: polyhexanide 與 polyquad 分子量較大，較不易進入軟式隱形眼鏡材質，引起眼睛表面產生毒性及過敏反應風險較低

35. 配戴弧度較緊的軟式散光鏡片容易出現的症狀，下列何者錯誤？
(A)角膜新生血管 (B)角膜水腫 (C)角膜壓痕 (D)上邊緣性角膜結膜炎

Ans:(C)

詳解: 配戴弧度較緊的軟式散光鏡片容易出現結膜壓痕，因為鏡片邊緣位於結膜上

36. 角膜在低傳氧性狀態下時會引起的變化，包含下列何者？ ①造成角膜水腫 ②造成上皮細胞的多形性 ③產生內皮空泡（endothelial blebs） ④角膜 pH 值的改變 ⑤造成乳酸的堆積
(A)①②③④⑤ (B)僅①③④⑤ (C)僅②③④ (D)僅①②⑤

Ans:(B)

詳解: ②低傳氧性狀態應會造成內皮細胞的多形性

37. 有關角膜新生血管，下列何者錯誤？
(A)隱形眼鏡過緊、鏡片壓迫輪狀部（limbus）或鏡片使用時間過長都是可能造成角膜新生血管的原因
(B)以同一種材質的隱形眼鏡來說，日戴（daily wear）的隱形眼鏡配戴者比長戴（extended wear）的隱形眼鏡配戴者容易產生角膜新生血管
(C)矽水膠材質（silicone hydrogel）的隱形眼鏡比起水膠材質（hydrogel）更不容易造成角膜新生血管
(D)角膜新生血管若在初期是可逆的

Ans:(B)

詳解:長戴（extended wear）的隱形眼鏡透氧較高，較不易產生角膜新生血管

38. 關於軟式隱形眼鏡的沉澱物（deposits），下列何者錯誤？
(A)主要可以分成有機（organic）還有無機（inorganic）兩種
(B)色素性沉澱物（pigmented deposit）主要的來源是淚液
(C)鏽斑（rust spot）的沉澱物和使用自來水清潔隱形眼鏡無關
(D)膠凍塊（jelly bumps）是最常見的無機類沉澱物

Ans:(C)

詳解:

鏽斑（rust spot）的沉澱物來源主要為使用自來水清潔隱形眼鏡

39. 隱形眼鏡配戴所產生的角膜螢光點狀染色，其原因可能為下列何者？①機械性摩擦 ②毒性反應 ③角膜上皮細胞代謝問題 ④過敏反應 ⑤感染
(A)僅①②③ (B)僅②④ (C)僅①⑤ (D)①②③④⑤

Ans:(D)

詳解:角膜螢光點狀染色與全部選項皆相關

40. 表面為非球面的軟式隱形眼鏡（中央光學區為視遠用，周圍區為近距離用、或中央光學區為視近用，周圍區為遠距離用），較適合那一種老花眼患者？
(A)老花眼初期（+1.25 D 或更低）
(B)高度近視眼
(C)有高階像差的重度老花眼（>+3.00 D）
(D)有高度（>3.00 D）散光的老花眼

Ans:(A)

詳解:非球面的軟式隱形眼鏡適合低度老花患者且低度散光者

41. 對於硬式高透氣鏡片配戴者的清潔保存方式，下列何者錯誤？
(A)配戴者應該使用廠商建議的清潔液
(B)經常配戴者，每天取下鏡片後，採取乾式保存比浸泡在清潔液中的保存方式更安全有效
(C) topping-off（未倒掉留置的舊保存液，只在保存盒內加滿新的保存液）是造成角膜感染的常見原因之一
(D)若長時間停止配戴，鏡片清洗後，應置入鏡片盒保存液中，但是留置時間以不超過 30 天為原則

Ans:(B)

詳解:乾式保存為長時間不配戴之保存方式

42. 同一球鏡度數下，下列那一種鏡片最容易誘發隱形眼鏡角膜周邊新生血管？
(A)長戴型軟式散光鏡片
(B)日戴透氣硬式球面鏡片
(C)日戴軟式球面鏡片
(D)長戴型軟式球面鏡片

Ans:(A)

詳解:長戴型軟式散光鏡片邊緣厚度不一，因此容易引起周邊新生血管

43. 下列那一條件不是製造隱形眼鏡所必要的材料特性？
(A)良好的光學清晰度
(B)良好的潤濕性
(C)低的折射率
(D)易於配製和製造

Ans:(C)
詳解：鏡片折射率為非必要材料特性

44. 軟式散光隱形鏡片之配戴者，其驗光鏡架度數為-2.00DS/-1.75DC×170，視力為 20/20，角膜 K 值為 40.00D@180/41.75D@090。試片為 BC 8.9 mm，直徑為 14.5 mm，度數為-2.00DS/-1.75DC×180，戴試片後，裂隙燈檢查發現試片定位良好，眨眼滑動適當，但散光標記（標記位於鏡片垂直下方）穩定往左偏移 10 度，應訂鏡片為下列何者？
(A)-2.00DS/-1.75DC×010
(B)-2.00DS/-1.75DC×170
(C)-2.00DS/-1.75DC×180
(D)-2.00DS/-1.75DC×160

Ans:(C)
詳解:往左偏移 10 度為順時鐘旋轉，因此鏡片軸度順加逆減 10 度，170+10=180

45. 有關隱形眼鏡造成的角膜上皮微囊（epithelial microcysts）之敘述，下列何者錯誤？
(A)為急性角膜缺氧的表現
(B)使用水膠（hydrogel）材質的軟式隱形眼鏡時比較容易發生
(C)一開始產生在較深處的角膜上皮細胞，之後才會慢慢發生在表淺處的角膜上皮細胞
(D)情況嚴重時，角膜上皮細胞會破損而造成角膜染色

Ans:(A)
詳解:角膜上皮微囊為慢性角膜缺氧的表現

46. 下列有關驗配老花隱形眼鏡之敘述，下列何者錯誤？
(A)同步視覺(simultaneous)驗配方法適合對於遠方視力稍微較差仍能接受者 (B)同步視覺（simultaneous）驗配方法適合需要有良好中距離視力者
(C)單眼視覺（monovision）驗配方法適合目前已有配戴隱形眼鏡習慣者
(D)交替視覺（alternating）驗配方法適合高度遠視者

Ans:(D)

詳解:高度遠視者鏡片較厚較重，容易偏下，因此交替視覺之遠方視覺較差

47. 關於硬式非球面多焦點隱形眼鏡，下列敘述何者正確？
(A)相對於軟式多焦點隱形眼鏡，視力品質較差
(B)驗配後鏡片應隨著眨眼有較小的移動
(C)非球面設計僅在前表面
(D)相對於軟式多焦點隱形眼鏡，驗配較難

Ans:(B)
詳解:
(A)硬式隱形眼鏡視力品質較佳
(C)非球面設計有分為前表面設計與後表面設計
(D)非球面多焦點隱形眼鏡需較緊配，因此驗配較交替視覺容易

48. 戴隱形眼鏡的人需矯正老花眼時以何種方式最簡單且成本最低？
(A)同步視覺中央看遠隱形眼鏡
(B)同步視覺中央看近隱形眼鏡
(C)全矯正看遠隱形眼鏡加老花眼鏡
(D)交替視覺雙焦隱形眼鏡

Ans:(C)
詳解: 全矯正看遠隱形眼鏡加老花眼鏡僅需基本驗光，且適應度良好

49. 驗配老花同步視覺（simultaneous vision）隱形眼鏡必須考量患者的瞳孔大小。下列關於瞳孔大小對同步視 覺隱形眼鏡配戴者的影響，何者正確？
(A)瞳孔較小的患者若配戴中央看近設計（center-near design），可能造成近用視力不佳
(B)瞳孔較大的患者因為有比較多的光線進入，因此比較不會有眩光且視力品質較佳
(C)在白天提供良好視力的同步視覺隱形眼鏡不代表在晚上視力就會很好
(D)若患者瞳孔大小在配戴同步視覺隱形眼鏡會造成問題，則此患者不適用任何老花隱形眼鏡

Ans:(C)
詳解:
(A)瞳孔較小的患者若配戴中央看近設計（center-near design），可能造成近用視力好、但遠用視力差
(B)瞳孔較大的患者因為有比較多的光線進入，因此比較會有眩光產生且視力品質較差
(D)若患者瞳孔大小在配戴同步視覺隱形眼鏡會造成問題，則此患者可改用交替視覺設計鏡片

50. 驗配老花隱形眼鏡時，同步視覺老花隱形眼鏡與交替型雙焦隱形眼鏡之比較，何者錯誤？
(A)瞳孔大小對同步視覺老花隱形眼鏡影響較大
(B)交替型雙焦隱形眼鏡驗配較複雜
(C)交替型雙焦隱形眼鏡之看遠看近能力較接近鏡框眼鏡
(D)同步視覺老花隱形眼鏡之鏡片旋轉穩定度影響很大

Ans:(D)

詳解:同步視覺老花隱形眼鏡之鏡片設計原理為同心圓，因此滑動影響較大，但鏡片旋轉則較不影響

112 年專技普考【驗光生】

眼鏡光學概要-李建泓 解析

1. 關於鏡片放大率（spectacle magnification）的形狀因子（shape factor），下列敘述何者最不適當？
(A)與鏡片厚度有關
(B)與鏡片的折射係數（index of refraction）有關
(C)與鏡片的前表面屈光度（the power of the front surface）有關
(D)與鏡片的後頂點屈光度（the back vertex power）有關

Ans:(D)

詳解: 由公式$M_{shape}=\frac{1}{1-\frac{t}{n}F_1}$知，與後頂點屈光度無關。

2. 受測眼的最強主徑線與最弱主徑線成直角交叉，其屈光度數為+2.00DS/-3.00DC×100，有關其屈光狀態的敘述，下列何者錯誤？
(A)規則散光　　(B)順散光
(C)混合性散光　　(D)等價球面度為+0.50 D

Ans:(B)

詳解: 該處方為順規混合散光。

3. 有關 Seidel 單色像差中的彗星像差（coma）對人眼視覺的影響，下列敘述何者錯誤？
(A) coma 與球面像差都是球面屈光能力不均勻所致
(B) coma 主要導因於光線傾斜於光軸入射
(C)昏暗環境放大的瞳孔會使眼中的 coma 像差降低
(D) coma 像差可能是中心凹的主要像差

Ans:(C)

詳解: (C)昏暗環境放大的瞳孔使眼中的彗差增加。

4. 下列何者是最靠近可見光譜兩側的不可見光段？
(A)紅外線和紫外線　　(B) X 射線和無線電波
(C)伽馬射線和無線電波　　(D)微波和無線電波

Ans:(A)

詳解: 可見光兩側分別是紫外光和紅外光。

5. 患者透過一個 6^{Δ}基底朝下（BD）的稜鏡觀看此鏡片前方 10 cm 的物體。若此稜鏡與患者眼球的旋轉中心相距 25 mm，患者將感受到多少有效稜鏡屈光力（effective power of the prism）？
(A) 4.61^{Δ}BU (B) 4.61^{Δ}BD (C) 4.80^{Δ}BU (D) 4.80^{Δ}BD

Ans:(D)

詳解: $Z_e = \frac{Z}{1-dxF} = \frac{6\Delta BD}{1-0.025m\times\frac{1}{-0.1m}} = 4.80\Delta BD$。

6. 空氣中，一個物體經折射率 1.586 且曲率為-8.50 D 的聚碳酸酯球面屈光後，在該表面的前（左）方 10.00 cm 處形成一個虛像（virtual image）。則物體約在該球面的左側何處？
(A) 6.06 cm (B) 11.76 cm (C) 13.58 cm (D) 15.38 cm

Ans:(C) 考選部改一律給分

詳解: $\frac{n_2}{v} = F + \frac{n_1}{u} \rightarrow \frac{1.586}{-0.1} = -8.5 + \frac{1}{u} \rightarrow u = -0.1359m = -13.59cm$。

7. 一眼為正視眼的不等視患者，在一般的正常情況下，使用那一種矯正方式與屈光不正的搭配會出現最大的影像尺寸差異？
(A)鏡框眼鏡矯正軸性近視
(B)隱形眼鏡矯正屈光性近視
(C)鏡框眼鏡矯正軸性遠視
(D)鏡框眼鏡矯正屈光性遠視

Ans:(D)

詳解: 屈折性屈光參差以隱形眼鏡矯正較佳，而軸性屈光參差以鏡框眼鏡矯正較佳。因此(D)的矯正最差。

8. 一位男性在睫狀肌完全放鬆的狀態下須配戴+4.00 D 的眼鏡來看清楚 6 公尺以外的遠方物體，在不戴矯正眼鏡的狀況下，遠方物體聚焦的位置為何？（空氣中之折射率為 1.000，眼球整體折射率為 1.333， 眼球整體屈光力為+60.00 D）
(A)視網膜後 1.042 mm (B)視網膜後 1.389 mm
(C)視網膜後 1.736 mm (D)視網膜後 2.083 mm

Ans:(B)

詳解: 眼軸長$v=\frac{1.333}{60D+4D}=0.020828m=20.828mm$。

平行光聚焦距離：$f=\frac{1.333}{60D}=0.022217m=22.217mm$。

$22.217mm-20.828mm=1.389mm$。

9. 當光線從一個介質（初始介質，primary medium；折射率為 n）進入另一個介質（次級介質，secondary medium；折射率為 n'），下列何者最不適當？ (A)初始介質的折射率（index of refraction）較低，次級介質的折射率較高，光線會向法線（normal）屈折
(B)當光線由比較緻密的介質（optically dense medium）進入較不緻密的介質時，光線會偏離法線
(C)可以利用司乃耳定律（Snell's law）來量化這類光線的屈折（refraction）
(D)司乃耳定律（Snell's law）可以表示為：n（sinθ'）= n'（sinθ），其中 θ 是入射角，而 θ'是折射角

Ans:(D)

詳解: Snell's law 為$n\sin\theta=n'\sin\theta'$。

10. 有一個+10.00 D 球面鏡片，藉由波長為 656.28 nm 的光測量到的折射率為 1.521；波長為 486.13 nm 的 光測量到的折射率為 1.530；波長為 587.56 nm 測量到的折射率為 1.523，則此鏡片的阿貝數（Abbe number）及色像差（chromatic aberration）為多少？
(A) 58.11 及 0.17 D　(B) 58.1 及 5.81 D
(C) 0.017 及 58.11 D　(D) 0.017 及 60.00 D

Ans:(A)

詳解: $Abbe\ no.=\frac{n_F-n_C}{n_D-1}=\frac{1.523-1}{1.530-1.521}=58.11$。

$CA=\frac{P}{Abbe\ no.}=\frac{10D}{58.11}=0.17D$。

11. 光線從鑽石（折射率 2.42）進入空氣，若要形成全反射，其入射角度至少應大於下列何者？
(A) 10.23 度　(B) 24.41 度　(C) 33.2 度　(D) 42.31 度

Ans:(B)

詳解: 臨界角$\theta=\sin^{-1}\frac{1}{2.42}=24.41^o$。

12. 光在空氣中的傳播速率為 300,000 km/sec，若光進入一玻璃鏡片傳播速率變為 200,000 km/sec，則此玻 璃鏡片的折射率應為：
(A) 1.5 (B) 1.6 (C) 1.67 (D) 1.7

Ans:(A)

詳解: $n = \frac{300000}{200000} = 1.5$。

13. 有一隱形眼鏡片的前曲率半徑和後前曲率半徑均為 7.5 mm，若中心厚度為 0.2 mm，折射率為 1.490， 則鏡片的後頂點屈光度（back vertex power）為多少？
(A)+0.52 D (B)+0.54 D (C)+0.58 D (D)+0.65

Ans:(C)

詳解: $F_1 = -F_2 = \frac{1.49-1}{0.0075m} = 65.33D$。

$$F_b = \frac{F_1}{1-\frac{t}{n}F_1} + F_2 = \frac{65.33D}{1-\frac{0.0002m}{1.49}\times 65.33D} + (-65.33D) = 0.58D$$。

14. 一名患者的矯正鏡片處方為：OD：+0.25DS/-0.25DC×170、OS：+0.25DS/-0.25DC×010，若其近用加入度（ADD）為+2.50 D，請問當其配製三光鏡片（trifocal lens）時，鏡片的中用區加入度（intermediate add）應為多少 D（diopter）？
(A)+1.00 D (B)+1.25 D (C)+1.50 D (D)+2.00 D

Ans:(B)

詳解: 若選擇 50%，則中用區加入度為$ADD \times 0.5 = +2.50D \times 0.5 = +1.25D$。

15. 一位 20 歲女性近視眼鏡度數為-9.00 D，頂點距離為 15 mm，她想換戴軟式隱形眼鏡，下列何者最接近她所需的隱形眼鏡度數？
(A)-7.75 D (B)-8.00 D (C)-8.25 D (D)-8.50 D

Ans:(B)

詳解: $F_{CL} = \frac{F_S}{1-dF_S} = \frac{-9D}{1-0.015m\times(-9D)} = -7.93D \cong -8.00D$。

16. 在理想光學系統時，無限遠點光源射出平行於光軸的光線，經過單薄凸透鏡後，會聚焦在何處？
(A)焦點前 (B)焦點上 (C)焦點後 (D)無法聚焦

Ans:(B)

詳解: 光從無限遠進入一凸透鏡成像會在另一側焦點上 只有一個點

17. R 4$^{\Delta}$Base Up/L 2$^{\Delta}$Base Out 欲將此稜鏡度分至兩眼時，可處方為：
(A) R：2 $^{\Delta}$Base Up/1$^{\Delta}$Base Out 及 L：2 $^{\Delta}$Base Up/1$^{\Delta}$Base Out
(B) R：2 $^{\Delta}$Base Down/1$^{\Delta}$Base In 及 L：2 $^{\Delta}$Base Down/1$^{\Delta}$Base In
(C) R：2 $^{\Delta}$Base Up/1$^{\Delta}$Base In 及 L：2 $^{\Delta}$Base Down/1$^{\Delta}$Base In
(D) R：2 $^{\Delta}$Base Up/1$^{\Delta}$Base Out 及 L：2 $^{\Delta}$Base Down/1$^{\Delta}$Base Out

Ans:(D)

詳解: 雙眼平分：R：$2\Delta BU/1\Delta BO$，L：$2\Delta BD/1\Delta BO$。

18. 張醫師開出的眼鏡處方是-6.00DS/+3.00DC×090，其等價球面度（spherical equivalent）為多少？
(A)-1.50 D (B)-3.00 D (C) 0 D (D)-4.50

Ans:(D)

詳解: $SpEq = S + \frac{C}{2} = -6D + \frac{3D}{2} = -4.5D$。

19. 有一雙凸薄透鏡的折射率為 1.50 作為光學矯正鏡片，若其前表面和後表面的曲率半徑均為 50 cm，則此鏡片的屈光力為多少？
(A)+1.25 D (B)+1.50 D (C)+1.75 D (D)+2.00 D

Ans:(D)

詳解: $P = (n-1)\left(\frac{1}{R_1} - \frac{1}{R_2}\right) = (1.5-1)\left(\frac{1}{0.5} - \frac{1}{-0.5}\right) = 2D$。

20. 若發生軟性隱形眼鏡配適過鬆時，應如何做適當的處置？
(A)增加鏡片曲率半徑 (B)減小鏡片曲率半徑
(C)增加鏡片基弧 (D)減小鏡片直徑

Ans:(B)

詳解: 隱形眼鏡過鬆表示鏡片基弧過大，所以減小鏡片曲率半徑。

21. 一個物體有 10 cm 高，位於一個具球形介面的冕牌玻璃（crown glass）的左側 50 cm，而這個介面有-3 D 的屈光力（如下圖），下列敘述何者不適當？

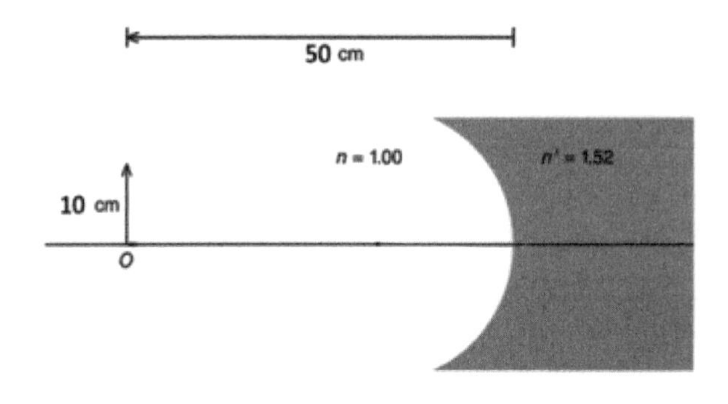

(A)相對於該球形介面，該物體的聚散度為-2 D
(B)該物體形成影像的聚散度為-5 D
(C)該影像的位置為球面中心左側 30.4 cm
(D)橫向放大率（lateral magnification）為-0.4×

Ans:(D)

詳解: (A) $U=\frac{n_1}{u}=\frac{1}{-0.5m}=-2D$。

(B) $V=F+U=-3D+(-2D)=-5D$。

(C) $v=\frac{n_2}{V}=\frac{1.52}{-5D}=-0.304m=-30.4cm$。負號代表左側。

(D) $m=\frac{U}{V}=\frac{-2D}{-5D}=0.4$。

22. 下列何者能表示此光學十字？

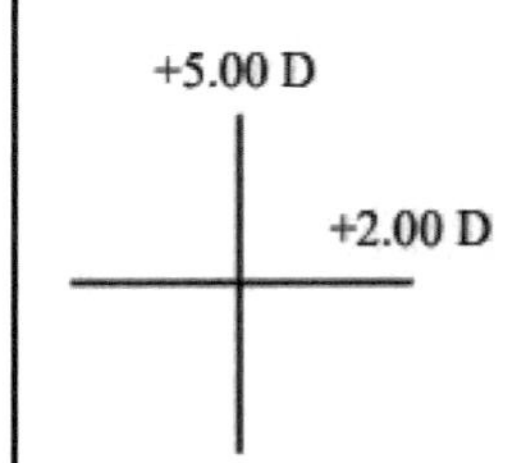

(A)+5.00DS/+2.00DC×090
(B)+5.00DS/-3.00DC×090
(C)+2.00DS/+5.00DC×090
(D)+2.00DS/-3.00DC×090

Ans:(B)

詳解: +5.00DS/-3.00DC×090 或+2.00DS/+3.00DC×180。

23. 在測量單焦點透鏡時，度數量度儀（lensometer）主要是測量透鏡的何種參數？
(A)前頂點屈光度 (B)後頂點屈光度 (C)折射率 (D)焦距

Ans:(B)

詳解: 鏡片驗度儀測量後頂點屈光力。

24. 下列那個鏡片與其周圍環境的不同介質組合所產生的有效屈光度絕對值最小？
(A)-5 D 的薄鏡片（n=1.5）放在空氣中
(B)-10 D 的薄鏡片（n=1.5）放在水（n=1.33）中
(C)+5 D 的薄鏡片（n=1.5）放在空氣中
(D)+5 D 的薄鏡片（n=1.5）放在水（n=1.33）中

Ans:(D)

詳解: 折射率差越小，屈光力越小。

25. 有一個十字位於薄透鏡前左側 20 cm，
透鏡屈光力為+8.00DS/-2.00DC×090，則十字的水平線成像於何處？
(A)右側 25 cm (B)右側 33.3 cm (C)左側 25 cm (D)左側 33.3 c

Ans:(B)

詳解: 水平線聚焦，由垂直屈光力造成。

$$v=\frac{1}{V}=\frac{1}{F+U}=\frac{1}{+8D+\frac{1}{-0.2m}}=0.333m=33.3cm$$ 。正號代表右側。

26. 承上題，史特爾姆間隔（interval of Sturm）為多少？
(A) 33.3 cm (B) 50 cm (C) 66.7 cm (D) 100 cm

Ans:(C)

詳解: $d=\left|\frac{1}{V_1}-\frac{1}{V_2}\right|=\left|\frac{1}{-5D+8D}-\frac{1}{-5D+6D}\right|=0.667m=66.7cm$。

27. 關於鏡片屈光度與影像大小，下列敘述何者不適當？
(A)鏡片的屈光度（refractive power）會影響視網膜影像的大小
(B)如果兩個鏡片的屈光度相同，其對視網膜影像大小的影響就會是相同的
(C)鏡片放大率（spectacle magnification）與鏡片的屈光度因子（power factor）有關
(D)鏡片放大率與頂點距離（vertex distance）有關

Ans:(B)

詳解: (B)影像大小還受鏡片厚度、鏡片折射率、鏡片形狀(前弧)有關。

28. 李小姐左眼處方為-2.00DS/+3.00DC×090，下列何者為該處方的負柱鏡表示法？
(A)-1.00DS/-3.00DC×180
(B)+5.00DS/-3.00DC×180
(C)+1.00DS/-3.00DC×180
(D)-5.00DS/-3.00DC×180

Ans:(C)

詳解: -2.00DS/+3.00DC×090 → +1.00DS/-3.00DC×180。

29. 下圖透鏡在 60 度方向上的屈光度是多少？

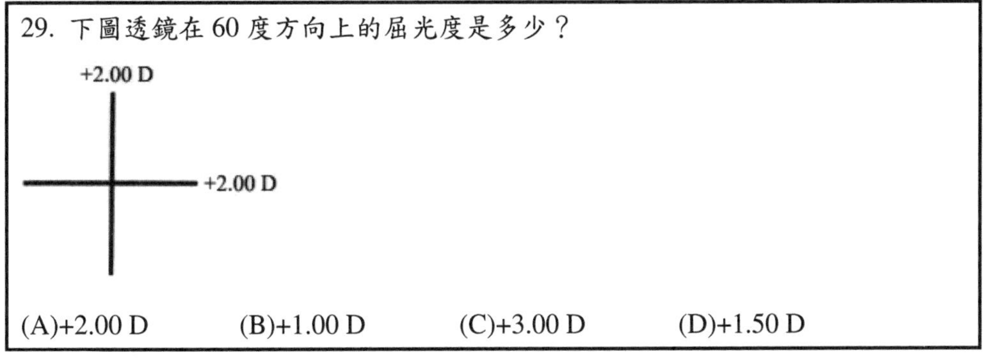

(A)+2.00 D　(B)+1.00 D　(C)+3.00 D　(D)+1.50 D

Ans:(A)

詳解:因為是球面鏡片，所以任何子午線方向的屈光力皆為+2.00D。

30. 下圖以光學十字法表示之兩個透鏡，緊密接合後的屈光度等同於下列何者？

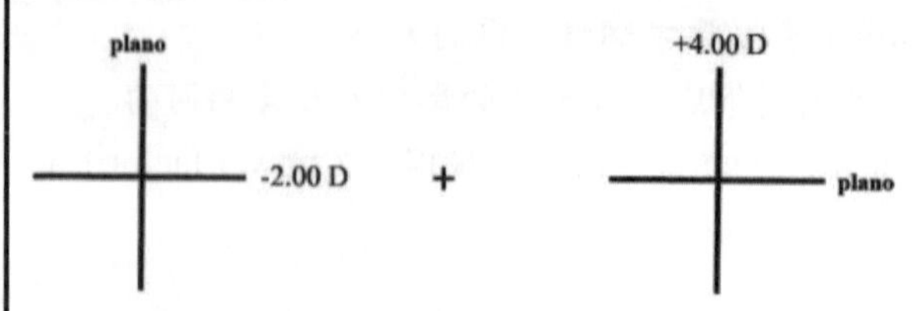

(A)-2.00DS/+6.00DC×180
(B)+4.00DS/+6.00DC×180
(C)-2.00DS/+4.00DC×180
(D)-4.00DS/+6.00DC×090

Ans:(A)

詳解: +4.00DS/-6.00DC×090 或-2.00DS/+6.00DC×180。

31. 有關光學用的鏡片鍍上反射膜後其光學功能，下列何者錯誤？
(A)減少鬼影 (B)減少 UV (C)減輕眩光 (D)減少前表面反光

Ans:(B)

詳解:

光學用的鏡片鍍上反射膜後其光學功能為減少鏡片的反射光，增加鏡片的透光率，所以可以減少鬼影、減輕炫光及減少前表面反光。

32. 對於 CR-39 樹脂（CR-39 plastic）鏡片與冕牌玻璃（crown glass）鏡片的敘述，何者錯誤？
(A)冕牌玻璃鏡片與 CR-39 鏡片的阿貝數非常接近
(B)冕牌玻璃鏡片阻斷紫外線的能力比 CR-39 鏡片更差
(C)冕牌玻璃鏡片折射率（refractive index）比 CR-39 鏡片更低
(D)抗衝擊落球實驗中 CR-39 鏡片比冕牌玻璃鏡片更抗衝擊

Ans:(C)

詳解:

(C)冕牌玻璃鏡片折射率為 1.523 比 CR-39 鏡片的折射率 1.5 更高。

33. 有關光學鏡片中阿貝數的敘述，下列何者錯誤？
(A)通常鏡片材料的阿貝數在 30～60 之間
(B)折射率越低的負鏡片邊緣越厚
(C)阿貝數與材料的色散力成反比
(D)阿貝數越大，色散就越大；阿貝數越小，色散就越小

Ans:(D)
詳解:
(D)阿貝數越大，色散就越小；阿貝數越小，色散就越大。

34. 某鏡片尺寸設計，前表面 90°的度數(power)為+4.00 D 在 180°的度數(power)為+4.00 D，後表面 90°的度數為-5.00 D，180°的度數為-4.00 D，假設不考慮鏡片厚度問題，下列敘述何者正確？
(A)此鏡片為正柱鏡形式，鏡片可以用-1.00 DC×180 表示
(B)此鏡片為負柱鏡形式，鏡片可以用-1.00 DC×090 表示
(C)此鏡片為負柱鏡形式，鏡片可以用-1.00 DC×180 表示
(D)此鏡片為正柱鏡形式，鏡片可以用-1.00 DC×090 表示

Ans:(C)
詳解:
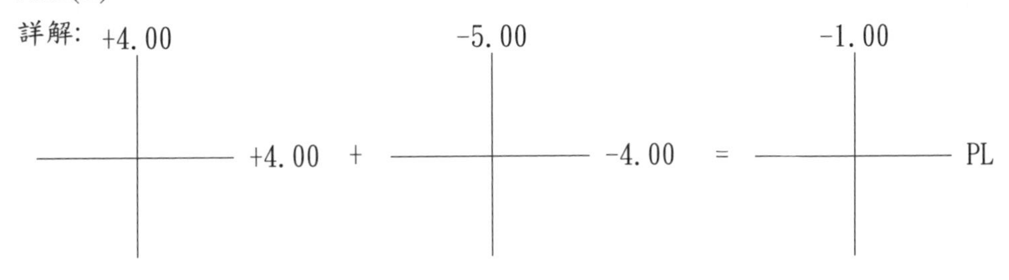

$\Rightarrow \text{PL} - 1.00 \times 180$

35. 對於無框眼鏡之鏡片材質選擇，下列何者最佳？
(A)冕牌玻璃鏡片（crown glass） (B) CR-39 樹脂鏡片
(C)高折射率玻璃鏡片 (D)氨基甲酸乙酯鏡片（Trivex）

Ans:(D)
詳解:
氨基甲酸乙酯鏡片為鑽孔裝配形鏡片的良好選擇，因其在鑽孔處不會產生裂痕或斷裂。

36. 下列那一種不是塑膠鏡片（plastic lens）的變色製作技術？
(A)使用鹵化銀（silver halide）
(B)前表面鍍膜（front surface coating）
(C)浸漬鍍膜（dip coating）（
(D)浸潤（imbibition）

Ans:(A)
詳解:
(A)使用鹵化銀為玻璃鏡片的變色製作技術。

37. 鏡腳內側標示：52□18 135，表示以方框法設計的此副眼鏡，鏡圈水平尺寸為52 mm，鼻樑間距為18 mm，鏡腳長度為135 mm，則該鏡框的鏡框瞳孔間距(PD)是多少？
(A)52 mm (B) 65 mm (C) 70 mm (D) 135 m

Ans:(C)
詳解:

$$\mathrm{FPD} = \mathrm{A} + \mathrm{DBL} = 52 + 18$$

38. 運動眼鏡需要堅固、耐用、輕量並以防止意外傷害為主要目的，下列何種鏡架材料不適合應用在運動眼鏡上？
(A)碳纖維（carbon fiber） (B)聚醯胺（polyamide）
(C) Grilamid TR90 (D)聚碳酸酯（polycarbonate）

Ans:(A)
詳解:
(A)碳纖維材質可用於製造薄且堅固的鏡架，該材料是由碳纖維束結合尼龍製成。但在寒冷天氣下，碳纖維有可能會破裂，基於此因素，碳纖維不適合應用在運動眼鏡上。

39. 下列何種框架材質，在鏡片嵌入時，較常使用冷扣法且此材質無法調整，因此鏡片研磨後的尺寸必須要相對精確？
(A)醋酸纖維素 (B)尼龍 (C)環氧樹脂 (D)聚碳酸酯

Ans:(D)
詳解:
(A)使用熱風最佳，熱鹽或玻璃珠亦可
(B)浸入熱水最佳，若無熱水則使用熱風
(C)使用高溫熱風

40. 某配戴者瞳距為 60 mm，選擇框架參數 A 尺寸為 50、B 尺寸為 30 及 DBL 為 15 配戴，請問此配戴者之框架需要的彎弧設計及鏡片邊緣厚度評估為何？ (A) 顳側鏡片厚度較厚，正向鏡框彎弧
(B)鼻側鏡片厚度較厚，正向鏡框彎弧
(C)顳側鏡片厚度較厚，反向鏡框彎弧
(D)鼻側鏡片厚度較厚，反向鏡框彎弧

Ans:考選部答案(A)、(B)皆正確

詳解:

$$\text{FPD} = \text{A} + \text{DBL} = 50 + 15 = 65\text{mm}$$

$$\text{FPD} > \text{PD} \Longrightarrow \text{正向鏡框彎弧、顳側鏡片較厚(負鏡片)}$$

$$\text{鼻側鏡片較厚(正鏡片)}$$

41. 處方為 R：+6.00 DS、L：+6.00 DS，若要製作半框眼鏡，則應選取用車溝機何種溝槽來加工？
(A)後弧槽 (B)前弧槽 (C)中心槽 (D)旁中心槽

Ans:(A)

詳解:

中心槽：邊緣厚度相同的薄鏡片，遠視或輕度近視。

前弧槽：高度近視、高度散光(槽的位置與鏡片前表面的距離不小於 1mm)

後弧槽：高度遠視、雙光鏡片，一般較少用。

42. 近用瞳距（near PD）測量方法有很多種，其中包含 Gerstman 3/4 法則（Gerstman's three-quarter rule）， 現在有一位患者遠用度數雙眼皆為-1.00 DS，遠用 PD 為 68 mm 且雙眼對稱。若工作距離為 33.3 cm，則使用 Gerstman 3/4 法則計算出近用瞳距為何？

(A) 63.5 mm (B) 66 mm (C) 65.5 mm (D) 64 m

Ans:(A)

詳解:

$$U = \frac{1}{-0.333} = -3D$$

$$F_{FP} = A + U \Rightarrow 0 = A + (-3) \Rightarrow A = +3D$$

$$\text{Gerstman}3/4\ 法則 \Rightarrow 3 \times \frac{3}{4} = 2.25mm(向內)(單眼)$$

$$\text{NPD} = 68 - 2 \times 2.25 = 63.5\text{mm}$$

43. 某配戴者配戴框架受到外力撞擊後，產生 X 型扭曲導致右眼頂點距離較左眼大，經調整 X 型扭曲後， 使用四點接觸測試已經完全對齊，但配戴者戴上框架後，發現右眼之頂點距離仍然較左眼大且覺得右臉頰相對緊繃，該怎麼調整此框架？

(A)鏡腿及鏡圈上半朝下的情況下，左手固定，右手拇指將鏡圈下半部往內推後，將右鏡腳之張幅調整大一點

(B)鏡腿及鏡圈上半朝下的情況下，左手固定，左手拇指將鏡圈下半部往內推後，將右鏡腳之張幅調整大一點

(C)鏡腿及鏡圈上半朝下的情況下，左手固定，右手拇指將鏡圈下半部往內推後，將右鏡腳之張幅調整小一點

(D)鏡腿及鏡圈上半朝下的情況下，左手固定，右手拇指將鏡圈下半部往內推後，將左鏡腳之張幅調整大一點

Ans:(A)

詳解:

右眼之頂點距離仍然較左眼大，將鏡腿及鏡圈上半朝下的情況下，左手固定，右手拇指將鏡圈下半部往內推後，右臉頰相對緊繃，將右鏡腳之張幅調整大一點。

44. 有一鏡架其鏡圈的垂直高度為 32 mm，鏡片裝配時要求光學中心高度為 18 mm，則每片鏡片光學中心的垂直位移量為何？

(A)向上位移 4 mm　　(B)向下位移 4 mm

(C)向上位移 2 mm　　(D)向下位移 2 mm

Ans:(C)

詳解:

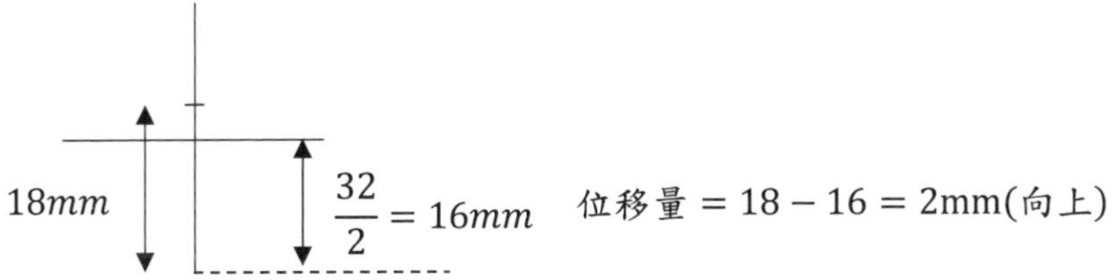

45. 將-5.00 DS 的透鏡置於左眼，若要產生 2^{Δ} 基底朝外的稜鏡量，要如何移心？

(A)向外偏心 4 mm　　(B)向內偏心 4 mm

(C)向外偏心 2 mm　　(D)向內偏心 2 m

Ans:(B)

詳解:

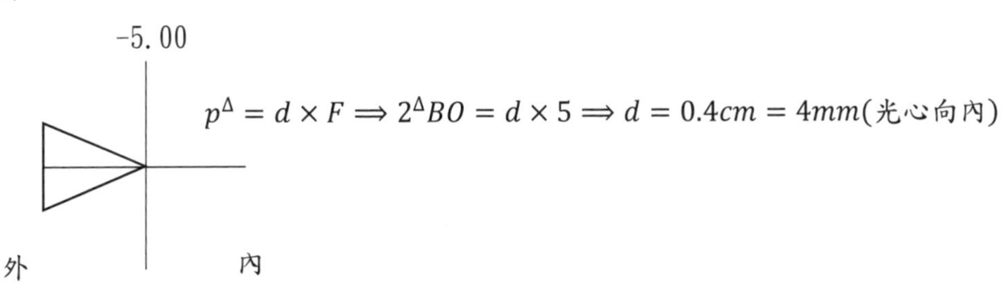

46. 觀察患者配戴眼鏡時，鏡架偏向配戴者臉部的右側，若判斷是由於鼻墊臂與鼻墊造成，則下列調整方式何者最適當？

(A)右鼻墊往右，左鼻墊往左　　(B)右鼻墊往右，左鼻墊往右

(C)右鼻墊往左，左鼻墊往左　　(D)右鼻墊往左，左鼻墊往右

Ans:(B)

詳解:

鏡架偏向配戴者臉部的右側，若判斷是由於鼻墊臂與鼻墊造成，將右鼻墊往右，左鼻墊往右調整。

47. 某鏡片的度數為+2.00DS/-1.00DC×180，將其磨成正柱面形式。若選擇+5.00D的基弧，則其後弧應為幾度？

(A)-3.00 D (B)-4.00 D (C)-5.00 D (D)-6.00 D

Ans:(B)

詳解:

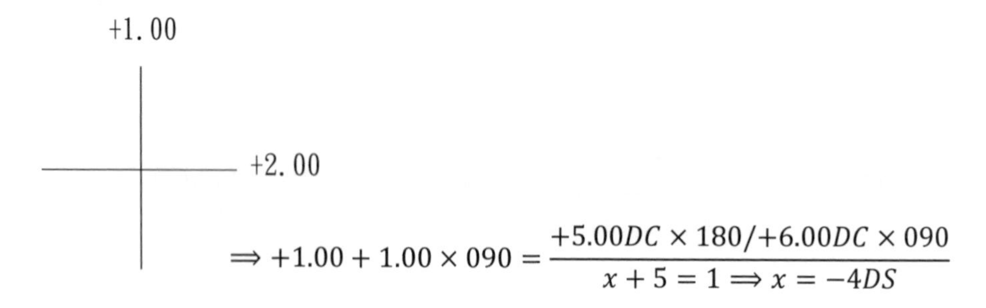

$$\Rightarrow +1.00 + 1.00 \times 090 = \frac{+5.00DC \times 180/+6.00DC \times 090}{x + 5 = 1 \Rightarrow x = -4DS}$$

48. 個案兩眼皆為-4.00DS/-1.00DC×180，若要使左眼產生 2 $^{\Delta}$BU，左眼鏡片的光學中心點與右眼的相對位置為何？

(A)左眼比右眼的光心高 2 cm

(B)左眼比右眼的光心高 2 mm

(C)左眼比右眼的光心低 4 cm

(D)左眼比右眼的光心低 4 mm

Ans:(D)

詳解:

$\mathrm{OD} - 4.00 - 1.00 \times 180$

-5.00

-4.00

$\mathrm{OS} - 4.00 - 1.00 \times 180$

-5.00

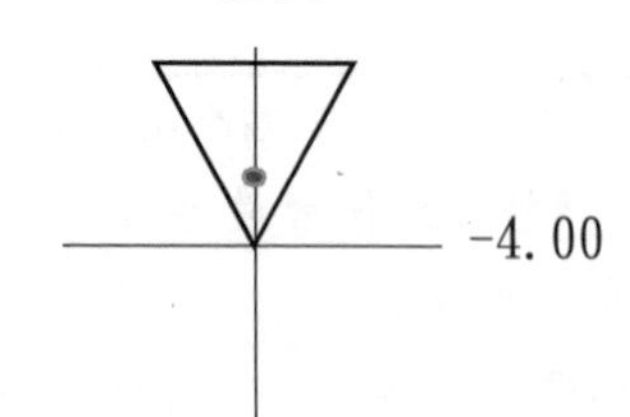

-4.00

$$2^{\Delta}BU = d \times 5 \Rightarrow d = 0.4cm = 4mm$$

49. 以 CR-39 樹脂（n=1.5）磨製一個新月形的球面鏡片毛坯（lens blank），前表面的曲率半徑為+50 cm， 則前表面的屈光力為何？
(A)+1.00 D (B)-1.00 D (C)+1.50 D (D)-1.50 D

Ans:(A)

詳解:

$$F = \frac{1.5-1}{0.5}$$

50. 調整鏡架時，依據下列何種調整方式使鏡架遠離臉部？
(A)增加前傾角 (B)調寬鼻墊
(C)減少鼻墊壁的有效長度 (D)減少鏡框彎弧

Ans:(D)

詳解:

(A)增加前傾角會讓鏡架下緣更接近臉部

(B)調寬鼻墊會讓鏡架往下

(C)減少鼻墊壁的有效長度會讓鏡架更接近臉部

高元驗光師 重量級師資群

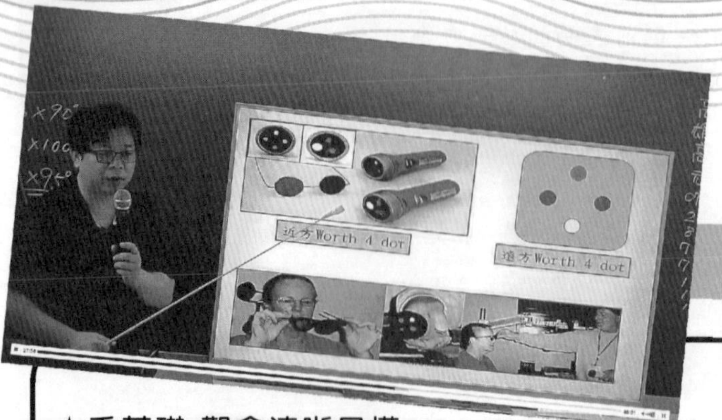

江建男

驗光/視光學

★重基礎,觀念清晰易懂
★非本科的最愛
★教學經驗豐富

▲EMBA碩士
▲現任大學講師/全省各公會講師
▲中華民國第一屆驗光師生合格證書
▲著有驗光實驗(眼鏡驗光與加工職業技能實訓教)
▲配鏡學實驗(眼鏡教材與品質檢測)
▲配鏡學(眼鏡教材加工基礎運用)

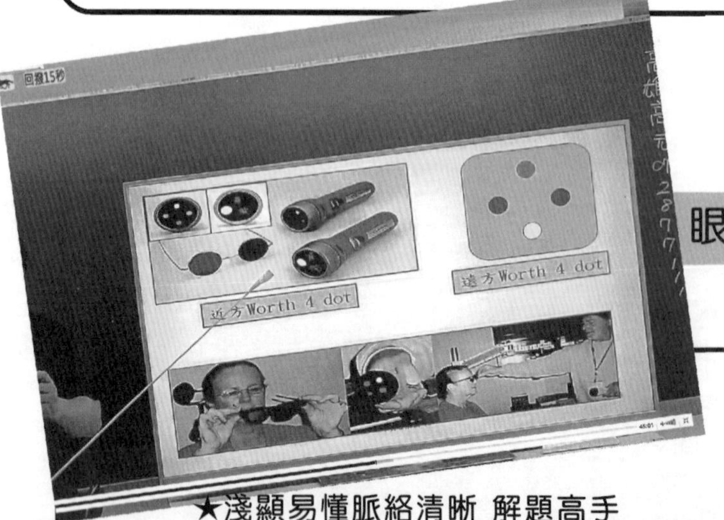

李建泓

眼鏡光學/視覺光學

★淺顯易懂脈絡清晰 解題高手
★倫理與實務兼具,複雜的觀念以簡單方式教學
★掌握考題趨勢,學術第一線抓穩考題
★大學助理教授.研究所企業管理碩士
★南部各大學視光系教授

高元 特考 驗光師/驗光生 最佳入圍

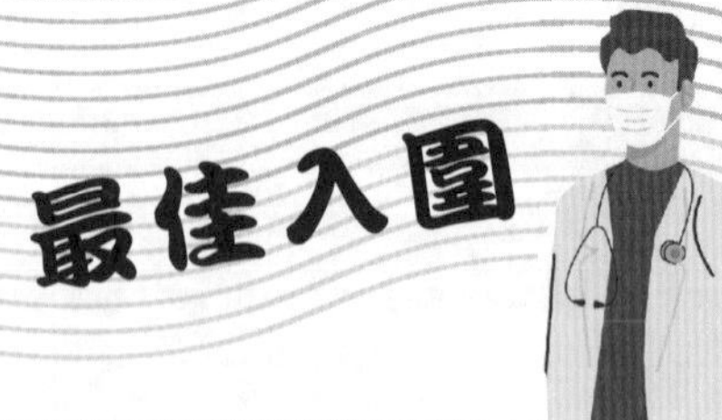

雙榜

陳0君 張0華 江0男 尤0珊 陳0伃 何0謙 劉0任 于0君 吳0憲 竇0麗
吳0豪 馬0城 陳0莉 劉0敏 張0得 林0雄 劉0敏 林0賢 莊0發 余0芬
陳0銘 徐0炫 李0儒 高0欽 盧0鳳 陳0美 彭0煌 詹0彩 陳0誠 陳0宇
張0樹 沈0謙 歐0鳳 洪0聰

特考驗光師

黃0緯 陳0哲 劉0敏 何0謙 劉0任 吳0賢 盧0懷 洪0聰 徐0炫 陳0君
吳0豪 陳0玲 高0欽 張0芬 陳0瓏 徐0萍 莊0業 歐0慈 尤0珊 梁0婷
陳0銘 汪0旻 陳0伃 王0州 劉0君 彭0煌 賴0國 吳0憲 高0賢 余0芬
張0樹 江0男 張0得 陳0雄 陳0汝 于0君 林0宏 莊0發 陳0美 李0賢
張0華 陳0莉 盧0鳳 徐0煌 劉0敏 歐0鳳 張0庭 陳0誠 徐0珠 陳0宇
馬0城 李0儒 林0昇 林0雄 黃0昭 林0賢 劉0廷 竇0麗 詹0彩 沈0謙

特考驗光生

張0樹 王0州 陳0伃 吳0憲 傅0梅 鄭0祥 黃0儀 莊0如 陳0雄 蘇0伽
陳0銘 張0芬 莊0業 葉0桂 林0新 江0福 于0生 鄭0娥 盧0揚 簡0穎
孫0豪 何0謙 吳0賢 張0中 張0庭 陳0宇 林0賦 李0盈 周0平 李0盈
吳0豪 劉0敏 趙0玲 賴0國 黃0昭 陳0卿 涂0中 陳0謙 蔡0興 陳0芬
倪0欣 黃0仁 陳0汝 高0華 施0珠 羅0華 王0平 邱0文 陳0山 周0平
陳0驛 陳0雄 盧0鳳 歐0慈 鍾0壕 陳0娟 江0霖 蕭0哲 陳0富 陳0均
徐0炫 陳0富 許0源 曾0龍 林0森 莊0慧 陳0君 蘇0淳 林0賢 劉0芬
戴0翰 林0昇 黃0誠 陳0宏 林0明 王0丰 陸0敏 藍0美 陳0才 潘0美
陳0莉 李0華 李0賢 曾0富 于0君 簡0蓉 竇0麗 何0蓁 歐0鳳 蔡0翰
高0欽 李0儒 徐0珠 林0宏 莊0發 沈0謙 陳0璋 謝0均 洪0聰 楊0芬
江0男 盧0懷 徐0煌 徐0萍 劉0廷 郭0昇 陳0誠 楊0婉 蔡0興 柯0全
馬0城 尤0珊 高0賢 詹0彩 彭0煌 盧0明 張0玟 李0蕙 盧0揚 林0雄
劉0任 劉0君 余0芬 林0誠 陳0美 蔡0香 張0得 莊0美 張0華 林0洹
洪0綸 李0輝 林0怡 廖0怡 鍾0芳 洪0雯 賴0諺 洪0堂 王0棋 劉0妤
謝0宏 黃0靖 歐0慈 徐0元 朱0本 何0舡 洪0福 周0炫 邱0津 楊0深
劉0榆 吳0珊 華0麟 許0汝 許0得 侯0明 程0仙 朱0齡 葛0志 陳0君
許0輝 王0玲 鄭0賜 李0瑜 王0泰 藍0 吳0章 黎0財 吳0嘉 陳0哲
翁0銘 黃0儀 李0源 曾0齡 林0宇

高元 驗光師(生) 歷屆英雄榜

專技高考驗光師

葉O威	何O翰	王O文	王O齊	賴O佑	張O得
范O楙	李O儒	盧O鳳	林O宏	徐O萍	黃O德
黃O緯	劉O君	陳O玲	陳O銘	鄭O祥	陳O莉
歐O鳳	汪O勵	林O富	洪O聰	盧O懷	莊O鈴
張O樹	劉O廷				

專技高考驗光生

葉O威	趙O敏	何O翰	黎O含	林O濱	陳O君	范O萱	鄭O文	卓O君
黃O緯	汪O勵	黃O德	林O囷	徐O萍	李O水	劉O廷	陳O閔	謝O琳
張O得	謝O媛	林O宏	王O鈺	鄭O祥	歐O鳳	盧O明	鄒O婷	蔡O香
盧O鳳	柯O津	陳O銘	洪O聰	陳O宇	莊O鈴	陳O誠	楊O如	
陳O玲	謝O珊	陳O均	陳O莉	戴O翰	張O樹	張O惠	陳O君	

特考 驗光師和驗光生

謝新彥	余淑絅	黃馨儀	倪炳欣	陳景隆	許書源
洪啓綸	李聰輝	林詩怡	廖雅怡	謝建宏	藍乾
黃喻靖	歐又慈	徐垂元	劉芷榆	吳佳珊	黎欽財
華偉麟	許雨汝	許志輝	王玉玲	鄭棨賜	吳憲章
李婉瑜	翁志銘	黃馨儀	洪鈺雯	鍾怡芳	朱玉齡
洪毓堂	賴柏諺	何佩舡	朱益本	周佩炫	程怡仙
洪忠福	侯一明	許峻得			

范宸楙　中台|視光系　考取:專技驗光師/生

考取心得:
我在高元補的是線上課程,雖然不像面授課程,有問題可以馬上發問,不過線上教學蠻方便的,可以重播影片,沒有聽清楚的地方再聽一遍,加深印象,有問題時可以透過課程系統與老師聯絡,老師也會馬上解題,讓我沒有後顧之憂。對我來說,要自己一個人靜下來有點難,加上討厭閱讀的我,用聽的比較有效率,高元上課資料講義都準備得很齊全,讀起來事半功倍!!

筆試科目	成績
1.眼球解剖生理學與法規	80
2.視覺光學	88
3.視光學	74
4.隱形眼鏡學與配鏡學	62
5.低視力學	64
總成績平均 73.60 (及格標準:60.00分)	

高元 驗光師 學長姐感言錄

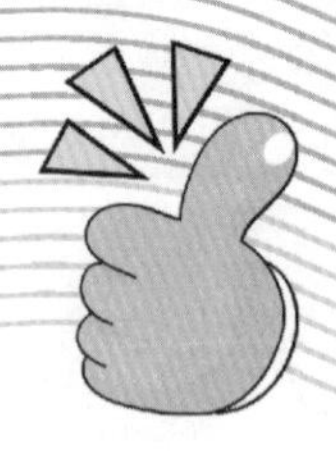

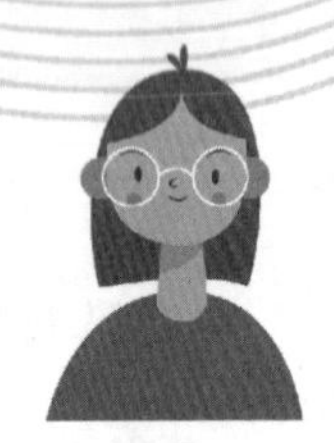

林憶芸

原就讀:華醫視光科

考取:112專技高考(驗光師)

我是一個上班族，而且是輪班制的！前幾年準備時並沒有上補習班的觀念，所以一直都是背死書，題目只要換個問法很容易無法理解且答錯，今年的考試親友建議可以選擇線上課程，在網路上搜尋且諮詢後選擇了高元，我可以選擇自己的時間看課程做筆記。師資的部分，解剖與眼疾病的衛青老師的講解很詳細及口訣協助記憶，隱形眼鏡學的黃柏緯老師也會用口訣讓我們比較好背，在寫歷屆試題時比往年寫的更順，即使遇到不懂的題目寫信箱給補習班老師也總能即時的得到解答，客服人員回覆速度很快，解決我在使用上遇到的問題。

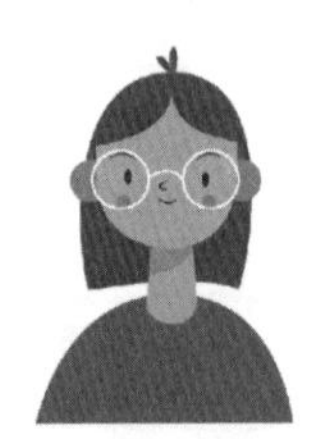

洪禎孜

原就讀:華醫視光科

考取:112專技普考(驗光生)

我選擇了高元的線上課程，老師會整理考題重點，聽不懂的話可以回放，有疑問也能透過補習班網站發送訊息請老師解答，相較於獨自死讀書，這種學習方式更能有效率地理解書本內容。感謝高元的老師們。

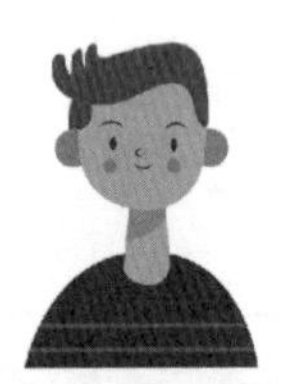

劉穎儒

原就讀:中台視光科

考取:112專技普考(驗光生)

第一年毫無頭緒的準備考試，一昧的盲讀也不曉得自己到底有沒有搞清楚題目所要表達的意思是什麼，第一年考完後很挫敗也認爲基底沒有打穩就是一個很大的問題點。

從成績出來以後我一直在檢視自己的問題，於是我報名了高元補習班基礎班想重新打好基底，有穩固的基礎面對什麼問題都能游刃有餘。補習班的老師們講解的都特別仔細，尤其是江建男老師的視光學！很詳細也有獨特口訣記憶背法！眞的很讚~都讓我能熟背輕鬆且愉快。還有眼鏡光學也是對我來說進步最多的一項科目，以前我看到一堆計算題目就會覺得頭暈一堆數字公式怎麼背也背不起來，但有了老師的影片講解加上圖像記憶法，眞的對我很有幫助！

我只想說還好我有加入補習班，穩固的基礎讓我能夠更融會貫通。非常感謝補習班!

高元 驗光師 學長姐感言錄

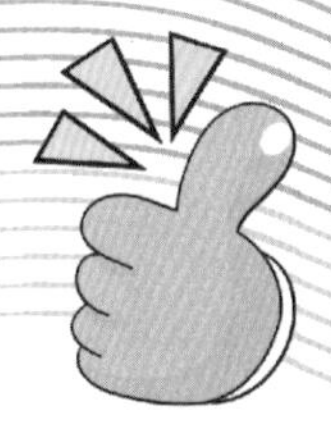

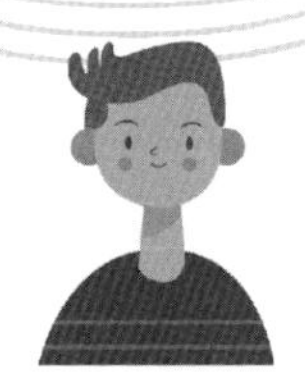

洪瑞隆

原就讀:馬偕視光科

考取:111專技普考(驗光生)

入行9年…在職班也畢業五年了
再不考上印象只會越來越遙遠
於是大概過年左右買了貴補習班的衝刺班課程
真正認真看時是3、4月開始
各科老師都教的很有一套….尤其對於視覺光學我最弱的科目…
經由補習班的一些訣竅加上不斷練習 ，讓我基本分可以拿下不少
由於我看書的策略錯誤……應該要平均每科去看的，而不是專攻一科再看下一科，導致上考場時，最早看的隱形眼鏡學跟驗光學分數拿不穩，建議各位考生可以分散平均的去學習；感謝高元補習班讓我順利拿到證照

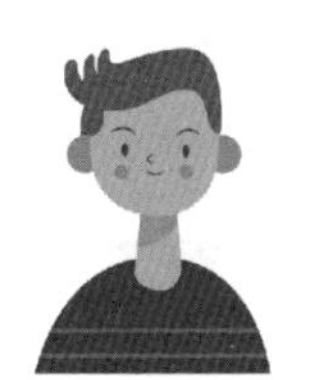

陳允桓

連中雙榜

原就讀:樹人視光系

考取:111年 驗光生+驗光師

高元的補習班老師教導上都非常的用心。有些重點在高元的衝刺班裡面會多加的補充，另外高元的老師在教導上都非常的簡潔易懂，平時自己讀不太會的地方，在聽了老師的講解後輕易的就懂了，在學習上幫助我非常多。另外我覺得一個很好的地方是高元有針對歷屆試題的詳細解說，我自己本身有買歷屆試題的解析，但有的時候光看解析也還是不清楚爲什麼答案會是這樣，這時配合高元老師的解說問題就迎刃而解了。另外影片可以調速度這一點也很方便有的時候下班比較沒有時間可以快速的觀看，遇到不會的可以再調回原本的速度，非常省時。講義也寫得很簡單明瞭，配合著課本看非常實用，課本寫筆記複雜的地方我看不懂，但是換到講義時我瞬間就明白了。眞的非常謝謝高元的教材輔助。

(高考成績)	
眼球解剖生理學與倫理法規	76分
視覺光學	86分
視光學	78分
隱形眼鏡學與配鏡學	70分
低視力學	74分

(普考成績)	
眼球構造與倫理法規概要	72分
驗光學概要	78分
隱形眼鏡學概要	62分
眼鏡光學概要	84分

高元 驗光一點靈
[109~112年歷屆試題詳解]

著　　作：高元驗光師(生)名師資群

總 企 劃：楊思敏、陳如美、吳正昌

電腦排版：驗光師(生)名師資群、陳如美、蔡政穎

封面設計：蔣育慈

出版者：高元進階智庫有限公司

地　址：台南市中西區公正里民族路二段67號3樓

郵政劃撥：31600721

劃撥戶名：高元進階智庫有限公司

網　　址：http://www.gole.com.tw

電子信箱：gole.group@msa.hinet.net

電　　話：06-2225399

傳　　真：06-2226871

統一編號：53032678

法律顧問：錢政銘律師事務所

出版日期：2024年03月　　ISBN 978-626-97096-6-3

定價：500 元(平裝)